主　审 ◎ 仝小林

主　编 ◎ 陈国华　魏　力

副主编 ◎ 邵　卫　梅俊华　魏东生　张忠文　潘宋斌　单　萍　吴　辉

编　者（按姓氏笔画排序）

万小林　王　婧　王　睿　王月古　王俊力　王德刚

尤　红　刘　欣　刘文华　刘兵舰　孙　纯　苏曼丽

杜雅明　李陈芳　杨　运　杨　青　吴　辉　余　萍

邱　昕　宋昕桦　张忠文　陈　蕾　陈国华　陈晓光

邵　卫　罗利俊　周冰凌　单　萍　徐　雷　徐鑫梓

黄博文　梅　瑰　梅俊华　龚　雪　笱玉兰　谌　敏

潘宋斌　潘思京　潘晓峰　魏　力　魏　丹　魏东生

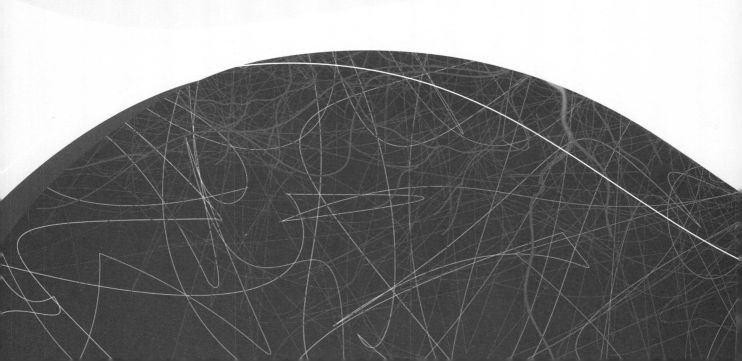

中西医协同
神经病学

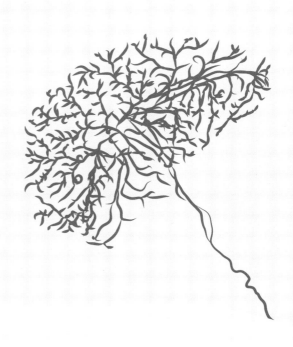

华中科技大学出版社
http://press.hust.edu.cn
中国·武汉

内 容 简 介

本书分为上、下两篇，共十八章。上篇介绍了神经系统疾病西医诊察方法、中医诊察方法和中西医协同方法；下篇为各论，介绍了周围神经疾病、脊髓疾病、脑血管疾病、中枢神经系统感染性疾病、中枢神经系统脱髓鞘疾病、帕金森病、神经系统变性疾病、前庭疾病、痴呆、癫痫及癫痫持续状态等的中西医协同诊疗相关内容。

本书适合中西医结合、神经病学专科医生，尤其是主治医师、住院医师、进修医生及有关科室的医护人员使用。

图书在版编目（CIP）数据

中西医协同神经病学 / 陈国华，魏力主编. -- 武汉 ：华中科技大学出版社，2024. 9. -- ISBN 978-7-5772-1184-8

Ⅰ．R741.05

中国国家版本馆 CIP 数据核字第 2024N0H070 号

中西医协同神经病学　　　　　　　　　　　　　　　　　　　陈国华　魏　力　主编

Zhongxiyi Xietong Shenjingbingxue

策划编辑：黄晓宇　周　琳

责任编辑：余　琼

封面设计：廖亚萍

责任校对：张会军

责任监印：周治超

出版发行：华中科技大学出版社（中国·武汉）　　　电话：（027）81321913

　　　　　武汉市东湖新技术开发区华工科技园　　　邮编：430223

录　　排：华中科技大学惠友文印中心

印　　刷：湖北新华印务有限公司

开　　本：889mm×1194mm　1/16

印　　张：21.75　插页：4

字　　数：547 千字

版　　次：2024 年 9 月第 1 版第 1 次印刷

定　　价：108.00 元

主编简介

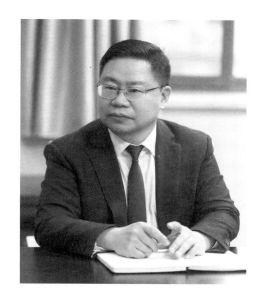

    陈国华，男，中共党员，医学双博士（神经病学、中医内科学），现任武汉市第一医院副院长，主任医师，教授（二级），博士生导师，享受国务院政府特殊津贴专家，湖北省第二届医学领军人才，国家、省、市级临床重点专科学科带头人，兼任中国中医药研究促进会中西医结合神经内科分会主任委员，第八、九届湖北省医学会神经内科学分会副主任委员，武汉市医学会神经病学分会副主任委员。曾获国家卫健委脑卒中防治工程委员会（简称脑防委）突出贡献专家奖、国家卫健委脑防委模范院长称号、国家卫健委脑防委杰出担当奖、湖北五一劳动奖章、武汉五一劳动奖章及武汉市中医名师称号等荣誉。主持包括国家自然科学基金面上项目在内的课题10余项，先后在国内外权威期刊发表论文30余篇。担任8部学术专著主编或副主编，获省市级科研奖项7项，发明专利3项。

    作为湖北省医学领军人才和科室学科带头人，他带领科室不断成长壮大。武汉市第一医院神经内科是国家卫健委脑防委"示范高级卒中中心""中国卒中中心培训基地"，也是武汉脑血管病诊疗中心、武汉（地区）"1+N"神经病学专科诊疗中心，还是中国研究型医院学会介入神经病学专业委员会卒中急诊学组组长单位、中国中医药研究促进会中西医结合神经内科分会主任委员单位、武汉医师协会神经内科医师分会主任委员单位、武汉医学会神经血管介入分会主任委员单位、武汉医学会睡眠障碍分会主任委员单位、武汉市中西医结合学会神经内科分会主任委员单位、全国脑炎协作组脑炎专业诊疗中心、国家高级认知障碍诊疗中心（建设）、中国高级心身医学整合诊疗中心、中国抗癫痫协会二级癫痫中心、武汉市脑卒中医疗质量控制中心等。

    从事神经内科临床、教学和科研工作30余年，他一直耕耘在临床一线，精勤不倦。擅长神经内科疑难病、中风、痴呆的诊治，尤其是中西医协同诊治神经内科疑难病及顽固性失眠。近年来他提出中西医协同诊治神经系统疾病的新思路,中西医优势互补,相互协同,做到宜中则中、宜西则西,为患者提供更好的医疗服务。他认为现代中西医结合医务人员在临床中应该学会以西医之病为"纬"、以中医之证为"经",病证结合,同时应该深入学习《伤寒论》《金匮要略》《黄帝内经》等经典著作,临证之时做到圆机活法、方证对应,提高临床疗效。

主编简介

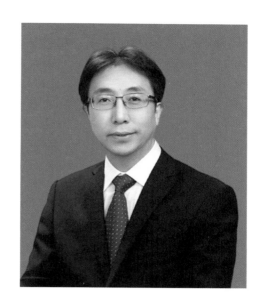

魏力，中共党员，主任医师，历任武汉市中西医结合医院（武汉市第一医院）院长、党委书记，现任该院党委书记，武汉中西医结合学会理事长，湖北省中西医结合学会理事，湖北省医院协会理事会副会长，中国中西医结合学会常务理事，华中科技大学同济医学院研究生导师。荣获中国医院协会2022年优秀医院院长、湖北省有突出贡献中青年专家、"武汉英才"计划培育支持专项人才等称号。

从事医疗卫生事业管理及中西医结合临床工作近30年，致力于提升中西医结合医疗服务能力，在深化医药卫生体制改革、构建现代医院管理制度和中西医结合医院管理等方面积累了丰富的实践经验，特别是在优化医疗资源配置、创新中西医协同诊疗模式以及提升患者就医体验等方面做出了许多有益尝试。

其所在医院在国家三级公立医院绩效考核中跻身中西医结合类别全国第六名，连续三年取得A级佳绩；2023年3月，入围国家中西医协同"旗舰"医院试点项目建设单位，为打造全国中西医协同高地进行了积极探索。

其先后主持包括国家科技部重点研发计划项目、国家中医药应急专项、湖北省自然科学基金重点项目（创新群体项目）等在内的10余项国家级、省市级科研项目。同时，主编《脑卒中绿色通道建设与实践》《实用骨质疏松症防治大全》等多部专著，在国内外学术期刊上发表10余篇高水平论文。

序

很高兴受邀为《中西医协同神经病学》作序。

在无尽的岁月中,人类与疾病之间始终展开着一场永无止境的战争。疾病像阴影一样笼罩着我们的生活,时而匆匆而过,时而缠绕不去。随着社会的进步和医疗技术的发展,人们对疾病的认识也日益深入。多年来,医学界对神经病学的研究和治疗方法进行了持续不断的探索和创新。然而,我们越来越意识到,单一的医学体系无法完全满足复杂的神经系统疾病诊断和治疗的需求。而中西医发挥好各自优势,相互协同的理念正逐渐被越来越多的医生和患者所认可和接受。这种协同将中医的经验和传统智慧与西医的科学研究和技术有机结合,为神经系统疾病的诊断和治疗提供了全新的思路和方法,为患者提供了更全面、个体化的医疗服务。

《中西医协同神经病学》这本书融合了中西医两种医学体系的精华,为神经系统疾病的诊断、治疗和康复开辟了新的道路。它对神经系统常见病、少见病及神经重症都提出了许多独特的中西医协同诊疗思路,通过这些内容的呈现,相信能够激发读者对中西医协同神经病学领域的兴趣,并促进跨学科的交流和合作。很高兴看到这样一本内容丰富、逻辑清晰的著作出版。

在阅读本书的过程中,我再次深刻认识到中西医协同在医学发展中的重要性和潜力。中医注重整体观念和调理,西医倾向于病因学和精确诊断,我由此而提出的以"态靶辨治"为核心的中西医融合医学观点也是中西医创新认识的一部分,中西医相互补充、相互融合,传统中医的调"态"和西医的精准打"靶"互通互用,既可以解决中医"刻强轴弱、态强靶弱、个强群弱"的问题,也可以弥补西医整体观和个体化治疗上的不足。我们有理由相信,中西医协同的综合性和个性化的治疗方法将为医学发展带来新的突破和进步。最后,我希望这本《中西医协同神经病学》能够成为医学界从业者、研究人员和医学生的宝贵资料,为大家提供全面、系统的参考。

中国科学院院士,国家中西医结合医学中心主任

2023 年 7 月于北京

自序

作为中西医结合从业人员,我们对于中西医结合的思考从未停歇,有困惑,有喜悦,有开悟,有内心纠结。如何有效吸收中医学和西医学的精华,推进理论及临床的发展,一直是我们内心深处的一个思考题。

从中西医结合的历史来看,在半个多世纪来的探索过程中,我们虽然取得了一定的成就,但仍然面临着许多发展中亟待解决的难题,并且一直面对着各种评议与质疑。中西医结合人士还得尴尬地面对"结而不合"的现象。1956年毛泽东关于"把中医中药的知识和西医西药的知识结合起来,创造中国统一的新医学新药学"的讲话之后,在1959年1月25日,《人民日报》发表了《认真贯彻党的中医政策》社论,此后相关政策得到中国医学界的普遍运用。近半个世纪以来,关于中西医结合如何开展,业者做了大量的探索性工作,但仍然难以明确其内涵和外延。中西医两种异质医学体系的交流并非一帆风顺。具有不同历史背景和知识结构的学者,先后提出了"中西医汇通""废止中医""中医科学化"等不同学术主张,形成了长期而激烈的学术争鸣。中西医作为两种完全不同的理论体系,决定了它们之间很难有机融合,但这两种医学每时每刻面对的都是相同的患者,虽然认识的角度不同,但总有可以沟通的地方。例如,中医藏象学说中的"脾",虽与西医学中脾脏的概念相同,但在生理、病理上的含义不同。建立在司外揣内、取类比象、经验反证基础上的中医藏象学说,除有较为粗略的解剖印迹外,它本质上是一个归纳人体各种功能和表象信息的符号系统,其关注的对象主要是功能及关系。从研究方法而言,中医侧重于从整体看问题,西医侧重于从局部还原论分析方法看问题、说明问题,沿着人体—系统—器官—细胞—细胞器—分子—原子—原子层的顺序逐层还原分析。只有中医与西医对人体及疾病的认识达到相同层面,中西医两种医学模式相互认识时,它们之间难以沟通的问题、"结而不合"的问题才能得到解决。而要实现这一目标,中西医结合业者还有大量艰巨的工作要做。

对中西医两种医学到底是结合,还是融合,还是协同,我们进行过思考和讨论,认为协同更符合现阶段的实际。中西医协同的概念由"协同"引申而来,核心要义是双方或多方参与同一行动时的协调配合,关键在"协同"二字。因此可以将中西医协同定义如下:研究中西医两种疗法在临床联合应用中的组合原则、规律和方法,通过科学的搭配,发挥两种疗法的协同作用,从而获得最佳治疗效果,并最大限度地节约医疗成本、减少不良反应的医学方法。中西医协同的实质是提倡科学合理、协调统一的中西医联用,反对主观盲目、杂乱无序地"混合使用"中西医疗法的不合理现象,力求在临床治疗上真正做到"宜中则中,宜西则西",使患者得到最大益处。在此过程中,中医和西医仍是相对独立的个体,是一种协作的关系。

希望本书的出版有助于推进中西医学发展,这是我们朴素的愿望!

陈国华　魏力
2023 年 10 月于武汉

前言

　　为了更好地适应新形势下中西医协同医学在神经病学领域的进一步创新和发展,我们结合新的医学进展,在各病种指南的基础上,从临床角度出发,进一步探讨中西医各自的优势与特色,以临床实用及提高临床疗效为主要目标,探讨中西医协同治疗的相关切入点,编写了本书。

　　本书中西医并重,是以中西医协同为方法学进行思考创新的专业书。全书从临床基础、临床技能到诊疗方案内涵,较为系统地总结和完善了近年来国内外研究进展。全书分为上、下两篇,共十八章。上篇重点围绕神经系统疾病中西医诊察方法以及中西医协同方法展开论述。各论部分则以西医病种及系统为基础,深入探讨每个病种的中西医协同要点。本书编写体例精炼,内容全面、新颖、实用。但由于水平有限,个别观点仅从编写组经验出发,对于协同范式、协同重点有不完美或不当之处,敬请各位同道予以批评指正,以便再版时修订完善。

　　同时,市场上有多种多样的中西医协同方面专业书籍,我们对于本书的出版是否更加有益于中西医协同医学的发展,实属诚惶诚恐。希望本书的出版对中西医结合、神经病学的专科医生,尤其是主治医师、住院医师、进修医生及有关科室的医护人员的临床工作带来帮助。

编者
2023 年 10 月

目录

上篇　神经系统疾病中西医协同诊察方法学

下篇　各　　论

上篇

神经系统疾病
中西医协同诊察方法学

第一章　神经系统疾病西医诊察方法

第一节　神经系统疾病临床诊断要义

神经系统包括主管分析、综合体内外各种信息并做出适应性反应的中枢神经系统和主管传导神经冲动的周围神经系统两部分。神经系统疾病的临床诊断包括定位诊断和定性诊断。通常先进行定位诊断，即推断疾病的病位；然后进行定性诊断，即对疾病性质和原因做出诊断。

一、定位诊断

定位诊断即解剖诊断。神经功能与解剖结构有一定的对应关系，主要根据解剖学、生理学和病理学知识分析神经系统受损的症状、体征，结合辅助检查做出病变部位的诊断。基本思路如下。

1. 确定病变是否位于神经系统或骨骼肌　根据临床症状、体征，归纳病变是否累及神经系统或骨骼肌。

2. 确定病变空间分布类型　大致可分为四类。

（1）局限性病变：神经系统单一局限部位受损，如面神经麻痹、三叉神经痛等。

（2）多灶性病变：神经系统的两个或两个以上部位受损，如多发性硬化、视神经脊髓炎谱系疾病等。

（3）弥散性病变：病变较弥散，侵犯神经系统多个部位，如病毒性脑炎、中毒性脑病等。

（4）系统性病变：病变选择性损害某一特定功能系统或传导束，如肌萎缩侧索硬化、脊髓亚急性联合变性等。

3. 确定病变部位　根据病损范围，结合病变空间分布类型，明确病变的具体部位，如大脑、脑干、小脑、脊髓、周围神经、肌肉等。

（1）大脑病变：多表现为意识水平和内容改变、精神障碍、偏瘫、偏盲、偏身感觉障碍、局限性癫痫等症状。

（2）脑干病变：一侧脑干病变大多出现交叉性瘫痪，即病灶同侧脑神经周围性瘫痪及对侧肢体中枢性偏瘫、偏身感觉障碍；两侧脑干或弥散性损害常引起两侧多数脑神经和两侧锥体束受损症状。

（3）小脑病变：小脑半球病变时，表现为病灶同侧肢体小脑性共济失调；小脑蚓部病变时，表现为躯干性共济失调（即坐、立、走障碍）。

（4）脊髓病变：脊髓横贯性损害时，常出现受损平面以下的运动障碍、感觉缺失及括约肌障碍等；半侧脊髓损害时，可出现脊髓半切综合征，主要表现为病变平面以下同侧肢体中枢性瘫痪、深感觉障碍、对侧痛温觉障碍；脊髓部分性损害时，可出现锥体束和前角损害症状（肌萎缩侧索硬化）、锥体束及后索损害症状（脊髓亚急性联合变性）。

（5）周围神经病变：多表现为其支配区运动、感觉和自主神经功能障碍。

（6）肌肉病变：出现肌无力、肌萎缩、肌肉疼痛、肌强直、肌肉不自主运动和假性肌肉肥大等。

二、定性诊断

定性诊断是确定疾病性质和病因的诊断，应建立在定位诊断的基础上，根据病史、症状、体征，结合各种辅助检查和病理性检查等确定。主要神经系统疾病病变性质的临床特点分类如下所示。

1. 血管性　血管性疾病分为动脉性、静脉性和血管发育畸形等。脑动脉性血管疾病多起病急骤，症状可在数秒、数分钟、数小时或数天内达到高峰，多数患者既往有高血压、糖尿病、心脏病等基础病史，以及高龄、饮酒、吸烟、肥胖等危险因素。主要临床表现为头痛、呕吐、肢体瘫痪、意识障碍等。脑静脉性血管疾病临床表现复杂多变，容易误诊和漏诊。计算机断层扫描（computed tomography，CT）、磁共振成像（magnetic resonance imaging，MRI）及数字减影血管造影（digital substraction angiography，DSA）等影像学检查有助于确定诊断。

2. 感染性　急性或亚急性起病，少数病例呈暴发性，往往于数小时至数周达到高峰，常伴有畏寒、发热、无力等症状，辅助检查可发现外周血白细胞计数增高、血沉增快。为进一步明确感染的性质和原因，可针对性进行血及脑脊液的微生物学、免疫学、寄生虫学等相关检查。

3. 变性　起病隐匿，缓慢进展，常选择性损害神经系统的某一部分，一般不累及全身其他系统，如：运动神经元病，主要累及运动系统；阿尔茨海默病，主要累及大脑皮质等。

4. 外伤　有明确的外伤史，常呈急性起病，但亦有外伤较轻，经过一段时间后发病者。神经系统出现的症状、体征与外伤有密切关系。X线及CT检查有助于诊断。

5. 肿瘤性　大多起病缓慢，进行性加重，常有头痛、呕吐、视盘水肿等颅内压增高症状与体征，也可有癫痫发作、肢体瘫痪及麻木等局灶性伴随症状。脑脊液检查示蛋白质含量明显增加或找到肿瘤细胞可帮助确诊，CT、MRI、PET等检查有助于诊断。

6. 炎症性　常呈急性或亚急性起病，有复发和缓解倾向，症状时轻时重，病灶分布较弥散，常见疾病有多发性硬化、急性播散性脑脊髓炎、慢性炎症性脱髓鞘性多发性神经根神经病（CIDP）等。MRI、脑脊液检查和诱发电位检查等有助于诊断。

7. 代谢和营养障碍性　常起病缓慢，病程相对较长，临床症状无特异性，神经系统损害多为全身性损害的一部分，可根据组织液等体液中相应酶、蛋白质、脂质等的异常做出诊断。

8. 其他　包括中毒和遗传性疾病等。中毒所致的神经系统损害，多数有群体发病特点，常伴有肝、肾、血液等其他脏器或系统损害，且中毒所致的神经系统功能缺损与毒物的毒性相吻合，诊断时需要结合病史调查及必要的毒物检测来确定。神经系统遗传性疾病多在儿童期或青春期起病，部分病例可在成年期起病，具有阳性家族史患者的临床症状及体征可能不一致；部分具有特异性，如肝豆状核变性的角膜色素环等。

第二节 神经系统疾病辅助诊断要义

神经系统疾病的临床表现繁多,在详细分析病史及体征后,选择合理、恰当的辅助检查能够提供相应依据,对疾病的临床诊断和鉴别诊断意义重大。以下对神经系统疾病常用的检查技术做简要介绍。

一、脑脊液检查

脑脊液是主要由脑室脉络丛产生的无色透明液体,充满在各脑室、脑池、蛛网膜下腔内。当血脑屏障被破坏、通透性增高时,脑脊液的成分会发生改变,其生理、生化等特性也会发生变化,对中枢神经系统感染、蛛网膜下腔出血、脑膜癌和脱髓鞘疾病的诊断、鉴别诊断、疗效评估和预后判断都起着十分关键的作用。脑脊液主要通过腰椎穿刺获取,检查内容如下所示。

1. 压力 一般成人侧卧位正常压力为 $80\sim180$ mmH$_2$O(1 mmH$_2$O$=9.8$ Pa),压力>200 mmH$_2$O 提示颅内压增高,见于颅内占位性病变、颅内感染、蛛网膜下腔出血、良性颅内压增高等;压力<70 mmH$_2$O 提示颅内压降低,见于低颅压、脱水、脊髓蛛网膜下腔梗阻、脑脊液漏等。

2. 常规检查

(1)性状:正常脑脊液为无色透明液体。前后三管脑脊液为均一血性则提示蛛网膜下腔出血,颜色逐渐变浅多见于穿刺后损伤。云雾状或米汤样脑脊液提示细胞数增多,见于各种化脓性脑膜炎;脑脊液放置后出现纤维蛋白膜,见于结核性脑膜炎。脑脊液蛋白含量过高时,外观呈黄色,离体不久自动凝固,称为弗洛因综合征,见于椎管梗阻等。

(2)细胞数:正常脑脊液白细胞数为($0\sim5$)$\times10^6$/L,以单核细胞为主。病毒性脑炎白细胞轻度或中度增多,且以单核细胞为主。急性化脓性脑膜炎白细胞明显增多,且以多核细胞为主。含大量淋巴细胞或以单核细胞增多为主多提示亚急性或慢性感染。

3. 生化检查

(1)蛋白质:正常脑脊液蛋白含量为 $0.15\sim0.45$ g/L。脑脊液蛋白含量明显增高常见于化脓性脑膜炎、结核性脑膜炎、吉兰-巴雷综合征及椎管梗阻,尤以椎管梗阻时增高显著。脑脊液蛋白含量降低见于腰椎穿刺或硬膜损伤引起脑脊液丢失、身体极度虚弱和营养不良者。

(2)糖:正常脑脊液中糖含量为血糖的 $1/2\sim2/3$,为 $2.5\sim4.4$ mmol/L。糖含量<2.25 mmol/L 为异常,轻至中度降低见于结核性或真菌性脑膜炎以及脑膜癌,明显降低见于化脓性脑膜炎。

(3)氯化物:正常脑脊液氯化物含量为 $120\sim130$ mmol/L,含量降低常见于结核性、细菌性、真菌性脑膜炎及全身性疾病引起的电解质紊乱患者,其中结核性脑膜炎表现最为突出。此外,还可以进行脑脊液病原学检查(病毒学检测、新型隐球菌检测、结核分枝杆菌检测、寄生虫抗体检测等)、细胞学检查,免疫球蛋白、寡克隆区带等检测,以协助中枢神经系统疾病的诊断。

二、影像学检查

中枢神经系统在颅腔与椎管内。影像学检查如 X 线平片检查、计算机断层扫描（CT）、磁共振成像（MRI）和数字减影血管造影（DSA）、正电子发射体层成像（PET）等可为诊断脑肿瘤、颅脑创伤、脑血管疾病和脊髓疾病等提供直观影像，对明确病灶部位、性质、范围具有重要意义。

1. 头颅和脊柱 X 线平片检查 X 线平片检查是最基本、简便的方法，常用于反映颅脑和脊柱部分病理改变。

（1）头颅 X 线平片检查：包括正位和侧位，能够显示颅骨的厚度、密度、结构及内板压迹，颅缝的状态及颅内钙化灶等。还可进行颅底、内听道、蝶鞍等特殊部位摄片，以观察颅底的裂和孔、内听道，蝶鞍的大小、形态。

（2）脊柱 X 线平片检查：包括前后位、侧位和斜位。可观察脊柱的生理弯曲，有无发育异常、骨质破坏、骨折及椎间隙变化等。

2. 计算机断层扫描 计算机断层扫描（CT）是电子计算机数字成像技术与 X 线断层扫描技术相结合的医学影像技术。其利用各种组织对 X 线具有不同的吸收系数，通过计算机处理，获得不同层面的图像。包括普通 CT、增强 CT、CT 血管成像、CT 灌注成像等。

（1）普通 CT：不用血管内造影剂的扫描。颅脑 CT 一般采用轴位扫描，能清晰显示各层次的组织结构，主要用于脑出血、蛛网膜下腔出血、脑梗死、脑肿瘤、脑积水、脑萎缩以及某些椎管内疾病的诊断。脑出血后普通 CT 可迅速确认出血位置、大小、有无破入脑室系统，可观察周围的水肿、占位效应；蛛网膜下腔出血后普通 CT 可见脑池和蛛网膜下腔的高密度信号；脑梗死后普通 CT 可显示低密度病灶，其分布与血管供应区分布一致，但 CT 对幕下病变及脑梗死发生 24 h 内病灶的显示效果较差；脑肿瘤者行普通 CT 可以定位肿瘤组织，观察肿瘤内囊性变、坏死、钙化、出血以及周围的脑水肿，尤其对于大脑半球、鞍区、脑桥小脑角等部位肿瘤诊断准确率高。此外，普通 CT 还可以鉴别梗阻性脑积水和交通性脑积水，了解脑萎缩累及的范围和严重程度。

（2）增强 CT：通过静脉注射含碘造影剂，使病变部位与其附近正常脑组织的吸收差别增大，观察增强后的病变形态，主要用于肿瘤的诊断。

（3）CT 血管成像：静脉注射含碘造影剂后进行 CT 检查，可显示三维颅内血管系统。由于该检查无创，且比 DSA 更经济、快捷，可部分取代 DSA 用于闭塞性血管病变。

（4）CT 灌注成像：在静脉注射造影剂后，对选定兴趣层面进行同层动态扫描，从而反映组织灌注量的变化，对急性缺血性血管病的早期诊断和指导溶栓治疗有重要价值。

3. 磁共振成像 磁共振成像（MRI）利用人体内特定原子核在主磁场和射频场中被激发产生共振信号，经计算器处理得到图像。临床常用的 MRI 技术如下所示。

（1）磁共振平扫：一种无创、无电离辐射的生物磁学核自旋成像技术。其信号对比度来源于患者体内不同组织产生磁共振（MR）信号的差异，以纵向弛豫时间（T1）参数成像为 T1 加权像（T1WI），T1 短的组织（如脂肪）产生高信号、呈白色，T1 长的组织（如体液）产生低信号、呈黑色；以横向弛豫时间（T2）参数成像为 T2 加权像（T2WI），T2 长的组织产生高信号、呈白色，T2 短的组织产生低信号、呈黑色。T1WI 上，梗死灶、炎症病变、肿瘤、液体呈低信号，在 T2WI 上，上述病变则为高信号。液体衰减反转恢复（fluid attenuated inversion recovery,FLAIR)序列是一种抑制脑脊液信号的 T2WI 序列,对于脑梗死、脑白质病变、多发性硬化等疾病敏感性较高。

（2）磁共振增强扫描:静脉注入顺磁性造影剂钆——二乙三胺五醋酸钆（Gd-DTPA）后进行磁共振扫描,通过改变特定原子核的磁性作用来改变弛豫时间,增高对肿瘤及炎症病变的敏感性。

（3）磁共振血管成像:一种不应用造影剂,根据 MRI 平面血液产生"流空效应"而抑制背景结构信号将血管分离的成像技术,主要用于诊断颅内血管狭窄或闭塞、颅内动脉瘤、脑血管畸形等。

（4）磁共振弥散与灌注加权成像:磁共振弥散加权成像（diffusion weighted imaging,DWI）在常规基础上施加一对强度相等、方向相反的弥散敏感梯度,利用回波平面等快速扫描技术产生图像。磁共振灌注加权成像（perfusion weighted imaging,PWI）利用快速扫描技术对首次通过脑组织的 Gd-DTPA 进行检测,随着时间改变,磁共振信号也会发生变化,可据此变化来评价组织微循环的灌注情况。PWI 低灌注区可反映脑组织缺血区,而 DWI 异常区域可反映脑组织坏死区,相比较的不匹配区域提示为脑缺血半暗带,可为临床溶栓以及脑保护治疗提供可观的影像学依据。

（5）磁共振波谱成像（MR spectroscopy,MRS）:MRS 是一种利用磁共振现象和化学位移作用进行一系列特定原子核及其化合物分析的方法,能够无创性检测活体组织内化学物质的动态变化及代谢的改变。利用 MRS 测定 N-乙酰天冬氨酸（N-acetyl-aspartate,NAA）、肌酸（creatine,Cr）、胆碱（choline,Cho）、肌醇（inositol）和乳酸（lactic acid,Lac）等,常用于代谢性疾病（如线粒体脑病）、脑肿瘤、癫痫等疾病的诊断和鉴别诊断。

（6）功能磁共振成像（functional magnetic resonance imaging,fMRI）:借助快速 MRI 技术,fMRI 可分析人脑在视觉活动、听觉活动、局部肢体活动以及思维活动中,相应脑功能区脑组织的血流量、血流速度、血氧含量和局部灌注状态等的变化,并将这些变化显示于 MRI 图像上。主要用于癫痫患者手术前的评估、认知功能的研究等。

（7）弥散张量成像（diffusion tensor imaging,DTI）:DTI 可以显示大脑白质纤维束结构（如内囊、胼胝体等结构）的神经纤维束轨迹,对于脑白质病变、多发性硬化、脑肿瘤、脑梗死等的诊断和预后评估有重要价值。

4. 数字减影血管造影（DSA）　将传统的血管造影与计算机技术相结合,去除骨骼、脑组织等的影像而生成实时动态血管图像的技术,是血管成像的金标准,在诊断和治疗脑血管疾病方面具有不可替代的作用。其缺点是费用较为昂贵,需要经颈动脉或股动脉穿刺插入导管,且有辐射。

三、神经电生理检查

1. 脑电图（electroencephalography,EEG）　一种通过测定自发性有节律的生物电活动以评估脑功能状态的检查技术。主要用于癫痫的诊断、分类和病灶定位,也可鉴别脑部器质性或功能性病变、弥散性或局限性损害,对脑炎、中毒性脑病和代谢性脑病等各种脑病均有重要的辅助诊断价值。

2. 诱发电位（evoked potential,EP）　神经系统在感受外来或内在刺激时产生的生物电活动,目前可用于躯体感觉、视觉和听觉等感觉通路以及运动通路、认知功能的检测。

3. 肌电图（electromyography，EMG）和神经传导检查（nerve conduction study，NCS）
通过记录神经和肌肉的生物电活动以判定二者功能的检查技术。前者可以记录肌肉安静及不同程度随意收缩状态下的电活动；后者可以评定周围神经传导功能，包括运动神经传导速度和感觉神经传导速度等。主要用于神经源性损害和肌源性损害的诊断和鉴别诊断，有助于对脊髓前角细胞、神经根和神经丛病变进行定位诊断。

四、脑、神经和肌肉活组织检查

脑、神经和肌肉活组织检查是通过采集局部脑组织、腓肠神经、肌肉活组织后进行病理检查，以明确病变性质和程度的一种方法，是辅助病因诊断的重要依据。脑活组织检查主要用于抗感染治疗失败需进一步明确病因的脑感染性疾病、遗传代谢性脑病、脑内占位性病变、不明原因进行性痴呆等的诊断和鉴别诊断；神经活组织检查主要用于各种原因所致的周围神经疾病，包括炎症性脱髓鞘性周围神经疾病、遗传性周围神经疾病、代谢性周围神经疾病、血管炎性周围神经疾病等的诊断和鉴别诊断；肌肉活组织检查主要用于多发性肌炎、脂质贮积病、线粒体疾病等各种肌肉疾病的诊断和鉴别诊断。

五、基因诊断技术

基因诊断技术是运用分子生物学技术分析受检者的某一特定基因结构或功能是否异常而对某些遗传性疾病进行诊断的一种方法。常用的基因诊断方法包括核酸分子杂交技术、聚合酶链反应、基因测序和基因芯片。目前主要用于部分单基因遗传性疾病如进行性假肥大性肌营养不良、亨廷顿病、遗传性脊髓小脑共济失调等疾病的诊断和分型，以及疾病风险基因突变易感人群的早期诊断和干预，如阿尔茨海默病载脂蛋白 E 基因的分析。

第三节　神经系统疾病症状诊断要义

神经系统中不同部位病变会产生不同的症状，常见的症状有意识障碍、认知障碍、吞咽和构音障碍、运动障碍、感觉障碍等。准确辨识各种症状有助于判定病变的可能部位，是神经定位诊断的重要依据。

一、意识障碍

意识是指中枢神经系统对周围环境及自身状态的感知能力。脑干上行网状激活系统接受各种感觉信息的侧支传入，发出兴奋从脑干向上传经丘脑的非特异性核团并弥散投射至大脑皮质，保持大脑皮质的兴奋性。意识障碍包括意识水平（觉醒度）改变和意识内容受损。

1. 以觉醒度改变为主的意识障碍
（1）嗜睡：意识障碍的早期表现。患者睡眠时间过度延长，但可被唤醒，醒后可回答简单问题，定向力基本正常，停止刺激后患者又继续入睡。
（2）昏睡：较严重的意识障碍。患者处于熟睡状态，较强刺激（如大声言语、较重疼痛等）下可被唤醒，回答模糊，停止刺激后很快入睡。
（3）昏迷：严重的意识障碍。患者意识完全丧失，各种强刺激下不能被唤醒，按严重程度可分为三级：①浅昏迷：可有少量无意识自发动作，对强刺激可有回避动作或痛苦表情，但不能觉醒。各种浅、深反射存在，生命体征无明显异常。②中昏迷：可有极少无意识自发动作，对强刺激的防御反射、角膜反射及瞳孔对光反射减弱，生命体征发生改变。③深昏迷：全身肌肉松弛，无自主运动，各种浅、深反射消失，生命体征出现明显改变。

2. 以意识内容受损为主的意识障碍

（1）意识模糊：表现为注意力减退，定向力障碍，情感反应淡漠，随意运动减少，对外界刺激可有反应，但低于正常水平。

（2）谵妄：较意识模糊严重，是一种急性的脑高级功能障碍，患者出现意识改变和注意力受损，定向力、记忆力下降，伴有错觉、幻觉、觉醒-睡眠周期紊乱。病情常呈波动性，昼轻夜重。

3. 特殊类型的意识障碍

（1）去皮质综合征：多见于双侧大脑皮质广泛损害，而皮质下功能仍保存。患者意识丧失，但能无意识睁眼、闭眼或转动眼球；存在觉醒-睡眠周期，但对外界刺激无意识反应；瞳孔对光反射和角膜反射，甚至咀嚼、吞咽、防御反射存在，但无自发动作；四肢肌张力增高，双侧锥体束征阳性，呈上肢屈曲、下肢伸直的去皮质强直状态。

（2）无动性缄默症：多见于脑干上部和丘脑网状激活系统受损。患者能注视周围环境及人物，存在觉醒-睡眠周期，貌似清醒，但不能活动或言语，二便失禁。肌张力减低，无锥体束征，呈不典型去大脑强直状态。

（3）植物状态：多见于大脑半球严重受损而脑干功能相对保留。患者对自身和外界的认知功能全部丧失，有自发和反射性睁眼，吸吮、咀嚼和吞咽等原始反射存在，可反射性哭、笑，存在觉醒-睡眠周期，但无情感、语言交流及有目的动作。

二、认知障碍

认知是指人脑接收外界信息，进行加工处理，转换成内在心理活动，继而获取知识或应用知识的过程。认知包括记忆、语言、视空间、执行、计算和判断等。认知障碍是指各种原因导致上述1项或多项认知功能损伤的综合征。当2项及以上认知功能受损，并导致日常生活能力、社会交往和工作能力减退时，可考虑为痴呆。

认知的结构基础主要是大脑皮质。额叶与记忆、语言、书写、注意-执行、判断、抽象思维、情感和冲动行为等有关，顶叶与运用、阅读、触觉认识等有关，颞叶与记忆、语言、听觉认识等有关，枕叶与视觉认识有关。此外，边缘叶也参与高级神经、精神（情绪和记忆等）的活动。认知障碍表现为记忆障碍、视空间障碍、执行功能障碍、失语、失用、失认等。

1. 记忆障碍

（1）遗忘：分为顺行性遗忘、逆行性遗忘等。顺行性遗忘是指回忆不起在疾病发生后的一段时间内所经历的事情，近期记忆减退，而远期记忆尚保存。常见于阿尔茨海默病早期、癫痫、严重的颅脑外伤等。逆行性遗忘是指回忆不起在疾病发生之前某一阶段的事情，常见于脑震荡后遗症、缺氧、中毒等。

（2）记忆减退：识记、保持、再认和回忆普遍减退。常见于阿尔茨海默病、血管性痴呆、代谢性脑病等。

（3）记忆错误：包括记忆恍惚、错构、虚构等，患者并不自觉，认为自己所说的完全正确,常见于科尔萨科夫综合征、脑外伤、感染性脑病等。

（4）记忆增强:患者能清晰地回忆起大量过去似乎已经遗忘的、常人根本想不起来的经验,甚至细微情节都能详细回忆。多见于躁狂症、妄想或服用兴奋剂过量。

2. 视空间障碍　患者无法准确判断自身及物品的空间位置,如患者回家时因判断错方向而迷路,不能将锅放在炉灶上而摔到地上,不能准确地临摹立体图等。常见于路易体痴呆、帕金森病痴呆、阿尔茨海默病等。

3. 执行功能障碍　患者不能有效地启动或完成目的性活动,包括计划、启动、顺序、运行、反馈、决策和判断等能力的损伤。执行功能障碍与额叶-皮质下环路受损有关,常见于血管性痴呆、阿尔茨海默病、帕金森病痴呆、进行性核上性麻痹等。

4. 失语　由大脑语言功能区病变导致的言语交流能力障碍,表现为自发语言、听理解、复述、命名、阅读和书写六个基本方面的能力减退或丧失,如患者会出现构音正常但表达障碍、听力正常但言语理解障碍等。迄今对失语的分类尚未取得完全一致的意见,主要分为以下几类。

（1）感觉性失语:又称 Wernicke 失语,临床症状以听理解障碍为突出表现。患者听力正常,但不能理解或仅能部分理解别人和自己讲的话,虽口语表达流利,但用词混乱,缺乏实质词或有意义的词句,令人难以理解,答非所问。常见于脑梗死、脑出血等导致优势半球颞上回后部的 Wernicke 区损害的疾病。

（2）运动性失语:又称 Broca 失语,以口语表达障碍为突出表现。患者表达不流畅,讲话费力,找词困难,只能讲一两个简单的词,且用词不当,但口语理解能力相对保留,对单词和简单陈述句的理解能力正常。常见于脑梗死、脑出血等可引起优势半球额下回后部(Broca 区)损害的疾病。

（3）传导性失语:以复述不成比例受损为突出表现。患者口语相对流利,但存在大量错词,短语或句子表达完整,听理解损害较轻。复述障碍较自发语言和听理解障碍重,患者不能复述检查者所说的字句,也不能复述自发讲话时轻易说出的字句。常见于优势半球缘上回皮质或深部白质内弓状纤维病变。

（4）经皮质性失语综合征:又称分水岭区失语综合征,包括经皮质运动性失语、经皮质感觉性失语、经皮质混合性失语,共同特点是复述功能相对保留。常见于分水岭区损害的神经系统疾病。

（5）命名性失语:以命名不能为突出表现。患者能叙述某物体的性质和用途,但无法说出物体的具体名称;他人告知该物体名称时,患者也能辨别对错。自发语言、听理解、复述等障碍较轻。常见于脑梗死、脑出血等可引起优势半球额中回后部损害的神经系统疾病。

（6）皮质下失语:丘脑、基底核、内囊、皮质下深部白质等部位受损所致的失语。丘脑及其联系通路受损时,表现为急性期不同程度的缄默和不语,以后出现语言交流及阅读理解障碍,言语流利性受损,可伴有重复语言、模仿语言、错语等。内囊、壳核受损时,表现为言语流利性降低、语速慢、用词不当等。常见于脑血管疾病、脑炎等神经系统疾病。

（7）完全性失语:又称混合性失语,是最严重的一种失语类型。患者听、说、命名、复述、书写和阅读均严重障碍或几乎完全丧失,仅有刻板性语言。常见于优势半球大脑中动脉分布区大面积病变。

5. 失用　患者在意识清醒且语言理解和运动功能正常的情况下,不能有目的地执行一些原先已掌握的复杂活动。临床上大致可分为以下几种。

(1)观念性失用:患者能够完成单一或分解动作,但不能将其按逻辑次序分解或组合来正确完成整套复杂精细动作,模仿动作一般无障碍。常见于大脑半球弥漫性病变。

(2)观念运动性失用:患者在自然状态下可以完成相关动作,但不能按指令去完成这类动作。常见于优势半球顶叶病变。

(3)结构性失用:患者对空间结构关系的运用能力存在障碍,不能按要求将物体或线条构成一定的空间位置关系。常见于非优势半球顶叶或顶枕联合区病变。

(4)肢体运动性失用:患者以上肢远端为主的肢体失去执行精细熟练动作的能力,自发动作、执行口令、模仿均受影响。常见于双侧或对侧皮质运动区病变。

(5)穿衣失用:患者不理解衣服各个部分与身体各部位的对应关系而表失熟悉的穿衣操作能力。常见于非优势半球顶叶病变。

6. 失认　患者无视觉、听觉、躯体感觉及意识障碍的情况下,不能辨认以往熟悉的事物。临床上可分为以下几种。

(1)视觉失认:对于以前熟悉的物品等,患者视力足以看清,却不能正确识别、描述及命名,但可以通过其他感觉途径认出,包括物体失认、面容失认、颜色失认等。常见于枕叶视中枢皮质损伤。

(2)听觉失认:患者听力正常,但不能辨认以前熟悉的声音。常见于双侧颞上回中部及其听觉联络纤维损伤。

(3)触觉失认:患者初级触觉及位置觉正常,但实体觉缺失,闭眼时不能通过触摸辨认原来熟悉的物品,但睁眼或听到物品相关声音后即可识别。常见于双侧顶叶角回及缘上回损伤。

(4)体象障碍:患者基本感知功能正常,但对自身躯体的存在、空间位置及各部位之间的关系失去辨别能力,出现偏侧忽视、病觉缺失、手指失认、幻肢现象。常见于非优势半球顶叶损伤。

三、眼球运动障碍、复视和视野缺损

1. 眼球运动障碍　根据损害部位不同,眼肌麻痹可分为周围性、核性、核间性及核上性四种临床类型。

1)周围性眼肌麻痹

(1)动眼神经麻痹:动眼神经完全损害时,表现为上睑下垂,眼球向外下斜视,不能向上、向内、向下转动,瞳孔散大,对光反射及调节反射均消失,并有复视。常见于后交通动脉瘤、结核性脑膜炎、颅底肿瘤等。

(2)滑车神经麻痹:表现为眼球向外下方活动受限,下视或下楼梯时出现复视。

(3)展神经麻痹:表现为患侧眼球内斜视,外展运动受限或不能,可伴有复视,常见于鼻咽癌颅内转移、脑桥小脑角肿瘤、糖尿病等。展神经在脑底行程较长,在颅高压时常受损,从而出现两侧展神经轻度麻痹。

2)核性眼肌麻痹　血管病、炎症、肿瘤等原因引起脑干病变致眼球运动神经核(动眼、滑车和展神经核)损伤所引起的眼球运动障碍。其特点:①多为双侧损害;②伴有脑干内邻近结构的损害,如出现同侧面神经麻痹、三叉神经麻痹等;③损伤可仅累及个别神经核亚核而出现分离性眼肌麻痹,即引起某一眼肌受累而其他眼肌不受影响。

3)核间性眼肌麻痹　病变位于脑干的内侧纵束,又称内侧纵束综合征。表现为眼球水平同向运动受限。可分为前核间性、后核间性及一个半综合征。常见于脑干腔隙性梗死或多发性硬化。

4)核上性眼肌麻痹　又称中枢性眼肌麻痹,是指由于大脑皮质眼球同向运动中枢、脑桥侧视中枢及其传导束损害,双眼出现同向注视运动障碍,临床表现为水平凝视麻痹和垂直凝视麻痹。其特点:①双眼同时受累;②无复视;③反射性运动仍存在,即患者双眼向一侧运动障碍,但当该侧突然出现声响时,双眼可反射性地转向该侧。

2. 复视　两眼注视同一物体产生两个影像称为复视。复视产生的主要原因是当眼肌麻痹导致双眼共轭运动障碍时,注视物不能投射到双眼视网膜的对应点上,视网膜上不对称的刺激在视中枢引起两个影像的冲动,从而出现真像和假像。内、外直肌麻痹出现水平性复视,上、下直肌和上、下斜肌麻痹则出现垂直性复视。

3. 视野缺损　视野的某一区域出现视力障碍而其他区域视力正常。依据视觉传导路径中病变部位不同,视野缺损可分为偏盲、象限盲和全盲。

(1)偏盲:偏侧视野缺损。①双眼颞侧偏盲:双眼颞侧视野视力障碍而鼻侧视力正常,常见于垂体瘤、颅咽管瘤出现视交叉中部病变。②双眼对侧同向偏盲:视束、外侧膝状体、视辐射及视皮质病变可导致病灶对侧同向性偏盲,出现病灶对侧双眼视野视力障碍而同侧视力正常。枕叶视皮质受损时,患者中心部视野保留,称为黄斑回避。

(2)象限盲:视野缺损占整个视野的1/4。常见于颞、顶叶的肿瘤及脑血管疾病等。①上象限盲:提示对侧视辐射下部(颞叶)病变。②下象限盲:提示对侧视辐射上部(顶叶)病变。

(3)全盲:全部视野缺损。单眼全盲常见于患眼视交叉前病变。双眼全盲可见于皮质盲,表现为瞳孔对光反射及眼底正常,常见于双侧大脑后动脉闭塞导致双侧的外侧膝状体以上病变。

四、面肌瘫痪

面肌瘫痪是指面部肌肉随意运动功能减退或丧失,由面神经损伤或支配面神经的皮质核束、皮质中枢病变而引起。临床上根据病变部位表现为周围性面瘫和中枢性面瘫。

1. 周围性面瘫　患者一侧面上部肌肉(额肌、皱眉肌、眼轮匝肌)和面下部肌肉(颊肌、口轮匝肌)均瘫痪。面上部肌肉瘫痪时出现 Bell 征,表现为患侧额纹变浅或消失、皱眉不能、睑裂变大、眼睑闭合无力,用力闭眼时眼球向上外方转动,露出白色巩膜;面下部肌肉瘫痪表现为患者鼻唇沟变浅、口角下垂、示齿不能、鼓腮漏气、进食夹食等。此外,面神经不同部位受损会表现出不同临床症状,如鼓索以上面神经病变可导致同侧舌前 2/3 味觉消失;镫骨肌神经以上部位受损则同时出现舌前 2/3 味觉消失及听觉过敏;若膝状神经节受累,则除上述症状外,还会出现 Ramsay-Hunt 综合征,表现为唾液及泪液分泌障碍、乳突疼痛、耳廓及外耳道感觉减退、外耳道和鼓膜疱疹,常见于面神经核或核以下周围神经病变。

2. 中枢性面瘫　患者一侧面下部肌肉瘫痪,面上部肌肉不受影响。表现为患侧鼻唇沟变浅、示齿不能或受限,通常较周围性面瘫的症状轻。常见于病灶对侧中央前回下部或皮质延髓束病变。

五、听觉障碍和眩晕

1. 听觉障碍　由听觉传导通路损害引起的耳聋、耳鸣及听觉过敏等症状。

(1)耳聋:听力减退或丧失,临床上可分为传导性耳聋和感音性耳聋两种基本类型。传导性耳聋是由于外耳和中耳向内耳传递声波的系统病变引起的听力下降,临床特点为以低音调的听力减退或丧失为主,高音调的听力正常或轻微减低;Rinne 试验阴性,Weber试验偏向患侧,无前庭功能障碍。多见于中耳炎、鼓膜穿孔、外耳道盯聍堵塞。感音性耳聋是由 Corti 器、耳蜗神经和听觉通路病理改变所致,临床特点为高音调的听力明显减低或丧失,低音调的听力正常或轻微减低;Rinne 试验气导大于骨导,但两者都降低;Weber试验偏向健侧,可伴有前庭功能障碍。多见于迷路炎、听神经瘤。

(2)耳鸣:在没有任何外界声源刺激的情况下,患者听到一种鸣响感。听觉传导通路上任何部位的刺激性病变都可引起耳鸣。神经系统疾病引起的耳鸣(如听神经损伤后、脑桥小脑角处听神经瘤或颅底蛛网膜炎所引起的耳鸣)多表现为高音调,而外耳和中耳病变引起的耳鸣多为低音调。

(3)听觉过敏:患者对正常的声音感觉比实际声源的强度大。常见于面神经麻痹,引起镫骨肌瘫痪,使镫骨紧压在前庭窗上,微弱的声波即可使鼓膜振动增强,导致内淋巴强烈震荡所致。

2. 眩晕　一种对自身或外界的运动性或位置性错觉,导致患者与周围环境的空间关系在大脑皮质中反应失真,出现旋转、倾倒及起伏等感觉。按病变的解剖部位可将眩晕分为系统性眩晕和非系统性眩晕。

(1)系统性眩晕:包括周围性眩晕和中枢性眩晕,临床表现为真性眩晕,患者主观感觉自身或外界物体出现旋转、升降、摆动、倾斜等,伴有恶心、呕吐、面色苍白、出汗等迷走神经兴奋表现。周围性眩晕症状重,但持续时间短,常见于梅尼埃病、良性发作性位置性眩晕、前庭神经元炎等。中枢性眩晕的眩晕感较轻,但持续时间长,常见于椎-基底动脉供血不足、脑干梗死、小脑梗死或出血等。

(2)非系统性眩晕:临床表现为头晕眼花、站立不稳,通常无自身或外界物体的旋转、摇晃感,很少有恶心、呕吐,体检无眼球震颤(简称眼震),闭目难立征阴性。常见于眼部疾病(屈光不正、眼外肌麻痹)、心血管系统疾病(高血压、低血压、心律不齐)、内分泌代谢性疾病、中毒感染性疾病等。

六、吞咽和构音障碍

吞咽障碍是指食物由口腔进入食管至胃贲门的过程受到阻碍,表现为食物咽下困难,饮水呛咳,甚至反流入鼻腔,可由神经系统疾病、食管炎症、口咽部病变导致。构音障碍是指患者口语的声音形成困难,表现为发音困难、发音不清,或者音调及语速异常等。不同病变部位可产生不同特点的吞咽和构音障碍。

1. 上运动神经元损害　单侧皮质脊髓束损害可造成对侧中枢性面瘫和舌瘫,双唇和舌承担的辅音部分不清晰。常见于累及单侧皮质脊髓束的脑出血和脑梗死。双侧皮质延髓束损害导致咽喉部肌肉和声带麻痹,表现为说话带鼻音、声音嘶哑和言语缓慢,常伴有吞咽困难、饮水呛咳、强哭强笑等,体检咽反射、吮吸反射、下颌反射、掌颌反射亢进。常见于双侧多发性脑梗死、皮质下血管性痴呆、肌萎缩侧索硬化等。

2. 基底核和小脑病变 基底核病变的患者说话缓慢而含糊,音调低沉,发音单调,音节颤抖样融合,还可有言语断节及口吃样重复等表现。常见于帕金森病、肝豆状核变性。小脑蚓部或脑干内与小脑联系的神经通路病变患者,出现构音含糊,音节缓慢拖长,声音强弱不等甚至呈爆发样,言语不连贯,呈吟诗样,又称共济失调性构音障碍。常见于小脑蚓部的脑血管疾病、小脑变性疾病和多发性硬化等。

3. 下运动神经元损害 支配发音和构音、吞咽器官的脑神经核和(或)脑神经以及支配呼吸肌的脊神经损害时,受累肌肉张力过低或消失所致,临床表现为发音费力和声音强弱不等,吞咽困难、饮水呛咳,咽反射消失,舌肌萎缩、纤颤等。

七、瘫痪

瘫痪是指个体随意运动功能的减退或丧失,根据病因不同可分为神经源性、神经-肌肉接头性、肌源性等。

1. 上运动神经元性瘫痪 又称痉挛性瘫痪,是由大脑皮质运动区神经元及其发出的下行纤维,即上运动神经元病变所致。其临床表现有肢体肌力减退,可出现单瘫、偏瘫、截瘫、四肢瘫等,伴有肌张力增高,腱反射活跃或亢进,浅反射减退或消失,病理反射阳性,此时没有明显肌萎缩。

2. 下运动神经元性瘫痪 又称弛缓性瘫痪,是由脊髓前角运动神经元及其轴突组成的前根、神经丛及其周围神经受损所致。临床表现除肌力减弱或丧失外,还有肌张力降低,腱反射减弱或消失,无病理征,但有肌萎缩。

八、感觉障碍

感觉是指各种刺激作用于躯体感受器后在人脑的反映,临床上通常将感觉分为特殊感觉(视、听、嗅、味觉)及一般感觉(浅感觉、深感觉、复合感觉)。感觉障碍是个体在反映刺激物属性的过程中出现困难或异常,可分为抑制性症状和刺激性症状两大类。

1. 抑制性症状 感觉传导路径受到破坏而出现感觉减退或缺失,包括痛觉减退、温度觉减退、触觉减退、深感觉减退及皮质感觉减退等。分离性感觉障碍是指在意识清醒的情况下,某部位出现某种感觉障碍而该部位其他感觉保留。

2. 刺激性症状 感觉传导路径受到刺激或兴奋性增高时,引起感觉过敏、感觉倒错、感觉过度、感觉异常等,出现局限性疼痛、放射性疼痛、扩散性疼痛、牵涉性疼痛等。常见于丘脑病变,周围神经、脊髓后根、脑脊膜等部位损伤。

九、步态异常

步态异常是指行走、站立的运动形式与姿态异常。神经系统不同部位的疾病,可出现相似的步态异常,为疾病诊断提供线索。临床上常见的步态异常包括以下几种。

1. 痉挛性偏瘫步态 患侧上肢协同摆动缺失,通常呈屈曲、内收姿势;患侧下肢屈曲困难,呈现伸直、外旋姿势;迈步时患侧盆骨提高,腰部向健侧倾斜。多由单侧皮质脊髓束损伤所致,常见于脑血管疾病或脑外伤恢复期或后遗症期。

2. 痉挛性截瘫步态　又称"剪刀样步态",患者双下肢伸直内收,行走时膝关节几乎紧贴,足前半和趾底部着地,每一步都交叉到对侧,似剪刀状。多由双侧皮质脊髓束受损所致,常见于脑瘫、多发性硬化、脊髓空洞、脊髓压迫症、遗传性痉挛性截瘫等。

3. 慌张步态　行走时身体前倾,头略前探,躯干重心前移;行走时起步困难,小碎步前进,步履逐渐加快,停步及转身困难,易跌倒。常见于锥体外系病变,如帕金森病。

4. 蹒跚步态　又称"醉酒步态",患者步基增宽,步态不稳,向一侧倾斜,倾斜方向与病灶相关。常见于小脑、前庭或深感觉障碍。

5. 跨阈步态　又称"鸡步",是由胫前肌群、腓肠肌无力导致的足尖下垂,足部不能背屈,迈步时过度抬高患肢,脚悬起,落脚时总是足尖先触及地面,如跨门槛样的一种步态。常见于腓总神经损伤、脊髓灰质炎或进行性腓骨肌萎缩等。

6. 摇摆步态　又称"鸭步",行走时躯干部,尤其是臀部左右交替摆动的一种步态。常见于进行性肌营养不良症、进行性脊肌萎缩症、少年型脊肌萎缩症等。

十、不自主运动

不自主运动指患者在意识清楚时出现的不受主观控制的无目的的骨骼肌异常运动。不自主运动主要包括以下几种。

1. 震颤　主动肌与拮抗肌交替收缩引起的人体某一部位有节律的振荡运动。病理性震颤分为以下几种。

(1)静止性震颤:在安静和肌肉松弛情况下出现的震颤,静止时出现,紧张时加重,活动时减轻,睡眠时消失,频率为 $4 \sim 6$ 次/秒,呈"搓丸样"动作。常见于帕金森病。

(2)姿势性震颤:随意运动完成时,肢体和躯干主动保持在某种姿势时出现的震颤。尤其在肌肉紧张时明显。常见于特发性震颤、慢性酒精中毒、肝豆状核变性等。

(3)运动性震颤:震颤出现在肢体有目的地接近某个目标的过程中,且越接近目标震颤越显著,又称意向性震颤。当到达目标并保持姿势时,震颤有时仍可持续存在。常见于小脑病变。

2. 舞蹈样动作　肢体不规则、不对称、无节律、无目的、快速多变的不自主运动,可发生在面部、肢体及躯干。随意运动或情绪激动时加重,安静时减轻,睡眠时消失。常见于小舞蹈症、亨廷顿病,也可继发于脑炎、肝豆状核变性等其他疾病。

3. 手足徐动症　肢体远端游走性肌张力增高与减低动作,出现手腕及手指缓慢交替屈伸,如蚯蚓爬行的扭转样蠕动。常见于脑炎、播散性脑脊髓炎和肝豆状核变性等。

4. 偏身投掷运动　一侧肢体猛烈的投掷样不自主运动,以肢体近端为主,运动幅度大。常见于对侧丘脑底核及与其联系的纹状体间传导通路病变。

5. 扭转痉挛　又称变形性肌张力障碍,指躯干和四肢发生的不自主的扭曲运动,如躯干及脊旁肌受累引起的围绕躯干或肢体长轴的缓慢旋转性不自主运动、颈肌受累出现的痉挛性斜颈等。常见于原发性遗传性疾病、肝豆状核变性、某些药物不良反应等。

6. 抽动症　单个或多个肌肉突发的、快速的固定性或游走性收缩动作,表现为挤眉弄眼、弄舌、噘嘴、耸肩等。若累及呼吸及发音肌肉,抽动时会伴有不自主的发音,称为抽动秽语综合征。常见于儿童,部分病例与基底节病变有关,部分可由精神因素引起。

主要参考文献

［1］马廉亭.现代影像学时代神经系统病史、体检与定位诊断的重要性［J］.中华脑科疾病与康复杂志（电子版），2020，10（6）：321-322.

［2］王刚.神经病学诊断思路［M］.上海：上海交通大学出版社，2022.

［3］朴月善，付永娟，卢德宏.精准医疗时代神经病理诊断的挑战与实践［J］.中华病理学杂志，2021，50（8）：848-851.

［4］吕俊华，孙宝妮，白郑海，等.脑脊液宏基因组二代测序在急诊疑似中枢神经系统感染中的应用［J］.中国急救医学，2024，44（4）：356-360.

［5］董悦，刘远康，成盼盼，等.合成MRI技术在中枢神经系统疾病中的研究进展［J］.国际医学放射学杂志，2023，46（4）：409-413.

［6］倪臻.功能性运动障碍神经电生理学研究进展［J］.中国现代神经疾病杂志，2023，23（12）：1082-1086.

［7］戴廷军.肌肉活检技术在神经肌肉疾病诊断中的应用［J］.重庆医科大学学报，2021，46（7）：786-788.

［8］李欣囡，武霞，刘建国.中枢神经系统瘤样脱髓鞘病的发病机制与临床研究进展［J］.中国神经免疫学和神经病学杂志，2022，29（1）：57-61.

第二章 神经系统疾病中医诊察方法

第一节 中医四诊应用

中医的四诊包括望、闻、问、切,在神经系统疾病中则主要涉及病史采集及体格检查部分。

望诊

望诊是指医生运用视觉对人体的全身、局部及排出物等可见征象进行有目的的观察,以了解健康状况,测知病情的方法。望全身情况包括望神、色、形、态四个方面,望局部情况包括望头面、五官、颈项、躯体、二阴及皮肤等,望舌包括望舌质、舌苔、舌下络脉等,望排出物包括望分泌物、呕吐物及排泄物等。在望诊过程中,应保持光线充足,避免干扰,最好在白天充足的自然光线下进行,且诊察时应充分暴露受检部位,以便能完全、清楚地进行观察,以免遗漏。

一、全身望诊

1. 望神 神是人体生命活动的总称,是对人体生命活动外在表现的统称,包括广义、狭义之神。其中狭义之神,指人的意识、思维、情志活动,与神经系统疾病密切相关。望神,主要是对人的两目、神情、语言声音、体态举止、呼吸气息等诸多方面进行综合观察判断。

(1)两目:一般而言,若目光炯炯,精彩内含,两眼运动灵活,则为有神,说明脏腑精气充足;若目无光彩、晦暗,两眼运动呆滞,则为无神,说明脏腑精气虚衰。

(2)神情:若神志清晰,思维有序,表情自然,表明心神健旺;若神志不清,思维紊乱,表情淡漠,表明心神已衰。

(3)体态:凡形体丰满、动作敏捷、转摇自如者,多属精气充盛;消瘦枯槁、动作迟缓、转侧艰难者,多属精气衰败。

中医将神的表现分为得神、少神、失神、假神及神乱五类,并将神的表现作为判断病情轻重、预后的重要依据。

2. 望色 望色是观察人体皮肤色泽变化以诊察病情的方法,又称色诊。色是颜色,即色调变化;泽是光泽,即明亮度。除了皮肤色泽之外,望色还包括对体表黏膜、排出物等的颜色的观察,但在临证过程中望色的重点是看面部皮肤的色泽。

3. 望形 望形是通过观察患者形体的强弱、胖瘦等特点来了解患者体质强弱和正气盛衰的方法,又称望形体。人体的形体与内脏在生理功能和病理变化上都有着密切的关系,观察形体有助于疾病的诊断和治疗,故望形诊病为历代医家所重视。《素问·三部九候论》云:"必先度其形之肥瘦,以调其气之虚实。"这说明观察人的形体,在临床诊断中具有一定意义。

4. 望态 望态又称望姿态,是指通过观察患者的动静姿态和肢体活动以诊察病情的方法。

二、局部望诊

局部望诊是在全身望诊的基础上,根据病情和诊断的需要,对患者的某些局部进行深入、细致的观察,以测知病情的一种诊察方法。中医学认为,人体是一个有机整体,各脏腑组织之间在功能上互相协调、病理上互相影响。全身的病变可表现于相应的局部,局部的病变也可反映全身状态,故观察局部的异常变化,既有助于诊断局部相应具体疾病,也有助于了解整体的病变。局部望诊的内容包括望头面、五官、颈项、躯体、二阴及皮肤等。

1. 望头面 望头面主要观察头形、头部动态、囟门及头发和面部的状况。

(1)望头:①头形:头形异常包括头颅过大、过小及方颅等。②头部动态:头部不自觉地摇动而不能自制,为头摇,俗称"摇头风"。无论成人还是小儿,多为肝风内动之兆。③囟门:囟填、囟陷、解颅。

(2)望发:突然呈片脱发,显露圆形或椭圆形光亮头皮,称为斑秃,俗称"鬼剃头",多为血虚受风。发稀而细易脱,质脆易断者,多因肾虚、精血不足所致。青壮年头发稀疏易落,若兼有眩晕、健忘、腰膝酸软,则为肾虚;若兼有头皮发痒、多屑、多脂,则为血热生风所致。日久不长,伴头痛、面色暗滞、舌质暗或有紫斑、脉细涩者,为瘀血阻滞。

(3)望面:口眼㖞斜是指口眼歪斜而不能闭合,又称"面瘫""㖞僻"。若单见口眼㖞斜,患侧面肌弛缓,肌肤不仁,额纹消失,鼻唇沟变浅,目不能合,口不能闭,不能皱眉鼓腮,口角下垂,偏向健侧,名口僻,则为风邪中络所致;若口眼㖞斜兼半身不遂,则多为肝阳化风,风痰阻闭经络所致。

特殊面容如下:①惊恐貌:面部呈现惊悚恐惧的表现,常因闻听高声或见水时而引发,多见于狂犬病。②苦笑貌:面部呈现无可奈何的苦笑样表现,多因面部肌肉痉挛所致,为破伤风的特殊征象。

2. 望五官 目、耳、口、鼻、舌五官,分别与五脏相关联。《灵枢·五阅五使》云:"鼻者肺之官也,目者肝之官也,口唇者脾之官也,舌者心之官也,耳者肾之官也。"本处主要介绍目、耳、鼻、口与唇、齿与龈及咽喉等的望诊内容。

(1)望目:古人将目的不同部位分属于五脏。《灵枢·大惑论》曰:"精之窠为眼,骨之精为瞳子,筋之精为黑眼,血之精为络,其窠气之精为白眼,肌肉之精为约束。""五轮学说"提出,瞳仁属肾,称为水轮;黑睛属肝,称为风轮;两眦血络属心,称为血轮;白睛属肺,称为气轮;眼睑属脾,称为肉轮。五脏六腑之精气皆上注于目,因而目与五脏六腑皆有密切联系。望目可以从神、色、形、态四方面来观察。由于目神在望神中已介绍,故本处重点介绍目色、目形和目态的异常改变。

①目色:a. 目赤肿痛;b. 白睛发黄;c. 两眦淡白;d. 目胞色黑晦暗。

②目形:a. 胞睑肿胀;b. 眼窝凹陷;c. 眼球突出。

③目态:a.瞳孔缩小;b.瞳孔散大;c.目睛凝视;d.嗜睡露睛;e.胞睑下垂。

(2)望耳:耳部望诊,主要是观察耳廓色泽、形态及耳内病变。

(3)望鼻:鼻居面部中央,为肺之窍,属脾,与足阳明胃经亦有联系。望鼻可诊肺、脾、胃等脏腑的病变。鼻部望诊应注意观察色泽、形态及鼻内病变。

(4)望口与唇:口的异常改变如下。①口角流涎;②口疮;③鹅口疮;④口之动态(如口噤,是指口闭难开,牙关紧闭,属实证)。口噤不语,兼四肢抽搐,多为痉病或惊风;兼半身不遂,则为中风入脏之重证;口撮是指上下口唇紧聚,为邪正交争所致。兼见角弓反张,多为破伤风患者。新生儿撮口不能吮乳,多为脐风。

唇部色诊与面色基本相同,但因唇黏膜薄而透明,故其色泽变化比面色更为明显,易于观察。正常人唇色红润,提示胃气充足,气血调和。①唇色淡白:多属血虚或失血。②唇色深红:多属热盛,深红干燥属热盛伤津。③唇色青紫:阳气虚损,血行瘀滞的表现。④唇色青黑:多为寒凝血瘀,或痛极血络郁阻。⑤口唇干裂:津液损伤,多因燥热伤津或阴虚液亏所致。⑥口唇糜烂:多提示脾胃有热,上蒸灼伤唇部;唇内溃烂,色淡红,多为虚火上炎所致。⑦唇边生疮,红肿疼痛:常见于心脾有热。

(5)望齿与龈:望齿与龈可诊察肾与胃肠的病变,以及津液的盈亏。望牙齿动态:牙关紧闭,多属风痰阻络或热极动风;咬牙啮齿,即上下牙齿相互磨切,嘎嘎有声,多为热盛动风,或见于痉病;睡中啮齿,多因胃热、食滞或虫积所致,亦可见于正常人。

(6)望咽喉:五脏六腑病变可反映于咽喉,以肺、胃、肾的病变表现更为突出。望咽喉主要观察咽喉的红肿疼痛、溃烂和伪膜等情况。

3. 望颈项　颈项经脉阻滞,可引起全身的病变,而脏腑气血失调,亦可在颈项部反映出来。

(1)项强:项部筋脉肌肉拘紧或强硬,俯仰转动不利,伴头痛、恶寒、脉浮,多为风寒侵袭太阳经脉,经气不利所致;伴高热神昏,甚则抽搐,多属热极生风;睡醒后突觉项强不便,为"落枕",多因睡姿不当或风寒客于经络,或颈部肌肉劳损所致。

(2)项软:颈项软弱,抬头无力。小儿项软,多因先天不足,肾精亏损,或后天失养,发育不良,可见于佝偻病患儿;久病、重病者颈项软弱,头垂不抬,眼窝深陷,这些多为脏腑精气衰竭之象,提示病危。

(3)颈脉怒张:颈部脉管明显胀大,平卧时更甚。多见于心血瘀阻,肺气壅滞及心肾阳衰、水气凌心的患者。

4. 望躯体

(1)望胸胁:可以诊察心、肺的病变,宗气的盛衰,以及肝胆、乳房等的疾病,包括扁平胸、桶状胸、鸡胸、漏斗胸、肋如串珠、胸不对称。

(2)望腹部:可以诊察内在脏腑的病变和气血的盛衰。腹部望诊主要观察腹部的形态变化,包括腹部膨隆、腹部凹陷、腹露青筋。

(3)望腰背部:望腰背部的异常表现,可以诊察相关脏腑经络的病变。望腰背时应注意观察脊柱及腰背部的形态变化,包括脊柱后突、脊柱侧弯、脊疳、腰部拘急。

(4)望四肢:心主四肢血脉,肺主四肢皮毛,脾主四肢肌肉,肝主四肢之筋,肾主四肢之骨,故五脏均与四肢有关,而脾与四肢的关系尤为密切。望四肢可以诊察脏腑和经脉的病变。望四肢时应注意观察四肢、手足、掌腕、指趾的外形和动态变化。

下肢畸形:两下肢自然伸直或站立时,两足内踝能相碰而两膝不能靠拢者,称为膝内翻,又称"O"形腿;两下肢自然伸直或站立时,两膝能相碰而两足内踝分离不能靠拢者,称为膝外翻,又称"X"形腿。踝关节呈固定内收位,称为足内翻;呈固定外展位,称为足外翻。上述畸形皆因先天禀赋不足,肾气不充,或后天失养,脾胃虚弱,发育不良所致。

肢体痿废:四肢肌萎缩,筋脉弛缓,软弱无力,甚则痿废不用。多见于痿证,因肺热伤津,或湿热浸淫,或脾胃虚弱,或肝肾亏虚,或外伤瘀血阻滞所致。《证治准绳》曰:"痿者手足痿软而无力,百节缓纵而不收也。"一侧上下肢痿废不用,称为半身不遂,多见于中风患者;双下肢痿废不用,多见于截瘫患者。

5. 望二阴 前阴病变与肾、膀胱、肝关系密切。后阴病变与脾、胃、肠、肾关系密切。

6. 望皮肤 望皮肤可了解邪气的性质和气血津液的盛衰,测知内在脏腑的病变,判断病情的轻重和预后。

缠腰火丹:多见于一侧腰部或胸胁部,初起皮肤灼热刺痛,继之出现粟米至黄豆大小簇集成群的水疱,排列如带状,局部刺痛。多因肝经湿热熏蒸所致。

三、舌诊

舌诊是通过观察人体舌质、舌苔和舌下络脉的色泽、形态、质地等变化,从而了解人体生理功能和病理变化的诊察方法,又称望舌。舌诊是望诊的关键内容,也是中医独具特色的诊法之一。在疾病发展过程中,舌的变化迅速而明显,能较为客观地反映病位的浅深、病邪的性质、邪正的盛衰及病势的进退,是临床上辨证论治的重要依据。

1. 望舌质 舌质又称舌体,即舌的本体,包括舌的肌肉和络脉组织。望舌质即观察舌的神、色、形、态四个方面的变化。

1)望舌神

(1)荣舌:气血充盛的表现,常见于正常人。在病中,虽病也是善候。

(2)枯舌:气血衰败的征象。病见枯舌,多属危重病证,是为恶候。

2)望舌色

(1)淡红舌:常见于正常人;外感病见之,多属表证;内伤杂病见之,多病轻。

(2)淡白舌:主气血两虚、阳虚。枯白舌主亡血夺气。

(3)红舌:主热证。

(4)绛舌:主热盛证。

(5)青紫舌:主气血瘀滞证。

3)望舌形

(1)老、嫩舌:老舌多主实证、嫩舌多主虚证。

(2)胖、瘦舌:胖大舌多主水湿、痰饮内停证,肿胀舌多主湿热、热毒上壅证,瘦薄舌多主气血两虚、阴虚火旺证。

(3)点、刺舌:主脏腑热极,或血分热盛证。

(4)裂纹舌:主阴血亏虚、脾虚湿盛证。

(5)齿痕舌:主脾虚湿盛证。

4)望舌态

(1)痿软舌:主气血两虚、阴亏已极证。

（2）强硬舌：主热入心包、热盛伤津、风痰阻络证。

（3）歪斜舌：多见于中风或为中风先兆。

（4）颤动舌：多主肝风内动证。

（5）吐弄舌：多主心脾有热证。

（6）短缩舌：主寒凝、痰阻、血虚、津伤证。

2. 望舌苔　包括望苔质、望苔色。

1）望苔质

（1）薄、厚苔：主要反映邪正的盛衰和邪气的深浅。

（2）润、燥苔：主要反映津液的盈亏和输布情况。

（3）腻、腐：皆主痰浊、食积证。脓腐苔主内痈证。

（4）剥（落）苔：主胃气不足，胃阴损伤，或气血两虚证。

（5）偏、全苔：病中见全苔，常主邪气散漫，多为湿痰中阻证。舌苔偏于某处，常提示该处所候脏腑有邪气停聚。

（6）真、假苔：对辨别病情的轻重、预后有重要意义。

2）望苔色

（1）白苔：正常舌苔，亦主表证、寒证。

（2）黄苔：主热证、里证。

（3）灰黑苔：主阴寒内盛证，或里热炽盛证等。

3. 望舌下络脉　舌下络脉异常及其临床意义：舌下络脉短而细，周围小络脉较浅，颜色偏淡者，多属气血不足，络脉不充。舌下络脉粗胀、分叉，或呈青紫色、绛色、绛紫色、紫黑色，或舌下细小络脉呈暗红色或紫色网络状，或舌下络脉曲张有如紫色珠子状大小不等的瘀血结节等改变，多属血瘀。舌下络脉异常形成原因可有气滞、寒凝、热郁、痰湿、气虚、阳虚等，需结合其他症状综合分析。

四、望排出物

望痰涎：痰为体内水液代谢失常所形成的一种病理产物。因肺、脾、肾三脏均与水液代谢密切相关，所以望痰对于诊察肺脾肾三脏的功能状态及病邪的性质有一定的意义。涎为脾之液，由口腔分泌，具有濡润口腔、协助进食和促进消化的作用。望涎可以诊察脾与胃的病变。望呕吐物：呕吐是胃气上逆所致，外感、内伤皆可引起。观察呕吐物的形、色、质、量的变化，有助于了解胃气上逆的病因和病性。望大便：大便的形成与脾、胃、肠的功能状况密切相关，同时还受肝的疏泄、肾阳温运及肺气宣降等的影响。观察大便的形、色、质、量、次数等变化，可以诊察脾、胃、肠及肝、肾、肺的功能状况，对判断病性的寒热虚实也有重要意义。望小便：小便的形成与体内的津液代谢直接相关，而津液代谢正常与否，又直接受机体阴阳盛衰、肾和膀胱的气化、肺的通调、脾的运化、三焦的决渎等脏腑功能状态影响。故观察小便，不仅可以了解体内津液代谢状况，也可以诊察人体的阴阳盛衰及相关脏腑的功能状态。

闻诊

闻诊是运用嗅觉及听觉来了解患者健康状况、诊察疾病的方法。听声音包括听辨患者的语声、语言、呼吸、咳嗽、呕吐、呃逆、嗳气、太息、喷嚏、呵欠、肠鸣等各种声响。嗅气味包括嗅患者发出的异常气味、排出物气味及病室的气味。人体的各种声音和气味，都是在脏腑生理活动和病理变化过程中产生的。所以，辨别声音和气味的变化，可以了解脏腑的生理和病理变化，进而为辨病、辨证提供依据。

一、听声音

听声音包括听辨患者语声、语言，气息的高低、强弱、清浊、缓急变化，以及咳嗽、呕吐、肠鸣等声响，是判断脏腑功能与病变性质的一种方法。

1. 语声

（1）音哑与失音：音哑是指语声嘶哑，失音是指语而无声，古称为"喑"。两者病因、病机大致相同，前者病轻，后者病重。新病音哑或失音者，多属实证，其病机多为外感风寒或风热袭肺，或痰湿壅肺，肺气不宣，清肃失司，即所谓"金实不鸣"。久病音哑或失音者，多属虚证，多因各种原因导致阴虚火旺，或肺气不足，津亏肺损，声音难出，即所谓"金破不鸣"。若久病重病，突现语声嘶哑，多为脏气将绝的危象。暴怒喊叫或持续高声宣讲，耗气伤阴，咽喉失润，亦可导致音哑或失音。妇女妊娠后期出现音哑或失音，称为妊娠失音，古称"子喑"，多由胞胎阻碍肾之络脉，肾精不能上荣于咽喉所致，一般分娩后即愈。此外，应注意失音与失语的区别。失音是神志清楚而不能发出声音，即"语而无声"；失语为神志清楚，虽能发出声音，但表达障碍而言语难成，或语不成句，即"有声而无语"，多见于中风或脑外伤后遗症。

（2）惊呼：患者突然发出惊叫声。其声尖锐，表情惊恐者，多为剧痛或惊恐所致。小儿阵发惊呼，多为受惊。成人发出惊呼，除惊恐外，多属剧痛，或精神失常。

2. 语言 语言的异常主要是心神的病变。

（1）谵语：神志不清，语无伦次，声高有力。多由邪热内扰神明所致，属实证，即《伤寒论》所言"实则谵语"。见于外感热病，温病邪入心包或阳明腑实证、痰热扰乱心神等。

（2）郑声：神志不清，语言重复，若断若续，语声低微模糊。多因久病脏气衰竭、心神散乱所致，属虚证，故《伤寒论》谓"虚则郑声"。见于多种疾病的晚期、危重阶段。

（3）独语：神志清楚而自言自语，喃喃不休，见人语止，首尾不续。多因心气虚弱，神失所养，或气郁痰阻，蒙蔽心神所致，属阴证。多见于癫病、郁病。

（4）错语：神志清楚而语言时有错乱，说后自知言错。证有虚实之分，虚证多因心气不足，神失所养，多见于久病体虚或年老脏气衰微者；实证多为痰浊、瘀血、气郁等阻碍心神所致。

（5）狂言：精神错乱，语无伦次，狂躁妄言。《素问·脉要精微论》曰："衣被不敛，言语善恶，不避亲疏者，此神明之乱也。"狂言多因情志不遂，气郁化火，痰火互结，内扰神明所致。多属阳证、实证，多见于狂病、伤寒蓄血证等。

（6）语謇：神志清楚，思维正常，但语言不流利，或吐字不清。因习惯而成者，称为口吃，不属病态。病中语言謇涩，每与舌强并见者，多因风痰阻络所致，为中风之先兆或中风后遗症。

3. 呼吸 呼吸气粗，疾出疾入者，多属实证；呼吸气微，徐出徐入者，多属虚证。

4. 鼻鼾 鼻鼾是指熟睡或昏迷时鼻喉发出的一种声响，是气道不利所发出的异常呼吸声。熟睡有鼾声,但无其他明显症状者,多因慢性鼻病,或睡姿不当所致,老年人及体胖多痰者较常见。若昏睡不醒或昏迷而鼾声不断者,多属高热神昏,或属中风入脏之危候。

二、嗅气味

嗅气味主要是嗅患者身体、排出物、病室等的异常气味。以了解病情,判断疾病的寒热虚实。

1. 口臭　患者口中发出臭秽之气,多见于口腔有牙疳、龋齿等病变,或口腔不洁,或胃肠有热、宿食内停、脾胃湿热等时。

2. 汗气　汗出量多而有酸腐之气,多见于气分实热壅盛,或久病阴虚火旺之人。

3. 鼻臭　鼻腔呼气时有臭秽气味。若鼻流黄浊黏稠腥臭之涕、缠绵难愈、反复发作,则多为鼻渊。梅毒、疠风或癌肿等可致鼻部溃烂而产生臭秽之气。鼻呼出之气带有"烂苹果味"是消渴病之重症。鼻呼出之气带有"尿臊气"则多见于阴水患者,此为病情垂危的险症。

4. 身臭　身体有疮疡、溃烂、流脓水或有狐臭、漏液等均可致身臭。

5. 呕吐物　呕吐物气味臭秽,多由胃热炽盛引起。若呕吐物气味酸腐,呈完谷不化之状,则为宿食内停。呕吐物腥臭,挟有脓血,可见于胃痈。

6. 矢气　矢气如败卵味,多因暴饮暴食、食滞中焦或肠中有宿屎内停导致。矢气连连,声响不臭,多属肝郁气滞,腑气不畅。

问诊

问诊是医生通过对患者或陪诊者进行有目的的询问,以了解疾病发生、发展过程,诊察病情的方法,是四诊的重要内容之一。明代张景岳将其视为"诊治之要领,临证之首务"。问诊时要抓住重点、全面询问,边问边辨、问辨结合。问诊内容包括一般情况、主诉、既往史、现病史等。其中现病史的询问尤为重要,即中医学的问现在症,可结合中医"十问歌"相关内容进行临床问诊。

1. 主诉和现病史问诊

(1)主诉:询问患者就诊时感到最痛苦的症状或体征及其持续时间。

(2)现病史:了解症状的起病情况、病变过程、诊治经过及现在症状四个部分。

2. 寒热问诊　寒热状况:询问患者是否有恶寒、发热的症状,了解症状发作形式。发作形式包括恶寒发热、但寒不热、但热不寒、寒热往来。

3. 汗证问诊　出汗情况:首先了解有汗无汗,然后了解患者是否有自汗、盗汗、绝汗、战汗等异常出汗模式,以及出汗的时间、部位(如头部出汗、半身出汗、手足出汗、心胸出汗、阴部出汗等)、量,是否伴随其他症状,如心悸、头晕等。

4. 疼痛问诊

(1)头痛:询问头痛的部位(如偏侧头痛、前额痛、后头痛)、性质(如刺痛、胀痛)、诱因(如情绪波动、劳累)、缓解因素和伴随症状(如眩晕、恶心)。

(2)神经痛:了解疼痛的部位、性质、程度、持续时间和触发因素(如坐骨神经痛、三叉神经痛)、喜恶及伴随症状等。

5. 饮食问诊

(1)食欲变化:询问食欲情况,是否有食欲减退或增加,是否有偏食、厌食等情况。

（2）消化情况：了解有无恶心、呕吐、反酸、腹胀等消化系统症状。

6．二便问诊

（1）大便情况：了解是否有便秘、腹泻及大便颜色和性状变化。

（2）小便情况：询问是否有尿频、尿急、尿痛，尿色是否正常。

7．睡眠问诊　睡眠质量：询问是否有失眠、多梦、早醒或睡眠过多，是否容易入睡，是否有昼夜颠倒的情况。睡眠中是否有胡言乱语、拳打脚踢、梦境演绎等异常行为。

8．情志问诊

（1）情绪状态：了解患者的情绪变化，是否有抑郁、焦虑、易怒、烦躁等情绪问题，情绪变化的原因和持续时间。

（2）精神症状：询问是否有幻觉、妄想、意识障碍等精神症状。

9．神经系统特异性问诊

（1）感觉异常：了解是否有麻木、刺痛、感觉减退等症状，以及这些症状的发生部位和程度。

（2）运动障碍：询问是否有肢体无力、震颤、抽搐、步态不稳等运动功能障碍。

（3）头晕目眩：了解头晕的性质（旋转性、浮动性）、持续时间、诱发和缓解因素、伴随症状（如恶心、呕吐）。

（4）听力、视力变化：询问有无听力减退、耳鸣、视物模糊、视野缺损等症状。

（5）记忆力：了解是否有记忆减退、记忆模糊的情况，短期记忆和长期记忆是否有变化。

（6）语言功能：询问是否有语言表达困难、言语不清、理解力下降等问题。

10．既往史问诊　了解既往神经系统疾病史、家族史、药物过敏史和其他相关疾病史（如高血压、糖尿病）。

11．其他相关问诊

（1）外伤史：询问有无头部外伤史，外伤的时间、严重程度及后续治疗情况。

（2）用药史：了解是否长期使用某些药物及其对神经系统的影响。

（3）生活习惯：包括饮酒、吸烟、作息、饮食习惯等。

切诊

切诊是医生运用手和指端的触觉，对患者的某些体表部位进行触、摸、按、压，以了解病情、诊察疾病的方法，分脉诊和按诊两个部分。脉诊是按患者一定部位的脉搏，按诊是对患者的肌肤、手足、胸腹及其他部位进行触、摸、按、压。本部分主要介绍临床使用最多的寸口脉法。

一、常见脉象及其主证

（一）浮脉类

1．浮脉　主表证，亦主虚证。生理性浮脉可见于形体消瘦而脉位相对表浅者，夏季脉象亦可微浮。

2．洪脉　邪热亢盛，亦主邪盛正衰。生理性洪脉可见于夏季。

3. 濡脉   主诸虚,又主湿。

4. 散脉   常见于元气离散,脏腑之气将绝,尤其是心、肾之气将绝的危重病证。

5. 芤脉   常见于失血、伤阴等病证。

6. 革脉   多见于亡血、失精、半产、漏下等病证。

（二）沉脉类

1. 沉脉   主里证。有力为里实,无力为里虚。

2. 伏脉   主里证。常见于邪闭、厥证、痛极。

3. 牢脉   多见于阴寒内盛、疝气癥积等病证。

4. 弱脉   主气血不足,阳气亏虚。

（三）迟脉类

1. 迟脉   主寒证。

2. 缓脉   主湿证、脾胃虚弱证。

3. 涩脉   主气滞血瘀、津伤血少证。

4. 结脉   主阴盛气结、寒痰血瘀证,亦主气血虚衰证。

（四）数脉类

1. 数脉   主热证,亦主虚证。

2. 促脉   主阳盛实热证,常见于气血痰饮宿食停滞。

3. 疾脉   主阳极阴竭、元气将脱证。

4. 动脉   主疼痛、惊恐。

（五）虚脉类

1. 虚脉   主虚证。

2. 微脉   主气血大虚、阳气衰微证。

3. 细脉   主气血两虚、诸虚劳损证,亦主湿证。

4. 代脉   主脏气衰微证,常见于跌打损伤。

5. 短脉   短而有力为气郁,短而无力为气虚。

（六）实脉类

1. 实脉   主实证。

2. 滑脉   主痰饮、食滞、实热。

3. 紧脉   主寒证、痛证、宿食。

4. 长脉   主阳气有余,热证。

5. 弦脉   主肝胆病、痛证、痰饮证,亦主虚劳。

二、相兼脉与主证

1. 浮紧脉   主外感风寒之表寒证,或风寒湿痹证。

2. 浮缓脉   主风邪伤卫、营卫不和、太阳中风的表虚证。

3. 浮数脉   主风热袭表的表热证。

4. 浮滑脉   主表证夹痰或风痰,常见于素体痰盛而又感受外邪者。

5. **沉迟脉**　主里寒证,常见于脾肾阳虚、阴寒凝滞证。

6. **沉弦脉**　主肝郁气滞、寒滞肝脉或水饮内停证。

7. **沉涩脉**　主血瘀,尤常见于阳虚而寒凝血瘀者。

8. **沉缓脉**　主脾虚证而有水湿停留。

9. **弦数脉**　主肝热证,常见于肝郁化火或肝胆湿热等证。

10. **弦细脉**　主肝肾阴虚、血虚肝郁或肝郁脾虚证。

11. **弦滑数脉**　见于肝郁夹痰、风阳上扰或痰饮内停等证。

12. **滑数脉**　主痰热、痰火、湿热或食积化热证。

13. **洪数脉**　主气分热盛证,多见于外感热病的中期。

14. **细数脉**　主阴虚火旺证。

三、真脏脉

凡无胃、无神、无根的脉象,称为真脏脉,又称怪脉、败脉、死脉、绝脉。多为疾病的后期,脏腑之气衰竭,胃气败绝的病证。

1. **釜沸脉**　此为三阳热极,阴液枯竭之候,多为临死前的脉象。

2. **鱼翔脉**　此为三阴寒极,阳亡于外之候。

3. **虾游脉**　此为孤阳无依,躁动不安之候。

4. **屋漏脉**　此为胃气、营卫将绝之候。

5. **雀啄脉**　此为脾胃衰败,精气已绝于内之候。

6. **解索脉**　此为肾与命门元气将绝之候。

7. **弹石脉**　此为肾气竭绝之象。

现代研究和临床实践表明,真脏脉绝大部分属心律失常的脉象,以心脏器质性病变为主;真脏脉的出现,预示疾病已发展至极严重的阶段,但并非都是必死证,仍应尽最大努力进行救治。

第二节　神经系统疾病的中医证候诊断要义

一、周围神经疾病

周围神经疾病是由营养代谢、药物及中毒、血管炎、肿瘤、遗传、外伤或机械压迫等原因导致的感觉障碍、运动障碍和自主神经受损。

1. **三叉神经痛**　一种局限在一支或多支三叉神经分布区域的反复发作性疼痛,典型特征为短暂的单侧电击样、撕裂样、针刺样疼痛,疼痛突发突止,间歇期完全正常,常自发产生,也可由洗脸、刮脸、吸烟、说话、刷牙等触发。

三叉神经痛属于中医学"面痛""头痛"等范畴。结合本病病因病机,主要涉及风寒袭表证、风热袭表证、风痰阻络证、胃火上攻证、肝火上炎证、阴虚阳亢证等证型。其辨证要点:一要辨清寒热,本病既可由风寒导致,亦可由风热,或胃火、肝火上扰引发;二要辨清虚实,本病初期多实,为风夹寒热之邪阻滞经络所致,或由肝火、胃火上扰清窍而成,病久则可见气血两虚之虚证或虚实夹杂之证。

2. 特发性面神经麻痹　特发性面神经麻痹又称面神经炎,是指茎乳突孔内急性非化脓性炎症引起的周围性面瘫。

本病属中医学"面瘫""口眼㖞斜""吊线风""卒口僻"等范畴,结合本病病因病机,主要涉及风寒袭络证、风热灼络证、气虚血瘀证、气血不足证等证型。其辨证要点是将本病分为急性期与恢复期,急性期以表证为主,当辨寒热痰;恢复期以里证为主,当辨瘀。

3. 面肌痉挛　也称为半侧颜面痉挛或面肌抽搐,表现为阵发性半侧面肌的不自主抽搐。

面肌痉挛属于中医学"筋惕肉瞤"证。结合本病病因病机,主要涉及风痰阻络证、脾虚动风证、肝风内动证、气血两虚证等证型。其辨证要点主要是辨清虚实,实证多为风痰所致,虚证因本病发生与肝、脾二脏密切相关,脾主肌肉,肝主筋,脾虚、肝阴虚则不能化生气血、濡养筋脉,故当辨脾虚、肝阴虚及气血不足。

4. 枕神经痛　枕神经痛是位于后头部的枕大神经、枕小神经和耳大神经分布区的阵发性刺痛的总称,多数以枕大神经痛为主,也可累及枕小神经及耳大神经。

枕神经痛属中医学"头痛"等范畴。结合本病病因病机,主要涉及风寒头痛证、风热头痛证、风湿头痛证、肝阳上亢证、痰浊上扰证、瘀阻脑络证、气血两虚证、肝肾阴虚证等证型。其辨证要点:①辨时间:新病之头痛,多因外感邪气所致,大多痛势较剧;久病之头痛,多因内伤所致,大多痛势较缓。②辨虚实:外感头痛如风寒头痛、风湿头痛、风热头痛及内伤头痛之肝郁化火头痛多属实证;内伤头痛之肝肾阴虚头痛、阴血亏虚头痛多属虚证。痰浊、瘀血所致者,则又虚中有实。③辨部位:太阳头痛多在枕部,下连于项;阳明头痛多在前额及眉棱;少阳头痛多在头之两侧,连及耳部;厥阴头痛在颠顶部位,或连于目系。

5. 臂丛神经痛　臂丛神经痛为臂丛神经的神经根以及神经丛、神经干原发或继发病变所产生的疼痛。

臂丛神经痛属于中医学"痹证""筋痹""肩臂痛"等范畴。结合本病病因病机,主要涉及风湿痹阻证、寒湿侵袭证、瘀血阻络证、湿热浸淫证等证型。其辨证要点:一是辨邪气的偏盛,疼痛游走不定者为行痹,属风邪盛;痛势较剧,痛有定处,遇寒加重者为痛痹,属寒邪盛;局部关节酸痛、重着、漫肿者为着痹,属湿邪盛;关节肿胀,肌肤掀红,灼热疼痛者为热痹,属热邪盛。二是辨病证的虚实,痹证新发,风、寒、湿、热之邪显著为实;痹证日久,耗伤气血,损及脏腑,肝肾不足为虚;病程迁延,日久不愈,常为气血两虚、外邪痹阻之虚实夹杂证。

6. 肋间神经痛　肋间神经痛是以一个或几个肋间神经支配区域发生经常性疼痛,并有发作性加剧为主症的疾病。

肋间神经痛属于中医学"胁痛""胸痛"等范畴。结合本病病因病机,主要涉及肝气郁结证、瘀血阻络证、肝阴不足证等证型。其辨证要点主要是辨虚实,实证包括气滞、血瘀的病理因素,气滞以胀痛为主,且游走不定、时轻时重,症状的轻重与情绪变化有关;血瘀以刺痛为主,且痛处固定不移,疼痛持续不已,局部拒按,入夜尤甚,或胁下有积块,由肝郁气滞、瘀血阻络所致。实证常起病急,病程短,疼痛剧烈而拒按,脉实有力。虚证则由肝阴不足、络脉失养所引起,常因劳累而诱发,起病缓,病程长,疼痛隐隐,绵绵不休而喜按,脉虚无力。

7. 坐骨神经痛　坐骨神经痛是由多种原因引起的一种症状,是指从腰、臀部经大腿后、小腿外侧引至足外侧的疼痛。

坐骨神经痛属于中医学"痹证""腰腿痛"等范畴。结合本病病因病机,主要涉及寒湿痹阻证、湿热下注证、气滞血瘀证、肾气不足证等证型。其辨证要点主要是辨虚实,实证包括寒湿、湿热、气滞血瘀,寒湿者多有腰腿冷痛、重着,受凉或阴雨天气时疼痛可加重,喜热敷;湿热者多表现为持续性烧灼样剧烈疼痛;气滞血瘀者腰部疼痛,痛处拒按,疼痛呈针刺样,常伴有麻木感。虚证者则为肾气不足,病程迁延,腰腿疼痛、麻木,下肢酸软无力,遇劳加剧。

8. 多发性神经病　多发性神经病又称末梢性神经炎,是肢体远端的多发性神经损害,主要表现为四肢对称性末梢型感觉障碍、四肢远端弛缓性不完全性瘫痪和自主神经功能障碍。

本病属于中医学"痿证""痹证""麻木"等范畴。结合本病病因病机,主要涉及湿热浸淫证、寒湿阻络证、气虚血瘀证、脾胃虚弱证、肝肾不足证等证型。其辨证要点主要是辨虚实,本病早期以寒湿、湿热、瘀血、痰浊等邪实为主,中晚期以脾胃亏虚、肝肾不足等正虚为主,亦可见虚中夹实者。

9. 急/慢性炎症性脱髓鞘性多发性神经病　急/慢性炎症性脱髓鞘性多发性神经病是一类由体液免疫和细胞免疫共同介导的脱髓鞘性周围神经疾病。

本病属于中医学"痿证""风痹"等范畴。结合本病病因病机,主要涉及肺热津伤证、湿热浸淫证、寒湿凝滞证、气虚血瘀证、脾胃虚弱证、肝肾亏虚证、脾肾虚衰证等证型。其辨证要点主要是辨脏腑,涉及肺、脾胃、肝肾、脾肾;辨虚实,实证包括肺热、湿热、寒湿,虚证包括脾胃虚弱、肝肾亏虚、脾肾虚衰。

二、脊髓疾病

1. 急性脊髓炎　急性脊髓炎是指各种感染引起自身免疫反应的急性横贯性脊髓炎症性病变,又称急性横贯性(非特异性)脊髓炎,是临床上最常见的一种脊髓炎。

本病属于中医学"痿证"等范畴。结合本病病因病机,主要涉及肺热津伤证、湿热浸淫证、脾胃亏虚证、肝肾阴虚证等证型。其辨证要点:发热口渴,鼻燥咳嗽,下肢痿软,麻木不仁,脉细数为肺热津伤证;身热不扬,痿软无力,以下肢为甚,胸脘痞闷,舌苔黄腻,脉濡数为湿热浸淫证;肢体痿废,面黄肌瘦,纳呆便溏,舌淡而胖,脉细弱为脾胃亏虚证;肢体瘫痪,筋脉拘挛,形瘦肤燥,目眩颧红,舌质绛,脉弦细数为肝肾亏虚证。

2. 脊髓压迫症　脊髓压迫症是一组椎骨或椎管内占位性病变引起脊髓、脊神经根及其供应血管受压的病症。

本病属于中医学"痹证""痿证(骨痿)"等范畴。结合本病病因病机,主要涉及脾气亏虚证、肝肾阴虚证、脾肾阳虚证、痰热瘀结证、寒湿内侵证、湿热内蕴证、寒痰瘀结证、气虚血瘀证、肾虚血瘀证、肝脾亏虚证、肺热津伤证、肺虚血瘀证等证型。中医学认为本病责之于肾虚,因肾虚导致三焦气机不畅,脾失健运,水谷精微不化,外邪乘虚而入所致。

3. 脊髓空洞症　脊髓空洞症是一种缓慢进展的脊髓变性病。其病理特征是脊髓灰质内的空洞形成及胶质增生导致其正常的功能如感觉传导、运动传导、躯体营养、反射活动等发生明显的障碍。

本病属于中医学"痿证"等范畴。结合本病病因病机,主要涉及肺热津伤证、湿热浸淫证、脾胃虚弱证、肝肾亏虚证等证型。辨证要点主要是辨虚实、辨邪正及其与五脏之间的关系。本病病因主要是感受外邪，久病不愈，先天不足，劳欲过度，脏气亏虚。病机为津液、气血、精髓亏耗导致筋脉失于濡养。湿邪、湿热致痿者属实，但可由实转虚，久病则虚多实少，辨证时注意邪实与正虚，外感多属实，内伤和久病多属虚。辨脏腑发生于热病过程中，或热病之后，伴咽干咳嗽者，病变在肺；面色萎黄不华，食少便溏者，病变在脾胃；起病缓慢，腰脊酸软，遗精耳鸣，月经不调者，病变在肝肾。

4. 脊髓亚急性联合变性　脊髓亚急性联合变性是由于维生素 B12 缺乏影响机体造血功能及神经系统的代谢而发生的贫血和神经系统变性。

本病属于中医学"风痱""血虚""痿证"等范畴。结合本病病因病机，主要涉及痰瘀阻络证、气血亏虚证、肝肾亏虚证等证型。属于真虚假实之证，气虚血少，上不能濡养头面故而面色苍白，下不能濡养四肢则肌肤麻木、感觉障碍；血虚，络脉空虚，水不涵木则肝风内动，阴血亏竭，失于濡养，则筋脉拘急而见痉挛性瘫痪。

三、脑血管疾病

脑血管疾病是脑血管病变导致脑功能障碍的一类疾病的总称，包括血管腔闭塞或狭窄、血管破裂、血管畸形、血管壁损伤或血管通透性发生改变等各种脑血管病变导致的局限性或弥散性脑功能障碍，但血流动力学异常等因素导致的全脑缺血或缺氧所引发的弥散性脑功能障碍不属于这类疾病。

1. 短暂性脑缺血发作　短暂性脑缺血发作是由脑、脊髓或视网膜局灶性缺血引起的短暂性神经功能缺损，临床症状一般在 1 h 内恢复，最长不超过 24 h，且无责任病灶的证据。

本病属于中医学"中风先兆""眩晕""厥证"等范畴。结合本病病因病机，主要涉及肝风内动证、肝阳上亢证、痰瘀互结证、络脉瘀阻证、气虚血瘀证、肾精不足证等证型。其辨证要点：①辨年龄：中老年患者多见。②辨发作性、短暂性、反复性、可逆性：本病临床起病突然，症状表现短暂，可以是一过性，但常反复发作，甚至一日之内可以发作数次，不论发作次数如何，本病都可以完全恢复，不留后遗症。③辨病邪：本病病机复杂，但归纳起来不外虚、火、风、痰、气、血六端，其中，气血亏虚是本，而风痰瘀滞为标。

2. 脑梗死　脑梗死又称缺血性卒中，是指各种脑血管病变导致脑部血液循环障碍，局部脑组织缺血、缺氧性坏死，而迅速出现相应神经功能缺损的一类临床综合征。

本病属于中医学"中风""偏枯""偏风""失语"等范畴。结合本病病因病机，主要涉及风痰阻络证、阴虚风动证、气虚血瘀证、痰热腑实证等证型。本病与五脏六腑皆有关，病理因素涉及气、血、风、火、痰、虚。

3. 腔隙性脑梗死　腔隙性脑梗死是临床常见的一种脑梗死类型，是发生于脑部深穿支的缺血性微小梗死，会留下一个有限的坏死区域。

本病属于中医学"中风"等范畴。结合本病病因病机，主要涉及气虚血瘀证、血虚络阻证、痰瘀痹阻证、肾虚血瘀证等证型。

4. 脑出血　脑出血又称原发性或自发性脑出血，指因脑内的血管病变、坏死、破裂而引起的出血，其中多数为高血压伴发的小动脉病变，在血压骤升时破裂所致，称为高血压性脑出血。

本病属于中医学"中风病"等范畴。结合本病病因病机,主要涉及热毒内蕴证、肝风内动证、痰浊阻络证、阴虚血瘀证、气虚血瘀证等证型。

5. 蛛网膜下腔出血　蛛网膜下腔出血是指因脑底或脑表面的血管自发破裂,血液直接进入蛛网膜下腔的一种临床综合征。

本病属于中医学"头痛""中风"等范畴。结合本病病因病机,主要涉及肝阳上亢证、痰浊上蒙证、心火炽盛证等证型。本病的病理因素包括风、火、瘀,病位在脑,病变脏腑涉及肝、心、肾,病性以实为主。

6. 高血压脑病　高血压脑病是血压急剧升高导致的一过性全脑功能障碍综合征。

本病属于中医学"头痛""眩晕""中风""痫证"等范畴。结合本病病因病机,主要涉及肝火上炎证、痰浊蒙窍证、阴虚阳亢证等证型。其病机主要为阴阳失调,阴虚于下,阳亢于上,风扰火壅,脑络不和,气血不利,神机失用。

四、中枢神经系统感染性疾病

中枢神经系统感染性疾病是指病原微生物侵犯中枢神经系统的实质、被膜及血管等引起的急性或慢性炎症性(或非炎症性)疾病。这些病原微生物包括病毒、细菌、真菌、螺旋体、寄生虫、立克次体等。

1. 单纯疱疹病毒性脑炎　单纯疱疹病毒性脑炎是一种由单纯疱疹病毒感染脑实质引起的,临床上以发热、口唇疱疹、头痛、呕吐、意识障碍、偏瘫、抽搐、精神异常为主要表现,脑脊液可检出单纯疱疹病毒抗原或特异性抗体的脑部感染性疾病。

本病属于中医学"温病""温毒""头痛""癫狂"等范畴,病机为湿热邪毒外袭,化火入营,上扰清窍,引动肝风。主要涉及湿热熏蒸证、湿热蒙窍证、热盛动风证、阴虚动风证、痰瘀阻络证等证型。辨证要点如下。

(1)湿热熏蒸:身热不扬,头痛,口疮疼痛,舌质红,苔白黄而腻,脉濡数。

(2)湿热蒙窍:嗜睡或昏迷,身热不扬,头痛,苔黄腻,脉滑数。

(3)热盛动风:壮热,反复惊厥,抽搐频繁,舌质绛,苔黄,脉弦数。

(4)阴虚动风:低热,手足拘挛,时作抽搐,舌质绛,脉细数。

(5)痰瘀阻络:肢体拘急或偏瘫,舌质偏红,苔白腻,脉滑数。

2. 病毒性脑(膜)炎　病毒性脑(膜)炎是指多种病毒感染引起的中枢神经系统疾病,又称无菌性脑(膜)炎或浆液性脑(膜)炎。

本病属于中医学"温病""痉证"等范畴,主要涉及邪犯卫气证、热入营血证、热盛动风证、热夹湿邪证等证型。辨证要点如下。

(1)邪犯卫气:发热恶寒,头痛项强,口渴咽痛,舌质红,苔白或黄,脉浮数。

(2)热入营血:高热不退,头痛剧烈,表情淡漠,嗜睡,舌质红绛,脉细数。

(3)热盛动风:身壮热,头胀痛,手足躁扰,舌质红,苔黄燥,脉弦数。

(4)热夹湿邪:发热,身重脘痞,呕恶纳差,舌质红,苔黄而腻,脉滑数。

3. 结核性脑膜炎　结核性脑膜炎是一种由结核分枝杆菌侵犯脑膜引起脑膜非化脓性炎症,临床上以缓慢出现的嗜睡、头痛、呕吐、意识障碍、肢体瘫痪、颈抵抗感、抽搐为主要表现的脑部感染性疾病。

本病属于中医学"惊风""痉证""头痛"等范畴,主要涉及风痰上扰证、热盛动风证、阴虚动风证、气阴两虚证、脾肾虚衰证等证型。辨证要点如下。

(1)风痰上扰:头痛、呕吐,烦躁,舌质淡红,苔白腻,脉弦滑。

(2)热盛动风:午后发热,头痛项强,甚则抽搐,舌质红,苔黄,脉弦数。

(3)阴虚动风:手足抽动,口干咽燥,舌质红,苔少,脉细数。

(4)气阴两虚:神疲乏力,头晕,颧红盗汗,舌质红,苔少,脉细数。

(5)脾肾虚衰:昏睡无神,面色淡白,舌淡苔白,脉迟缓。

4. 新型隐球菌性脑膜炎　新型隐球菌性脑膜炎是中枢神经系统最常见的真菌感染性疾病,由新型隐球菌感染引起,病情重,死亡率高。

本病属于中医学"惊风""痉证""头痛"等范畴,主要涉及风痰上扰证、热盛动风证等证型。辨证要点如下。

(1)风痰上扰:头痛、呕吐,烦躁,舌质淡红,苔白腻,脉弦滑。

(2)热盛动风:午后发热,头痛项强,甚则抽搐,舌质红,苔黄,脉弦数。

5. 化脓性脑膜炎　化脓性脑膜炎是由细菌感染所致的软脑膜化脓性炎症,是严重的脑部感染性疾病之一,常与化脓性脑炎或脑脓肿同时存在。

中医学认为本病系感受暑热疫毒之邪引起,主要涉及邪袭肺卫证,卫气同病证,气血两虚证,邪热内陷、风火相煽证,正不胜邪、正气欲脱证,气阴两伤证等证型。本病可按温病之传变规律进行辨证,急性期多属温热疫毒亢盛之实热证,恢复期多呈余热(毒)未清,气阴受伤之候。辨证要点如下。

(1)邪袭肺卫:发热,恶风寒,全身酸楚,头痛,苔薄白或薄黄,脉浮数。

(2)卫气同病:高热恶寒,头痛项强,舌质红,苔薄黄,脉滑数。

(3)气血两虚:头痛剧烈,呕吐频繁,躁扰不宁,皮肤瘀点、瘀斑明显,舌质绛,苔黄,脉洪数。

(4)邪热内陷、风火相煽:神昏呕吐,抽搐时作,舌质绛,脉弦数。

(5)正不胜邪、正气欲脱:神昏,手足厥冷,呼吸微弱,体温骤降,脉微细欲绝。

五、中枢神经系统脱髓鞘疾病

中枢神经系统脱髓鞘疾病是一组以脑和脊髓髓鞘破坏或髓鞘脱失为主要特征的疾病,脱髓鞘是其典型病理表现,可分为遗传性(髓鞘形成障碍性疾病)和获得性两大类。

1. 多发性硬化　多发性硬化是一种免疫介导的中枢神经系统慢性炎症性脱髓鞘疾病,常累及的部位为脑室周围、近皮质、视神经、脊髓、脑干和小脑。其以病灶的空间多发性和时间多发性为主要特点。

本病属于中医学"痿证"等范畴,主要涉及肝肾阴虚证、脾肾阳虚证、气虚血瘀证、痰湿热证等证型。其辨证要点:辨虚实,实者以温热、痰浊、瘀血为主,虚者不外气血阴阳不足。

2. 视神经脊髓炎谱系疾病　视神经脊髓炎谱系疾病是免疫介导的主要累及视神经和脊髓的原发性中枢神经系统炎症性脱髓鞘疾病。

本病以视神经损害为主,早期表现为视盘炎,后期表现为视神经萎缩,属中医学"内障""视瞻昏渺""目盲""青盲"等范畴;以脊髓损害为主出现瘫痪者,属"痿证"等范畴。主要涉及肝肾阴虚证、脾肾阳虚证、气虚血瘀证、痰湿热证等证型。本病的临床表现主要是视力障碍和肢体瘫痪,临证时除注意症状表现的主次外,还要辨清虚实。一般急发时多属实证,或火热上炎,或湿热浸淫;平素以虚证为多或本虚标实,病因以肝脾肾虚损为主。

3. 急性播散性脑脊髓炎　急性播散性脑脊髓炎是一种以多灶性或弥散性脱髓鞘为主要病理特点的广泛累及中枢神经系统白质的急性炎症性脱髓鞘疾病。

本病属于中医学"头痛""痿证"等范畴,主要涉及肺热津伤证、湿热浸淫证、热盛动风证、痰热内扰证等证型。其辨证要点是要辨虚实,本病病性多为实证、热证,亦可见虚实夹杂证。

六、运动障碍性疾病

运动障碍性疾病,以往称为锥体外系疾病,是一组以随意运动迟缓、不自主运动、肌张力异常、姿势步态障碍等运动症状为主要表现的神经系统疾病,大多与基底核病变有关。

1. 帕金森病　帕金森病又名震颤麻痹,是一种常见于中老年人的神经系统变性疾病,临床上以静止性震颤、运动迟缓、肌强直和姿势平衡障碍为主要特征。

帕金森病属于中医学"颤证""颤振""内风""痉证"等范畴,主要涉及风阳内动证、气血两虚证、阳气虚衰证、痰热风动证等证型。

2. 肝豆状核变性　肝豆状核变性是一种常染色体隐性遗传的铜代谢障碍所引起的肝硬化和脑变性疾病。

中医学对本病没有专门的记载,依据其肢体震颤、肌强直及肝硬化等表现,可以在文献中的"肝风""风疾""积聚"等中找到类似症状的记载,以精神症状为主者,部分可归属于中医学"狂证""郁证"等范畴。其主要涉及痰湿中阻证、肝气郁结证、痰瘀互结证、肝肾阴亏证、脾肾阳虚证等证型。不同的病程阶段会产生不同的病理产物,如风、火、痰、瘀等实邪,进而出现各种实证的突出表现,应辨明标本之轻重缓急。

3. 抽动-秽语综合征　抽动-秽语综合征是一种儿童和青少年时期起病,主要表现为头面部、肢体或躯干部肌肉抽动与暴发性不自主发声的慢性神经精神疾病,常伴有多种行为异常。

当代医家多将本病归属于中医学"慢惊风""抽搐""肝风证"等范畴,主要涉及痰火扰神证、肝风内动证、心脾不足证、阴虚动风证等证型。

4. 特发性震颤　特发性震颤是一种运动障碍性疾病,呈常染色体显性遗传,姿势性或动作性震颤是唯一的临床表现,呈缓慢进展,但亦可长期缓解而不进展,因而也被称为良性震颤。

本病属于中医学"颤证"等范畴,主要涉及风阳内动证、髓海不足证、气血两虚证、痰热动风证、阳气虚衰证等证型。其辨证要点:一是辨标本,以病象而言,头摇肢颤为标,脑髓与肝脾肾脏气受损为本;从病因病机而言,精气血亏虚为病之本,内风、痰热、瘀血为病之标。二是辨虚实,本病为本虚标实之病,即机体脏气虚损的见症属正虚,痰热动风的见症属邪实。

七、运动神经元病

运动神经元病是一系列以上、下运动神经元损害为突出表现的慢性进行性神经系统变性疾病,临床表现为上、下运动神经元损害的不同组合,特征表现为肌无力和肌萎缩、延髓麻痹及锥体束征,通常不累及感觉系统和括约肌功能。

本病属于中医学"痿证"等范畴,主要涉及脾胃气虚证、肾气亏虚证、脾肾阳虚证、肝肾阴虚证、阴阳两虚证等证型。运动神经元病临床辨证应分急缓与虚实。凡起病急,发病较快,肢体力弱,或拘急麻木,肌萎缩尚不明显者,属肺热津伤或湿热浸淫之实证;病程长,病情渐进发展,肢体弛缓,肌萎缩明显者,多属奇经亏损、八脉失养及脾胃肝肾亏虚之证。

八、癫痫

癫痫是一组由已知或未知病因所引起,脑部神经元高度同步化且常具自限性的异常放电所导致的综合征。其典型特征包括反复性、发作性、短暂性及刻板性的中枢神经系统功能失常。

本病属于中医学"痫证"等范畴,主要涉及风痰闭阻证、痰火扰神证、瘀阻脑络证、心脾两虚证、心肾亏虚证等证型。

九、头痛

头痛通常指局限于头颅上半部,包括眉弓、耳轮上缘和枕外隆凸连线以上部位的疼痛,可分为原发性和继发性两类。

本病可归属于中医学"头痛""头风""脑风""偏头风"等范畴,主要涉及风寒头痛证、风热头痛证、风湿头痛证、肝阳头痛证、肾虚头痛证、血虚头痛证、痰浊头痛证、瘀血头痛证等证型。辨证要点为先辨表里,次辨虚实。

1. 紧张型头痛 紧张型头痛以往称紧张性头痛或肌收缩性头痛,是双侧枕部或全头部以紧箍感或压迫感为特征的头痛。

2. 丛集性头痛 丛集性头痛是一种原发性神经血管性头痛,表现为一侧眼眶周围发作性剧烈疼痛,伴有同侧眼结膜充血、流泪、瞳孔缩小、眼睑下垂以及头面部出汗等自主神经症状,有典型丛集期,常在一天内固定时间发作,可持续数周至数月。

3. 低颅压性头痛 低颅压性头痛是脑脊液压力降低导致的头痛,头痛常于直立位后15 min内出现或加剧,卧位可缓解或消失。

十、睡眠障碍

睡眠障碍是由生理、心理、环境因素,精神疾病、躯体疾病以及在治疗疾病的过程中所用的药物等原因导致的睡眠障碍性疾病,包括失眠、阻塞性睡眠呼吸暂停综合征、不宁腿综合征、发作性睡病、快速眼动睡眠行为障碍、梦游症、睡惊症等。

1. 失眠 失眠是指入睡和维持睡眠障碍,是睡眠障碍中较常见的类型。失眠患者感到睡眠不足,包括时间、深度或体力恢复不足,临床上可表现为入睡困难、续睡困难或早醒。

失眠,中医也称为"不寐""目不眠""不得卧",主要涉及心脾两虚证、肝血亏虚证、心肾不交证、肝郁化火证、痰热内扰证等证型。临证时首先辨脏腑:失眠的主要病位在心,由于心神失养或不安,神不守舍而失眠,且与肝、脾、胆、胃、肾的阴阳气血失调相关。如急躁易怒而失眠,多为肝火内扰;脘闷苔腻而失眠,多为胃腑宿食,痰浊内盛;心烦心悸、头晕健忘而失眠,多为阴虚火旺,心肾不交;面色少华,肢倦神疲而失眠,多为脾虚不运,心神失养等。再辨虚实:失眠虚证,多属阴血不足,心失所养,临床特点为体质瘦弱,面色无华,神疲懒言,心悸健忘,多因脾失运化、肝失藏血、肾失藏精所致;失眠实证为属火盛扰心,临床特点为心烦易怒,口咽干,便秘溲赤,多因心火亢盛或肝郁化火所致。

2. 不宁腿综合征　不宁腿综合征是休息时尤其在夜间睡眠时出现双下肢难以忍受的不适感的一种综合征,患者在睡眠过程中不停移动下肢,难以入睡、易醒或早醒,经按摩或活动后症状可暂时缓解。

本病属于中医学"痹证""腿风""痉证"等范畴。其辨证要点是辨虚实。临床上双下肢肌肉酸、麻、胀,疼痛不剧并伴乏力、头晕等虚弱症状者为虚;双下肢有酸、麻、胀、痛不适感,甚至有冷感、沉重感、烦躁不安者多为实。亦有久病体虚复感外邪导致虚实夹杂者。

十一、痴呆

痴呆是一种以智能减退、行为及人格改变为主的临床综合征,患者可有记忆障碍(近期和远期记忆障碍)、认知障碍(如失语、失用、失认)、抽象思维或判断力损害(包括计划、组织、程序及思维能力损害)等多认知域受损的表现。

1. 阿尔茨海默病　阿尔茨海默病是发生于老年和老年前期,以进行性认知障碍为特征的一种中枢神经系统退行性病变,临床上表现为记忆障碍、失语、失用、失认、视空间障碍、抽象思维和计算力损害、人格和行为改变等。

本病主要涉及髓海不足证、脾肾两虚证、痰浊蒙窍证、气滞血瘀证、心肝火旺证等证型。本病乃本虚标实之证,临床上以虚实夹杂者多见,精神、气血、阴阳等正气衰少为本虚;气、火、痰等病理产物的堆积为标实。无论是虚还是实,都能导致髓减脑消,脏腑功能失调。因而辨证当以虚实或脏腑失调为纲领,辨明主次。

2. 血管性痴呆　血管性痴呆是脑血管疾病导致血管性脑损伤而引起的一种与认知障碍相关的临床综合征,是痴呆第三位常见的病因。

本病主要涉及肾精亏虚证、痰瘀互结证、气虚血瘀证、肝阳上亢证等证型。本病乃本虚标实之证,本虚乃气血阴阳之衰少,标实多为气、火、痰、瘀等病理产物堆积。脑髓不足、神机失用是本病的基本病机,浊毒损伤脑络是主要病理环节,临床上以虚实夹杂者多见。无论是虚还是实,都能导致髓减脑消,脏腑功能失调。年老者肝肾不足,精气虚损,脏腑功能渐衰,水津输布失常,痰浊、瘀血内生,以致风火痰瘀互患,痰瘀胶结难解,痰瘀阻于脑络,损伤脑髓,髓减脑消,神机失用,而致呆病。因而辨证当以虚实或脏腑失调为纲领,分清虚实,辨明主次。

十二、神经-肌肉接头及肌肉疾病

1. 神经-肌肉接头疾病　神经-肌肉接头疾病是指神经-肌肉接头间传递障碍所引起的疾病,主要包括重症肌无力和兰伯特-伊顿(Lambert-Eaton)综合征等。

本病属于中医学"痿证"等范畴。本病主要涉及肺热津伤证、脾胃气虚证、脾肾阳虚证、肝肾阴虚证、元阳欲脱证等证型。本病临床症状常暂时缓解,复发或恶化交替出现,临床辨证应分清寒热虚实。凡急性起病、进展迅速者,多属于肺热伤之实证。病史较长、起病及发展较缓,以脾胃肝肾不足者为多,也间有虚实夹杂者。本病总以虚证为多,病位以脾、肾、肌肉为重点。

2. 周期性瘫痪　周期性瘫痪又称周期性麻痹,是与钾代谢障碍有关的以周期性反复发作的骨骼肌弛缓性瘫痪为特征的一组肌病。

本病属于中医学"痿证"等范畴。本病主要涉及温邪蕴积证、脾气虚弱证、肾阳不振证、肝肾亏虚证、肺胃热盛证等证型。周期性瘫痪病位在肌肤、筋脉,主要与肝、脾、肾关系密切,治疗当辨清寒热虚实和脏腑所属。

3. 炎症性肌病　本病属于中医学"痹证"中的"肌痹""肉痹"等范畴。本病主要涉及热毒炽盛证、湿热蕴结证、阴虚内热证、气血亏虚证、阴阳两虚证等证型。本病在辨证时需要分清虚实。

4. 重症肌无力　重症肌无力是一种与遗传因素密切相关,主要累及神经-肌肉接头处突触后膜上的乙酰胆碱受体,而致神经-肌肉接头处传递功能障碍的自身免疫性疾病。临床表现为极易疲乏无力,活动后加重,眼肌、咀嚼肌、面肌、咽喉肌、肋间肌、四肢肌等活动后极易疲劳。

根据重症肌无力的临床表现,其可归属于中医学的不同病证,如眼睑无力或下垂属于中医学"睑废"或"睑垂"等范畴,复视则属于中医学"视歧"等范畴,吞咽困难、饮水发呛、言语无力、发音不清等则属于中医学"喑痱"等范畴,抬头无力则属于中医学"头倾"等范畴,肢体"痿弱无力以运动"则属于中医学"痿证"等范畴,呼吸困难甚至发生肌无力危象者则属于中医学"痿证"中的"大气下陷证"等范畴。本病主要涉及脾胃虚损证、脾肾两虚证、气阴两虚证、湿邪困脾证、元气虚脱证、兼证等证型。

十三、自主神经系统疾病

1. 雷诺病　雷诺病又称肢端动脉痉挛症,是一种由支配血管的交感神经功能紊乱,导致肢端小动脉痉挛性或功能性闭塞而引起肢端局部缺血现象,以发作性指(趾)端苍白、麻木、剧烈疼痛为主要表现的神经血管性疾病,严重者可使肢端发生溃疡、坏死。

本病属于中医学"痹证""厥逆"等范畴。本病主要病机在于肢端络脉痹阻,与虚、寒等密切相关,临床上应根据各种证候的轻重,分不同的证型论治。首先应辨标本,患者禀赋阳气虚弱,卫外不固,复感寒邪,致使阴阳阻滞,气血运行不畅。其本为阳气虚弱,其标为感受寒邪,属本虚标实。其次应辨早晚,早期为阳虚感受寒邪,致阴寒内盛,而见肢体发凉、冰冷,呈苍白色或淡红色,舌淡,脉沉细;晚期则因血瘀日久,久而化热,湿热内生,血肉腐败,手指或足趾出现溃疡坏死,红肿疼痛,舌质红,苔黄腻,脉滑数。

2. 红斑性肢痛症　红斑性肢痛症又称肢端红痛症,是一种少见的阵发性血管扩张性疾病。

本病属于中医学"热痹"等范畴,中医学亦称本病为"脚气病"。本病主要涉及湿热痹阻证、血热壅滞证、瘀热阻络证等证型。本病的主症为肢端阵发性红、肿、热、痛,主要病机为外邪侵袭,经络阻滞,气血运行不畅,临证根据病邪性质不同而分为三种证型。风湿热之邪侵袭,或湿邪郁久化热,致湿热瘀血阻滞络脉,不通则痛,以疼痛为主症;湿邪偏盛,则因湿性重浊黏滞所致,故有痛有定处、麻木重着、肢端肿胀的特点;以瘀血为主症者,其疼痛呈针刺样,有夜间痛甚等瘀血阻滞停留的特点;热邪内犯,则有局部灼热疼痛、得冷则舒、遇热加重的特征。

第三节　神经系统疾病症状的中医诊断要义

1. 神昏　神志模糊，不省人事，甚至昏睡不醒，呼之不应的症状。又称为"昏迷""昏冒""昏蒙""昏愦""昏不识人"。神昏应与嗜睡相鉴别：神昏是神志模糊，不省人事，呼之不应；嗜睡是神志清醒，唯精神困顿不振，时时欲睡，呼之能醒，醒后复睡。

2. 嗜睡　不分昼夜，时时欲睡，呼之能醒，醒后复睡的症状。

嗜睡不同于神昏，神昏是指神志昏乱，不省人事。而嗜睡者神志清楚，唯精神困顿不振，时时欲睡，呼之能醒。至于大病愈后，阴阳得复，人喜恬睡，醒后清爽与嗜睡迥异。

3. 谵语　患者在神志不清时出现胡言乱语，语无伦次，声高气粗的症状。常见于热扰心神之实证。又称为"谵言""谬语""谵妄"。

谵语应与郑声相鉴别：郑声指重病患者晚期因心气内损、精神散乱而出现的神志不清，语言重复，声音低弱，时断时续的垂危征象。两者均在神志不清的基础上发生，均有言语异常，但病因病机及临床表现不同，谵语声高气粗，胡言乱语；郑声声低语弱，时断时续。谵语多实，预后尚好；郑声多虚，预后较差。

谵语应与错语相鉴别：错语为神志清楚而语言前后颠倒错乱，但言后又自知讲错，多为心气虚、精神不足所致，与谵语之神志不清，不能自制、自知不同。

谵语应与狂语、独语相鉴别：狂语是患者狂言叫骂，喜笑不休，弃衣而走，登高而歌，语言粗鲁，失去理智。独语是喃喃自语，见人便止。两者皆属精神错乱的表现，与谵语有别。

4. 郑声　以神志昏沉，甚或不清，语言重复，声音低弱，时断时续为特征的一种症状。本症为疾病晚期精神散乱的重危表现。

5. 言语错乱　神志恍惚，语言前后颠倒错乱，或言后又自知讲错，不能自主的一种症状。又称"语言颠倒""错语"。

6. 发狂　神志失常，疯狂怒骂，打人毁物，不避亲疏，或登高而歌，弃衣而走，少卧不饥，妄作妄动，喧扰不宁的症状。

7. 痴呆　智能低下，记忆力、理解力、判断力明显减退，神情呆滞，反应迟钝，寡言善忘，甚至生活不能自理的症状。俗称呆傻病。

8. 健忘　记忆减退，善忘的一种症状。又称"喜忘""善忘""多忘""好忘""易忘"等。

健忘应与痴呆相鉴别：痴呆是生性迟钝，天资不足，自幼低能，表现为神情呆钝，沉默不语，语无伦次，不明事理；健忘是神志如常，明晓事理，但善忘前事。两者有根本区别。

9. 失语　患者的语言交流能力受损或丧失。失语与失音有别，前者患者丧失语言交流能力；后者患者以声音嘶哑为特征，重者声哑不出。

10. 头痛　在古代医书中，有"真头痛""脑痛"之称，是指头痛之重危症。另有"首风""脑风""头风"等名称，均含有头痛的症状。

11. 痫　发作性的精神恍惚，甚则突然仆倒，昏不知人，口吐涎沫，两目上视，四肢抽搐，或口中发出像猪、羊的叫声，移时苏醒的症状。又名"癫痫"，俗称"羊癫风"。痫当与中风、痉证相鉴别。三者均有突然昏倒、不省人事的表现。然痫仆地有声，口吐白沫，神昏片刻即醒，醒后如常人，有反复发作史。中风仆地无声，神昏须救治，醒后常有半身不遂。痉证发作时多身强直兼角弓反张，不易清醒，常伴发热。

12. 口噤　牙关紧闭、口合不开的症状。因其以牙关咬定难开为主要表现,故又称"牙关紧急"。

13. 四肢抽搐　各种原因引起的四肢不随意抽动。抽即收也,引也;搐者牵动,抽缩也。故一切四肢不能自主控制的抽搐、牵动,或屈伸不已,均属于抽搐的范畴。

14. 角弓反张　项背强急,腰背反折,身体后仰如弓的症状。角弓反张可见于多种急性热病、急慢惊风、破伤风等疾病。

15. 晕厥　以突然昏倒、不省人事、四肢厥冷、移时方苏为特征的一种症状,醒后无失语、口眼歪斜、半身不遂等后遗症。

晕厥与神昏不同,后者为持久而不易复苏的神志昏乱。晕厥与眩晕有别,眩晕是头晕目眩,视物旋转不定,甚则不能站立,但无神志不清。痫之昏仆,虽然移时逐渐苏醒,但发作时四肢抽搐,口眼相引,口吐涎沫,与晕厥不同,应予区分。

16. 头胀　俗称"脑胀",自觉发胀如裂。

17. 头重　头部沉重的一种自觉症状,俗称"头沉"。

18. 眩晕　视物模糊旋转,感觉像坐在摇晃的船或车上。严重时,睁眼便感到天旋地转,无法站立,并且可能伴有恶心、呕吐,甚至昏倒。因眼花引起头晕的称为"目眩",因头晕导致眼花的称为"巅眩",头晕严重并且眼前发黑的则称为"眩冒"。

19. 头昏　患者特征性的主诉,指头部昏沉不适,头脑不清爽,走路不稳,甚至有失平衡之感。头昏与眩晕、晕厥、痫、中风有所区别。头昏仅指头部昏沉不适,行走时不稳,甚至有失平衡之感。眩晕是指感觉自身或外界景物在旋转,站立不稳,严重时可能伴有恶心、呕吐。晕厥表现为突然昏倒,失去知觉,可能伴有四肢冰冷,发作后通常在短时间内逐渐苏醒,醒后不会有偏瘫、失语、口眼歪斜等后遗症。痫的特点是突然倒地,昏迷不醒,口吐白沫,两眼上翻,四肢抽搐,口中发出像猪、羊的叫声,过一段时间后苏醒,醒后如常人。中风的特征是突然昏倒,不省人事,伴有口眼歪斜、偏瘫、失语,或者仅表现为肢体歪斜、活动不便而不一定昏倒。

20. 失嗅　鼻窍嗅觉减退或嗅觉丧失。

21. 目偏视　在双眼平视前方时,一只眼或两只眼偏向一侧。严重时,黑眼球部分或完全被眼眶遮掩,外观上只剩下白眼球。这种情况相当于西医所称的斜视。

22. 耳聋　耳的听觉失灵,不能听到外界声响。轻者,听而不真,称为重听;重者,不闻外声,则为全聋。耳鸣,是指耳内如有鸣声。

23. 声音嘶哑　发音时有或嘶或哑的症状。

24. 口眼㖞斜　又称"面瘫""吊线风""歪咀风"等。其症状为口眼歪斜而不能闭合。

25. 舌歪　张口或伸舌时,舌向一侧偏斜。常与"口眼㖞斜"或"偏瘫"并见。

26. 瘫痪　肢体软弱无力,肌肉松弛无法收缩,导致活动困难或完全不能活动。半身不遂,又称"偏瘫",是指身体左侧或右侧的上下肢瘫痪,无法随意运动。常伴有瘫痪侧的面部口眼歪斜,长时间后患肢可能出现枯瘦、麻木等症状,多为中风的后遗症。

27. 口流涎　或称口角流涎。在《黄帝内经》中称"涎下",在《伤寒论》《金匮要略》中称"口吐涎"。

28. 上胞下垂　眼皮下垂,难以抬举,影响视瞻,轻者半掩瞳仁,重者黑睛全遮,垂闭难张。

29. 头倾 头倾斜低重,无力抬举的症状。

30. 舌痿 舌形敛缩,无力自由伸缩转动,甚至伸不过齿,亦称"痿软舌"。

31. 肢体痿废 四肢无力,肌肉松弛不收缩,甚至出现肌萎缩,导致功能障碍或功能丧失。痿证、痹证和脚气等都可引起肢体痿废,但临床表现各不相同。严重的痹证会导致四肢肿胀、疼痛、变形,久而久之,肌萎缩,肢体活动受限,其症状与痿证相似。但痹证由外因引起,伴随关节疼痛或肿胀,而痿证多由内因引起,无关节疼痛或肿胀。脚气虽也会导致下肢松弛无力,无法负重,但脚气还伴有下肢麻木、肿胀和疼痛,属于实邪。而痿证则为肢体无力,不伴有疼痛,多为气血虚引起。

32. 麻木 麻木是指肌肤知觉消失,不知痛痒,分为头皮麻木、半身麻木、四肢麻木等。

(1)头皮麻木:头部皮肤不知痛痒、麻木不仁的一种症状。

(2)半身麻木:麻木仅见于半侧肢体。

(3)四肢麻木:麻木见于四肢。

33. 手舞足蹈 手足抽搐、动作增多,变化多端,不能自制,状似舞蹈。也可由于抽动迅速而似线引傀儡,重则面部也伴随有㖞嘴、眨眼、伸舌等动作,或表现为半身舞动。

34. 步态不稳 患者走路不稳,或见动作不灵活,行走时两腿分得很宽;或步行时不能走直线,忽左忽右;或走路时步距短,双上肢不做前后摆动,初走时缓慢,以后越来越快,呈"慌张步态"。

35. 颤动 分为以下几种。

(1)舌颤:伸舌时舌体颤动不定,不能控制。

(2)口唇颤动:又称"唇瞤""唇风",俗称"驴嘴风",可发生于上、下唇,以下唇颤动较常见,好发于秋冬季节。

(3)手颤:手震颤动摇,有的一手独发,有的双手并发。

(4)足颤:一足或双足震颤动摇,隶属于震颤病门。

36. 舌强 舌体强硬,活动不灵,谈吐不利。

37. 项强 颈项部连及背部肌肉筋脉强直、拘急,不能前俯后仰及左右运动。

38. 面具脸 患者由于面肌僵硬、运动障碍而构成的呆板面容,面部缺乏表情,形若假面具。面具脸应与面肿、面浮相鉴别:面肿是面部水肿;面浮指面部虚津微肿;面具脸是面肌僵硬,未见肿胀。

39. 颜面抽搐 眼睑、嘴角及面颊肌肉的抽搐,通常仅出现于一侧。

40. 四肢强直 分为两种情况:一为四肢筋肉强硬,肢体僵直而不能屈伸;二为四肢关节由于某种原因而僵硬,不能屈伸。

41. 四肢拘急 手足拘紧挛急、屈伸不利的症状。拘急与强直、抽搐、震颤不同:强直为肌肉强硬或僵硬,不能屈伸;抽搐为四肢伸缩相引;震颤为四肢震颤抖动,临床应加以区别。

42. 脑鸣 自觉头脑中有音声鸣响的症状。

43. 发癫 精神状态出现问题,表现为抑郁、面部表情淡漠、沉默无言、思维混乱、语言无序,以及静止不动等症状。又称"癫疾""文痴""呆病""花痴"等。发癫当与郁证相鉴别,两者临床表现有相似之处,且均与五志过极、七情内伤有关。但郁证多见易怒善哭、胸胁胀痛、喉中如有异物、失眠等症状,主要表现为自我感觉异常、自制力差,但神志尚清。发癫亦见喜怒无常,多语或不语等症状,以失去自制力、神明逆乱、神志不清为特征。

44. 妄想　一种与客观实际不相符合的病态思维,虽缺乏事实根据,但患者坚信其正确而坚持己见。常见于癫证、狂证、百合病等精神疾病。

45. 妄听妄视　在没有相应的现实刺激作用于感觉器官时所出现的知觉体验,即患者可听到或看见现实中并不存在的各种声音或形象。

46. 不寐　经常性睡眠减少,表现为难以入睡、容易醒来且再难入睡,甚至彻夜不眠。

47. 多梦　睡眠不实,睡眠中梦扰纷纭,次日头昏神疲的症状。又称"妄梦""喜梦"。

多梦与梦魇、梦呓、梦游、梦惊、不寐有别:梦魇指做噩梦而惊叫,或自觉有东西压住身体不能动弹;梦呓指说梦话;梦游指在睡眠中无意识地起床行走或从事某些活动;梦惊指做噩梦而突然惊醒;不寐指睡眠时间减少,难以入睡,或睡而易醒,醒后不能再度入睡,甚至彻夜不眠。

48. 梦游　在睡眠中不由自主地起床行走或从事某些活动,不易被别人唤醒,醒后对睡中行为一无所知的一种症状。后世又称为"夜游""睡行"等。

49. 鼾眠　在睡眠中由于气道不畅,发出断断续续的粗重呼吸声的一种症状。

主要参考文献

[1]　王天芳,李灿东,朱文锋.中医四诊操作规范专家共识[J].中华中医药杂志,2018,33(1):185-192.

[2]　高振,董竞成.由四诊合参到中医精准辨证论治[J].中华中医药杂志,2019,34(1):13-17.

[3]　李金霞,周小青,郑彩杏,等.中医四诊精细化特征与方法[J].中华中医药杂志,2021,36(11):6557-6559.

[4]　孔令博,王淑燕,廖晓凌,等.中医药治疗神经内科领域临床优势病种的探讨[J].中国实验方剂学杂志,2021,27(13):172-178.

[5]　侯丽恺,陈丽,张乙小,等.基于文献计量学的中医脑病证候影像学研究现状分析[J].国际医学放射学杂志,2020,43(1):21-25.

[6]　赵迪,徐榛敏,梁晓,等.基于"辨发病"探析中医脑病的诊疗思路[J].中医杂志,2023,64(22):2295-2299.

[7]　陈忠,徐层林.利用现代技术解析中医药防治脑病的机制及转化研究思考[J].中国科学基金,2024,38(3):434-439.

[8]　王凯,昝树杰,徐家淳,等.中医"脑髓"的现代生物学基础探讨[J].中华中医药杂志,2024,39(2):566-570.

第三章　神经系统疾病中西医协同方法

一、中西医各自的治疗优势

1. 西医的治疗优势

（1）精密的仪器检测：随着科学技术的快速发展，各种检验检查设备越来越先进、精准，它们辅助现代医学进行快速、精准的诊断并指导相应的治疗。

（2）各种"素"的发现与应用：1928 年，亚历山大·弗莱明机缘巧合发现青霉素的经历，如今人尽皆知，青霉素的发现预示着现代，即抗生素时代的来临。弗莱明的发现以及此后各种抗生素的发展，使先前医生束手无策的感染性疾病，有了有效的治疗手段。

维生素也称维他命，是人体必需的营养素，最早由波兰科学家卡西米尔·冯克命名，当时维生素被称为"维持生命的营养素"。对维生素的早期认识可以追溯到 3000 多年前，古埃及人发现某些食物能够治愈夜盲症，尽管他们不清楚其中的具体成分。随着时间推移，人们逐渐发现并了解了更多种类的维生素。现代科学进一步确认了维生素在抗衰老、防治心脏病和抗癌等方面的重要作用。这些发现不仅加深了人们对维生素的理解，也促进了营养学和医学的发展。

英国生理学家贝利斯和斯塔林通过实验在犬的小肠黏膜上提取出一种可促进胰腺分泌的物质，且这种物质可不依赖于神经支配，并于 1902 年正式将成果发表出来，证实了促胰液素的存在。随后，他们正式命名"激素"一词，用于指代由特定腺体分泌，经过血液等途径运输到机体各处，作用于特定的细胞和器官，并产生特定效果，从而影响机体发育和行为的一种物质。后来随着激素类药物的发明，相关疾病的治疗效果得到显著提升。

（3）无菌技术与手术：现代医学手术借助设备或仪器，经过医生或其他专业人员的操作，进入人体或其他生物组织，通过借助外力的方式来达到排除病变、改变构造或植入外来物的处理目的，进而进行精准的诊断或治疗。现代医学手术体现了现代医学快速、准确的治疗特点。无菌技术的发现与推广大幅度降低了手术后感染导致的死亡率，保障了手术的广泛推广和应用。

（4）急救技术和仪器：缠绕和包扎伤口是较早的急救技巧。公元前 500 年的古希腊陶器显示，那时战伤包扎术就已出现。1859 年，索尔费里诺战役爆发。作为亲历者，亨利·杜南对战争的可怕后果、受伤士兵的痛苦以及几乎没有急救和基本护理的现实感到震惊。他作为志愿者全身心投入救治和护理伤者的工作，并建议设立一个中立的民间救援组织，以便在战争发生时能及时救助战场上的伤兵。后来，他促成了以"为在战场的受伤战士提供援助"为宗旨的红十字会的建立。随着社会的发展，战争中的伤员急救越来越受到重视。除了需要救援组织外，建立正规的急救系统在战争中显得更为迫切。1870 年，普鲁士军队外科医生弗里德里克·范·埃斯马尔克建立了一套正规化军事急救系统,并第一次将其称为急救。该系统包括训练士兵在战争中使用先前学过的包扎和夹板技术照料受伤战友,并使用他发明的埃斯马尔克绷带。这种绷带是普鲁士士兵的标准绷带,并附有图片说明常规的使用方法。战争中的急救技巧与急救系统是为适应需求而不断完善的,正是它的完善,让人们看到急救的实用性。于是,急救开始被人们用于日常生活中。随着时间的推移和现代科学技术的发展,急救技术和急救仪器挽救了无数急危重症患者的生命。

(5)神经介入(取栓、溶栓)进展:20 世纪 20 年代,葡萄牙神经科医生安东尼奥·埃加斯·莫尼斯发明了脑血管造影术,神经科医生可以通过注射造影剂而观察脑血管病变,这标志着神经介入治疗的开端。1928 年,纤溶酶被发现是人体内的一种天然的溶栓酶,它能够分解血栓中的纤维蛋白。1953 年,瑞典医学家发明了股动脉穿刺术,极大地提高了神经介入治疗的安全性和精确性。20 世纪中期,神经外科医生开始尝试通过导管技术来治疗脑动脉瘤和脑血管畸形,虽然此技术风险较高,但其为后期的技术发展奠定了一定的基础。1952 年,链激酶作为第一个溶栓药物被引入临床,用于治疗心肌梗死和深静脉血栓形成。到 20 世纪八九十年代,微创技术开始在神经介入领域得到应用,电解可分离弹簧圈、支架和血流导向装置等应用于治疗复杂的脑血管疾病,标志着神经介入治疗进入了一个新的时代。20 世纪 80 年代,组织型纤溶酶原激活物(tissue-type plasminogen activator,tPA)被发现是一种更为特异性和有效的溶栓药物。1987 年,tPA 获得美国食品药品监督管理局(FDA)批准用于急性心肌梗死的治疗。20 世纪 90 年代,tPA 在急性缺血性卒中中的应用开始受到关注。1995 年,美国国家神经疾病和卒中研究所卒中试验证明了在发病3 h 内给予 tPA 可以显著改善卒中患者的预后,这一发现奠定了静脉溶栓治疗在卒中治疗中的重要地位。21 世纪,机械取栓术在急性缺血性卒中中的应用得到了广泛认可和推广,tPA 的应用时间窗从 3 h 扩展至 4.5 h,溶栓药物也显示出更好的溶栓效果和更低的出血风险。尽管神经介入技术的发展至今不过百年的历史,但神经介入治疗(特别是取栓和溶栓治疗)的进展极大地改善了急性缺血性卒中患者的预后。

(6)生物靶向药物:生物靶向药物治疗是现代医学中一种非常重要的治疗手段,特别是在肿瘤和神经系统疾病的治疗中。与传统药物不同,生物靶向药物能够特异性地作用于疾病相关的分子或细胞,减少对正常细胞的损害,提高治疗效果。单克隆抗体药物是一类可特异性识别和结合疾病相关抗原的生物靶向药物。近年来,生物靶向药物治疗阿尔茨海默病的研究取得了一些突破,前期临床试验表明靶向 β-淀粉样蛋白斑块的单克隆抗体药物可通过清除大脑中的 β-淀粉样蛋白,减慢认知功能的下降速度。虽然其疗效和安全性仍在进一步研究中,但这一方向展示了靶向治疗的巨大潜力。

(7)基因治疗:基因治疗是一种通过基因操作来预防或治疗疾病的方法。近年来,基因治疗和 RNA 干扰技术逐渐应用于神经系统疑难疾病的治疗中。通过基因编辑工具(如CRISPR-Cas9)和 RNA 干扰技术,可以特异性地调控与疾病相关的基因表达。如在神经退行性疾病(如亨廷顿舞蹈症)中,通过 CRISPR 技术可以直接修复突变基因或抑制其表达,从而减缓疾病进展。对于遗传性神经疾病如脊髓性肌萎缩、进行性假肥大性肌营养不良症等疾病,可通过基因替代疗法直接补充或修复缺陷基因。也可通过调控基因表达来治疗神经退行性疾病,在帕金森病的研究中,基因治疗可增加多巴胺的合成或减轻炎症反应,能够有效改善患者症状并延缓疾病进展。

2. 中医的治疗优势

（1）整体观念：中医的整体观念主要包括天人合一。所谓天人合一，即将人体的生理病理与自然界的气候环境统一起来，而人体脏腑系统也是一个辩证统一的整体，因此在治病时，中医更加重视整体的变化，以对人的全方位调理为出发点，找出病灶所在，以解除疾病的根源为目的。

（2）辨证论治：中医注重辨证论治，中医诊疗时考虑到天时地利，还有人的生活习惯，因时制宜、因地制宜、因人制宜。这种辨证论治的治疗原则更具有针对性，无论是药物相关还是生活作息相关的建议，都是根据患者本人的病情进行的，针对性更强；对于中药组方，使用个体化处方治疗，对症用药，都是一病一方、一人一方，非常灵活。以月经量少为例，有些患者可能是因为气血不足，没有经血；有些患者则可能是体寒，导致经血瘀堵在体内。这两种情况的直接表现都是月经量少甚至不来月经，但中医治疗方案却天差地别。

（3）中医诊断手段灵活便捷：中医学的诊断手段以望、闻、问、切为主，综合运用望诊、闻诊、问诊和切诊（脉诊）等手段进行诊断，不拘泥于仪器设备，非常灵活。

二、中西医协同优势

"协同"是指双方或多方参与同一行动时的协调配合，"中西医协同"的概念由"协同"引申而来。中西医协同可以定义如下：在临床应用中，研究中、西医两种疗法的组合原则、规律和方法，并进行科学搭配来发挥出两种疗法的协同作用，以期在最大限度节约医疗成本、减少不良反应的同时，获得最佳治疗效果。这是一种充分发挥中、西医各自优势，相互协作、补己短板、共同提升的医学模式，中西医在协同过程中仍是相对独立的个体，它们是一种协作的关系。现代医学在神经系统疾病治疗中的优势病种局限于感染性、炎症性、部分血管性、营养障碍性以及压迫性等疾病，对其他退行性、中毒性、遗传性、代谢性甚至部分自主神经病变的治疗手段有限。中西医协同诊疗方案因具有规范的西医诊治前提，可以在微观层面详细掌握疾病特点，同时又保留了传统的中医辨证思维，充分发挥了中、西医的治疗优势，因而在神经系统疾病的诊疗中具有明显优势。

顽固性失眠在临床上并不少见，有些患者彻夜难眠，即使大剂量服用右佐匹克隆、劳拉西泮等安定类药物或者抗精神病药物，效果仍有限，给患者带来了巨大烦恼。随着药物剂量的不断增加，副作用也越来越突出，此时在规范西医对症治疗的基础上，加用中医药治疗可以获得意想不到的效果。如从《伤寒论》中汲取相关经验，根据患者证候特点，采用六经八纲辨证法，灵活加减合用经方辨治顽固性失眠，在临床中可取得明显效果。举例如下。李某，女，65 岁，失眠 10 余年，曾在各大医院就诊，艾司唑仑服用到最大剂量 10 mg 也只能睡 2～3 h，中药方剂也吃了不少，仍然疗效不佳，后只能自行放弃。机缘巧合，她去往中西医结合科门诊就诊，经六经辨证，给予柴胡温胆汤加龙骨、牡蛎合四逆散而取效。通过此案例我们可以看出，临床使用经方协同西药规范治疗，只要方证把握准确，合理合用经方可以达到效如桴鼓的目的。

缺血性卒中即脑梗死的治疗中，急性期静脉溶栓、血管介入是有效治疗方式之一，但这种方式受到严格的时间窗限制。血管介入虽为大血管闭塞患者提供了更多选择，但开展此项技术有严格条件限制，不是每家医院都能完成的，需要由有经验的医生来完成，同时也有时间窗的要求。对于有溶栓或血管介入治疗适应证的患者，我们应积极采用西医的治疗手段;对不能行溶栓或血管介入治疗的急性脑梗死患者,如何解决再灌注和神经保护问题,西医目前的治疗手段有限,而中医药早期治疗在一定程度上可以为临床治疗提供有益补充。患者经过溶栓或血管介入治疗后,仍遗留神经功能缺损时,西医除有现代康复治疗手段外,没有更好的治疗手段,而中药、针灸、推拿以及中医外治等传统治疗方法,在促进康复,改善患者肢体痉挛、疼痛等方面均有明显优势,此时我们应该积极使用中医药治疗。脑血管疾病患者的中医体质多为痰湿质、湿热质和血瘀质,在中医学体质辨识后应进行相应治疗,以从整体角度改善患者体质,改善代谢障碍,从而减少卒中的发生。

　　吉兰-巴雷综合征属于炎症性周围神经疾病范畴,有的患者症状很轻,但也有患者累及呼吸肌出现呼吸困难或自主神经受损出现恶性心律失常而危及生命。针对急性期重症患者,西医治疗方法目前主要是大剂量丙种球蛋白冲击治疗或血浆置换,但丙种球蛋白冲击治疗或血浆置换后如果恢复不佳,下一步该如何治疗呢?西医不主张再次行丙种球蛋白冲击治疗,这也就意味着患者可能没有进一步的治疗手段。同样对于轻症患者而言,指南指出如果患者没有导致加重的相关危险因素,可以不用治疗,观察即可,而这些恰恰是中医药可以充分发挥优势的地方,也是两者协同治疗的意义所在。

　　对于帕金森病的运动症状,西药可以很好地控制,但帕金森病的非运动症状,特别是便秘问题,西医无很好的治疗手段。所以,对于运动症状的控制,我们可以采用西医进行,而对于非运动症状的控制,我们则采用中医治疗手段,这两种治疗手段可以起到相互补充、相得益彰的作用,可以很好地减轻患者的痛苦。

　　还有很多神经系统疾病可以采用中西医协同手段进行治疗,如高血压性脑出血、焦虑抑郁障碍、运动神经元病、多系统萎缩、重症肌无力、偏头痛、阿尔茨海默病等。

三、中西医协同范式

　　1. 全病程协同　全病程协同是指在疾病(尤其是原因不明的疑难性疾病或突发性疾病)的预防、诊断和评估、治疗阶段充分发挥中西医协同优势,以提供更全面的健康支持。在具体病种的治疗过程中,站在整个疾病发生、发展的全局看待疾病,根据中西医治疗的各自优劣势,全病程做好中西医协同治疗。例如,在新型冠状病毒感染疫情防控策略上,中西医协同遵循"四早"(早发现、早报告、早隔离、早治疗)和"四集中"(集中患者、集中专家、集中资源、集中救治)的原则,同时运用中医药的治未病、养生保健、增强抵抗力等方法,以及西医的病原检测、药物研发、疫苗接种等手段,实现对疾病的早期发现、早期诊断、早期治疗,降低疾病的发生率和死亡率。在临床救治模式上,中西医协同建立了中西医协作机制平台,组建了中西医专家组,开展了联合查房、多学科会诊、病例讨论等,制订了符合当地实际的中西医协同诊疗方案,细化了中医药参与的诊疗环节和具体方法,并指导实施。中西医协同实现了中医药深度介入传染病防控和临床救治,发挥了中医药在预防、治疗、康复等方面的独特作用,提高了救治效果,降低了死亡率,减少了后遗症。

　　2. 阶段协同　中西医在临床中针对具体疾病的治疗时各自优势不同,特别是在疾病的不同阶段,中西医协同的重点也不相同,譬如视神经脊髓炎、吉兰-巴雷综合征、多发性硬化等的急性期治疗重点在于消除免疫炎症反应,激素、丙种球蛋白治疗或血浆置换是此期的治疗重点,而恢复期及后遗症期的重点应该是功能的恢复,在恢复期及后遗症期,中医药治疗的优势明显,积极使用中医药治疗(包括针灸等手段)有利于患者功能的恢复;而预防再发则有众多免疫或靶向药物可供选择。脑梗死超急性期的重点治疗手段是溶栓或拉栓等血管再通技术，而针对恢复期及后遗症期的功能障碍治疗则是中医药的优势。西医将阿尔茨海默病分为临床前期、轻度认知障碍和轻中重度痴呆几个阶段，而中医则将其分为健忘期、痴呆期和虚脱期，补肾作为治疗总则贯穿始终，但在不同阶段，有化痰、活血、泻火、解毒及固脱等不同，不同阶段协同重点也不同。

3. 动态协同　疾病是动态发展的过程，医学特别是现代医学日新月异，有些既往无法治疗的疾病，现在已经有了治愈或控制的办法，如脊髓性肌萎缩、多发性硬化等，现可以使用基因靶向药物以及生物制剂进行干预治疗，依赖中医药预防进展或复发已没有必要，但中医药在改善患者既往功能障碍方面仍有巨大优势，需要动态把握协同点。

4. 针对症状的协同　根据症状选用适宜的中医或西医疗法。在改善患者某些临床症状上，西医有其优势，而中医同样也有自身优势，可以对相关症状进行协同治疗。譬如帕金森病导致的便秘、头晕、心慌等自主神经功能障碍症状，西医治疗效果不佳，中医辨证治疗可以起到改善症状的作用，两者合理协同可以更好地帮助患者缓解疾病；使用抗癫痫类药可以治疗带状疱疹神经痛，但部分患者药物使用到较大剂量时症状仍不能缓解，而中医针灸治疗在减轻疼痛方面有明显优势；激素、免疫抑制药物引起的自汗、盗汗、易感染等问题是神经免疫性疾病治疗中不可回避的难题，而中医药在减轻这类药物不良反应方面具有明显优势，五酯胶囊在延缓他克莫司代谢、提高药物浓度方面的优势已得到临床证实。此外，在先兆性偏头痛的诊治中，西医重点着眼于预防发作和发作期的镇痛治疗，而中医药对于缓解先兆症状疗效显著，以上均为中西医协同在症状改善中的具体体现。

5. 针对标靶的协同　随着中医药现代药理学机制研究的不断深入，很多中药的确切作用机制不断被阐明，在中医理论的指导下，协同现代中药药理学结论指导医生选择合适的中药解决临床指标异常问题成为可能，仝小林院士在此方面已做出垂范，归纳总结出多个临床有效经验方解决部分西医检查检验指标异常问题，如在规范西药降压基础上合理协同应用黄芩、夏枯草、钩藤或怀牛膝、炒杜仲、桑寄生等降压；用西药降糖时协同应用黄连、生姜或黄连、知母等降糖；在口服西药降脂的基础上协同应用红曲、山楂、荷叶等降脂稳定斑块；在口服西药降尿酸的基础上协同应用上中下通用痛风汤或当归拈痛汤降尿酸；应用猫爪草、木贼草治疗甲状腺抗体指标异常升高等。此外，笔者所在科室在应用抗斑块、降脂药物的同时使用化斑汤治疗动脉粥样斑块也取得了不错的疗效。因此，选择性应用中药是解决临床上标靶问题的重要途径，同时也可以充分发挥中医药多靶点效应。

6. 针对功能性疾病的协同　神经内科存在很多功能性疾病，主要症状分为功能性运动症状、功能性感觉症状和其他症状。此类疾病致病机制不详且复杂，西医给予抗焦虑治疗有一定效果，但需较长时间用药，患者的依从性差，在疾病早期或重症患者中协同使用西药和中药有明显临床优势。

7. 探索性协同　通过中医和西医之间的分工协同，共同探索、研究和应用新的治疗方法、药物、技术和疾病理论等。例如，中医可以利用现代科学技术和按照现代循证医学要求，开展多中心临床研究，或利用基因组学、蛋白质组学、代谢组学、系统生物学等，深入探究中医药的物质基础、作用机制、质量标准等，提高中医药的科学性和规范性。中医和西医还可以利用人工智能、大数据、云计算等，构建中西医协同的智能医疗平台，同步实现精准医疗和个体化医疗。现阶段的医学还存在诸多不能解决的问题，而采用中西医协同的医学模式有利于我们临床思维的拓展,有利于我们进行相关探索,给患者更多希望,也有利于两种医学模式间的相关有益探索。

中西医协同的最终目的是提高临床疗效,实现治疗效果的最大化,在此过程中,中医应该坚持以临床疗效为标准,避免过度西化,始终把握整体观和辨证论治这两个优势。

目前我国还未能真正在理念、方法、思路、技术路径方面形成共识的基础上进行中西医协同,未能建立若干具有一定影响力的重大协同平台,未能充分显现出协同发展的成效。需要从理论层面阐明中西医协同疗法的分工协作原则,制订可行的中西医协同临床方案、治疗指南(规范或标准)以及配套的疗效评价体系。这些都是亟待研究和解决的科学问题。

主要参考文献

[1] 苏锦英,管红叶,聂爱国,等.传承创新背景下中西医协同发展关键问题与优化路径[J].中医药管理杂志,2023,31(9):207-210.

[2] 张冀东,张曾宇,何清湖,等.基于中西医协同理念的健康服务与管理学科建设的思考[J].中医教育,2023,42(5):56-60.

[3] 陈国华.以中西医协同促进医学模式创新[N].中国中医药报,2024-05-13(003).

[4] 陈国华.中西医协同范式与角度探索[N].中国中医药报,2024-05-13(003).

[5] 王园.从思辨理性局限性看待中西医之争[J].医学与哲学,2022,43(20):65-68.

[6] 黄璐琦.中西医优势互补,构建中国特色的卫生体系[J].中国中西医结合杂志,2020,40(7):773.

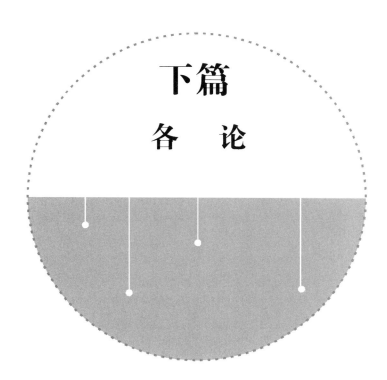

下篇

各　论

第四章　周围神经疾病

第一节　特发性面神经麻痹

特发性面神经麻痹(idiopathic facial palsy,IFP)主要表现为面部肌肉瘫痪无力,可伴舌前 2/3 味觉减退、听觉过敏或耳后疼痛、耳部及面部皮肤感觉障碍,甚至继发结膜或角膜损伤,部分患者会复发,严重者可遗留严重的后遗症,甚至需要整形或手术的干预。此病临床发病率为(15～40)/10 万,无性别和种族差异,年龄的增长可能是危险因素之一。该病累及左、右侧面神经的比例相等,约 10% 的病例复发。约 8% 的患者有阳性家族史,多见于双侧发病患者。为了更好地在临床推广中应用中西医协同在 IFP 诊治中的成果,我们整理本节以供临床参考。

一、病理机制

(一)现代医学观点

1. 遗传因素　国内外已对家族性面神经麻痹的谱系图进行了描述,显示它为常染色体显性遗传性疾病,具有低外显率或可变外显率,即家族性面神经麻痹是可能继发于遗传性人类白细胞抗原(human leucocyte antigen,HLA)阳性的自身免疫性疾病。虽然 2.4%～28.6% 的特发性麻痹具有遗传性,但使用高分辨率染色体微阵列分析,尚未检测到候选易感位点,需要进一步应用全基因组外显子组测序进行研究。

2. 病毒感染　被广泛接受的病因是Ⅰ型单纯疱疹病毒(herpes simplex virus type 1,HSV-1)和带状疱疹病毒的重新激活。在面神经外科手术减压时收集的神经内液中检测到的 HSV-1 基因组,通过原发感染和免疫调节诱导病毒重新激活可以在动物模型中引起面神经麻痹。

3. 自身免疫　有研究发现,在面神经麻痹发生的前 24 天内,外周血 B 细胞比例明显升高,而 T 细胞比例明显下降。将从人周围神经髓鞘中分离出的碱性蛋白 P1L 加入含有 IFP 患者 T 细胞的体外培养液中时,T 细胞发生明显的转化,提示碱性蛋白 P1L 的自身免疫反应导致面神经脱髓鞘,在吉兰-巴雷综合征中也有类似反应,由此推断面神经炎可能是吉兰-巴雷综合征的一种。

4. 环境因素　一项回顾性研究发现,在春季和夏季,IFP 的发生更频繁,在 9 月 IFP 的发病率达到高峰。在急性寒冷暴露和昼夜温差较大的地方,IFP 发病率会增高,这些事实表明温度的急剧变化可能是 IFP 的危险因素。一项对 3935 例 IFP 患者的研究发现,IFP 患者发病前 60 天内,其所在环境空气中的 NO_2 浓度高于健康对照组,而 NO_2 可以氧化其他有机化合物,如不饱和脂肪酸,从而引发自由基反应。同时,暴露于 NO_2 环境可引起全身炎症,在相对较高水平的 NO_2 暴露后,人体血清 IL-6 浓度可增加 1.2 倍。据此可推测环境因素比如冷刺激和空气污染(高浓度的 NO_2)可引起炎症反应而导致 IFP。

(二)中医学观点

中医学认为,本病由内因与外因共同构成,内因是正气不足,络脉空虚,卫外不固;外因是风邪乘虚入侵络脉,导致该侧气血瘀阻,络脉失于濡养,出现肌肉迟缓无力,受对侧牵拉而歪斜。

1. 外因 外因多为风寒、风热等外邪乘虚侵袭面部经脉。《灵枢·经筋》中论述:"颊筋有寒则急引颊移口,有热则筋弛纵缓不胜收,故僻。"这说明面颊部经筋感受风寒及风热之邪,可导致筋脉弛缓或者筋脉收缩受限,致使头面部气血运行不畅,筋肉失去濡养,从而发为口眼歪斜。东汉张仲景提出"络虚邪中"理论。隋代巢元方在《诸病源候论》中载:"风邪入于足阳明、手太阳之经,遇寒则筋急引颊,故使口㖞僻,言语不正,而目不能平视。"张元素指出:"风本生于热……以风为标。"综各医家论点可得,外感风寒、风热之邪,是导致口僻的罪魁祸首。

2. 内因 正气虚弱,络脉空虚,腠理不固,卫外功能失司被认为是 IFP 的内因。林佩琴《类证治裁·卷一中风论治》中记载:"口眼㖞僻,因血液衰涸,不能荣润筋脉。"这阐明了体内血液虚衰甚至干涸,致使面部筋脉得不到濡润,导致口眼歪斜的发生。

(三)中西医认知互通

中医认为 IFP 发病的早期也就是急性期多为劳累过后风寒、风热邪气入络,邪未入里,而正邪相持于经络,风寒之邪凝滞筋周络脉,络脉瘀阻,致面肌失用。从生理病理角度考虑,IFP 发病的早期病理变化主要为面神经水肿和脱髓鞘,周围神经损伤后 24~72 h,神经元轴索发生变性,因此本病多在 3 天左右病情达到高峰,所以治疗上该期重点以消肿抗炎祛邪为主。

中医认为 IFP 的恢复期及后遗症期多为外邪已祛或邪气渐进入筋,致经络不通,因而面部肌肉弛纵失用。从现代医学角度看,此时炎性水肿基本消退,面神经损伤一般不再发展,治疗重点应为恢复神经肌肉功能。

有学者从电生理角度比较 IFP 不同证型间的疗效,发现风寒外袭型和风热侵袭型的面神经兴奋阈值较低,分别为 (3.21 ± 0.65) mA 和 (3.53 ± 0.73) mA,疗效也较好;痰瘀阻络型次之,为 (4.39 ± 0.82) mA;气血两虚型的面神经兴奋阈值最高,为 (5.16 ± 0.98) mA,疗效也较差。还有学者从电生理角度研究 IFP 的预后,发现攒竹-阳白、迎香-地仓的电针电兴奋性反应可成为 IFP 预后评估的指标之一,可用于早期鉴别面神经损伤程度较重的患者,调整治疗方案,提高临床疗效。

目前关于 IFP 现代医学病理生理与中医病因病机相联系的研究较少,我们可以多从中医的证候演变与病理生理间的联系寻找切入点,这类研究能帮助我们更好地理解疾病、治疗疾病。

二、西医诊断与治疗

(一)西医诊断

(1)急性起病,通常 3 天左右达到高峰。

（2）单侧周围性面部肌肉瘫痪，伴或不伴耳后疼痛、舌前味觉减退、听觉过敏、泪液或唾液分泌异常。

（3）排除继发原因。

①注意寻找是否存在神经系统其他部位（特别是脑桥小脑角和脑干）病变表现，如眩晕、复视、共济失调、锥体束征、听力下降、面部或肢体感觉减退；是否存在头面、耳部疾病，如外耳道、腮腺、头面部皮肤有无疱疹、感染、溃疡、外伤及占位性病变等；注意有无头痛、发热、呕吐。

②注意询问既往史，如糖尿病、卒中、结缔组织病、面部或颅底肿瘤、外伤以及有无特殊感染病史和接触史。

（4）实验室检查：对于 IFP 患者，建议完善面部肌电图检查，同时不建议常规进行化验、影像学检查。神经电生理检测可为判断预后提供一定帮助。

（二）西医治疗

1. 药物治疗

（1）糖皮质激素：对于无禁忌证的 16 岁以上患者，急性期尽早口服糖皮质激素治疗，可以促进神经损伤的尽快恢复，改善预后。可选择口服泼尼松或泼尼松龙，每天 30～60 mg，连续使用 5 天，之后于 5 天内逐步减量至停用。发病 3 天后口服糖皮质激素是否能够获益尚不明确。儿童 IFP 通常恢复较好，使用糖皮质激素是否能获益尚不明确；对于面部肌肉瘫痪严重者，可以根据情况选择糖皮质激素。

（2）抗病毒治疗：对于急性期的患者，建议尽早联合使用抗病毒药物和糖皮质激素，特别是对于面部肌无力严重或面部肌肉完全瘫痪者；不建议单用抗病毒药物治疗。抗病毒药物可以选择阿昔洛韦或伐昔洛韦，如阿昔洛韦口服每次 0.2～0.4 g，每天 3～5 次；或伐昔洛韦口服每次 0.5～1.0 g，每天 2～3 次，疗程 7～10 天。

（3）神经营养药物：临床上通常给予 B 族维生素，如甲钴胺和维生素 B1 等。

2. 眼部保护

当患者存在眼睑闭合不全时，应重视对患者眼部的保护。因眼睑闭合不拢、瞬目无力或动作缓慢，易导致异物进入眼部，加之泪液分泌减少，易使角膜损伤或感染风险增高。必要时应请眼科协助处理，可根据情况选择滴眼液或膏剂防止眼部干燥或感染，合理使用眼罩保护，特别是在睡眠中眼睑闭合不全时。

3. 外科手术减压

关于外科手术行面神经减压的效果，目前尚无充分的证据支持，并且手术减压有引起严重并发症的风险，手术减压的时机、适应证、风险和获益尚不明确。

4. 神经康复治疗

建议尽早开展面部肌肉康复治疗。

（三）西医诊疗优势与特色

西医在诊断 IFP 方面主要依据临床病史和体格检查，详细的病史询问和仔细的体格检查是排除其他继发原因的主要方法。该病在诊断方面尚缺乏足够的客观检查依据，具有一定的主观性，但根据起病特点及典型的临床表现，诊断 IFP 并不困难。

IFP 西医治疗的优势主要体现在急性期，在急性期可以运用糖皮质激素抗炎，减少炎症、水肿对神经的损伤，还可以运用抗病毒治疗消除病因，特别是疱疹病毒感染者。大多数 IFP 患者经药物及辅助治疗后预后良好，然而，面神经受损严重的患者可能需要手术干预，手术干预是西医治疗特有的方法。

IFP患者大多数预后较好,但仍有一些患者会留有后遗症,如面肌痉挛、面部肌力差等。西医治疗在面对这些预后较差的患者时方法偏少,治疗手段相对匮乏,效果也有限。

三、中医诊断与治疗

(一)中医诊断

IFP属于中医学"口僻"范畴,即俗称的"面瘫""吊线风"。诊断要点:①起病突然,春秋为多,常有受寒史或一侧面颊、耳内、耳后完骨处的疼痛或发热;②一侧面部板滞、麻木、流泪,额纹消失,鼻唇沟变浅,眼不能闭合,口角向健侧牵拉;③一侧面部不能做闭眼、鼓腮、露齿等动作。

(二)中医治疗

根据急性期、后遗症期进行分期治疗。

1. 辨证论治

1)急性期

(1)风寒袭络。

证候表现:起病突然,着凉后发作,鼻塞头痛,面肌发紧,怕冷,或肌肉关节酸痛,苔薄白,脉浮紧。

治法:祛风散寒,温经通络。

代表方:小续命汤加减。

药物组成:全蝎、僵蚕、桂枝、防风、白芍、川芎、甘草、白附子。

(2)风热灼络。

证候表现:起病突然,头痛面热,或发热恶风,心烦口苦,耳后疼痛,舌质红,苔薄黄,脉浮数。

治法:祛风清热,通经活络。

代表方:大秦艽汤加减。

药物组成:独活、当归、生石膏、羌活、防风、细辛、黄芩、生地、白术、僵蚕、全蝎、甘草。

2)恢复期及后遗症期

(1)气虚血瘀。

证候表现:日久不愈,面部麻木或疼痛,平素易乏力气短,舌下络脉迂曲,苔白,脉细涩或弦细。

治法:活血通络。

代表方:补阳还五汤加减。

药物组成:生黄芪、当归、赤芍、地龙、川芎、红花、桃仁、全蝎、僵蚕。

(2)气血不足。

证候表现:面瘫日久不愈,面肌萎缩或抽动,面色萎黄,气短乏力,舌质淡,苔薄白,脉细弱。

治法:补益气血。

代表方:八珍汤加减。

药物组成:当归、川芎、白芍、熟地、人参、白术、茯苓、炙甘草、全蝎、僵蚕。

2. 针灸治疗

（1）急性期。

主穴：攒竹、四白、阳白、太阳、承浆、地仓、翳风、颊车、合谷（面部穴位取患侧，远端肢体穴位取双侧）。急性期取穴应少，应浅刺、轻刺激，最好不用电针。

配穴：风寒证者，配风池；风热证者，配曲池；风痰证者，配丰隆；热盛可配大椎点刺放血加拔罐，每次放血 10～20 mL。

（2）恢复期及后遗症期。

主穴：阳白、四白、地仓、颊车、下关、太阳、牵正、合谷（面部穴位取患侧，远端肢体穴位取双侧）。

配穴：瘀血阻络证加血海、三阴交；气虚痰瘀阻络证加足三里、丰隆、三阴交；气血不足（中气不足）证加足三里、三阴交、百会、气海、关元（悬灸）。

3. 其他治法

（1）穴位贴敷：将面瘫膏贴患侧牵正、地仓或翳风，每 2～3 天换药 1 次，各期均适用。

（2）中药熏蒸：采用上述中药处方，以熏蒸机熏蒸患侧，每天治疗 1 次，每次 20～30 min。

（3）红外线照射：每天治疗 1 次，每次 30 min。

（三）中医诊疗优势与特色

现阶段中医疗法已普遍用于 IFP 的临床治疗中，且疗效显著。急性期的祛风散寒、祛风清热、温经通络以及针灸治疗可以促进缺血水肿者面神经功能的恢复，恢复期及后遗症期的活血通络、补益气血治疗有助于鼓舞正气，滋养络脉，有利于疾病恢复。对于顽固性 IFP 患者，采用中药熏蒸联合针灸治疗效果更好，两种疗法相互协同，可从不同机制方面活血通络、扶正祛邪，进而促进受损面神经功能的恢复。

但中医治疗手段个体化程度太高，往往不能形成有体系的治疗手段与依据，也很难进行大规模的多中心的临床试验，所以很难形成具体的治疗方案。

四、中西医协同治疗

（一）中西医协同思路

IFP 急性期应用激素消炎以减轻面神经水肿，针对可能的病因进行抗病毒治疗有利于疾病的恢复，而 B 族维生素营养神经治疗可以促进瘫痪面肌功能的恢复，严重 IFP 患者经手术治疗即使预后差，也能够在一定程度上改善预后。而恢复期及后遗症期的中医辨证治疗、针灸治疗是决定患者预后的关键，需要中西医协同，促进康复，减少后遗症的发生；针对后期出现的面肌痉挛或联合运动，应在口服止痉散的基础上联合西医治疗。

（二）全病程协同

IFP 急性期以面神经水肿为主，西医激素、抗病毒、营养神经治疗，特别是激素的消炎、减轻水肿效果明显，此期以西医治疗为主，中医的浅刺、少刺以及泻法为辅，同时可以协同使用中医外敷等治疗手段；恢复期及后遗症期髓鞘脱失、轴索变性，西医治疗效果差，应以中医辨证扶正通络，针刺重刺、强刺激等治疗为主，营养神经治疗为辅。进行全病程中西医协同治疗，阶段不同，治疗侧重点也不同。

（三）阶段协同

1. 急性期协同治疗（7天以内） 急性期协同治疗以西医治疗为主,中医康复治疗为辅。因患者此期使用药物较多,中药汤剂尽量不用,对于有激素使用禁忌证的患者,加用中医辨证论治。此期中医治疗重在祛邪解表,使邪有出路,同时给予穴位贴敷、微针针刺以及手法康复等治疗,能有效促进面神经兴奋性恢复。

针刺疗法在IFP急性期的应用存在争议。有人认为针刺疗法的最佳应用时间应是发病7天后,不主张急性期采用针刺疗法,这是因为急性期针刺可能导致面部血管痉挛、面部神经水肿加重,影响面瘫康复。但也有观点认为急性期取穴宜少,浅刺、弱刺激,用泻法,就不会加重病情,且在急性期适当运用针刺疗法对疾病治愈起着至关重要的作用,急性期针刺可控制炎症发展,减轻面神经缺血、水肿、变形,防止其发展到不可逆损害阶段。以上两种针刺时机的选择观点仅限于部分临床总结,缺乏多中心随机对照临床研究。笔者主张浅刺、弱刺激、不用电针的方案。

2. 恢复期及后遗症期协同治疗（7天之后） 恢复期及后遗症期西医治疗手段有限,此期继续口服神经营养药物（维生素B1、腺苷钴胺）,中医辨证论治协同使用中药穴位贴敷、针灸治疗、穴位注射等可促进早日康复。还可补充使用西医有限的康复手段,以提高临床疗效、缩短治愈时间、减少后遗症。

临床上约20%的患者遗留不同程度后遗症。在IFP后遗症期的治疗中,中药益气扶正、活血化瘀,可帮助机体恢复正气,驱邪外出,化痰祛瘀,通畅经络。在此期间可采用电针等强刺激手法治疗,电针可使针刺产生的得气感持久,加强作用的强度和增大作用的范围。

（四）症状协同

面肌痉挛或联合运动:以黄煌教授止痉散为基础方辨证加减治疗。症状明显者可同时加用卡马西平、加巴喷丁或氯硝西泮治疗,必要时可使用肉毒毒素肌内注射进行治疗。

五、中西医协同的预防与防复发建议

多数IFP患者预后良好。大部分患者在发病后2～4周开始恢复,3～4个月完全恢复。而面肌完全麻痹者,即使不接受任何治疗,仍有70%的患者在6个月后也可完全恢复。部分患者可遗留面肌瘫痪、面肌联合运动、面肌痉挛或"鳄鱼泪"现象。预防IFP,要注意以下几点。

（1）增强体质,可以提高抵抗疾病的能力,即中医学所说的"正气内存,邪不可干";年轻患者可选择有氧运动,如跑步、爬山登高、跳健身操等运动,年龄较大的患者可选择散步、打太极拳、做瑜伽等运动。

（2）合理饮食,规律作息。饮食上多食新鲜蔬菜水果,补充维生素,对增强体质、提高机体抗病能力有一定的帮助;有调查研究显示,面神经麻痹发生前,部分患者存在疲劳、睡眠不足、身体不适及精神紧张等情况,故患者在日常生活中要注意规律作息,避免疲劳。

（3）注意保持良好心情。心理因素也是引发面神经麻痹的重要因素,平时要注意保持良好的心情。

（4）夏季天气炎热,吹空调时避免长时间对着面部直吹,寒冷季节注意颜面及耳后部位保暖,同时避免头朝风口窗隙久坐或睡眠,以防发病或复发;IFP患者应注意天气变化,及时添加衣物,防止感冒。

（5）面神经麻痹只是一种症状或体征,临床上应注意寻找其他可能病因,如果能找出病因并及时进行处理,不仅可以治疗原发病,而且可以改善症状。特别是一些可能危及生命的神经系统疾病,如脊髓灰、白质炎或吉兰-巴雷综合征,如能早期诊断,则可以挽救生命。

六、总结与展望

从目前来看,临床医生使用西药结合中医辨证论治及针灸综合疗法,在IFP的不同时期都是可以获益的。这就体现了中西医协同的优势。但是目前因为该病西医病因的不确定性和多样性、西医评价该病客观指标的缺少以及中医治疗的个体化差异大等,中西医无法很好地通过一个点结合起来。所以明确该病的病因病机,找到更多的客观指标,以及规范化中医治疗对于该病至关重要。

第二节　多发性神经病

多发性神经病又称末梢神经炎或周围神经炎,是由多种原因引起的肢体远端多发性周围神经损害。临床表现主要以四肢远端对称性感觉、运动及自主神经功能障碍为特征,可表现为肢体远端麻木、蚁行感、针刺感等感觉异常,无力甚至肌萎缩,或皮肤干燥、汗多或无汗等异常。本病可发生在任何年龄段,无显著性别差异,发病率报道不一,与病因相关,如糖尿病性周围神经病可见于75%的糖尿病患者。为了更好地在临床推广中应用中西医协同在多发性神经病诊治中的成果,我们整理本节以供临床参考。

一、病理机制

（一）现代医学观点

1. 糖尿病性周围神经病　病因和发病机制尚未完全阐明,目前认为主要与高血糖、脂代谢紊乱以及胰岛素信号通路异常所导致的一系列病理生理变化相关,其中包括多元醇途径、糖酵解途径、己糖胺途径、晚期糖基化终末产物途径、Toll样受体4信号转导通路、氧化低密度脂蛋白受体1信号通路等,单独或共同作用导致细胞Na^+-K^+-ATP酶表达下调、内质网应激、线粒体功能障碍、DNA损伤、炎症信号增强及炎症因子水平升高。此外,胰岛素信号通路异常可引起神经营养信号缺失,抑制神经轴突生长,促进细胞凋亡。糖尿病微循环障碍可导致缺氧,从而引起神经元等细胞的损伤。最终导致神经元、神经胶质细胞、血管内皮细胞等发生不可逆性损伤,促使糖尿病周围神经病的发生。

2. 转甲状腺素蛋白淀粉样变性多发性神经病　又称转甲状腺素蛋白相关家族性淀粉样变性多发性神经病,是由编码转甲状腺素蛋白的TTR基因致病变异导致的一种罕见的常染色体显性遗传性、以周围神经损害为主的多系统疾病。本病以周围神经损害为主,同时累及多个系统,病情进展缓慢,从出现症状开始,患者平均生存期一般为6～12年。病理学检查可见转甲状腺素蛋白形成的淀粉样物质沉积在不同组织。基因检查可以发现

TTR 基因致病变异,我国患者是否存在热点变异尚不肯定。

3. 营养障碍性多发性神经病 病因为营养缺乏、慢性酒精中毒、妊娠、慢性胃肠道疾病及手术等引起的 B 族维生素缺乏,典型疾病是维生素 B1 缺乏引起的维生素 B1 缺乏病(脚气病)。有人认为维生素 B6 和泛酸缺乏也可导致周围神经变性代谢障碍性疾病,如糖尿病、尿毒症、血卟啉病等,也可继发营养障碍引起多发性神经病。

4. 药物性或中毒性多发性神经病 药物如异烟肼、磺胺类、苯妥英钠、长春新碱等,化学品如二硫化碳、有机磷农药、有机氯杀虫剂等,重金属如铅、汞、铊等,均可引起多发性神经病。

5. 自身免疫性多发性神经病 干燥综合征、类风湿关节炎、结节性多动脉炎、硬皮病、系统性红斑狼疮、吉兰-巴雷综合征等可引起。

6. 感染后多发性神经病 麻风、莱姆病、HIV 感染等可引起。

(二)中医学观点

多发性神经病属于现代医学疾病名,中医学中依据其不同临床症状命名各异,麻木者以"不仁""麻痹"命名,肢体痿软无力者属"痿证",历代医家多以"血痹"命名,又称"荣卫痹""皮痹""周痹""肌痹"等。

《素问·举痛论》指出,卫外不固、血脉空虚的基础上,风寒外邪客袭使血流不畅,肌肤不仁,是"血痹"发生的病机所在;金元李东垣认为"麻木""不仁"的基本病机为气虚血瘀;《医学正传》认为本病以气虚为本,风寒湿相夹杂为标。《丹溪心法·厥》中提到"手足麻者,属气虚;手足木者,有湿痰、死血"。

历代医家对本病病因病机的认识较为丰富,但以正虚邪实为多,正虚主要为营卫不足、气血两虚、脾肾不足,邪实以风寒、痰瘀、湿浊为主。

(三)中西医认知互通

中医学认为本病多由正气亏虚、外邪入侵、情志失调及药食不当等因素导致。正气亏虚,外邪乘虚而入,留注经络,使气血闭阻络脉。或阴损及阳,阳衰不能温煦,气虚不能帅血,寒凝血瘀,络脉不畅。或痰浊瘀血,留于经隧,机体营卫气运行不利,发为本病。现代医学认为本病的病因主要包括中毒、感染、自身免疫性疾病、变态反应、代谢及营养障碍等。其病理改变主要是周围神经轴突变性、神经元变性、节段性脱髓鞘病变,自远端逐渐向近端发展为逆死性神经病。

中医学认为本病病位在经络,而在现代研究中,神经传导研究与经络理论有密不可分的关系。经络理论的电生理研究认为经络的实质以神经系统为基础,围绕"感受器—传入神经—中枢—传出神经—效应器"途径展开。诸多研究表明,经络的感传与神经纤维传导系统密切相关,通过刺激腧穴,周围神经系统上传的刺激信号,引起中枢神经系统组织代谢变化,从而发挥相应的效应。这些均表明神经传导系统在经络循行中起着重要的作用。

已有多项研究显示针灸对多发性神经病有疗效,但是其具体作用机制还未阐明。现有的关于中医药治疗多发性神经病的研究大多以临床疗效观察研究为主。对于周围神经损伤,有许多关于中药治疗的研究,有研究显示中药在改善行为学表现、恢复肌纤维弹性、恢复神经纤维结构、提高神经纤维传导速度、促进施万细胞增殖、改善神经元存活情况、促进神经营养因子分泌以及通过相关基因调控促进神经再生方面都有作用。

二、西医诊断与治疗

（一）西医诊断

（1）西医诊断本病主要依据末梢型感觉障碍、下运动神经元性瘫痪以及自主神经功能障碍等临床特点。神经传导速度测定可早期诊断亚临床病例，明确轴索与脱髓鞘病变。纯感觉或纯运动性轴索性多发性神经病提示为神经元病。

（2）明确病因是病因治疗的关键。可根据病史、病程、特殊症状及相关实验室检查综合分析判定。

①药物性多发性神经病：呋喃类药物（如呋喃妥因）和异烟肼常引起。呋喃类药物可引起感觉、运动及自主神经受损，疼痛明显。长期服用异烟肼因可干扰维生素 B6 的代谢而致病，临床常见双下肢远端感觉减退或异常，合用维生素 B6（剂量为异烟肼的 1/10）可以预防。

②中毒性多发性神经病：如群体发生多发性神经病，则应考虑重金属或化学品中毒，如通过检测尿、头发、指甲等的砷含量可以确诊砷中毒。

③糖尿病性周围神经病：表现为感觉、运动、自主神经或混合性功能障碍，临床中混合性功能障碍最多见，感觉障碍较重，损害小的感觉纤维时以疼痛为主，大的感觉纤维受损可引起感觉性共济失调，甚至可发生无痛性溃疡以及神经源性骨关节病。某些病例以自主神经病变为主。

④尿毒症性多发性神经病：约占透析患者的 50％，其典型症状与远端轴索病相同，初期表现多为感觉障碍，下肢感觉障碍较上肢出现得早且严重，一般透析后可减轻。

⑤营养障碍性多发性神经病：见于慢性酒精中毒、慢性胃肠道疾病、妊娠以及手术后等情况。

⑥肿瘤性多发性神经病：肿瘤对周围神经的损害多由局部压迫或浸润造成。多发性神经病也见于副肿瘤综合征和 POEMS 综合征（多发性神经病、脏器肿大、内分泌病变、M 蛋白增高及皮肤损害）。

⑦感染后多发性神经病：白喉感染所致的多发性神经病是白喉外毒素作用于血-神经屏障较差的后根神经节和脊神经根，引起的局部炎症反应，多见于病后 8～12 周，常为感觉运动性，一般数天或数周可恢复。麻风性多发性神经病潜伏期较长，起病缓慢，可发现周围神经增粗并可触及，甚至可发生大疱、溃烂和指骨坏死等营养障碍。

⑧遗传性多发性神经病：起病隐匿，慢性进展，有家族史。

（二）西医治疗

1. 病因治疗

（1）药物引起者一般应立即停药，若异烟肼中毒需继续用药治疗，可合用较大剂量维生素 B6。重金属或化学品中毒引起者应立即脱离中毒环境，同时大量补液、利尿、排汗和通便等以促进毒物排出。砷中毒引起者可肌内注射二巯基丙醇（BAL）3 mg/kg。铅中毒引起者可用二巯丁二酸钠，每天 1 g，加入 5％葡萄糖液 500 mL 中静脉滴注，5～7 天为 1 个疗程，可重复 2～3 个疗程；亦可用依地酸钙钠，每天 1 g，稀释后静脉滴注，3～4 天为 1 个疗程，停用 2～4 天后重复应用，一般用 3～4 个疗程。

（2）营养障碍性多发性神经病患者应治疗原发病,如有糖尿病者应控制血糖,尿毒症者应行血液透析和肾移植,黏液性水肿者应使用甲状腺素等。

（3）麻风性多发性神经病患者可以用砜类药;肿瘤性多发性神经病患者行手术切除病灶;胶原病性疾病如系统性红斑狼疮、硬皮病、类风湿关节炎引起者,以及血清注射或疫苗接种后发生的神经病变可以使用皮质类固醇进行治疗。

2. 对症治疗　急性期应卧床休息,特别是维生素 B1 缺乏和白喉性多发性神经病累及心肌时继续运动风险很高,可以应用大剂量 B 族维生素、神经生长因子等对症治疗;疼痛者可用镇痛药物;还可选用抗惊厥药物,如卡马西平、加巴喷丁、奥卡西平,以及抗抑郁药物,如阿米替林、度洛西汀等。恢复期可用针灸、物理治疗及康复治疗等。重症患者加强护理,四肢瘫痪者需要定时翻身、保持肢体处于功能位,手足下垂者应注意使用夹板和支架以防瘫痪肢体发生挛缩和畸形。

（三）西医诊疗优势与特色

西医治疗本病以病因治疗为主,同时应用神经营养药物和免疫疗法,这对于病因明确的多发性神经病有很好的疗效,但是临床中也有一些多发性神经病并不能找到明确的病因,甚至部分为遗传性周围神经疾病,西医对这部分多发性神经病的治疗手段有限,且在该病的恢复期及后遗症期,西医治疗并没有很好的方法,这时就需要中医的介入。

三、中医诊断与治疗

（一）中医诊断

（1）肢体疼痛、麻木不仁、感觉异常,或肢体软弱无力、肌萎缩等,甚至步态不稳、瘫痪等。

（2）可伴有皮肤干燥、菲薄,大便秘结、小便困难等。

具备以上临床表现者,可诊断本病。

（二）中医治疗

1. 辨证论治

（1）湿热浸淫,气血不运。

证候表现:身热困重,四肢痿软,麻木不仁,或有腕、足坠垂,苔黄腻,脉濡数。

治法:清热利湿,调营通络。

代表方:三仁汤合二妙散。

药物组成:杏仁、白豆蔻、薏苡仁、半夏、厚朴、通草、滑石（包煎）、淡竹叶、黄柏、苍术。

（2）寒湿侵袭,闭阻气血。

证候表现:肢体麻木疼痛,肢冷困重,舌质淡,苔白,脉濡或缓。

治法:散寒除湿,行气活血。

代表方:麻黄附子细辛汤。

药物组成:麻黄、附子、细辛。

（3）脾胃亏虚,精微不运。

证候表现:神疲乏力,纳呆气短,面浮而色不华,痿软无力,肢体麻木,舌质淡,苔薄,脉细。

治法:益气健脾,荣肌通络。

代表方:补中益气汤加减。

药物组成:黄芪、党参、白术、当归、升麻、柴胡、陈皮、炙甘草。

(4)肝肾阴虚,虚火内灼。

证候表现:眩晕耳鸣,腰酸肢麻,口干舌燥,舌质绛,少苔,脉细数。

治法:滋补肝肾,养阴通络。

代表方:虎潜丸。

药物组成:黄柏、龟板、知母、熟地、白芍、干姜、锁阳、狗骨、陈皮。

(5)气血两虚,痰瘀阻络。

证候表现:肢体无力或麻木,神疲乏力,面色无华,舌质黯淡,苔浊腻,脉细涩。

治法:益气活血,涤痰通络。

代表方:黄芪桂枝五物汤。

药物组成:黄芪、桂枝、白芍、生姜、大枣。

(6)肾气不足,精血亏虚。

证候表现:肢体痿弱无力,腰膝酸软,小便不利或反多,舌质淡,脉沉细弱。

治法:补益肾气,温养气血。

代表方:金匮肾气丸加减。

药物组成:熟地、山药、山茱萸、茯苓、泽泻、牡丹皮、肉桂、附子。

2. 针灸　常用穴位:血海、阳陵泉、足三里、三阴交、解溪、八风、膈俞、胃脘下俞、肝俞、脾俞、肾俞、太溪、肩髎、肩髃、曲池、外关、合谷、丰隆、昆仑、太冲、阿是。

(三)中医诊疗优势与特色

对于多发性神经病,中医通过整体审查、辨证论治、三因制宜而治之,针对性和准确性较好,优势独特,近年来广受关注。中医主要通过调治脾胃、益气活血、化瘀通络等进行辨证治疗,其方法有服用汤剂、针灸、药物熏洗、穴位贴敷、放血等,具有疗效显著、经济安全、防治结合等优点,可有效减缓疾病的发生、发展,改善预后,已成为临床研究的热点。中医药在防治多发性神经病方面虽然有一定优势,但仍存在一些不足。一是临床辨证各家经验不一,证型多样,尚缺乏统一的辨证依据及诊治思路,缺乏大样本的临床研究。二是目前中医药治疗多发性神经病的研究多集中于临床观察、具体疗法、选方上,而实验研究及治疗机制的研究较为缺乏,今后应结合中医病因、病机、病证,着手建立多发性神经病动物模型,加强观测,以验证治疗效果,揭示其病理生理机制。三是新型中成药研制不足。多发性神经病具有治疗周期长、易复发的特点,目前临床上有关中药复方甚少,且患者难以坚持应用汤剂、针灸等疗法。因此,在保持临床疗效的前提下,筛选有确切疗效的中成药,改善剂型以便于服用,增加给药途径以提高疗效是目前亟待解决的又一问题。

因此,今后在多发性神经病的治疗上仍需深入研究,逐渐构建中医药内外治法相结合的系统体系,完善并规范诊疗标准,明确作用机制,筛选有效的治疗药物,充分发挥中医药诊疗特色与优势,扩大中医药临床应用范围。

四、中西医协同治疗

(一)中西医协同治疗思路

多发性神经病病因复杂,基本涵盖神经科所有定性诊断,其病因的复杂性决定了其临床诊疗难度大,对于一些免疫相关的多发性神经病,西医治疗效果肯定,中医协同治疗的靶点在于减轻其他临床症状如麻木疼痛、肢体无力或肌萎缩,减少药物不良反应等;对于已有明确原因,西医治疗效果差的多发性神经病,中医辨证治疗、针灸治疗等可以提高临床疗效;对于一些慢性中毒、遗传性多发性神经病,西医暂无治疗办法,中医干预治疗可以明显改善部分症状,是协同的重点和主要目的。

(二)全病程协同

多发性神经病病因众多,感染、代谢、中毒、营养障碍等原因明确的多发性神经病的西医治疗多以基础病治疗为主;对于抗结核药物中毒引起的多发性神经病给予维生素 B6 口服,感染后多发性神经病给予针对性抗感染治疗,缺乏维生素 B12 引起的多发性神经病应积极补充维生素 B12,尿毒症性多发性神经病给予透析治疗等针对性治疗效果满意。但对于有些慢性病程、神经损伤严重、原因不明或特殊毒物中毒、遗传等原因所致的多发性神经病,西医治疗效果差,在此类患者的治疗过程中,中医治疗手段应全程应用。

(三)阶段协同

1. 急性期协同治疗 急性期(起病 1~2 周)可根据不同病因先选择病因治疗,如先用降糖药控制血糖;感染后、变态反应性或有机磷农药中毒性多发性神经病可以使用糖皮质激素,如泼尼松每天 30~60 mg,使用 7~14 天;因中毒引起的多发性神经病患者应远离中毒源,并根据中毒毒物治疗。可用维生素 B1、维生素 B12、弥可保(辅酶 B12)等营养神经,对于出现症状的部位可给予短波透热、红外线照射等。此期中医辨治证型多为湿热、寒湿或阴虚内热,可辨证选用相关方剂治疗。

2. 巩固期和维持期协同治疗 巩固期和维持期可继续予以维生素 B1、维生素 B12 营养神经治疗,同时实施局部推拿,进行针灸及配合康复训练等治疗,促进肢体功能的恢复,预防失用性肌萎缩和关节挛缩的发生。此期脾胃亏虚、肝肾亏虚多见,临床可辨证选用相关方剂治疗,但因久病入络,应注意加用相关活血通络虫类药物。

(四)症状协同

1. 疼痛 寒凝为主者合乌头汤,阳虚寒凝者用桂枝附子汤。

2. 肢体痉挛 加木瓜舒筋活络或加芍药甘草汤。

3. 麻木不仁 酌加乌梢蛇、全蝎、蜈蚣、白花蛇等。

4. 肌萎缩 气血不足者合十全大补汤,肾精亏虚者加益精填髓类药物。

五、中西医协同的预防与防复发建议

对于糖尿病、感染、肿瘤、免疫系统疾病患者,在治疗原发病的同时,一定要注意适当运动,防止多发性神经病的发生、发展。此外,对于这些患者,还要适当补充 B 族维生素来营养神经,预防多发性神经病的发生。

（1）注重平时的运动,加强锻炼,提高自身神经系统的防护功能。

（2）饮食要营养均衡,尤其要多补充 B 族维生素来预防多发性神经病。

（3）患有糖尿病、慢性消化系统疾病、肾病等疾病的患者,要注意控制血糖,积极治疗原发病,注意护理。

（4）尽量避免服用容易引起多发性神经病的药物,如异烟肼、呋喃类药物等,如难以规避,注意密切关注相关不良反应,可补充维生素。服用这些药物时若出现手足麻木、疼痛等症状,应该及时停药,并早期给予大剂量 B 族维生素。

（5）避免接触能引起多发性神经病的化学物品,如有机磷农药、重金属铅和笑气等。

六、总结与展望

对于多发性神经病,在治疗方面,西医多采用病因治疗、营养神经治疗和对症治疗,但临床上部分患者病因难以明确,单用西医治疗效果甚微,而中医辨证论治、针灸、推拿等对多发性神经病患者的肢体疼痛、发凉、麻木等都有较好疗效。中西医协同,相辅相成,临床上会取得更好的效果。在研究方面,多发性神经病因病因不同而导致的表现和转归不同,尚缺乏大规模流行病学调查或高质量的随机双盲对照临床研究。对该病进行病因分类,细化研究其致病分子病理机制,寻找其治疗靶点,这些可能是该病今后重要的研究方向。

第三节　三叉神经痛

三叉神经痛是以面部三叉神经分布区内反复发作的、短暂的阵发性剧痛为主要表现的常见脑神经疾病,患病率为 0.03‰～0.3‰,年发病率为(4～13)/100000。它在女性中更常见,男女比为 1：(1.5～1.7)。该病可以发生于任何年龄人群,包括儿童,但平均发病年龄超过 50 岁,多发生于中老年人。该病的特点是在头面部三叉神经分布区内,出现骤发骤停、闪电样、刀割样、烧灼样、难以忍受的剧烈性疼痛,也称痛性抽搐。说话、洗脸、刷牙、咀嚼、吞咽等均可诱发,疼痛呈周期性发作,发作前无先兆,发作间歇期与正常人一样。为了更好地在临床推广中应用中西医协同在三叉神经痛诊治中的成果,我们整理本节以供临床参考。

一、病理机制

（一）现代医学观点

1. 周围神经病变假说　近年来许多研究表明三叉神经痛的病变发生于周围神经,病理基础为三叉神经脱髓鞘,脱髓鞘的轴突与邻近无髓鞘轴突发生"短路",轻微刺激即可通过"短路"传入中枢,中枢传出的冲动又可通过"短路"再次传入中枢,这些冲动迅速达到一定总和时引起疼痛的发生和加剧。周围神经病变假说又可细分为血管压迫学说、三叉神经骨性压迫学说、三叉神经节点燃效应学说。

2. 中枢神经系统病变学说　中枢神经系统病变学说认为三叉神经痛源于三叉神经脊束核病变、脑干或大脑皮质的损伤。

3. 免疫学说　研究表明,包括三叉神经痛在内的一些神经病理性疼痛患者的白细胞总数下降,中性粒细胞、淋巴细胞和单核细胞均受到不同程度的抑制,体液免疫有显著变化,细胞免疫受到不同程度的抑制。而神经内的巨噬细胞、肥大细胞以及血管内皮细胞参与了三叉神经的脱髓鞘改变。三叉神经痛患者的血浆蛋白质组与生化参数包括降钙素基因相关肽(CGRP)、一氧化氮(NO)、氨基酸和维生素 D 的含量均发生了一定变化。

4. 神经肽学说　三叉神经系统内含有多种与疼痛相关的神经肽。有研究表明,P 物质(SP)与神经损伤引起的持续性疼痛相关。近期研究表明,三叉神经痛发作时,SP 和 CGRP 的含量升高,单胺类递质活性降低,嘌呤、内源性阿片肽系统功能失调。在治疗三叉神经痛时应减少至耗竭 SP 和 CGRP,通过阻断 SP 和 CGRP 与相应受体的结合,升高单胺类递质含量来恢复嘌呤、内源性阿片系统的功能。

5. 离子通道学说　离子通道包括电压门控钠离子通道与钙离子通道等。电压门控钠离子通道是一类分子量大的跨膜转运蛋白,能够使钠离子选择性通过,与可兴奋细胞表面动作电位的发生和传递密切相关,并且通过控制传入神经的放电在痛觉发生、发展中起着重要作用。钠离子通道参与疼痛的传导以及慢性神经性疼痛的形成。伤害或疾病会使周围神经发生轴突病变和脱髓鞘,这些神经通路的改变反过来会使受损神经元及其周围未受损神经元的细胞膜变形,进而导致兴奋性增加。这在很大程度上是由钠离子通道亚型的异常表达或钠离子通道的门控特性发生改变所致。在过度兴奋的神经元中,细胞膜的反应性增强,动作电位的发放频率改变,最终产生疼痛信号。除了钠离子通道以外,细胞内的钙离子在信号转导中也发挥着重要作用。有研究发现,细胞通过细胞膜表面的钙泵和钠钙交换体(NCX)精确地控制细胞内钙离子浓度。相关电生理研究表明,钙离子的跨膜转运与神经元去极化密切相关,进而影响疼痛反应的发生与发展。

(二)中医学观点

三叉神经痛在中医古籍中没有完全与之对应的病名。根据其临床症状,可将其归属于中医学“面痛”“颌痛”“口齿痛”“颊痛”“面游风”和“头风”等范畴。

中医学认为面痛的病因病机分为外感致病、内伤致病两个方面。外感致病病因又以风邪、火邪为多见。因外感风寒或外感风热之邪,侵袭面部的三阳经络,导致局部血脉闭塞不通、三阳经络气机运行受阻,不通则痛。内伤致病病因以肝胆风火上炎、胃火炽盛上冲为多见。多因肝气郁结,胆气郁阻,导致气郁化火,肝胆风火上炎,攻冲头面而作疼痛,或嗜食牛羊鱼虾,辛辣肥甘厚味,导致脾胃运化不能,痰湿不化造成热积,胃火炽盛循经上冲而发疼痛。病久不愈,络脉空虚,瘀血内阻,蕴结成毒,或因气滞血亏,导致面部三阳经络瘀阻而发为面痛,反复发作,属于中医学中的“不荣则痛”。

由上可知,“内因是变化的根据,外因是变化的条件”。头为诸阳之会、清阳之府,手三阳经脉、足三阳经脉、五脏六腑气血汇聚于头面部,发病时多因面部的三阳经络正气耗伤,感受外邪,闭阻经络是面痛的主要病因病机。初起多为实证,疼痛难忍,病久致虚实夹杂,从而出现反复发作,缠绵难愈。

(三)中西医认知互通

三叉神经痛病性多属实证、热证,与脏腑、经络功能失调有关。本病的病因可为外因及内因,外因为风寒、风热等外袭阳络,导致头面部局部络脉闭阻不通,不通则痛;内因为肝胆郁热、胃火炽盛,循经上扰,闭阻阳经,出现疼痛;或久病不愈,反复发作,因实致瘀、致虚,虚实夹杂,疼痛缠绵难愈,不荣则痛。气血运行不畅所致的疼痛与现代医学中的血管压迫学说、三叉神经骨性压迫学说不谋而合,虚火上炎导致的疼痛与三叉神经节点燃效应学说相关。

三叉神经痛中西医协同研究很少,更多的是关于三叉神经痛临床疗效的研究。有研究显示,通窍活血汤辅助针刺治疗三叉神经痛可减轻氧化应激损伤,调节神经生长因子(NGF)、同型半胱氨酸(HCY)、过氧化物酶体增殖物激活受体 γ 辅助激活因子 1α(PGC-1α)的表达水平,改善咀嚼肌肌电情况。因为现代医学尚未阐明该疾病的确切发病机制及病理变化,所以鲜有关于三叉神经痛中医病因病机的研究。组学研究可为观察中医药治疗后机体内的变化提供帮助,从而更好地阐明中医药的作用机制。

二、西医诊断和治疗

(一)西医诊断

三叉神经痛的西医诊断标准如下。

①符合②和③标准的单侧面痛至少发作 3 次。②疼痛出现在三叉神经 1 个或多个分支分布范围内,无三叉神经分布区域外的放射痛。③疼痛符合下列 4 项中的至少 3 项:a. 阵发性、反复发作,持续时间为瞬间到 2 min 不等;b. 疼痛具有一定的严重程度;c. 疼痛为放射性的触电样痛或尖锐刺痛;d. 患侧面部可因轻微触碰等非伤害性刺激引发疼痛。④除血管压迫因素以外,没有显著临床证据表明有神经系统损害。⑤不能用《国际头痛分类(第 3 版)》中的其他诊断更好地解释。

(二)西医治疗

对于继发性三叉神经痛,应针对病因进行治疗;原发性三叉神经痛以药物治疗为主,药物治疗无效时可用神经阻滞治疗和手术治疗。

1. 药物治疗

(1)抗癫痫药:

①卡马西平:首选药。开始时每次 100 mg,1~2 次/天。如不能止痛,则每天增加 100 mg,直到能控制疼痛为止,但不能超过最大剂量(1200 mg/d),然后剂量逐渐减小至最低有效剂量,一般为 300~800 mg/d。当疼痛完全控制达 4 周时,可逐渐减少药量至维持剂量,甚至停药。初发疼痛时疗程最短者 1 周,长者 2~3 个月。长期服用卡马西平后效果会逐渐减弱甚至消失。建议不要空腹用药。用药期间定期(每 3 个月)监测血常规、肝功能、血清钠浓度和血药浓度。房室传导阻滞、血清铁严重异常、骨髓抑制或严重肝功能异常者禁用。酒精中毒、糖尿病、青光眼、伴有肝肾疾病者慎用。

②奥卡西平:次选药,当患者使用卡马西平可以缓解疼痛,但不良反应较大时可以选用奥卡西平。但奥卡西平的治疗效果劣于卡马西平。开始时每次 150 mg,2~3 次/天。若不能止痛,可逐渐增加药量至能控制疼痛为止,最大剂量为 2400 mg/d。一般为 600~1800 mg/d。用药期间定期监测血常规、肝功能和血清钠浓度。此药可以空腹服用或与食物同时服用,不需要监测血药浓度。房室传导阻滞、严重肝功能异常者禁用。

③苯妥英钠:当患者对卡马西平过敏或不能耐受其不良反应时,可使用苯妥英钠。但

是仅有25%～60%的患者能够获得满意效果。可以单独使用或与卡马西平联合应用。注意,在治疗原发性三叉神经痛时本药物有效浓度与中毒浓度接近,一般剂量为每次50～100 mg,2～3次/天;极量为每次300 mg,600 mg/d。需要注意,对乙酰脲类药物过敏、阿-斯综合征、Ⅱ～Ⅲ度房室传导阻滞、窦性心动过缓、心功能不全者和孕妇禁用,嗜酒、贫血、心血管病、糖尿病、肝肾功能或甲状腺功能异常者慎用。

④加巴喷丁:应用卡马西平和奥卡西平后不良反应明显者建议使用。该药对疼痛性麻木和带状疱疹后神经痛的疗效较好。起始剂量为睡前服用300 mg。以后每天增加300 mg至止痛剂量,用量可达每天3600 mg(分3次服用)。已知对该药中任一成分过敏者、急性胰腺炎者禁用。

⑤普瑞巴林:卡马西平和奥卡西平无效时建议使用。适用于神经病理性疼痛及带状疱疹后神经痛患者。起始剂量可为每次75 mg,2次/天(或者每次50 mg,3次/天)。药物剂量可在1周内根据疗效及耐受性增加至每次150 mg,2次/天。推荐剂量为每次75～150 mg,2次/天(或者每次50～100 mg,3次/天)。可与食物同时服用,也可单独服用。对普瑞巴林或该药中任一成分过敏的患者禁用。

(2)苯二氮䓬类镇静解痉药物:

①氯硝西泮:推荐在以上药物无效或患者有明显焦虑情绪时使用。初始剂量为1 mg/d,2～4周内逐渐增加至4～8 mg/d,分3～4次服用。维持剂量一般为4～6 mg/d。青光眼患者禁用,呼吸道疾病,肝、肾功能不全者慎用。

②巴氯芬:初始剂量为每次5 mg,3次/天,逐渐增加至所需剂量。常用剂量为30～75 mg/d,根据病情可达100～120 mg/d。对巴氯芬过敏者,癫痫、帕金森病、风湿性疾病引起的骨骼肌痉挛患者及妊娠前3个月女性禁用。消化性溃疡者,肝、肾功能不全者及哺乳期女性慎用。

(3)神经营养剂:

①B族维生素:推荐。维生素B1片、维生素B12片或复合B族维生素片,口服,1片/次,3次/天。维生素B1注射液100 mg、维生素B12注射液1 mg,或复合B族维生素注射液100 mg,肌内注射,1次/天,连续10次。

②甲钴胺:强烈推荐。甲钴胺片:口服,每次0.5 mg,3次/天。甲钴胺注射液:肌内注射,每次0.5 mg,隔天1次,连续10次。可按年龄、症状酌情增减。

③谷维素:适用于伴有自主神经功能失调及各种神经官能症等患者。口服,每次10～30 mg,3次/天。

2. 神经阻滞治疗 适用于药物治疗无效或有明显副作用、拒绝手术治疗及不适合手术治疗者。治疗方法是取无水酒精或其他化学药物(如维生素B12、硫酸镁等)直接注入三叉神经分支或半月神经节内,使之发生凝固性坏死,阻断神经传导,可使局部感觉丧失而获止痛效果。该方法的优点是方便、不良反应较少,但复发率高。

(1)维生素B12:每个部位每次0.5～1 mg,按照1:1的体积比加入1%～2%盐酸利多卡因注射液。按照局部麻醉药物注射方法进行注射,每次注射3个部位,2～3次/周,一个疗程5～7次。

(2)25%硫酸镁:每个部位每次0.5～1 mL,按照1:2的体积比加入1%～2%盐酸利多卡因注射液,总量不超过每次3 mL。按照局部麻醉药物注射方法进行注射,每次注射2

～3个部位,1次/周,直至疼痛缓解。

3. 物理治疗 对于三叉神经痛的治疗,可以配合使用物理治疗仪,但疗效尚待大样本研究证实,常用仪器有五官超短波治疗仪、中频脉冲电治疗仪、低频磁疗仪、低功率氦氖激光治疗仪。使用时需注意,有心脏起搏器者及高热、恶性肿瘤患者禁用,治疗部位应保持干燥,无金属植入物。

4. 手术治疗 适用于药物和神经阻滞治疗无效者。对血管压迫所致三叉神经痛效果较好。手术治疗可能失败,易复发,可伴有并发症。最常用的手术方法为微血管减压术。

(三)西医诊疗优势与特色

西医诊治三叉神经痛的优势在于疗效明确。对于大多数患者来说,服用药物可以改善症状。目前针对原发性三叉神经痛还缺乏绝对有效的治疗方法,西医诊疗原则是以止痛为目的,药物长期服用的毒副作用大,且机体易产生耐药性。神经损毁类手术尽管可以解决疼痛问题,但因副作用问题而在临床中被限制使用。微血管减压术在难治性三叉神经痛治疗中的地位逐渐升高,但面临着技术门槛高、手术风险高及费用高等问题,有些问题仍需要临床研究明确。

三、中医诊断和治疗

(一)中医诊断

面部疼痛突然发作,呈闪电样、刀割样、针刺样剧烈疼痛,持续数秒至数分钟;发作次数不定,间歇期完全正常,痛时甚至出现面部肌肉抽搐,伴或不伴面部潮红、流泪、流涎、流涕等;常可因说话、刷牙、洗脸、吞咽、冷刺激及情绪变化等诱发。

(二)中医治疗

1. 辨证论治

(1)风寒袭表。

证候表现:电击样疼痛,有拘急收紧感,伴恶风畏寒,遇冷时加重,口不渴。苔薄白,脉浮紧。

治法:疏散风寒,温经止痛。

代表方:川芎茶调散加减。

药物组成:川芎、附子(先煎)、白芷、防风、羌活、荆芥、细辛、藁本。

(2)风热袭表。

证候表现:火烧样或电击样疼痛,发热或恶风,面红目赤,口渴喜饮,或便秘,小便赤。舌尖红,苔薄黄,脉浮数。

治法:疏风清热,活络止痛。

代表方:芎芷石膏汤加减。

药物组成:川芎、白芷、石膏、菊花、荆芥、连翘、栀子、玄参、丹参、地龙。

(3)胃火上攻。

证候表现:阵发性剧痛,有烧灼感,饮食不节时易诱发疼痛,面红目赤,齿龈红肿,口渴喜饮,口干口臭,大便干结。苔黄厚而燥,脉滑数。

治法:清胃凉血,滋阴泻火。

代表方:清胃散合玉女煎加减。

药物组成:石膏、知母、黄芩、黄连、牡丹皮、麦冬、生地、牛膝、丹参、地龙、大黄、生甘草。

（4）肝火上炎。

证候表现:阵发性剧痛,生气或发怒时疼痛发作或加重,面红目赤,心烦易怒,口苦,胸胁胀痛,性情乖戾,刚暴喜怒。舌红苔黄,脉弦或弦数。

治法:清肝泻火,清利湿热。

代表方:龙胆泻肝汤加减。

药物组成:龙胆草、北柴胡、黄芩、栀子、车前子、泽泻、当归、生地、炙甘草、地龙、丹参。

（5）气滞血瘀。

证候表现:反复发作的阵发性剧痛,疼痛呈锥刺样或刀割样,拒按,胸胁闷胀,皮肤粗糙,便秘溲赤,女性月经色暗有血块,经行腹痛。舌暗红,或有瘀点、瘀斑,苔黄,脉弦数。

治法:活血化瘀,通络止痛。

代表方:血府逐瘀汤加减。

药物组成:桃仁、红花、当归、生地、川牛膝、川芎、桔梗、赤芍、枳壳、柴胡、炙甘草、地龙、丹参。

（6）风痰阻络。

证候表现:疼痛或麻木,有肿胀感,头重昏蒙,胸膈满闷,呕吐痰涎,形体肥胖。舌体胖大,苔白腻,脉弦滑。

治法:健脾祛湿,化痰熄风。

代表方:半夏白术天麻汤加减。

药物组成:半夏、天麻、茯苓、橘红、白术、苍术、厚朴、甘草。

（7）气血亏虚。

证候表现:疼痛为隐痛,有空痛感,起身后疼痛加重,平卧后减轻。多在久病或劳伤后出现,面色苍白,头晕,乏力,气短懒言,腰膝酸软,饮食减少。舌质淡,苔白,脉细数。

治法:补益气血,活络止痛。

代表方:八珍汤加减。

药物组成:人参、白术、茯苓、炙甘草、生地、川芎、当归、赤芍。

（8）阴虚阳亢。

证候表现:疼痛为胀痛,可伴有面肌抽搐或麻木。面部烘热,心烦易怒,头晕目眩,耳鸣,咽干,失眠多梦,腰膝酸软。舌红,少苔,脉弦细而数。

治法:镇肝熄风,滋阴潜阳。

代表方:镇肝熄风汤加减。

药物组成:怀牛膝、生赭石、生龟甲、杭芍、生龙骨、生牡蛎、天冬、川楝子、麦芽、茵陈、甘草。

2. 针刺治疗

（1）根据三叉神经分支配穴。

①第Ⅰ支:太阳、攒竹、阳白、鱼腰。

②第Ⅱ支:下关、四白、迎香、听会、颧髎。

③第Ⅲ支：地仓、颊车、夹承浆、翳风、大迎等。

（2）辨证分型配穴。

①风寒袭表：风池、列缺、合谷。

②风热袭表：风池、曲池。

③胃火上攻：内庭、足三里、合谷。

④肝火上炎：太冲、太溪、风池。

⑤气滞血瘀：膈俞、内关、太冲、合谷。

⑥风痰阻络：足三里、丰隆。

⑦气血亏虚：气海、足三里。

⑧阴虚阳亢：复溜、太溪。

（三）中医诊疗优势与特色

中医药治疗三叉神经痛的优势在于不是通过抑制、阻滞、毁坏神经，使三叉神经失去正常的生理功能而暂时止痛，而是根据"不通则痛，不荣则痛"的中医理论，用标本兼治的医治法则，营养、疏通面部经脉，使三叉神经恢复正常的生理功能，实现长期止痛。但目前没有一个标准化的治疗方剂，而且中药起效缓慢，不能很快减轻面部疼痛，发作期中医药治疗效果差。针刺治疗有一定优势。压迫性病变所致三叉神经痛则需要外科治疗。

四、中西医协同治疗

（一）中西医协同治疗思路

三叉神经痛分原发性和继发性，继发性三叉神经痛特别是各种压迫性病变所致者需神经外科协助治疗，颅内感染、脱髓鞘病变及原发性三叉神经痛患者以神经内科治疗为主，部分保守治疗无效者需疼痛科或神经外科干预治疗。内科保守治疗的重点在于减轻疼痛程度和降低发作频率，减少患者痛苦，协同使用中医药辨证治疗及针灸等治疗手段在减轻疼痛程度和降低发作频率上有优势。

（二）全病程协同

三叉神经痛属于发作性疾病，疼痛呈发作性，患者发作频率及疼痛程度差异较大。对于发作频率低、疼痛程度轻的患者，可进行中医全程治疗，重点在于调理患者中医体质，改善内环境，调节情绪及免疫状态，发作期中医药的止痛效果有限，而针刺治疗在控制神经痛方面有优势，药物治疗无效或不能耐受药物的患者可以依据具体情况采用神经阻滞治疗、物理治疗、手术治疗等，须动态调整治疗策略。

（三）阶段协同

1. 发作期协同　在疼痛急性发作时，应以止痛为首要目的。首选西药治疗，可应用卡马西平等抗癫痫药，以及巴氯芬、阿米替林等药物，针刺治疗在发作期较中药治疗效果明显，可以联用西药治疗。

2. 间歇期协同　在疼痛发作间歇期，西医治疗通过调节神经系统、抑制神经兴奋来减少疼痛发作。常采用西药联合中医辨证论治调理体质，再辅以针刺治疗。针刺时以局部选穴为主，根据病变属支循经选穴，同时适当配合远端选穴，采用平补平泻手法，强度适中。

（四）特殊人群协同治疗建议

1. 妊娠期三叉神经痛　对于妊娠期发生三叉神经痛的患者,因西药大多对胎儿有害,建议采用局部按摩、针灸等中医治疗方法,再配合应用一些神经营养剂进行治疗。

2. 儿童三叉神经痛　对于三叉神经痛患儿,首选卡马西平,若不良反应较大,则改为奥卡西平。对于 4 岁及 4 岁以下儿童,推荐开始剂量为每天 20～60 mg;对于超过 4 岁的儿童,推荐开始剂量为每天 100 mg,可再配合应用神经营养剂及中医治疗方法。

五、中西医协同的预防与防复发建议

为了预防三叉神经痛的发生和减少其发作,需要积极对患者进行预防保健措施宣教。首先,要树立治疗疾病的信心及战胜疾病的决心,正确面对各种压力,少着急、少生气,切忌情绪冲动、发怒或抑郁。学习自我放松方法,努力保持心情舒畅平和。其次,要养成良好的饮食习惯。饮食讲究三要二忌一宜。三要:要饮食规律,要营养丰富,要容易消化;二忌:忌刺激性食物,忌烟、酒;一宜:宜清淡。再次,要注意日常生活细节,包括:①采取健康规律的生活方式,保持正常作息和睡眠,避免熬夜和过度劳累。②注意头面颈部保暖,避免风吹日晒。③洗脸、刷牙、理发等时要用温水,动作轻柔。④早晚刷牙、饭后漱口,保持良好口腔卫生。⑤积极治疗已有的系统性疾病,尤其要保持血压稳定。⑥适当参加体育锻炼,增强个人抗病能力。⑦听音乐、看报纸、读幽默故事等以分散注意力。⑧适度娱乐,培养兴趣爱好。最后,要加强自我保健,如采用梳头、头面部及手足部穴位按摩等方法,可以起到有效缓解疼痛的作用。

六、总结与展望

原发性三叉神经痛的发病机制尚不十分清楚,西医对该病的治疗主要是止痛治疗、解除血管痉挛或压迫、抑制神经兴奋性。中医药在治疗三叉神经痛方面也取得了一定效果,但具体机制并不明确。总的来说,该病的病因还未明确,现在的治疗大多数是对症治疗,今后应该加强病因方面的研究,以明确病因,研究出针对三叉神经痛病因的药物。

第四节　吉兰-巴雷综合征

吉兰-巴雷综合征(Guillain-Barré syndrome,GBS)是一组由免疫介导的急性炎症性脱髓鞘性多发性神经根神经病。全球每年约有 100000 例新发病例。大多数患者在神经系统症状急性发作前存在前驱感染史,典型临床表现是进行性肢体无力,症状可能持续存在4 周才达到平稳状态。有数种感染与吉兰-巴雷综合征有关,其中空肠弯曲杆菌感染最常见、报道最广泛。在与空肠弯曲杆菌感染相关的吉兰-巴雷综合征患者中,有证据表明,神经元和微生物抗原之间存在分子模仿,从而导致吉兰-巴雷综合征的发生。基于北美和欧洲地区人群的研究表明,发病率在每年每 10 万人 0.81～1.91 之间(中位数为 1.11)。年龄每增加 10 岁,发病率就会增加 20%。与其他自身免疫性疾病不同,男性患吉兰-巴雷综合征的风险高于女性。为了更好地在临床推广中应用中西医协同在吉兰-巴雷综合征诊治中的成果,我们整理本节以供临床参考。

一、病理机制

（一）现代医学观点

该病的病因尚未明确，约 70％的患者发病前有前驱感染史。常见的病原体包括空肠弯曲杆菌、巨细胞病毒、EB 病毒、肺炎支原体、水痘-带状疱疹病毒、乙型肝炎病毒及人类免疫缺陷病毒等。其中空肠弯曲杆菌感染占首位，巨细胞病毒感染占第二位。除以上感染因素外，有报道称吉兰-巴雷综合征与疫苗接种、肿瘤、遗传、手术、器官移植等因素有关。其中疫苗包括狂犬病疫苗、流感疫苗、脑膜炎球菌多糖疫苗、白喉破伤风疫苗等，从接种疫苗到出现吉兰-巴雷综合征的间隔期不等，可为数日到数年。

吉兰-巴雷综合征确切的发病机制迄今尚未明确，但公认其是一种由细胞免疫与体液免疫共同介导的自身免疫性疾病。分子模拟机制是目前认为导致吉兰-巴雷综合征发病的最主要机制，相关学说认为，病原体某些组分与周围神经某些成分的结构相同，在刺激机体免疫系统产生抗体后，机体免疫系统发生错误识别，自身免疫细胞和自身抗体对正常的周围神经成分进行免疫攻击，致使周围神经发生脱髓鞘病变。在不同类型的吉兰-巴雷综合征患者中，可识别出神经组织的不同靶位，临床表现也不尽相同。目前已研究出通过刺激免疫系统而产生的抗体主要包括以周围神经蛋白和糖脂为靶点的抗体。可导致吉兰-巴雷综合征的免疫刺激因子很多，包括细菌、病毒和疫苗等。目前学者们尚未找到吉兰-巴雷综合征特异性的抗体标记物，关于 T 细胞、巨噬细胞和抗体的相互作用也需进一步研究。

（二）中医学观点

中医学无吉兰-巴雷综合征这一病名，根据临床表现，本病多归属于中医学"痿证"范畴。有关痿证的论述散见于各家学术著作中，最早见于《黄帝内经》，该著作提出痿证的发生与五脏相关。《素问·痿论》指出，肺热叶焦，不能化气生津，灌溉五脏，可导致痿证。同时还指出，居处潮湿，或冒雨涉水，感受湿邪，湿邪长时间在人体积聚，郁久就会生热，从而导致气血运行受阻，发为痿证。《医宗必读·痿》曰："阳明虚则血气少……故足痿不用。"这指出脾胃功能失常，运化气血不足，不能滋养五脏及筋脉，从而导致痿证。《景岳全书·痿证》云："痿证之义……血虚不能营养者，亦不少矣。"这指出若平素肾虚或房劳太过，不知节制，加之久病损耗精血，精血不足，则可导致筋脉不得滋养，发展为痿证。

（三）中西医认知互通

中医学从此病发病急骤、变化快、病情重以及病情顽固等方面归纳分析认为，本病在临床上符合温热或湿热致病特点，不仅符合《黄帝内经》关于肺热叶焦致痿的病机特点，也符合现代医学中关于感染诱发细胞免疫、体液免疫异常而致病的观点。

有研究显示，吉兰-巴雷综合征急性期湿热证患者的神经-内分泌-免疫调节网络存在异常，具体表现为交感神经兴奋，IgG、IgA、皮质醇（COR）含量升高，促肾上腺皮质激素（ACTH）含量下降。吉兰-巴雷综合征是一种免疫相关性疾病。近年来，国内关于中药对免疫系统作用的研究越来越多，综合分析，中药的免疫促进作用体现为对免疫细胞、细胞因子、免疫器官的促进作用，其免疫抑制作用主要体现在对炎症反应过程的抑制、对超敏反应的抑制及对自身免疫性疾病的有效治疗，甚至可以起到抑制排斥反应的作用。但目前关于中药对吉兰-巴雷综合征作用的研究较少，也许与该病起病较急有关。

二、西医诊断和治疗

(一)西医诊断

吉兰-巴雷综合征在临床中有多个亚型,其中急性炎症性脱髓鞘性多发性神经病(acute inflammatory demyelinating polyneuropathy,AIDP)和急性运动轴索性神经病(acute motor axonal neuropathy,AMAN)是吉兰-巴雷综合征中较为常见的两个亚型。此外其还包括急性运动感觉轴索性神经病(acute motor-sensory axonal neuropathy,AMSAN)、Miller-Fisher综合征(MFS)、急性泛自主神经病以及急性感觉神经病等。

1. 急性炎症性脱髓鞘性多发性神经病(AIDP)　诊断标准:①常有前驱感染史,呈急性起病,病情进行性加重,多在4周内达高峰。②对称性肢体和延髓支配肌肉、面部肌无力,重者有呼吸肌无力。四肢腱反射减弱或消失。③可伴有感觉异常和自主神经功能障碍。④脑脊液出现蛋白-细胞分离现象。⑤电生理检查提示运动神经传导远端潜伏期延长、传导速度减慢、F波异常、传导阻滞、异常波形离散等周围神经脱髓鞘改变。⑥病程有自限性。⑦如果出现以下表现,则一般不支持吉兰-巴雷综合征的诊断:a. 显著、持久的不对称性肢体无力。b. 以膀胱或直肠功能障碍为首发症状或持久恒定的膀胱或直肠功能障碍。c. 脑脊液中单核细胞计数超过 $50 \times 10^6/L$。d. 脑脊液中出现分叶核白细胞。e. 存在明确的感觉平面。⑧需要鉴别的疾病包括脊髓炎、周期性瘫痪、多发性肌炎、脊髓灰质炎、重症肌无力、横纹肌溶解综合征、莱姆病、血卟啉病性周围神经病、中毒性周围神经病(如重金属、正己烷、药物)、肉毒毒素中毒、癔症性瘫痪等。需要根据不同患者的临床特点,进行个体化、必要的鉴别。对于病情在4周后仍进展,或复发2次以上的患者,需要注意与急性起病的慢性炎症性脱髓鞘性多发性神经病(CIDP)鉴别。

2. 急性运动轴索性神经病(AMAN)　诊断标准:临床参考AIDP诊断标准,AMAN的突出特点是神经电生理检查提示近乎纯运动神经受累,根据神经电生理测定结果分为轴索变性和可逆性运动神经传导阻滞两种亚型。部分患者血清和脑脊液抗神经节苷脂(GM1、GD1a)抗体阳性。①AMAN临床表现为急性起病、相对对称的四肢无力、脑神经受累,腱反射减弱或消失,无感觉神经受累。②发病前数周内常有前驱因素(多有腹泻和上呼吸道感染等)。③病情在2周左右达高峰,一般不超过4周。④脑脊液出现蛋白-细胞分离现象可支持诊断,并有助于排除其他疾病。⑤电生理表现有两种类型:一种为轴索变性,另一种为可逆性传导阻滞。运动神经传导速度通常正常。⑥血清和脑脊液抗GM1或GD1a抗体阳性有助于诊断。

3. 急性运动感觉轴索性神经病(AMSAN)　诊断标准:参照AIDP诊断标准,AMSAN的特点是神经电生理检查提示感觉和运动神经轴索损害。

4. Miller-Fisher综合征(MFS)　诊断标准:①对于急性起病的眼肌麻痹、共济失调、腱反射减弱或消失的患者,需要考虑MFS的诊断。②脑脊液可有蛋白-细胞分离现象。③常伴血清和脑脊液GQ1b抗体阳性。④电生理检查通常无特殊发现。⑤需要与MFS鉴别的疾病包括糖尿病眼肌麻痹、脑干梗死、脑干出血、视神经脊髓炎、多发性硬化、重症肌无力等。

5. 急性泛自主神经病　诊断标准:①急性起病,进展快速,病情多在2周左右达高峰。

②广泛的交感神经和副交感神经功能障碍(急性发生的直立性低血压、心律失常、胃肠道麻痹或尿、粪潴留等表现),可伴有轻微肢体无力和感觉异常。③可以出现脑脊液蛋白-细胞分离现象。④病程有自限性。⑤排除其他病因(中毒、药物相关、血卟啉病、糖尿病、急性感觉神经元神经病、交感神经干炎等)。

6. 急性感觉神经病　诊断标准:①急性起病,进展快速,病情多在2周左右达高峰。②对称性肢体感觉异常。③可有脑脊液蛋白-细胞分离现象。④神经电生理检查提示感觉神经脱髓鞘损害。⑤病程有自限性。⑥排除其他病因(糖尿病性神经病、中毒性神经病、急性感觉神经元神经病、干燥综合征相关周围神经病、副肿瘤综合征等)。

(二)西医治疗

1. 一般治疗

(1)心电监护:①对有明显自主神经功能障碍者,应给予心电监护;如果出现直立性低血压、高血压、心动过速、心动过缓、严重心脏传导阻滞、窦性停搏,则须及时采取相应措施处理。对于存在心动过缓的患者,需评估安装临时心脏起搏器的指征。②由于自主神经受损后,患者对药物的反应较为敏感,在使用减慢心率及降压药物时需慎重。

(2)呼吸道管理:①有呼吸困难和延髓支配肌肉麻痹时应注意保持呼吸道通畅,尤其注意加强吸痰,防止误吸。②对病情进展快、有呼吸肌受累者,应严密观察病情变化,若出现明显呼吸困难,肺活量明显降低,血氧分压明显降低,则应尽早进行气管插管或气管切开,机械辅助通气。

(3)营养支持:对于延髓支配肌肉麻痹、出现吞咽困难和饮水呛咳者,需给予鼻饲饮食,保证营养,防止电解质紊乱。当患者合并消化道出血或胃肠麻痹时,则应给予静脉营养支持。

(4)其他对症处理:①如患者出现尿潴留,可留置导尿管以帮助排尿。②对有神经痛的患者,适当应用药物缓解疼痛。③若出现肺部感染、泌尿系统感染、压疮或下肢深静脉血栓形成,应及时给予相应的处理,以防止病情加重。④因言语交流困难和肢体严重无力导致抑郁时,特别是使用气管插管进行呼吸机辅助通气的患者,应给予心理支持治疗,必要时给予抗抑郁药治疗。

2. 免疫治疗

(1)治疗方案:吉兰-巴雷综合征患者可选择的免疫治疗方案包括静脉注射免疫球蛋白(IVIg)治疗方案和血浆置换治疗方案,二者均有效且疗效无明显差异。①IVIg治疗方案:400 mg/(kg·d),1次/天,静脉滴注,连续3~5天。②血浆置换治疗方案:每次血浆置换量为每千克体重30~50 mL,在1~2周内进行3~5次。血浆置换治疗的禁忌证主要是严重感染、心律失常、心功能不全、凝血系统疾病等。其不良反应为血流动力学改变,可能造成血压变化、心律失常,使用中心导管可引起气胸、出血及败血症等并发症。

(2)启动免疫治疗的原则:吉兰-巴雷综合征发病后尽早采用免疫治疗,不仅有助于控制疾病进展,还能减少残疾的发生。国际上有关于IVIg和血浆置换治疗吉兰-巴雷综合征的研究证据,主要来自发病2周以内且无法独立行走(或病情更加严重)的经典型吉兰-巴雷综合征患者。因目前尚无早期精准判断吉兰-巴雷综合征病情进展风险和残疾程度的指标,建议尽早给予相应的免疫治疗。IVIg为治疗吉兰-巴雷综合征的首选药,对于急性重症吉兰-巴雷综合征患者,在有条件的单位也可选择血浆置换治疗。免疫治疗的启动应兼顾患者治疗时的病程、病情严重程度、疾病发展趋势、个人意愿等多种因素。病情轻微、发病2周以上的患者及变异型吉兰-巴雷综合征患者在免疫治疗选择方面尚缺乏充分的支持证据,可根据患者具体情况选择个体化治疗方案。对于免疫治疗后效果不佳或出现症状波动的患者,可在第1次IVIg治疗结束后2周再次使用IVIg,但缺乏充分的循证医学证据,建议根据具体情况个体化选择。IVIg治疗后不建议再进行血浆置换治疗,因后者会将近期输入的IgG清除。

3. 关于糖皮质激素在吉兰-巴雷综合征治疗中的价值 国外多项临床试验结果显示,单独使用糖皮质激素治疗吉兰-巴雷综合征无明确效果,糖皮质激素和IVIg联合治疗与单独应用IVIg治疗的效果也无显著差异。国外的吉兰-巴雷综合征治疗指南均不推荐应用糖皮质激素治疗吉兰-巴雷综合征。但在我国,因各种因素的限制,有些患者无法接受IVIg治疗或血浆置换治疗,目前仍有许多医院应用糖皮质激素治疗吉兰-巴雷综合征(尤其是早期或重症患者)。对于糖皮质激素治疗吉兰-巴雷综合征的疗效还有待进一步研究。

4. 神经营养治疗 可应用B族维生素进行治疗,包括维生素B1、维生素B12(甲钴胺、氰钴胺)、维生素B6等。

5. 康复治疗 患者病情稳定后,早期进行正规的神经功能康复锻炼,以预防失用性肌萎缩和关节挛缩。对于恢复过程中肢体的疲劳症状,康复治疗会有所帮助。

(三)西医诊疗优势与特色

现代医学治疗吉兰-巴雷综合征的立足点是针对"病",包括特定的病因、病理变化、症状,发挥直接专一的治疗效应,其作用明确,起效快,可以在短时间内控制病情,改善症状。临床常见的西医治疗包含多学科的医疗照顾和免疫治疗(如IVIg治疗、血浆置换治疗及糖皮质激素治疗等),虽然能够有效抑制免疫反应,同时清除致病因子,防止疾病持续发展,但高凝状态、无菌性脑膜炎、过敏、肾衰竭等不良反应发生率虽然低,仍有可能给患者造成医源性伤害;血浆置换治疗面临血浆短缺、感染、血压波动大等风险。对于吉兰-巴雷综合征的循证医学研究还任重道远。例如,如何判断病情会不会加重及病情严重程度,如何判断患者预后或功能残疾程度,如何判断丙种球蛋白冲击治疗还是血浆置换治疗效果更好等,都需要循证医学证据支持。病情轻微、发病2周以上的患者在免疫治疗选择方面尚缺乏充分的循证医学证据支持。大部分患者在得到治疗后会恢复,而少部分患者会遗留神经功能障碍,现代医学对遗留的神经功能障碍缺乏有效的治疗方法。

三、中医诊断与治疗

(一)中医诊断

本病属于中医学"痿证"范畴,具有肢体软弱无力、急性迟缓性瘫痪的特点。患者表现为肢体筋脉弛缓不收,单侧或双侧,下肢或上肢,部分患者伴有肌萎缩。由于肌肉软弱无力,患者可有睑废、视歧、声嘶低哑、抬头无力等症状,甚则影响呼吸、吞咽。

(二)中医治疗

1. 辨证论治

(1)肺热津伤。

证候表现:发病急,起病时伴发热,或热后突然出现肢体软弱无力,可较快出现肌肉瘦削,皮肤干燥,心烦口渴,干咳少痰,咽干不利,小便黄赤或热痛,大便干燥,舌质红,苔黄,脉细数。

治法:清热润燥,养阴生津。

代表方:清燥救肺汤。

药物组成:生石膏、桑叶、太子参、麦冬、阿胶、炒杏仁、炒胡麻仁、炙枇杷叶、甘草。

(2)湿热浸淫。

证候表现:起病相对较缓,逐渐出现肢体困重无力,以双下肢为甚,手足麻木,触之微热,恶热喜凉,脘腹痞满,小便短涩,舌质红,苔黄腻,脉滑数。

治法:清热利湿。

代表方:四妙散。

药物组成:苍术、黄柏、川牛膝、薏苡仁、防己、木瓜、茯苓、泽泻。

(3)脾胃亏虚。

证候表现:四肢软弱无力逐渐加重,气短神疲,食少,腹胀,便溏,面色无华,食少纳呆,苔薄白,脉细。

治法:补脾益气。

代表方:补中益气汤。

药物组成:炙黄芪、党参、白术、当归、陈皮、升麻、柴胡、炙甘草。

(4)肝肾亏虚。

证候表现:四肢软弱无力,甚或肌萎缩,腰背酸痛,头晕耳鸣,甚或遗尿遗精,面色无华,舌红少苔,脉细数。

治法:补益肝肾,滋阴清热。

代表方:虎潜丸。

药物组成:狗骨、龟甲、黄柏、知母、熟地、白芍、锁阳、陈皮、干姜。

(5)脾肾阳虚。

证候表现:首发双下肢迟缓性瘫痪,继而上肢迟缓性瘫痪,四肢麻木,手足发凉,面色苍白或暗滞,或有胸部束带感,呼吸困难,吞咽发呛,肢冷汗出,唇甲青紫,舌质暗或有瘀点、瘀斑,苔白腻,脉沉迟,甚或神昏,脉微欲绝。

治法:温补脾肾,回阳救逆。

代表方:四逆汤。

药物组成:制附子、干姜、炙甘草。

(6)络脉瘀阻。

证候表现:四肢痿弱瘦削,手足麻木不仁,四肢青筋显露,或伴肌肉活动时隐痛不适,舌痿不能伸缩,舌质暗淡或有瘀点、瘀斑,脉细涩。

治法:益气养营,活血行瘀。

代表方:圣愈汤合补阳还五汤。

药物组成:熟地、白芍、川芎、党参、黄芪、当归、赤芍、地龙、红花、桃仁。

2. 针灸及其他

(1)针灸:本病属于中医学"痿证"范畴。在"治痿独取阳明""阳气养神柔筋"理论指导下,针灸应选用手足阳明经穴及有激发阳气功能之穴(督脉、足太阳膀胱经、夹脊)。

（2）康复训练：吉兰-巴雷综合征患者可出现肌萎缩，对四肢瘫痪的患者，要尽早开始康复治疗。对肌力在Ⅲ级以上者，鼓励患者进行主动运动锻炼；肌力在 0～Ⅱ级者，用支具固定，保持肢体关节处于功能位，同时做被动运动训练和按摩。

（三）中医诊疗优势与特色

中医辨证论治及针灸、康复训练等综合治疗手段不仅能用于吉兰-巴雷综合征早期患者，对康复期及后遗症期患者仍有明显优势，有利于瘫痪肢体的功能康复，同时针对部分瘫痪较轻、经济条件差、不能使用丙种球蛋白或行血浆置换治疗的患者，或前期行血浆置换、丙种球蛋白冲击治疗后肢体功能恢复差的患者，中医药治疗的优势较为明显。同时中医药中一些有毒药物（如马钱子、虫类药）在此类疾病治疗中地位突出，需要进一步挖掘研究。中医药还能针对自主神经症状进行治疗，这也是中医药治疗的优势所在。

四、中西医协同治疗

（一）中西医协同治疗思路

吉兰-巴雷综合征患者的临床症状严重程度不同，重者可影响肋间肌、膈肌、延髓肌而出现吞咽、呼吸困难，甚至出现心动过速等而危及生命，轻者可能只有肢体麻木，目前西医治疗主要根据 mEGRIS 评分、危险因素、临床评估结果将患者分为高风险、中风险和低/中风险患者，并制订下一步治疗策略，但尚无很好的预测疾病进展的指标。对于低/中风险患者，采用监护观察策略，患者及其家属接受度差，严重影响患者信任，针对此类患者，可将中医药治疗（如针灸、康复训练等）作为推广重点；对于急性期病重患者，行血浆置换治疗或丙种球蛋白冲击治疗后，西医治疗手段有限，后期的中西医协同治疗是优势，有利于患者的临床康复。

（二）全病程协同

吉兰-巴雷综合征属于自限性疾病，但目前尚缺乏早期精准判断吉兰-巴雷综合征病情进展风险和残疾程度的指标，我们提倡全病程中西医协同治疗。对于病情轻、病程超过 2 周、无进展加重的患者，我们采用中医辨证论治加针灸治疗等综合治疗；对于病情重、病程不超过 2 周、危险因素多、治疗意愿强的患者，可积极给予丙种球蛋白冲击治疗或血浆置换治疗；恢复期或后遗症期以中医药治疗为主。

（三）阶段协同

1. 急性期协同　对于急性期患者，特别是呼吸肌麻痹患者，要及时进行抢救，尽早行气管切开和人工辅助呼吸，及时吸痰，保持呼吸道通畅，再根据具体情况尽早选用血浆置换治疗或丙种球蛋白冲击治疗等，待病情稳定后再配合中医辨证论治、针灸等，以改善及调整机体的免疫功能状况，促进肢体康复，预防深静脉血栓形成。

2. 恢复期及后遗症期协同　对于恢复期及后遗症期患者，西医治疗手段有限，此期中医针灸、康复训练和辨证论治是优势，应尽早采用多种治疗手段协同干预。中医辨证论治过程中可以加用小剂量制马钱子，提高神经兴奋性，改善患者预后，降低致残率。

（四）症状协同

1. 多汗　自主神经损伤患者多汗症状明显，可在中医辨证论治基础上加自拟止汗贴

（五倍子、郁金、煅龙骨）对症治疗，夜间外敷神阙及双侧涌泉，每晚 1 次。

2. 直立性低血压　对于自主神经病变明显、合并直立性低血压的患者，多以补中益气汤为基础方进行加减治疗。

3. 肢体肌萎缩　中医学认为，脾主四肢肌肉，肝肾主筋骨，气血不足、筋骨失养为该病的主要病机；现代医学认为，该病主要为轴索变性损伤导致。中医协同西医治疗的重点在于补益脾胃、滋补肝肾等，配合针灸、推拿等，根据兼证适当加减。

4. 肢体麻木疼痛　部分患者伴有麻木、疼痛等感觉异常。寒邪为主者以乌头汤加减，阳虚者以桂枝附子汤加减，气血亏虚者以八珍汤加减。

五、中西医协同的预防与防复发建议

本病的病因尚未完全阐明，多认为其与病原体感染及感染后的免疫反应有关，因此应积极防治各种感染性疾病，如做好预防接种工作，尤其应做好呼吸道感染性疾病的防治工作，同时应积极防治空肠弯曲杆菌感染等。平常应加强营养，增强体质，防止感冒，防止复发。

六、总结与展望

吉兰-巴雷综合征是可治的自身免疫性周围神经病，及时诊断和治疗有重要意义。神经电生理检查在吉兰-巴雷综合征的临床诊断中具有重要的临床意义。吉兰-巴雷综合征具有一定的自限性和自愈性，大多数患者预后良好。治疗主要包括免疫治疗、对症治疗、呼吸支持治疗、预防和处理并发症、康复治疗。血浆置换治疗和 IVIg 治疗是免疫治疗的主要方法。吉兰-巴雷综合征的具体病因病机，以及免疫治疗和中医药治疗的循证医学研究，还有待进一步深入。

第五节　糖尿病性周围神经病

糖尿病性周围神经病（diabetic peripheral neuropathy，DPN）是糖尿病常见的慢性并发症之一。DPN 被定义为"在排除其他原因的情况下，糖尿病患者出现与周围神经功能障碍相关的症状和（或）体征"。该病在任何年龄均可发生，男、女发病率无差别。该病的发病率随年龄增长和糖尿病病程的延长而升高。研究显示，10%～15% 新确诊的 2 型糖尿病（T2DM）患者有远端对称性多发性神经病（distal symmetric polyneuropathy，DSPN），10 年以上病程的 2 型糖尿病患者 DSPN 的发病率高达 50%。DPN 是糖尿病神经病中常见的类型之一，50% 的 DPN 患者无症状，早期诊断及治疗可延缓其进展，使糖尿病患者足部溃疡发生率降低 60%，截肢发生率降低 85%。为了更好地在临床推广中应用中西医协同在 DPN 诊治中的成果，我们整理本节以供临床参考。

一、病理机制

（一）现代医学观点

1. 多元醇通路活性增加假说　机体患糖尿病时，高血糖激活葡萄糖的旁路代谢途径——多元醇通路,体内多余的葡萄糖经多元醇通路代谢。多元醇通路需要 2 种限速酶:醛糖还原酶(aldose reductase,ALR)和山梨醇脱氢酶(sorbitol dehydrogenase,SDH)。葡萄糖经 ALR 催化生成山梨醇,山梨醇再在 SDH 作用下生成果糖。而还原型辅酶Ⅱ(NADPH)是葡萄糖经 ALR 催化生成山梨醇过程中的辅酶,NADPH 的消耗导致 NO 合成减少或者谷胱甘肽减少,其结果是血管的血流量下降和大量自由基产生,造成神经损伤;另外,神经组织内不含果糖激酶,不能利用果糖,从而造成神经元内大量山梨醇和果糖堆积,细胞内液渗透压升高,神经元肿胀、变性、坏死。

免疫组化检查证实,施万细胞中有 ALR 分布,从而证实了多元醇通路在神经损伤中的作用。人类 ALR 的组织表达水平部分由基因多态性决定,研究显示,糖尿病并发症的遗传易感性与 ALR 基因相关。用酶联免疫吸附试验/放射性免疫测定方法对红细胞中 ALR 蛋白质水平进行检测,发现 ALR 水平高者比 ALR 水平低者发生糖尿病并发症的概率更高。同时,ALR 水平高的糖尿病患者与 ALR 水平低者相比,皮肤神经纤维变性也更加严重。

2. 氧化应激假说 氧化应激损伤在 DPN 的发病中起着非常重要的作用。在高血糖状态下,机体对自由基的清除能力下降;游离自由基大量产生。也就是说,体内氧化因子和抗氧化因子平衡失调。氧化应激不仅可以直接引起神经元 DNA、神经元的蛋白质和脂质损害,阻碍轴索运输和信号转导,还可导致许多神经营养因子减少,降低受损神经纤维的自我再生能力。氧化应激反应还与 DPN 发病的其他因子相互作用,从多个环节上引起 DPN。DPN 是代谢性疾病,其病理生理机制核心是由高血糖引起的细胞内二级病理生理反应——氧化应激、蛋白质糖基化,这些反应在血管及神经中是一致的,并非由血管和神经组织缺乏胰岛素而导致。

3. 神经营养因子缺乏假说 神经营养因子对维持神经元正常功能至关重要。神经营养因子是可溶性蛋白家族,影响特定神经元的分化、生长、成熟、存活和功能。机体患糖尿病时,神经营养因子和相关神经肽、受体等缺乏,从而导致 DPN 的发生和发展。在神经营养因子与 DPN 的关系中,目前关注较多的是神经生长因子(nerve growth factor,NGF)和胰岛素样生长因子(insulin-like growth factor,IGF)。

4. 晚期糖基化终末产物(advanced glycation end product,AGE)形成假说 正常情况下,AGE 的生成极其缓慢,但糖尿病时持续高血糖可以导致神经组织中蛋白质的非酶促反应明显增强,加速生成大量的 AGE。AGE 主要由半衰期长的蛋白质产生,神经轴索细胞骨架蛋白(如微管蛋白、肌动蛋白及神经丝蛋白)半衰期比较长,并且富含赖氨酸,因此更容易发生糖基化反应。

对 2 型糖尿病患者腓肠神经及股神经进行活组织检查后发现,其轴索及髓鞘 AGE 沉积显著增多。AGE 在体内大量堆积,通过氧自由基对组织造成损害。神经组织内发生蛋白质糖基化,影响轴索的逆行转运,神经元蛋白质的合成受到干扰,导致轴索发生变性、萎缩。

糖尿病患者的神经束膜、神经内膜及神经外膜处的微血管高表达晚期糖基化终末产物受体(RAGE),高表达的 RAGE 与沉积的羧甲基纤维素(体内 AGE 的主要存在形式)结合,使 NF-κB 活化,从而增加白介素 6 等炎症因子的释放,引发的炎症反应干扰了血管的正常功能,导致血管炎性神经病。

另外,AGE还广泛沉积于糖尿病患者神经内膜的滋养血管处,由AGE介导产生的活性氧(ROS)可以激活血管内皮细胞,导致血管基底膜增厚、管腔狭窄甚至闭塞,神经内膜中血流减少、缺血和缺氧。AGE通过上述直接和间接作用引起具有神经分泌和轴索转导作用的神经微管系统结构与功能的异常变化,导致轴突的逆行转运出现障碍,干扰神经元的蛋白质合成,引起轴突变性、萎缩,最终导致神经元结构和功能改变,神经传导出现障碍。

5. 血管损伤假说 微血管病变引起周围神经血流低灌注是DPN发病的一个重要因素。纤维蛋白原水平升高等导致的血液高凝状态均可能引起神经病变。微血管结构异常主要表现为动脉变细,静脉扩张,动静脉分流以及新生血管形成,毛细血管内皮细胞增生肥大,基底膜增厚,引起管腔狭窄。多普勒超声或荧光血管造影显示DPN患者的神经内血流量和氧张力降低,同时MRI检查显示神经水肿。

(二)中医学观点

DPN是糖尿病常见的慢性并发症之一,古时中医学并无这一病名。本病属中医学"血痹""痿证""麻木""痛证"等范畴。国家中医药管理局在2010年发布的中医诊疗方案中,把DPN命名为"消渴病痹症"。

关于DPN的病因病机,中医学界至今仍未达成一致意见,各医家观点不尽相同,众说纷纭,大多数医家认为该病主要是因消渴病日久,耗气伤阴,气阴两虚,久则气血亏虚,阴损及阳、阴阳两伤,造成脏腑功能失调,气血于脉中运行受阻,气机阻滞,湿浊之邪内停,形成痰浊瘀血痹阻络脉,进而引发一系列病变而发病。

(三)中西医认知互通

近年来,DPN的中西医协同研究主要从治疗入手,大多数是关于中药或者方剂如何从西医病理生理学角度改善该病症状的机制研究。中医药治疗DPN主要从3个方面着手:首先,未病先防,治病求本,也就是保护胰岛β细胞,预防DPN的发生;其次,既病防变,重视病变发展过程,积极进行抗氧化治疗,避免细胞受损和功能紊乱;最后,关注终点,促进神经修复与再生。中医学认为,糖尿病属于中医学"消渴病"的范畴,病机特点为"阴虚内燥",病发日久,久病致虚,出现气阴两虚、气血亏虚,最终脏腑功能失调。同时久病致虚,虚可致瘀,气虚则生痰,痰瘀互结,最终临床变证百出。这与现代医学的DPN相关机制研究中血管损伤、代谢产物累积有不谋而合之处。

二、西医诊断与治疗

(一)西医诊断

DPN的诊断是排他性诊断,确诊必须满足以下3条:①明确患有糖尿病。②存在周围神经疾病的临床表现(症状或体征)和(或)电生理检查的证据。③经相关实验室检查排除导致周围神经疾病的其他原因。

1. 病史采集

(1)明确糖尿病的诊治情况:①糖尿病类型、病程,采用何种方式控制血糖,血糖的控制情况等。②有无糖尿病家族史。

(2)明确周围神经疾病的临床表现:①脑神经受累表现,如眼睑下垂、视物成双、面肌瘫痪、吞咽费力、听力障碍等。②运动神经受累表现,主要为肢体运动障碍、肌无力甚至萎缩,但通常出现较晚。③感觉神经受累表现,出现较早且很常见,主要为肢体麻木疼痛等感觉异常。询问患者时要注意询问感觉异常分布范围,明确感觉障碍、疼痛部位是否符合周围神经分布特点;询问患者感觉异常的起病形式是急性、亚急性还是慢性,有无相关诱因,其发生、发展的规律如何。④自主神经受累表现,主要为排汗功能和体温调节功能异常、胃肠功能紊乱、安静时心动过速、直立性低血压、性功能障碍以及尿潴留等。

(3)应注意询问患者发病前是否有感冒、腹泻等前驱病史,有无疫苗接种、手术或器官移植史等,有无偏食、饮酒、药物及毒物接触史,有无周围神经疾病相关家族史等。

(4)需强调的是,对于临床中没有诊断过糖代谢异常但主诉为肢体麻木、疼痛、排汗异常的患者,应注意询问患者有无糖尿病的相关症状及家族史等。

2. 体格检查

(1)一般检查:DPN 患者通常表现为皮肤色泽暗淡、弹性差、干燥,皮温较低等,部分患者可有皮肤溃疡、皲裂。

(2)感觉检查:应仔细检查患者有无痛觉、触觉、温度觉减退和痛觉过敏,严重时患者可能会出现关节位置觉和音叉振动觉的减退,以及闭目难立征(Romberg 征)阳性。

(3)运动检查:晚期 DPN 患者可有肢体远端肌肉(如足部或手部小肌肉)萎缩无力。同时应注意患者肢体远端肌群的力量检查。如嘱患者拇指末节伸直,并给予阻抗,检查拇长伸肌力量;拇指外展并稍伸直,并给予阻抗,检查拇长展肌力量。

(4)腱反射检查:通常可出现腱反射减弱或消失,临床以踝反射减弱甚至消失为著,是诊断 DPN 的主要体征之一。

(5)自主神经功能检查:

①皮肤、毛发、指/趾甲:有无发绀、苍白、潮红、色素沉着或脱失;有无局部皮温升高或降低;有无异常出汗或皮肤干燥;有无皮肤增厚、变硬、变薄、水肿;有无皮肤溃疡;有无毛发分布异常、多毛或脱发;有无指/趾甲变形、变脆或失去正常光泽。

②深呼吸时心率变化:判断自主神经病最基本、最简易的检查方法。正常人吸气时心率增快,呼气时减慢,而糖尿病自主神经病变(DAN)早期患者呼吸时心率会降低。

③卧立位血压:测量从卧位到直立位(2 min 后)收缩压的变化值,30 mmHg(1 mmHg=0.133 kPa)以上为异常,可诊断为直立性低血压。

3. 辅助检查

(1)生化检查:应常规进行空腹血糖、葡萄糖负荷后 2 h 血糖、糖化血红蛋白(HbA1c)水平的测定。

(2)电生理检查:能够确诊周围神经疾病,并辅助医务人员判断其损伤类型和严重程度;对于临床上尚无 DPN 症状的糖尿病患者,神经电生理检查能帮助我们发现亚临床周围神经疾病。常用的电生理检查方法包括神经传导检查(NCS)、针极肌电图检查、皮肤交感反应(SSR)测定、定量感觉测试(QST)。

(3)皮肤活组织检查:通过对皮肤活组织样本的免疫组化染色计算出表皮内神经纤维密度,判断是否存在小神经纤维病变,能更早发现小神经纤维形态和量的变化,有利于糖尿病小神经纤维病的诊断。

(4)MRI 检查:对于神经根或丛病变者,可选择 MRI 检查排除脊柱与椎管内病变和盆腔内占位性病变。

4．鉴别诊断

（1）表现为肢体麻木、疼痛、无力的患者,需与吉兰-巴雷综合征（GBS）、中毒性末梢神经炎、其他原因所致的慢性周围神经疾病、肌肉病、颈椎病、腰椎病等进行鉴别。

（2）脑神经受累的DPN患者可出现眼外肌或面部肌肉麻痹,需与脑干梗死、颅内动脉瘤进行鉴别。

（3）自主神经病的鉴别:要与心脏或胃肠道等的器质性疾病进行鉴别。此类疾病常有相应脏器病变的症状及体征,相关实验室检查常有相应的阳性发现,如通过胃镜鉴别消化性溃疡、肠镜鉴别慢性结肠炎、膀胱镜鉴别膀胱肿瘤等。

（4）与下肢血管（动脉／静脉）病鉴别:糖尿病下肢血管病患者可有间歇性跛行、静息痛等症状,以及足背动脉搏动减弱或消失、皮肤发冷及发绀等体征,通过下肢血管超声或血管造影检查能够与DPN进行鉴别。

5．诊断要点

（1）有糖尿病远端对称性多发性神经病变相关的症状和至少1项体征为阳性,或无症状但有2项以上（含2项）体征为阳性。

（2）可存在神经传导功能异常。

（二）西医治疗

DPN在亚临床阶段已经出现神经损害,一旦筛查阳性,即可考虑DPN诊断,应尽早开始治疗。

1．糖尿病的治疗　控制血糖是目前唯一可以阻止DPN发生及发展的治疗措施。因此,DPN治疗首先要保持血糖稳定,建议将HbA1c控制在7％以内。

2．针对发病机制的治疗

（1）神经修复:常用药物有甲钴胺、B族维生素等。

（2）抗氧化应激:常用药物有α-硫辛酸等。

（3）改善微循环:存在糖尿病微血管病变时,临床建议使用改善微循环的药物,目前常用药物有前列腺素E1（PGE1）、胰激肽原酶等。临床实践中活血化瘀类中药有一定效果,但目前尚缺乏高质量的循证医学证据支持。

3．改善代谢紊乱　如醛糖还原酶抑制剂依帕司他等。

4．对症治疗

（1）神经痛是影响DPN患者生活质量的主要因素之一,已有多种药物可以改善患者神经痛的症状。

①选择性5-羟色胺去甲肾上腺素再摄取抑制剂（SNRI）类药物:如文拉法辛及度洛西汀。

②抗惊厥药物:可选用的药物有普瑞巴林、加巴喷丁、卡马西平、奥卡西平、托吡酯等。

③三环类抗抑郁药:如阿米替林,对于合并睡眠障碍者效果更好,为减少不良反应,可从小剂量开始应用。

④其他药物:抗抑郁药和抗惊厥药物无效时,可选用曲马多等阿片类制剂,但应注意呼吸抑制等不良反应和长期应用可能产生的依赖性等。

（2）对于 DAN 引起的各系统受累的症状，临床中可根据具体情况分别治疗，同时应避免使用可能加重自主神经病症状的药物。

①胃肠道排空延迟：需停用影响胃肠动力的药物，如阿片类制剂和三环类抗抑郁药等；可适当选择胃肠动力药，可短期应用，如多潘立酮（吗丁啉）、西沙必利或莫沙比利、甲氧氯普胺（胃复安）。

②腹泻：可乐定可以兴奋肠黏膜 α_2 受体，增加机体对水、钠的吸收，从而起到止泻作用；盐酸洛哌丁胺作用于肠壁神经的阿片受体，抑制乙酰胆碱和前列腺素的释放，导致肠蠕动减少，排便次数减少，首剂 4 mg，每次在排出不成形的大便后再服 2 mg，每天不超过 16 mg，逐渐调整剂量，腹泻停止后应及时停药；蒙脱石散为硅酸盐晶体，具有阳离子交换树脂样作用，对消化道内的病毒、细菌及产生的毒素有固定、抑制作用，可减少这些物质对胃肠黏膜的损害，过量服用易致便秘。

③便秘：首先应调整饮食结构，多吃富含粗纤维的食物，必要时可使用不被肠道吸收的胃肠动力药。

④直立性低血压：注意在抗高血压时，慎用利尿剂和 α_1 受体阻滞剂，可以应用拟交感神经类药物。米多君是直接作用于 α_1 受体的激动剂，被美国食品药品监督管理局（FDA）批准用于治疗直立性低血压，使用该药时应注意逐渐调整剂量。对于存在明显直立性低血压的患者，建议使用弹力袜，同时需注意下肢血液循环情况，告诉患者平时应缓慢起立。

⑤尿潴留：目前无特殊的治疗方法，以对症治疗为主。轻者可以采用热敷或按摩等下腹加压的方法，较重者可用新斯的明 0.25~0.50 mg 肌内注射，严重者行导尿术或留置导尿管，必要时可行膀胱造瘘。

⑥性功能障碍：病因较为复杂，既有自主神经病变的因素，也有心理因素和其他因素，故治疗效果不佳。对于阳痿患者，可以采用心理、行为治疗配合药物治疗。

（三）西医诊疗优势与特色

西医治疗 DPN 分为降糖治疗、针对发病机制的治疗、对症治疗。西医降糖治疗已经取得了很好的效果，可以有效控制患者血糖，但针对发病机制的药物疗效不显著。有临床研究显示，当 DPN 发生后，尚无药物能够逆转已发生的神经病变。在对症治疗的药物中，大部分能改善临床症状，但因长期服用毒副作用多，其临床应用受到限制。

三、中医诊断与治疗

（一）中医诊断

DPN 属中医学"消渴肢痹""消渴筋痹""消渴痿痹""消渴痹证"等范畴。

1. 消渴 因过食肥甘，或情志过极、房事不节、热病等，导致郁热内蕴，气化失常，津液精微不能正常输布，阴虚燥热。消渴是以口渴多饮、多食而瘦、尿多而甜为主要临床表现的脾系疾病。

2. 肢痹 因邪客经络，经气不畅，阳气郁遏不伸，气血瘀阻所致。肢痹是以四肢末端对称性麻木不仁、疼痛等感觉消失，严重者可延至肘膝为主要临床表现的肢体痹病类疾病。

3. 筋痹 多由过度劳累、筋脉受伤，或感受寒冷、气血瘀阻所致。筋痹是以四肢筋脉肿胀、疼痛,渐出现肌肉、关节肿胀,屈伸不利为主要临床表现的肢体痹病类疾病。

4. 痿痹　以四肢末端对称性感觉和运动障碍,肌萎缩,皮肤薄嫩而干燥以及出汗异常等为主要临床表现的肢体痿证类疾病。临床中糖尿病患者若出现上述症状,则归属于本病范畴。

(二)中医治疗

1. 辨证论治

(1)气虚血瘀。

证候表现:肢体麻木无力,如蚁行,肢末时痛,多为刺痛,且以下肢为主,入夜痛甚;伴神疲倦怠,气短懒言,动则多汗,腹泻或便秘交替,舌质暗淡,或有瘀点,苔薄白,脉细涩。

治法:补气活血,化瘀通痹。

代表方:补阳还五汤加减或黄芪桂枝五物汤加减。

药物组成:①补阳还五汤:黄芪、当归、川芎、赤芍、桃仁、红花、地龙。

②黄芪桂枝五物汤:黄芪、桂枝、白芍、生姜、大枣。

(2)阴虚血瘀。

证候表现:肢体麻木,腿脚挛急,或酸胀疼痛,或肢体灼痛,夜间为甚,伴五心烦热,失眠多梦,皮肤干燥,口干咽燥,腰膝酸软,头晕耳鸣,便秘,舌质嫩红或暗红,苔花剥少津,脉细数或细涩。

治法:滋阴活血,柔筋缓急。

代表方:桃红四物汤合芍药甘草汤加减。

药物组成:白芍、熟地、当归、川芎、桃仁、红花、甘草。

(3)痰瘀阻络。

证候表现:肢体麻木刺痛,常有定处,肌肤紫暗、肿胀,伴肢体困倦,首重如裹,昏蒙不清,多体肥,口黏乏味,胸闷纳呆,腹胀不适,大便黏滞,舌质紫暗,舌体胖大有齿痕,苔白厚腻,脉沉滑或沉涩。

治法:化痰活血,宣痹通络。

代表方:双合汤加减。

药物组成:当归、川芎、白芍、生地、陈皮、半夏、茯苓、桃仁、红花、芥子。

(4)肝肾亏虚。

证候表现:肢体关节屈伸不利,痿软无力,腰膝酸软,甚者肌萎缩,骨松齿摇,头晕耳鸣,舌质淡,少苔或无苔,脉沉细无力。

治法:滋补肝肾,益精填髓。

代表方:虎潜丸加减。

药物组成:熟地、黄柏、龟板、知母、陈皮、锁阳、狗骨、干姜。

(5)阳虚寒凝。

证候表现:肢体麻木不仁,肢末冷痛,得温痛减,遇寒痛增,下肢为著,入夜更甚,伴神疲懒言,腰膝乏力,畏寒怕冷,舌质暗淡或有瘀点,苔白滑,脉沉紧。

治法:温经散寒,通络止痛。

代表方:当归四逆汤加减。

药物组成：桂枝、芍药、大枣、甘草、当归、通草、细辛。

（6）湿热阻络。

证候表现：肢体灼热疼痛，重着乏力，麻木不仁，伴脘腹痞满，口腻不渴，心烦口苦，面色晦暗，大便黏滞，小便黄赤，舌质红，苔黄腻，脉滑数。

治法：清热利湿，活血通络。

代表方：四妙散加减。

药物组成：黄柏、苍术、牛膝、薏苡仁。

2. 针灸疗法

（1）体针：气虚血瘀者取内关、气海、合谷、足三里、三阴交、血海、脾俞、肺俞等；阴虚血瘀者取肝俞、肾俞、脾俞、足三里、三阴交、太溪、曲池、合谷等；痰瘀阻络者取合谷、曲池、脾俞、脾俞、血海、三焦俞、足三里、三阴交、丰隆、解溪、太冲、梁丘等；肝肾亏虚者取肝俞、脾俞、肾俞、足三里、三阴交、伏兔等；阳虚寒凝者取外关、曲池、肾俞、命门、腰阳关、关元、环跳、阳陵泉、照海、足临泣、手三里等；湿热阻络者取大椎、阴陵泉、三阴交、太溪、内庭、合谷、养老、曲池等。

（2）艾灸：取合谷、曲池、太溪、三阴交、足三里、涌泉、承山、委中、太冲、行间等，用于气虚血瘀证、痰瘀阻络证。

3. 其他治疗

（1）穴位注射：黄芪注射液，用于气虚血瘀证、痰瘀阻络证、阳虚寒凝证；丹红注射液，用于气虚血瘀证、痰瘀阻络证。

（2）熏洗法：四藤一仙汤外洗方加减，用于气虚血瘀证、阴虚血瘀证、肝肾亏虚证、痰瘀阻络证；糖痛外洗方加减，用于阳虚寒凝证、痰瘀阻络证。

（3）物理疗法：特定电磁波谱治疗仪，各证型均可选用；安诺治疗仪，各证型均可选用。

（三）中医诊疗优势与特色

近年来，中医药防治 DPN 取得了较大进展。大量临床研究证明，采用服用汤药、服用中成药、针灸、外洗、穴位注射、放血等多种方法联合治疗，可有效缓解肢体麻木、疼痛等症状，调节糖脂代谢，改善神经功能，提高神经传导速度，治疗 DPN 效果确切，且操作简便、经济、安全。但中医药降糖效果没有西药确切，中医药相对于西药来说起效更慢，服药及治疗方式较西药烦琐，这在一定程度上限制了中医药的临床应用。

四、中西医协同治疗

（一）中西医协同治疗思路

DPN 目前暂无根治办法，西医治疗的关键在于控制血糖，同时针对发病机制进行相应的治疗，当出现相关症状后给予对症治疗，适当的体育锻炼对预防 DPN 的发生和发展意义重大。中医药治疗不仅能调整患者整体状态，改善代谢紊乱，在改善相关并发症方面也具有明显优势。

（二）全病程协同

DPN 属于糖尿病慢性并发症之一，其病理机制较为复杂，西医虽然在降糖、治疗神经病理性疼痛方面有不可替代的作用，但整体效果有限；而中医病机以虚实贯穿始终，其虚有气虚、血虚、阴虚、阳虚,后期阴阳两虚,其实有血瘀、痰瘀、寒凝、湿热等。中医辨证论治可以贯穿 DPN 全病程,在全病程辨证论治过程中,阶段不同、虚实性质不同,治疗侧重点不同。

(三)症状协同

1. 麻木疼痛

(1)辨证基础上寒凝重:合乌头汤。

(2)辨证基础上血瘀重:合乳香、没药、全蝎、蜈蚣。

2. 自主神经症状

(1)多汗:气阴两虚者合生脉饮;阴虚火旺者合知柏地黄汤或竹皮大丸。

(2)胃轻瘫:脾胃虚弱者合补中益气汤;胃阴虚者合玉女煎;寒热错杂者合半夏泻心汤。

(3)直立性低血压:以补中益气汤加减。

(4)腹泻、便秘:根据中医具体证型选择合适方药进行治疗。

(5)性功能障碍:肾阴虚者合左归丸;肾阳虚者合右归丸。

3. 肌萎缩、无力

(1)辨证基础上脾胃虚弱:合补中益气汤。

(2)辨证基础上肾精亏虚:阴虚为主者合左归丸;阳虚为主者合右归丸。

五、中西医协同的预防与防复发建议

(1)严格控制血糖,戒烟,纠正血脂异常,控制高血压。

(2)加强足部保健护理:选择透气性良好、质软合脚的鞋袜。患者应每天洗脚,水温不宜过高。秋、冬季足部易干裂,建议使用中性润肤霜均匀涂擦,汗脚可撒滑石粉。

(3)定期进行筛查及病情评价:①诊断糖尿病后应至少每年进行一次 DPN 的相关筛查。②对于病程较长,合并有眼底病变、肾病等微血管并发症的糖尿病患者,应每 3～6 个月复查一次;一旦诊断为 DPN,应加强保护丧失感觉的双足,以降低皮肤损伤和截肢的风险。

六、总结与展望

DPN 的发生和发展严重降低了糖尿病患者的生活质量,神经损伤进行性加重、病情缠绵难愈,患者需反复住院,部分药物费用高昂,造成巨大的社会及经济负担。虽然现代医学已能比较好地控制血糖,但因为该病发病初期症状隐匿,患者易于忽视,到后期神经组织已经发生了不可逆的损伤,治疗也无效,所以及早诊治是预防 DPN 很重要的方式。

针对 DPN 发病机制的研究和假说较多,但都未能为临床防治提供有力的帮助,因此,相关基础研究和临床应用研究的学者,必须要有更开阔的视野,采用创新性的思维,才可能取得突破性成果。

第六节　带状疱疹相关性疼痛

带状疱疹相关性疼痛(zoster-associated pain,ZAP)包括带状疱疹急性期疼痛和带状疱疹后神经痛(postherpetic neuralgia,PHN),是患者就诊的主要原因,也是给患者造成巨大伤害的原因。带状疱疹急性期疼痛是指带状疱疹发病后至皮损愈合期间的疼痛,而PHN通常是指皮损愈合后持续时间达1个月及以上的疼痛,疼痛具有持续性且性质多样等特点,严重影响患者生活质量。我国带状疱疹患者群体中PHN的总体发生率在2.3%左右,男性稍高于女性,且在老年患者、免疫抑制或免疫缺陷人群中发生率更高。带状疱疹及PHN的发病率、患病率均随年龄增加而逐渐升高,60岁及以上的带状疱疹患者中约65%会发生PHN,70岁及以上者中约75%会发生PHN。目前我国尚缺乏相关研究数据,但根据相关资料,我国约有400万的PHN患者。患者疼痛症状明显,严重时可导致焦虑、抑郁,甚至自杀。

中医学对于本病认识较早,称本病为"蛇串疮""缠腰火丹"或"火带疮"等,从明清时期的医籍中可以发现大量有关本病治疗方法和病因病机的记载。近年来,中医药在治疗ZAP方面呈现出方法多样的特点,无论是内服汤药,还是针灸治疗等,均各具特色。为了更好地在临床推广中应用中西医协同在ZAP诊治中的成果,我们整理本节以供临床参考。

一、病理机制

(一)现代医学观点

ZAP的发生主要与周围神经及中枢神经敏化有关,在不同病程中可能会存在不同机制主导或多种机制并存的现象,后者会影响ZAP的表现及治疗决策的制订。皮损出现前神经痛产生的主要原因是神经纤维受刺激,皮损出现后疼痛的主要原因是伤害感受性疼痛出现并逐渐加强,皮损愈合后疼痛以神经病理性疼痛为主。在带状疱疹急性期,激活后的水痘-带状疱疹病毒在神经节(主要是感觉神经节)内及邻近细胞内大量复制,引发的炎症反应导致局部神经组织损伤(如神经脱髓鞘改变、轴突变性、感觉神经纤维及周围细胞坏死等),引起周围神经的相应神经元敏化,患者出现剧烈疼痛。而伤害感受性疼痛是伤害感受器感受到有害刺激后引起的相关反应,机体对疼痛的感知与组织损伤及炎症反应有关。PHN的发生机制目前尚未完全阐明,可能涉及的机制如下:①外周敏化:感觉神经损伤诱导初级感觉神经元发生神经化学、生理学和解剖学的变化,引起外周伤害性感受器敏化,其传入的信号被放大,并可影响未损伤的邻近神经元。②中枢敏化:脊髓和脊髓以上痛觉相关神经元的兴奋性明显升高或突触传递增强,从而放大疼痛信号的传递,包括神经元的自发性放电活动增多、感受域扩大、对外界刺激阈值降低、对阈上刺激的反应增强等病理生理过程。脊髓及脊髓以上水平神经结构和功能的改变,包括电压门控钙离子通道 $\alpha2\text{-}\delta$ 亚基和钠离子通道表达的上调、抑制性神经元功能的下降以及支持细胞坏死等,这些病理生理改变导致中枢敏化。相应的临床表现主要为自发性疼痛(spontaneous pain)、痛觉过敏(hyperalgesia)、痛觉超敏(allodynia)等。痛觉超敏即正常的非伤害性刺激通过 $A\delta$ 及 $A\beta$ 低阈值机械受体引起脊髓背角疼痛信号的产生。PHN产生持续疼痛的主要机制是中枢敏化。③炎症反应:水痘-带状疱疹病毒可以通过其引起的继发炎症反应使周围神经兴奋性及敏感性增加。④去传入:初级传入纤维广泛变性坏死,从而导致中枢神经元发生去传入现象,这种去传入可以引起继发性中枢神经元兴奋性升高,此外,还涉及交感神经功能异常。临床中女性、年龄＞50岁、有前驱疼痛表现、急性期皮损面积大、疼痛程度重这5种因素都可能增加带状疱疹患者发生PHN的概率。

（二）中医学观点

中医学认为带状疱疹属"蛇串疮""缠腰火丹"等范畴,多因情志内伤,肝气郁结,气郁化火,导致肝胆火旺形成毒邪,外溢皮肤,同时兼感毒邪;或脾失健运,导致湿蕴化热,湿热搏结于皮肤,兼感毒邪而致病。中医学认为本病的发生与肝脾关系密切。其后遗神经痛多与老年人正气亏虚密切相关:血虚肝旺,加之感染毒邪,致使气血凝滞于肌肤,不通则痛;如果日久不愈,则耗伤阴血,导致经脉失养,不荣则痛。在中医学理论中,正气虚是PHN的内在病因,血瘀则为主要病理产物,毒瘀互结则是PHN的发病机制。PHN中医辨证以气阴两虚和气滞血瘀为多见,可夹杂其他证型。

（三）中西医认知互通

临床发现,从患者的神经末梢、上行和下行的疼痛传导通路到中枢神经都是产生疼痛的部位,损伤神经的冲动传导频率、信号转导、感知和分析功能均不同程度地出现异常,特别是交感神经系统的介入,使得病情更加复杂、多变。ZAP主要的异常变化包括广泛的神经源性炎症、交感神经系统介入、脊髓和脑网络结构或功能异常、神经系统可塑性和心理异常等。急性期疼痛主要由炎症引起局部神经损伤而导致,而PHN患者从周围神经末梢至大脑皮质的全程通道都会出现异常,如果只是针对某一部位(如神经末梢、神经根或脊髓某部位)进行治疗或阻断,甚至行毁损治疗,则均无法取得长期的治疗效果。神经阻滞疗法的主要问题在于药物时效短、疗效差异大,同时需要连续多次治疗;脉冲射频治疗亦面临治疗时间短、射频温度、时间等差异,导致临床疗效不能完全确定;神经毁损技术也可用于顽固性PHN的治疗,但神经毁损可能会破坏神经功能,毁损部位常受到限制,且部分患者在治疗后会出现无法耐受的麻木感或继发神经痛,神经毁损技术在临床中的应用目前还存在较大争议。新的神经调控技术存在成本高、无规范化诊疗程序、不能完全覆盖疼痛区域及无法长期保持有效的止痛作用等问题,同时此类治疗技术门槛较高,绝大部分医院只有疼痛科或麻醉科才能开展,不利于临床推广。中医学无论是在治疗急性期感染,还是在缓解慢性疼痛导致的情绪不稳、治疗慢性疼痛方面,均有相对成熟的经验,甚至有些中药的化学成分中含有独特的止痛成分,采用中西医协同治疗,有利于提高临床疗效。

二、西医诊断和治疗

（一）西医诊断

根据人民卫生出版社《疼痛诊疗学》(2016年版),带状疱疹的西医诊断标准如下:①皮损发生在一侧,与一个或数个感觉神经走行区域相一致,皮疹为红色或伴有红晕的小水疱;②病变神经的支配区域有疼痛感。

1. 带状疱疹急性期疼痛　发疹前常有乏力、低热及食欲不振等全身感染症状,同时或发疹后出现局部疼痛,常表现为患处烧灼样、闪电样、针刺样疼痛或钝痛,可伴皮肤感觉过敏及瘙痒。

带状疱疹急性期可能伴随其他部位疼痛,主要表现如下:①眼带状疱疹,此类疱疹多见于老年人,往往疼痛剧烈,常伴同侧头痛,特别是眼神经的分支鼻睫神经受累后出现并发症的概率更高。②耳带状疱疹，此类疱疹主要侵犯面神经和听神经，患者表现为耳痛和外耳道疱疹；若病毒侵犯膝状神经节，则会出现面神经受累，导致耳痛、外耳道疱疹、周围性面瘫，临床称之为 Ramsay Hunt 综合征。③内脏神经纤维受到侵犯，此时可能会出现急性胃肠炎、膀胱炎等类似于急腹症的表现，也会出现相应部位的疼痛。④无疹型带状疱疹，这类患者可仅出现神经痛而无皮损发生，诊断难度较大。⑤顿挫型带状疱疹，主要表现为神经痛伴丘疹或红斑，但无水疱。⑥运动神经麻痹，常见于老年带状疱疹患者，发生率为 0.5%～31%，同时可有脑神经受损（Ramsay Hunt 综合征）、上肢运动神经（臂丛神经）受累等，但同时神经痛症状依然存在。

2. PHN　PHN 受累区域通常大于皮损区域。根据疼痛的性质，PHN 可分为以下 4 种类型：①烧灼样或针刺样痛，常持续发作。②电击样、撕裂样或放射样痛，主要表现为间断性发作，间歇期时间长短不等。③触觉和痛觉超敏（如轻抚皮肤即可诱发疼痛），此类疼痛程度为中重度，疼痛范围可以扩展到人体多个节段。④感觉过敏、感觉障碍及感觉异常，感觉异常包括局部紧束感、蚁行感、麻木感及瘙痒感。

PHN 的诊断步骤如表 4-6-1 所示。

表 4-6-1　PHN 的诊断步骤

步骤	诊断要点
1. 病史询问	起病和病程
	分散和局部皮肤的疼痛，常表现为某神经分布相关区域内瘙痒性、烧灼性、针刺样、刀割样、电击样或搏动样疼痛
	间歇性和慢性疼痛
	有明确记录的疱疹史
	情感及睡眠情况
	日常生活能力改变
	重要的个人史
2. 体格检查	可见局部有遗留的瘢痕或色素沉着
	局部可有痛觉过敏或痛觉减退
	局部可有痛觉超敏
	局部可有多汗等自主神经功能紊乱的表现
3. 实验室检查	PHN 的诊断不依赖于特殊的实验室检查
	病毒培养和免疫荧光染色可用于鉴别单纯疱疹和带状疱疹
	病毒抗体的存在有助于确诊带状疱疹亚临床感染，特别是无痛型带状疱疹
	免疫过氧化物酶染色、组织病理学和 Tzanck 细胞学检查等其他检查有助于确诊带状疱疹

（二）西医治疗

1. 带状疱疹急性期疼痛的药物治疗　此期的治疗目的在于缓解急性期疼痛，促进皮损愈合，此阶段的合理治疗对预防 PHN 的发生有重要意义。

（1）抗病毒药物：欧洲指南推荐以下人群首先应用抗病毒药物进行治疗。①50 岁以上、任何部位发生带状疱疹的患者。②头部和（或）颈部带状疱疹患者。③任何部位发生带状疱疹的患者并伴有下列症状:中重度ZAP、出血性或坏死性皮损、皮损涉及1个以上神经节段、异位水疱(水痘-带状疱疹病毒通过血源性途径到达皮肤,引起神经节区域以外的部位出现水疱)、卫星状皮损或黏膜受累。④免疫功能低下患者。⑤合并其他皮肤相关疾病(如特应性皮炎)患者。⑥长期使用糖皮质激素的患者。《带状疱疹中国专家共识》虽然未明确规定抗病毒药物应用指征,但50岁以下人员出现位于躯干或四肢的带状疱疹时,也应进行抗病毒治疗,建议无禁忌证的带状疱疹患者尽早(48～72 h内)接受足疗程抗病毒治疗。

目前被批准使用的系统抗病毒药物主要包括:①核苷类:如阿昔洛韦、伐昔洛韦、泛昔洛韦。②核苷类似物:溴夫定。③非核苷类:膦甲酸钠。抗病毒治疗疗程一般为7天,在抗病毒治疗7天后,如果仍有新水疱出现,需要排除误诊或对抗病毒药物耐药的情况,此时可延长疗程至14天。

(2)止痛药物:严重的带状疱疹急性期疼痛是发生PHN的危险因素,应高度重视此类患者并给予其及时、充分的止痛治疗。根据带状疱疹急性期疼痛的复杂机制,发病初期止痛治疗应以治疗伤害感受性疼痛为主,随着病程进展,需逐步加强对神经病理性疼痛的治疗力度。

①非甾体抗炎药(nonsteroidal anti-inflammatory drug,NSAID):适用于控制伤害感受性疼痛,此类药物对于神经病理性疼痛的止痛效果并不显著。因此,对于发病初期的患者,如无相关禁忌证(包括消化性溃疡、肝肾功能异常等),则可尽早使用NSAID,从而达到减轻炎症引起的伤害感受性疼痛的目的,待皮损消退后需及时停药,从而降低NSAID带来的潜在风险。

②离子通道阻滞剂:适用于控制神经病理性疼痛,包括钙通道阻滞剂及钠通道阻滞剂。前者的代表药物主要为加巴喷丁和普瑞巴林,临床使用时常需逐步加量;后者的代表药物有利多卡因,可以通过静脉注射、鞘内注射或者透皮吸收等多种途径给药,尤以透皮贴剂的形式最为方便,但使用时需避开水疱、糜烂及毛发部位。有研究显示,早期使用普瑞巴林可显著降低带状疱疹患者疼痛评分,并降低PHN发生率,其与羟考酮联用可改善患者日常活动与睡眠,提高生活质量。

③三环类抗抑郁药:适用于控制神经病理性疼痛,主要包括多塞平、阿米替林等。该类药物可以对患者产生止痛作用,使用时不需要考虑患者是否处于焦虑抑郁状态。其与离子通道阻滞剂联用可发挥协同作用。

④5-羟色胺去甲肾上腺素再摄取抑制剂:度洛西汀和文拉法辛是这类药物的代表,通过抑制突触间隙内5-HT和去甲肾上腺素的再摄取,提高突触间隙内二者的浓度,可抑制疼痛传导途径中下行通路,从而产生止痛作用。

⑤阿片类药物:不推荐带状疱疹早期就开始使用阿片类药物进行止痛,特别是强阿片类药物。当患者出现非阿片类药物不能控制的中重度疼痛时,可酌情选择该类药物,但同时需特别关注其成瘾性。

(3)糖皮质激素:糖皮质激素是否应该使用存在一定争议。临床实际应用中,带状疱疹急性期使用糖皮质激素可缩短急性期疼痛持续时间及减轻疼痛程度,但并不能降低疼痛发生率。

（4）神经营养剂：目前认为神经营养剂对缓解神经痛有一定作用，主要借鉴糖尿病性周围神经病的治疗措施。但这类药物用于治疗 ZAP 缺乏国际认可，国内数据大多来自较低级别的研究。常用的药物包括 B 族维生素（如维生素 B1、维生素 B12）、维生素 C、谷维素、辅酶 A 等。

2. PHN 的药物治疗　离子通道阻滞剂是治疗 PHN 的主要药物，在规范、足量使用后如止痛效果不佳，可尝试进行加巴喷丁和普瑞巴林的转换，根据患者病情变化等具体情况，酌情联用三环类抗抑郁药或者 5-羟色胺去甲肾上腺素再摄取抑制剂。经非阿片类药物治疗后疼痛控制仍不理想者，可加用阿片类药物，如盐酸曲马多缓释片、丁丙诺啡透皮贴剂、芬太尼透皮贴剂以及盐酸羟考酮控释片等。但对于以盐酸羟考酮控释片为代表的强阿片类药物，必须充分权衡疗效与潜在风险间的关系。

3. PHN 的微创介入治疗　微创介入治疗无论是对带状疱疹急性期疼痛还是 PHN 均有明显的控制作用，建议在 ZAP 全程管理体系中针对不同患者，尽早引入微创介入治疗。对于急性、亚急性带状疱疹相关性三叉神经痛，因疼痛程度较重，可在明确诊断后行半月神经节脉冲射频治疗，也可以在带状疱疹发病后 4～8 周采用无创经皮脊髓电刺激控制疼痛并预防 PHN 的发生。微创介入治疗多属于有创治疗，实施前应取得患者或患者家属的知情同意。

（1）神经阻滞：包括局部神经阻滞、肋间神经阻滞、椎旁神经阻滞、选择性神经根阻滞、硬膜外腔阻滞、脑神经主干或者周围支阻滞。阻滞药物以局部麻醉药为主。

（2）神经调控：包括神经射频、鞘内药物输注系统和电刺激治疗系统。神经射频使用的穿刺方法与神经阻滞类似，但其产生的止痛效果更为持久。鞘内药物输注系统是通过改变阿片类药物的给药途径，用较低剂量的药物可产生较强的止痛效果。电刺激治疗主要包括周围神经电刺激、脊髓电刺激及经皮电刺激等，机制主要是通过不同渠道的刺激，调控参与传导疼痛信号的相关神经，进而减少疼痛信号的传递，并促进止痛物质释放，以起到控制疼痛的效果。

4. PHN 的其他治疗　三氧介入治疗等技术在临床上初步显示出一定的效果。国内有研究显示，三氧介入治疗顽固性 PHN 效果稳定，但还需要更多的临床研究数据支持。PHN 患者中很大一部分患者因疼痛而产生抑郁或焦虑症状，在制订治疗策略时需要重视并联合心理治疗及行为调节治疗。

5. PHN 的物理治疗　物理治疗主要包括冲击波治疗、电疗、激光（如氦氖激光、半导体激光、直线偏振光等）治疗、超声波治疗等。物理治疗作用于相应神经分布区域，通过减轻炎症反应、促进神经纤维修复、破坏痛觉传导通路神经等机制，达到缓解疼痛的目的。

（三）西医诊疗优势与特色

目前西医主要采取抗病毒、营养神经、消炎止痛等对因或对症治疗，部分西药会引起严重不良反应，如恶心、呕吐、头晕、腹泻、皮肤瘙痒、肝功能损害等，后遗神经痛发生率高。中药治疗带状疱疹有良好效果，总有效率均在 80% 以上，在止疱、止痂、止痛、缩短病程和降低后遗神经痛发生率等方面疗效确切，安全性高，经济负担小，易于被患者接受。中医在辨证论治指导下进行治疗，可以弥补西医的不足。

三、中医诊断和治疗

(一)中医诊断

蛇串疮相当于现代医学的带状疱疹,是以成簇水疱沿身体一侧呈带状分布,且伴有不同程度的疼痛为特征的常见疾病。而 PHN 为带状疱疹临床治愈后疼痛持续超过 1 个月者。

其诊断要点如下。

1. 病史　本病常见于中老年患者,起病过程中可有过劳、情绪波动、恶性肿瘤、免疫抑制剂治疗和器官移植等诱发因素。皮疹出现前常先有局部皮肤的疼痛麻木、瘙痒及其他感觉异常,部分患者可伴有低热、少食、倦怠等症状。

2. 临床症状　典型的皮损表现:在发生红斑的基础上可见簇集成群的绿豆到黄豆大小的水疱,且水疱累累如串珠,周围绕以红晕,排列成带状,在一处或数处聚集,而疱群之间的皮肤正常。水疱的疱液初始透明,后变混浊,部分重者可有血疱或坏死表现。经 5～10 天,疱疹开始干燥结痂,痂皮逐步脱落,并遗留暂时性淡红色斑或色素沉着,一般不留瘢痕。皮损好发于一侧胸胁、腰部或头面部,不超过正中线。患者皮损局部疼痛明显,尤其是年老体弱者,常有剧烈疼痛,并且常扩大到皮损范围之外,有些患者皮损消退后可遗留长期的神经痛。

3. 特殊类型　少数病例仅出现红斑、丘疹,无典型水疱,亦有患者仅有局部皮肤瘙痒,不产生疼痛。恶性肿瘤、长期使用糖皮质激素、长期使用免疫抑制剂的患者以及年老、体质极差、艾滋病等免疫功能低下者,其疱疹可双侧同时出现或泛发全身,严重者可出现血疱、大疱甚至坏死,常伴有高热、肺炎、脑炎等,病情笃重。病毒侵及眶上神经上支者(多见于老年人),常有剧烈疼痛,还可累及角膜,形成溃疡性角膜炎,严重者出现全眼炎,导致失明。部分患者甚至出现病毒侵犯面神经、听神经,导致外耳道或鼓膜疱疹;病毒侵犯膝状神经节时,患者出现面瘫、耳痛及外耳道疱疹三联征等。

(二)中医治疗

1. 辨证论治

1) 急性期

(1) 肝经郁热。

证候表现:皮损鲜红,灼热刺痛,或伴发热,口苦咽干,烦躁易怒,便干溲黄,舌质红,苔黄,脉弦滑或数。

治法:清肝泻火,凉血解毒。

代表方:龙胆泻肝汤加减。

药物组成:龙胆草、黄芩、车前子、柴胡、通草、地黄、当归、栀子、甘草、泽泻等。

(2) 脾虚湿蕴。

证候表现:皮损颜色淡红,疼痛或轻或重,渴不欲饮,食少腹胀,大便时溏,舌质淡胖,苔白,脉沉或滑或濡。

治法:健脾化湿,清热解毒。

代表方:除湿胃苓汤加减。

药物组成:苍术、厚朴、陈皮、猪苓、泽泻、茯苓、白术、滑石、防风、生栀子、木通、肉桂、甘草。

（3）气滞血瘀。

证候表现:皮疹消退后局部仍遗留疼痛,难以忍受,并可放射至附近其他部位,胸胁脘腹胀闷,或有痞块,时散时聚,舌质淡或紫暗,或有瘀斑,苔白或黄,脉弦涩或弦细。

治法:理气活血,化瘀通络。

代表方:血府逐瘀汤合金铃子散加减。

药物组成:桃仁、红花、当归、川芎、白芍、生地、桔梗、川牛膝、玄胡、炒川楝子、柴胡、枳壳、炙甘草。

2）后遗神经痛期

（1）气虚血瘀。

证候表现:皮损部位麻木疼痛不适,体倦乏力明显,伴少气懒言、纳呆便溏等症状,舌淡苔白,脉虚。

治法:补气活血,通络止痛。

代表方:补阳还五汤加减。

药物组成:黄芪、赤芍、川芎、当归、地龙、桃仁、红花。

（2）阳虚寒凝。

证候表现:肌肤麻木感较重,疼痛感多不显著,且疼痛得温可缓解,多伴有畏寒肢冷、口渴不欲饮或喜热饮,小便清长,大便溏薄,舌淡胖,苔白滑,脉沉迟无力。

治法:温阳通络。

代表方:当归四逆汤加减。

药物组成:当归、通草、细辛、芍药、桂枝、大枣、甘草。

（3）阴虚血瘀。

证候表现:患者疼痛多为隐痛,夜间加重,伴见形体消瘦,口燥咽干,五心烦热,潮热盗汗,舌红少津或少苔,脉细数。

治法:养阴活血,通络止痛。

代表方:竹叶石膏汤合桃红四物汤加减。

药物组成:淡竹叶、石膏、太子参、粳米、甘草、桃仁、红花、生地、赤芍、当归、川芎。

（4）血虚血瘀。

证候表现:隐痛为多,疼痛不剧烈,兼见面色淡白或萎黄,头晕眼花,心悸失眠多梦,舌淡苔白,脉细无力。

治法:养血活血通络。

代表方:桃红四物汤加味。

药物组成:桃仁、红花、生地、赤芍、当归、川芎。

2. 药物外治　以中医辨证论治为原则,根据不同的皮损情况选择应用不同的外治法,具体如下。

（1）水疱、大疱皮损处给予抽吸疱液,脓疱给予清创处理。

（2）红斑、水疱、渗出皮损处给予解毒祛湿中药湿敷,如以黄柏、马齿苋等清热解毒中药煎水后湿敷患处。

（3）水疱、糜烂、渗出皮损处外用青黛、大黄等清热解毒敛湿中药散剂外涂或中药油调敷，干燥结痂时则选用祛湿解毒而无刺激性的中药油或软膏外敷。

3. 针灸疗法 针灸治疗带状疱疹有效，临床应用广泛，可根据皮损及患者情况选择应用不同的针灸疗法，具体如下。

发病初期，有红斑、水疱时可选择的针灸方法有刺络拔罐法、疱疹局部围刺法、华佗夹脊穴针刺法、梅花针疗法和火针疗法等。发病后期，无红斑、水疱时可选择的针灸方法有华佗夹脊穴针刺及电针法、梅花针疗法和火针疗法等。

（三）中医诊疗优势与特色

中医诊治带状疱疹及 PHN 历史悠久，不仅有药物内服外敷、针刺、艾灸，还有拔罐等，治疗手段丰富，可以缩短治疗时间，提高临床疗效，中医药治疗更适合那些处于孕期、肝肾功能不全、过敏等特殊人群，同时对改善患者负面情绪、失眠等也有明显优势。但是目前仍没有治疗带状疱疹的特效方法。目前尚缺乏关于中医药治疗 PHN 机制的研究，临床研究中样本量还不够大，今后应开展大样本、多中心随机对照试验，探索出更多、更有力的依据，以便更好地挖掘中医药治疗 PHN 的潜力，为临床治疗 PHN 提供更佳的方法。

四、中西医协同治疗

（一）中西医协同治疗思路

带状疱疹急性期的抗病毒治疗和充分的止痛治疗是减少 PHN 的关键，在此期间协同使用中医辨证治疗有利于清除病毒，且有利于早期疱疹结痂好转。而对于恢复期或后遗神经痛，西医止痛治疗需要联合中医辨证论治及针灸疗法等康复治疗，有助于减轻患者痛苦；部分无糖皮质激素使用禁忌证的患者可以使用小剂量糖皮质激素减轻炎症反应和疼痛。但部分治疗效果差，疼痛且有炎症者需要进行神经阻滞或调控等其他治疗。

（二）全病程协同

ZAP 症状贯穿全病程，有早于疱疹者，有同时发生者，也有疱疹愈合后开始疼痛者，尽管疼痛出现顺序有别，但是中医的辨证治疗贯穿始终，急性期强调祛邪为主，恢复期及后遗症期需注意扶正与通络的关系，不可一味活血化瘀。

（三）阶段协同

1. 急性期治疗 ZAP 急性期中西医协同治疗：西医治疗主要分为药物治疗及非药物治疗两大类。药物治疗主要为早期足量足疗程抗病毒治疗、营养神经治疗，根据疼痛程度酌情选用非甾体抗炎药、糖皮质激素、钙通道阻滞剂、三环类抗抑郁药及 5-羟色胺去甲肾上腺素再摄取抑制剂等，特殊情况下可选用阿片类药物。外用药物主要有复方利多卡因乳膏、依托芬那酯凝胶等。除药物治疗外，西医还常用神经阻滞、神经调控等方法，以及激光照射、臭氧治疗等物理治疗。

急性期常根据辨证给予清肝泻火、凉血解毒或健脾祛湿、清热解毒等中医治疗，不仅有利于抗病毒，改善体质，还可促进疾病恢复，降低后遗神经痛风险，在合理使用西药治疗神经痛不能缓解的患者中，如无禁忌证，可小剂量使用激素进行治疗。而对于难治性 ZAP 患者，可从伏邪论治，未发之时，补养精气以御邪；欲发之时，开达膜原以透邪；已发之时，则泄热利湿以祛邪,标本兼治,防治并举。同时对于年老体衰者,治疗时既要养血通络,又应顾护正气。在采用中药治疗的同时,还可采用清热解毒类药物外敷、针刺、刺络拔罐、艾灸等综合治疗手段。

2. 恢复期及后遗症期治疗 ZAP恢复期及后遗症期协同治疗:在前期正规治疗的基础上,随着病情好转,多数患者疼痛症状可得到明显控制,但治疗疼痛的相关药物应该缓慢减量至停药,避免停药过早、过急。对部分严重疼痛患者可进行神经阻滞、神经调控等治疗。此期中医辨证过程中一定要注意病机的转化或兼夹问题,患者经过前期清热解毒类药物的使用,火热之邪已去,气阴多有损伤,久病入络者多,同时后遗神经痛患者多为老年患者,正气不足是发病的根本原因,在通络止痛等治疗过程中需要兼顾正气的不足。

(四)症状协同

1. 焦虑 根据辨证酌情选用四逆散、半夏厚朴汤、柴胡加龙骨牡蛎汤、柴胡桂枝干姜汤、栀子厚朴汤、栀子豉汤等。

2. 抑郁 在抑郁治疗过程中,考虑到郁病以情绪低落为主,应该注意加强温阳类方剂的使用,特别是桂枝甘草龙骨牡蛎汤、真武汤、四逆汤、桂枝去芍药加蜀漆龙骨牡蛎汤的使用,兼烦躁时可用四逆散、丹栀逍遥散、栀子厚朴汤、柴胡加龙骨牡蛎汤、柴胡桂枝干姜汤等。

3. 失眠 根据中医证候特点辨证选方治疗,邪热扰心者以栀子豉汤合黄连解毒汤加减;肾阴虚、心火上扰者以黄连阿胶汤加减;痰热扰心者以黄连温胆汤加减;气血不足者以归脾汤合酸枣仁汤加减;中焦寒热错杂者以半夏泻心汤加减;肝经郁热、邪漫三焦者以柴胡加龙骨牡蛎汤加减;心阳虚者以桂枝甘草龙骨牡蛎汤加减。

五、中西医协同的预防与防复发建议

预防PHN最好的方法是避免水痘-带状疱疹病毒感染。其中疫苗接种为最重要的干预措施。研究表明,带状疱疹疫苗对50岁及以上的成人有抗病毒的作用,可以降低PHN的发生风险,同时接种疫苗后的患者即使出现带状疱疹也能预防PHN的发生。然而,接种疫苗成本较高,覆盖范围受限;特殊人群应用减毒活疫苗的有效性和安全性仍存在争议,尤其是严重免疫抑制的患者甚至无法接种减毒活疫苗,这些都造成了疫苗接种的局限性。

中医药在调理患者体质、增强免疫机能方面具有明显优势。对于既往有ZAP、体质弱的患者,可以根据辨证进行中医药调理,但需依据患者体质辨证论治。

六、总结与展望

ZAP是多种因素相互影响所致的以神经病理性疼痛为主的混合性疼痛,其治疗贯穿带状疱疹整个病程甚至病程结束后,发病机制复杂,很多问题还需要进一步深入研究。临床上对ZAP的认识不足、止痛启动较晚、抗病毒药物治疗不及时或非药物治疗的临床研究缺乏等,依然是我们需要关注并解决的问题。对ZAP进行更早期、连续性及针对性干预,有助于实现对ZAP更高质量的全程管理,从而使ZAP患者获益更多。

主要参考文献

[1] 阮贵基,赵文凤,吕光耀.特发性面神经麻痹的中西医结合诊疗相关问题[J].中国临床医生杂志,2020,48(4):391-394.

[2] 中华医学会神经病学分会,中华医学会神经病学分会神经肌肉病学组,中华医学会神经病学分会肌电图与临床神经电生理学组.中国特发性面神经麻痹诊治指南[J].中华神经科杂志,2016,49(2):84-86.

[3] 刘炜,鄂艳红,马建强,等.红外热成像指导下推拿结合针刺治疗儿童特发性周围性面神经麻痹的疗效观察[J].中华全科医师杂志,2021,20(7):760-766.

[4] 刘明亮,刘爽,张军,等.特发性面神经麻痹临床鉴别及预防探讨[J].中国现代药物应用,2010,4(3):85-86.

[5] 刘亚娜,周小霞,潘环,等.妊娠合并 Bell 麻痹 2 例报告[J].四川医学,2020,41(11):1215-1216.

[6] 董双节.中西医结合治疗特发性面神经麻痹 60 例[J].实用中医药杂志,2016,32(8):789.

[7] WOHRER D,MOULDING T,TITOMANLIO L,et al. Acute facial nerve palsy in children:gold standard management[J]. Children(Basel),2022,9(2):273.

[8] YOUSHANI A S,MEHTA B,DAVIES K,et al. Management of Bell's palsy in children:an audit of current practice,review of the literature and a proposed management algorithm[J]. Emerg Med J,2015,32(4):274-280.

[9] 韩飔倩,温世荣,潘玉君.特发性面神经麻痹的研究现状[J].中风与神经疾病杂志,2021,38(9):859-861.

[10] 杨文明.中西医结合神经病学临床研究[M].北京:人民卫生出版社,2019.

[11] 邸嘉玮,祝昌昊,秦懿囡,等.杜元灏分期运用针刺治疗特发性面神经麻痹经验[J].江苏中医药,2022,54(8):37-40.

[12] 中华医学会糖尿病学分会神经并发症学组.糖尿病神经病变诊治专家共识(2021 年版)[J].中华糖尿病杂志,2021,13(6):540-557.

[13] 杨文明.中西医结合神经病学临床研究[M].北京:人民卫生出版社,2019.

[14] 北京医学会罕见病分会.转甲状腺素蛋白淀粉样变性多发性神经病的诊治共识[J].中华神经科杂志,2021,54(8):772-778.

[15] 王福英,王忠东,范凌虹.浅议多发性神经病中西医结合治疗思路[J].中国医药指南,2011,9(14):306-307.

[16] 王欣欣,郑玉英,周建伟.中医综合干预治疗 2 型糖尿病远端对称性多发性神经病变的临床随机对照研究[J].中药药理与临床,2019,35(3):174-177.

[17] 路玫,李昆珊,王佳丽.针刺治疗糖尿病患者肢体远端对称性多发性周围神经病变:随机对照研究[J].中国针灸,2016,36(5):481-484.

[18] 余小萍,方祝元.中医内科学[M].上海:上海科学技术出版社,2018.

[19] KIM Y J,KIM K J,LEE J H,et al. Effect of herbal extracts on peripheral nerve regeneration after microsurgery of the sciatic nerve in rats[J]. BMC Complement

Med Ther,2021,21(1):162.

[20] 王志永,张卫光,张培训,等.中药促进周围神经再生的研究概况[J].中国中西医结合杂志,2018,38(1):121-124.

[21] 顿英俏,纪俊宇,张亚楠,等.三叉神经痛的研究进展[J].沈阳药科大学学报,2020,37(10):949-955.

[22] 侯锐,翟新利,方剑乔,等.原发性三叉神经痛中西医非手术诊疗方法的专家共识[J].实用口腔医学杂志,2022,38(2):149-161.

[23] 中华医学会神经外科学分会功能神经外科学组,中国医师协会神经外科医师,分会功能神经外科专家委员会,等.三叉神经痛诊疗中国专家共识[J].中华外科杂志,2015,53(9):657-664.

[24] 孙晶,方剑乔,邵晓梅,等.方剑乔教授分期治疗三叉神经痛[J].中国针灸,2016,36(2):191-193.

[25] 王爱丽,王雪,朱太卿.通窍活血汤辅助针刺治疗三叉神经痛疗效及对 PGC-1α、抗氧化指标变化的研究[J].中华中医药学刊,2021,39(11):32-34.

[26] 杨文明.中西医结合神经病学临床研究[M].北京:人民卫生出版社,2019.

[27] 刘鸣,谢鹏.神经内科学[M].2 版.北京:人民卫生出版社,2014.

[28] SHAHRIZAILA N, LEHMANN H C, KUWABARA S. Guillain-Barré syndrome[J]. Lancet,2021, 397(10280):1214-1228.

[29] 刘书平,卢祖能,肖哲曼,等.吉兰-巴雷综合征病理学和免疫机制研究进展[J].中国神经免疫学和神经病学杂志,2019,26(1):56-59.

[30] 白艳梅,姚杰鹏,郭艳敏,等.吉兰-巴雷综合征研究进展[J].中国免疫学杂志,2017,33(12):1899-1901,1906.

[31] 王鑫鑫,钱百成,薛静,等.王宝亮运用通补兼施法论治吉兰巴雷综合征经验[J].时珍国医国药,2021,32(9):2278-2280.

[32] 张勇,谢颖桢.王永炎院士清暑祛湿法治疗吉兰-巴雷综合征验案举隅[J].现代中医临床,2017,24(3):31-33.

[33] 宋扬扬,倪光夏.醒神通阳针刺法临床应用验案举隅[J].中华中医药杂志,2020,35(8):4007-4009.

[34] 彭露,曹洁.不同方案丙种球蛋白治疗儿童吉兰-巴雷综合征的疗效[J].西安交通大学学报(医学版),2018,39(3):451-454.

[35] 杨文明.中西医结合神经病学临床研究[M].北京:人民卫生出版社,2019.

[36] 刘鸣,谢鹏.神经内科学[M].2 版.北京:人民卫生出版社,2014.

[37] 贾莹,高长玉,刘桂宇,等.吉兰-巴雷综合征急性期湿热证与神经-内分泌-免疫调节网络的关系[J].中华中医药杂志,2008,23(1):72-75.

[38] 周耀,寻毅,臧秋迟,等.王行宽教授辨证治疗吉兰巴雷综合征临床经验[J].中国中医急症,2021,30(7):1297-1300.

[39] 姬梦丽,苏志伟,赵亚伟,等.苏志伟教授治疗吉兰-巴雷综合征经验[J].现代中西医结合杂志,2020,29(34):3844-3847,3859.

[40] 方朝晖,吴以岭,赵进东.糖尿病周围神经病变中医临床诊疗指南(2016 年版)[J].

中医杂志,2017,58(7):625-630.

[41] 王秀阁,倪青,庞国明.糖尿病周围神经病变病证结合诊疗指南[J].中医杂志,2021,62(18):1648-1656.

[42] 杨秀颖,张莉,陈熙,等.2型糖尿病周围神经病变机制研究进展[J].中国药理学通报,2016,32(5):598-602.

[43] 梁晓春.中西医结合防治糖尿病周围神经病变的思路及其研究[J].中国中西医结合杂志,2019,39(3):263-266.

[44] 方颖,王亚东,周雯,等.黄芪桂枝五物汤对糖尿病周围神经病变大鼠模型 AGEs/RAGE/NF-κB 信号通路的影响[J].中国实验方剂学杂志,2020,26(13):52-58.

[45] 祁悦,张杰.中医药治疗糖尿病周围神经病变的临床研究进展[J].时珍国医国药,2021,32(2):428-432.

[46] LOURAKI M, KARAYIANNI C, KANAKA-GANTENBEIN C, et al. Peripheral neuropathy in children with type 1 diabetes[J]. Diabetes Metab, 2012,38(4):281-289.

[47] 本刊编辑部.2015 NICE 妊娠糖尿病及并发症管理指南中妊娠糖尿病的风险评估、检测和诊断[J].中国全科医学,2015,18(14):1613.

[48] KEATING G M. Shingles (herpes zoster) vaccine (zostavax®): a review of its use in the prevention of herpes zoster and postherpetic neuralgia in adults aged ≥50 years[J]. Drugs,2013,73(11):1227-1244.

[49] BRUXVOORT K J, LIANG A S, HARPAZ R, et al. Patient report of herpes zoster pain: incremental benefits of zoster vaccine live[J]. Vaccine,2019,37(26):3478-3484.

[50] 段苡文,郭书萍.带状疱疹后遗神经痛研究进展[J].中华老年多器官疾病杂志,2019,18(7):552-556.

[51] 中国医师协会皮肤科医师分会带状疱疹专家共识工作组,国家皮肤与免疫疾病临床医学研究中心.中国带状疱疹诊疗专家共识(2022 版)[J].中华皮肤科杂志,2022,55(12):1033-1040.

[52] 黄昌锦,蔡兰花,李萍,等.中药外治法治疗带状疱疹随机对照研究的 Meta 分析[J].中国民间疗法,2019,27(24):24-27.

[53] 林晓云,张勇龙,逯子衡,等.中医药治疗带状疱疹急性期的研究进展[J].中国中医急症,2022,31(7):1302-1305.

[54] 刘星,樊碧发,李怡帆,等.带状疱疹后神经痛发生的影响因素及临床预测模型构建[J].中国疼痛医学杂志,2022,28(2):106-112.

[55] 曾永芬,金毅.带状疱疹后神经痛发病危险因素研究进展[J].中国疼痛医学杂志,2020,26(8):603-607.

[56] 王家双.带状疱疹后神经痛临床诊疗中国多学科专家共识解读[J].实用疼痛学杂志,2016,12(2):139-142.

[57] 带状疱疹后神经痛诊疗共识编写专家组.带状疱疹后神经痛诊疗中国专家共识[J].中国疼痛医学杂志,2016,22(3):161-167.

[58] SAGUIL A, KANE S, MERCADO M, et al. Herpes zoster and postherpetic

neuralgia：prevention and management[J]. Am Fam Physician，2017，96（10）：656-663.

［59］ 陈曦,黄卓英,赵淮波,等. 带状疱疹治疗及预防[J]. 中华医学杂志,2021,101（7）：515-519.

［60］ 《中华医学杂志》社皮肤科慢病能力提升项目专家组,中国医师协会疼痛科医师分会,国家远程医疗与互联网医学中心皮肤科专委会. 带状疱疹相关性疼痛全程管理专家共识[J]. 中华皮肤科杂志,2021,54（10）:841-846.

［61］ 中华中医药学会皮肤科分会. 蛇串疮中医诊疗指南（2014 年修订版）[J]. 中医杂志,2015,56（13）:1163-1168.

第五章 脊髓疾病

第一节 急性脊髓炎

急性脊髓炎(acute myelitis)是脊髓的一种非特异性炎症病变,又称急性横贯性脊髓炎,多在各种感染后发病,可引起双侧完全对称性或非对称性运动、感觉及自主神经功能障碍。根据脊髓损害的程度及临床表现,急性脊髓炎可分为表现为双侧对称的中度或重度神经功能障碍的急性完全性横贯性脊髓炎,和表现为明显不对称神经功能障碍的急性部分横贯性脊髓炎,其中脊髓受累节段以胸髓最常见。首发症状多为双下肢或四肢无力、病变水平以下感觉障碍和大小便障碍。该病的年发病率较低,为(1～4)/100万,多在秋末冬初发生,各年龄段均可发病,10～19岁和30～39岁为2个发病高峰,无性别和家族性差异。

脊髓炎表现的下肢弛缓性瘫痪属于中医学"痿躄""痿证"范畴,痉挛性瘫痪属于中医学"拘挛"范畴。由于急性脊髓炎常有感染等前驱症状,其可归为中医学"软脚瘟"范畴。《素问》认为,该病的病因与"肺热叶焦""湿热不攘"等有关。随着医学的发展,中西医协同治疗急性脊髓炎以人为整体出发,将中西医理论知识和临床实践经验有机融合,扬长避短,以获得更好的临床应用效果。为了更好地在临床推广中应用中西医协同在急性脊髓炎诊治中的成果,我们整理本节以供临床参考。

一、病理机制

(一)现代医学观点

现代医学认为本病病因暂不明确,大部分患者在发病前1～4周有疫苗接种史或病毒感染史,但多数前驱感染在急性脊髓炎发病和症状出现之前已经完全消退,且在中枢神经系统中无法检测出感染因子,仅表现为脑脊液内炎症细胞数量的增高,这表明急性脊髓炎是由自身免疫反应异常激活引起的。分子模拟所引起的针对自身抗原的交叉反应性免疫应答可能是该疾病发生的重要机制,同时B细胞的多克隆激活或自身反应性T细胞的异常激活,可导致针对中枢神经系统的体液免疫或细胞免疫功能紊乱,进而引起脊髓的炎症性损害。

在一些特定疾病中,脊髓炎表现可能是这些疾病的首要表现或继发性症状。①中枢神经系统脱髓鞘疾病多发性硬化起初仅以脊髓损害为特征性表现。②病原体的直接感染:如梅毒螺旋体、HIV、伯氏疏螺旋体等直接损害神经系统,患者脑脊液可检测出特异性病原体。③结缔组织病相关性脊髓损害:如系统性红狼疮、干燥综合征及抗磷脂综合征等,患者因自身免疫系统异常而引起脊髓的炎症性损害。④继发特殊感染性脊髓炎：水痘-带状疱疹病毒及柯萨奇肠道病毒感染等常引起异常免疫反应而对脊髓造成间接损伤，该类患者的脑脊液中可检测出特异性病毒抗体。⑤副肿瘤性脊髓炎：在一些恶性肿瘤患者的脑脊液中可检测到抗-Hu 抗体，该抗体可引起脊髓的炎症性损害。

第 3～5 节段胸髓是急性脊髓炎最常见的病变部位，其次是颈髓和腰髓。肉眼可见病变部位软膜充血及受累脊髓节段肿胀，严重者质地变软。切面可见灰质、白质界限不清，有点状出血。镜下可见软脊膜和脊髓内血管扩张、充血，血管周围有以淋巴细胞和浆细胞为主的炎症细胞浸润；灰质内神经元肿胀、尼氏体溶解；白质中神经纤维髓鞘脱失、轴突变性，大量吞噬细胞和神经胶质细胞增生。

（二）中医学观点

本病归为中医学"软脚瘟""痿证"等范畴。古代医家认为，痿证是由于湿热不攘，外感湿热，浸淫筋脉，阻遏气血；另外，外邪入侵，首先犯肺，肺热叶焦也是致痿原因，湿热壅肺，通调水道之职失司，又因热邪过盛，下移膀胱，膀胱气化不利，可成癃闭；若热伤津液，糟粕痞结，可致便秘；津液耗伤，筋脉失润，可致筋脉拘挛，也可痿软、癃闭、便秘、拘挛并见。

疾病早期湿热伤脾，脾主肌肉、四肢，故见弛缓性瘫痪；久病迁延，精血亏损，肝肾阴虚，精虚不能灌溉，血虚不能营养，津亏不能濡润，致使肌肤干燥，肢体萎缩，强直不柔，而呈痉挛性瘫痪。本病病位在脑，与肺、脾、肝、肾关系密切。本病病机重点是本虚标实，虚者多为脾胃虚弱、肝肾阴虚，实者多见湿热。急性期为湿热浸淫筋脉，阻遏气血；缓解期为脾肾阳虚，兼以瘀血内阻，可采用二妙丸、济生肾气丸、血府逐瘀汤加减治疗。

（三）中西医认知互通

急性脊髓炎是由各种感染或变态反应引起异常免疫应答而导致的脊髓炎症反应，目前暂未发现直接感染证据，随着研究的深入，一些中枢神经脱髓鞘疾病已从脊髓炎中被剔除。病变早期以炎症细胞浸润，灰质肿胀、白质脱髓鞘为主，中后期出现胶质增生和软化空洞，其病理过程符合中医学由实致虚、虚实夹杂的过程，在中医辨证论治过程中可以从西医病理角度进行思考，早期以祛邪为主，中后期应兼顾扶正、祛邪。

二、西医诊断和治疗

（一）西医诊断

1. 诊断标准　①患者发病前 1～2 周有前驱感染史，如有腹泻、上呼吸道感染或疫苗接种史。②急性起病，迅速出现脊髓完全或部分横贯性损害症状，脊髓受累多有明确的感觉平面，受累脊髓节段平面以下于 4 h 至数天快速进展为对称性或非对称性运动、感觉及自主神经功能障碍，但进展时间不应超过 21 天。③脑脊液检查符合急性脊髓炎的改变。压力一般正常，个别脊髓水肿严重者可升高；白细胞计数可正常，也可增高至$(20\sim200)\times10^6$/L；以淋巴细胞为主；蛋白质含量可轻度增高，多为 0.2～1.2 g/L；糖与氯化物含量正常。脑脊液细胞计数升高伴或不伴 IgG 指数升高是脊髓炎的典型髓内炎症证据。④MRI检查显示脊髓炎表现，急性期受累脊髓节段水肿、增粗；受累脊髓内显示斑片状长 T1、长 T2 异常信号；病变严重者晚期出现病变区脊髓萎缩。

符合以上标准者可诊断为急性脊髓炎，但需注意少数患者在出现典型临床症状时未能发现炎症证据,应在 2~7 天内重复进行磁共振成像和腰椎穿刺评估。

2. 排除诊断　①近 10 年有脊髓放射治疗史。②有明确的脊髓前动脉血栓形成临床表现。③神经影像学检查证实有脊柱受压病因。④有脊髓动静脉畸形的 MRI 表现(脊髓表面显示异常流空现象)。⑤有血清学检查和临床证实的结缔组织病(如结节病、系统性红斑狼疮、混合结缔组织病等)。⑥有明显的视神经炎病史。⑦梅毒、莱姆病、艾滋病,人类嗜 T 细胞病毒-1、支原体及其他病毒感染所致的中枢神经系统表现。⑧从神经系统症状发生至高峰时间短于 4 h。⑨神经系统症状进展超过 21 天。⑩脑脊髓 MRI 提示多发性硬化,脑脊液中寡克隆抗体阳性。

(二)西医治疗

急性脊髓炎应尽早诊断、尽早治疗;早期进行康复训练,也有助于患者恢复。

1. 一般治疗　①第 4 节段颈髓受累的高位脊髓炎及急性上升性脊髓炎患者,一旦出现呼吸肌受累,应积极给予气管插管或气管切开,保持呼吸道通畅,并给予呼吸支持,是急性期降低死亡率的重要措施。②在脊髓休克期,尿潴留患者应留置无菌导尿管,每 4~6 h 开放引流管 1 次,并以灭菌注射水或硼酸溶液进行每天 2 次的膀胱冲洗以预防感染。③患者长期卧床时,家属及医务人员需协助患者多翻身、拍背及瘫痪肢体的被动活动,以有效预防压疮、坠积性肺炎及下肢深静脉血栓形成的发生,并促进患者病情的恢复。

2. 病因治疗　首先需明确脊髓炎症性损害是否继发于相关疾病,可根据病因选择合适的治疗方案。对于病原体直接侵袭脊髓或引起感染损害的患者,应明确病原体的类型,并选择适当的抗病毒药物或抗生素进行抗感染治疗。对于副肿瘤性脊髓炎患者,一方面要处理肿瘤的原发灶,另一方面因其发病与异常的免疫机制相关,治疗方案以免疫治疗为主。

3. 急性期药物治疗　急性期的主要治疗目的为保护神经元、促进神经功能恢复和预防急性期并发症。可选药物:①大剂量静脉注射糖皮质激素是改善病情、预防病情进展、促进神经功能恢复的首选,多以具有强大抗炎、抗水肿作用的甲泼尼龙进行冲击治疗,常用甲泼尼龙 500~1000 mg/d 静脉滴注,连用 3~5 天,随后改为 1 mg/(kg·d) 的泼尼松口服治疗,于 2~4 周缓慢减药至停药,用药期间需注意预防消化性溃疡、感染、低钾、骨质疏松及血糖异常等药物副作用。②对于甲泼尼龙在使用 5 天后仍无效或初始病情较严重的患者,尤其是在高位颈髓受累引起呼吸肌受累的患者中,可给予血浆置换治疗,此治疗措施可减少体内可溶性免疫复合物及致病抗体,从而控制异常的免疫损害。还可选择静脉注射免疫球蛋白进行治疗。免疫球蛋白能阻止炎症因子、抗体及补体复合物对自身组织的损伤,同时免疫球蛋白与甲泼尼龙具有协同作用,可显著降低患者的脊髓损害,以 0.4 g/(kg·d) 的剂量连用 5 天为一个疗程,且此药物的安全性较高。③B 族维生素:多用维生素 B1 及维生素 B12 等促进轴突髓鞘的修复,改善神经损伤及传导功能。④对于急性期伴有肺部、泌尿系统及皮肤感染的患者,可给予抗病毒治疗及适当的抗感染治疗。⑤其他:血管扩张药物如烟酸、低分子右旋糖酐等可增加脊髓血供,神经营养剂辅酶 Q10、辅酶 A 及 ATP 等对神经功能的修复可能存在一定帮助。

4. 康复治疗　早期积极的康复治疗对脊髓神经功能恢复起到重要作用,适当的肢体功能锻炼及特殊的理疗方案如中频电疗法及分米波疗法,可改善肢体的血液回流,减少并发症,促进患者恢复。肌张力增高时需维持肢体关节的活动范围以预防肢体关节挛缩,必要时给予巴氯芬、乙哌立松等药物治疗。

(三)西医诊疗优势与特色

急性脊髓炎是起病较快、发展迅速的一种疾病,在疾病早期应用激素治疗,可减缓疾病进展,促进恢复。免疫球蛋白、激素冲击疗法是目前西医治疗的主要手段,其他治疗手段包括血浆置换治疗、神经营养剂治疗等,但即使经上述手段积极治疗,大多数患者仍遗留运动或感觉功能损害,甚至有约 1/3 的患者持续瘫痪,大小便失禁,严重影响患者及患者家庭的生活;且在疾病康复期和后遗症期,现代医学治疗手段有限。

三、中医诊断和治疗

(一)中医诊断

(1)感冒、泄泻或疫苗接种后,双侧肢体瘫痪、感觉障碍、大小便失禁快速进展。

(2)常伴有汗出或者无汗、皮肤干燥、指甲松脆等症状。

(3)参考现代医学 MRI 表现协助中医诊断。

本病归属于中医学"软脚瘟""痿证"范畴,也可参考古代文献中"痿躄""拘挛""癃闭""便秘"等进行辨病诊断。

(二)中医治疗

1. 辨证论治

(1)肺热津伤。

证候表现:发热,咽干口燥,或兼咳嗽、咽痛。头痛昏胀,周身违和。热后突发腰以下肢体痿弱不用,弛缓麻木,或兼"带脉"灼痛,皮肤干燥,小便赤涩不利,大便干结难行,舌质红,苔薄黄,脉细数。

治法:清肺润燥生津。

代表方:清燥救肺汤加减。

药物组成:桑叶、石膏、杏仁、甘草、麦冬、人参、阿胶、炒胡麻仁、炙枇杷叶。

(2)湿热浸淫。

证候表现:嗜卧懒言,发热不扬,身体困重,胸脘痞满,肢体痿弱无力或重痛,肌肤麻木不仁,或瘙痒、刺痛,大便秘结,小便不利,甚至癃闭不通,舌质红,苔黄,脉滑数。

治法:清热利湿,通利筋脉。

代表方:四妙散加味。

药物组成:黄柏、当归、苍术、牛膝。

(3)脾胃亏虚。

证候表现:下肢痿软不用,肌萎缩,肌肤不仁,神疲乏力,遗尿或小便不通,舌质淡,苔薄白,脉细涩或脉细无力。

治法:补益脾胃。

代表方:参苓白术散加减。

药物组成:人参、茯苓、白术、山药、桔梗、砂仁、扁豆、薏苡仁、莲子、炙甘草。

（4）肝肾阴虚。

证候表现：肌萎缩，屈曲拘挛，肌肤干燥，麻木不仁，或伴潮热盗汗，头晕耳鸣，遗尿，舌质红，少苔，脉细数。

治法：补益肝肾，强筋壮骨。

代表方：虎潜丸加减。

药物组成：龟板、黄柏、知母、熟地、白芍、锁阳、陈皮、干姜、狗骨。

2. 针灸及其他

（1）针刺疗法：瘫痪或肌萎缩者，可针刺肾经、膀胱经及督脉，取补肾益精之意。上肢、下肢取穴遵照就近取穴、循经取穴的原则；便秘、纳差者取相对应的特效穴，遵循"实则泻之，虚则补之"的原则进行针刺。其他还有耳针、足针、电针、梅花针、穴位注射等疗法，具体根据证型取穴治疗。

（2）康复治疗：促进肌力恢复，防止肢体痉挛及关节挛缩。早期应将患者瘫肢置于功能位，进行被动活动、按摩等；待肌力部分恢复时，应鼓励患者主动运动，积极锻炼；针灸、理疗有助于康复。

（3）护理：急性脊髓炎的护理极为重要。保持皮肤清洁，定时翻身。在骶尾部、足跟及骨隆起处放置气圈，避免压疮形成。对于已发生压疮者，应局部换药，促进愈合，忌用热水袋，以防烫伤。注意保暖，鼓励咳痰，注意及时翻身拍背、排痰和转换体位，避免发生坠积性肺炎。对排尿障碍者应给予无菌导尿，留置导尿管并用封闭式集尿袋，定期放尿。对大小便失禁者应给予勤换尿布，保持会阴部清洁，避免尿路感染。对吞咽困难者应给予放置胃管。

（三）中医诊疗优势与特色

在疾病早期，应用激素治疗的同时，结合中医辨证论治，可明显减缓疾病进展，减轻副作用和防止并发症发生，促进患者恢复。在疾病康复期，由于西医尚无缓解复发的疗法，可以中医治疗为主，促进康复，采用补气补肾活血通络的方法，减少复发；中医针灸、推拿、功能训练等手段都可改善急性脊髓炎的后遗症症状，减少复发，并提高患者的生活质量，减轻患者家属的照料负担。但目前临床应用的中医治疗方法均缺乏高质量的循证医学证据证实其治疗的可靠性和稳定性，并且本病急性期的中医治疗尚缺乏统一的治疗策略和治疗标准，故难以在临床上大规模推广应用。

四、中西医协同治疗

（一）中西医协同治疗思路

西医诊治的重点在于明确诊断，排除感染或脱髓鞘等其他疾病所致脊髓炎可能，急性期给予大剂量激素冲击或丙种球蛋白冲击治疗，多数患者临床症状可以得到一定程度的改善，此期因为使用大剂量激素，给予口服中药治疗相对会加重胃肠道不适，建议此期中医协同治疗重点在于针灸等康复治疗。中西医协同治疗亚急性期或后遗症期患者具有优势，有利于改善患者预后。

（二）全病程协同

在急性脊髓炎急性期、亚急性早期，患者病情进展快速，此期的治疗以糖皮质激素冲击及丙种球蛋白冲击治疗为主,中医在此期的协同治疗主要是促进瘫痪肢体的早期康复,加强吞咽、呼吸功能的锻炼,以及被动锻炼以预防深静脉血栓形成,避免肢体过快萎缩失用或关节挛缩。对于亚急性后期及后遗症期患者,在前期充分治疗的基础上,可以根据患者体质特征、感邪特点、正气虚损表现及兼夹证型采用中医辨证治疗,而针灸等康复治疗需贯穿于病程全过程。

(三)阶段协同

1. 急性期、亚急性早期协同 急性期的主要治疗目的为保护神经元、促进神经功能恢复和预防急性期并发症,以西医治疗为主,辅以中医辨证论治、针灸治疗。西医可选治疗方法:①大剂量静脉注射糖皮质激素冲击治疗。②对于使用甲泼尼龙5天后仍无效或初始病情较严重的患者,可给予丙种球蛋白治疗。③同时给予营养神经、抗感染、改善循环等治疗,这些治疗对神经功能的修复可能存在一定帮助。中医辨证以祛邪为主,可根据正气虚损情况适当扶正,以减轻糖皮质激素的不良反应,且能增加临床疗效;针灸、推拿等康复治疗应尽早实施,以帮助瘫痪肢体恢复。

2. 亚急性后期或后遗症期协同 在前期规范治疗的基础上,部分亚急性后期或后遗症期患者仍遗留神经功能缺损,此期西医治疗的主要优势在于针对部分症状的治疗,对呼吸、咳痰困难者吸痰、行气管切开等是维持患者呼吸功能的基本保障,尿潴留者留置导尿管可以解决膀胱痉挛、小便失禁问题,止痛药物的使用可以减轻患者神经病理性疼痛。此期患者邪实症状不明显,长期卧床、肢体瘫痪失用性萎缩症状逐渐明显,加之久病入络,中医辨证治疗的重点在于健脾益气、补肾强筋,在此基础上应合理使用活血化瘀、活血通络类药物,马钱子宣通经脉,振颓起废作用强大,在辨证基础上逐渐加量使用,临床价值较大,须注意规范炮制后方可使用。

(四)症状协同

1. 肌张力增高 辨证基础上运用芍药甘草汤。

2. 肢体麻木疼痛 辨证基础上运用乌头汤或全蝎、蜈蚣、地龙、土鳖虫等虫类药物。

3. 大小便失禁 肾司二便,辨证基础上加强益肾类药物的使用,小便失禁者运用缩泉丸、桑螵蛸;便秘者运用肉苁蓉、锁阳、郁李仁、瓜蒌子、枳壳等。

五、中西医协同的预防与防复发建议

在疾病康复期,由于西医尚无缓解复发的药物,可以中医治疗为主,促进康复并减少复发。中医治疗除中药治疗外,针灸、推拿、功能训练等手段也可以改善急性脊髓炎的后遗症症状,减少复发,提高患者的生活质量。

六、总结与展望

中西医协同治疗在急性脊髓炎的防治中取得了显著的进步,现有的研究已显示出中西医协同治疗的优势,可达到快速起效、降低不良反应的目的。由于急性脊髓炎的异质性,个体化治疗将会是未来治疗的方向,而中医辨证分型是个体化诊疗的范式,因此可以预测中西医协同防治将在今后占据重要的地位。但中西医协同的临床研究仍存在很多问题:①缺乏从理论体系进行协同:中医学最强大的是理论体系,如"辨证论治""急则治其标,缓则治其本";如何在理论指导下,将中医学治病的指导思想与现代医学的理论体系进行协同,充分发挥中医、西医各自的特点,是今后需要重点研究的方向。②缺乏中医与西医很好协同的研究:中医学中与急性脊髓炎西医诊断标准和分类相融合的研究很少见,往往是基于中医辨证分型而开展临床实践活动,但目前中医对急性脊髓炎的临床研究尚存在中医分型不统一、中医证候分类繁多的问题,使得临床研究的可比性、重复性明显不足。③临床研究的证据良莠不齐:设计不够严谨,如盲法对照执行不好,大样本、多中心研究少,更多的是单中心、小样本研究或者个案研究,疗效评定标准不统一等。④缺乏对长期疗效的观察:由于中西医协同治疗时间短,难以体现其真正价值,需要较长的疗程才能对复发率进行观察。疗效评估不能局限于近期疗效,应重视长期跟踪观察,以更好地反映中西医协同治疗急性脊髓炎的客观效果。⑤缺乏对中医治疗机制的深入研究:今后应建立符合现代医学模式的急性脊髓炎中西医协同诊治方案,运用神经影像学、神经生物学、代谢组学、基因组学等多种实验技术阐明治疗机制。

第二节　脊髓亚急性联合变性

脊髓亚急性联合变性(subacute combined degeneration of spinal cord)简称亚急性联合变性(subacute combined degeneration,SCD),是由维生素 B12 的摄入、吸收、结合、转运或代谢障碍导致体内维生素 B12 含量不足而引起中枢和周围神经系统变性的疾病。维生素 B12 缺乏的原因可能是营养缺乏、胃肠道解剖结构或功能改变导致吸收减少,或摄入某些药物。本病的病变主要累及脊髓后索、侧索及周围神经等,多数患者在出现神经系统症状前有贫血、倦怠、腹泻和舌炎等病史,常见临床表现包括双下肢深感觉缺失、感觉性共济失调及周围神经损伤等,病情严重时可导致不完全性痉挛性截瘫、括约肌功能障碍等。少数患者还可出现精神症状,如易激惹、多疑、淡漠、嗜睡、认知功能减退等。

中医古籍中并无"脊髓亚急性联合变性"这一疾病的专门论述,现代中医学者多将其归入"痿证"范畴,但从本病临床表现的多样性出发,也有学者提出可从"痹病""虚劳""风痱"等角度论治。

脊髓亚急性联合变性目前的西医治疗效果良好,早期诊断和治疗是治愈本病的关键,如在发病的 3 个月内积极治疗,大多数患者可完全恢复,若失治、误治延误病情而导致病情进展,如轴突已发生损害时,则预后较差。中医药治疗对伴有消化功能异常的本病患者有一定的优势,中西医协同可使患者获益最大化。为了更好地在临床推广中应用中西医协同在脊髓亚急性联合变性诊治中的成果,我们整理本节以供临床参考。

一、病理机制

(一)现代医学观点

现代医学对脊髓亚急性联合变性的病理机制研究较为深刻,认为本病的发病与机体内维生素 B12 缺乏直接相关。维生素 B12 在维持神经元髓鞘完整性所需的 DNA 合成和轻链脂肪酸代谢中起着至关重要的作用,是多种酶的重要辅助因子,维生素 B12 缺乏可引起髓鞘合成障碍,进而导致神经病变。维生素 B12 摄取、吸收、结合与转运等环节障碍均可引起维生素 B12 缺乏而导致本病。脊髓亚急性联合变性的典型组织学表现为多灶性脊髓病海绵状空泡形成，这是由脊髓内水肿及后索、侧索白质间质水肿引起的。本病早期的微观变化包括髓鞘肿胀，主要影响大纤维，随后髓鞘被破坏，血管周围聚集泡沫状巨噬细胞和淋巴细胞。脱髓鞘病变最初出现在上段胸髓后索的中心，然后病变向侧面扩散，累及皮质脊髓外侧束，并向上累及颈髓、延髓。随着脱髓鞘和空泡化的进展，轴突开始变性。在疾病晚期，会出现致密的胶质增生，所以脊髓后索及锥体束是脊髓亚急性联合变性神经病变的主要受累部位，严重时大脑白质、视神经和周围神经也可受累。

（二）中医学观点

现代中医学者认为，本病的发病机制主要包括两个方面：脏腑功能虚损，内外淫邪侵袭。

1. 脏腑功能虚损　中医学认为，脾胃为后天之本，气血生化之源，可濡养五脏六腑，充养肌肉筋脉。本病患者多为中老年人，此人群正处于脏腑功能衰退阶段。《素问·痿论》云："阳明者，五脏六腑之海，主润宗筋，宗筋主束骨而利机关也。"阳明虚则气血少，不能润养宗筋，故弛纵，宗筋纵则带脉不能收引，故足痿不用。即素体脾胃本虚，或久病致虚，脾胃虚则受纳、生化、运化、输布功能失常，气血生化不足，五脏六腑失于濡养，肌肉筋脉不得充养，可导致肢体痿弱不用。

此外，久病损及肝肾，而中医学认为肝藏血主筋、肾藏精主骨生髓，肝肾受损亦可致痿。《素问·痿论》又云："肝气热，则胆泄口苦，筋膜干，筋膜干则筋急而挛，发为筋痿。"《临证指南医案·痿》曰："盖肝主筋，肝伤则四肢不为人用，而筋骨拘挛。"以上两条指出了肝受损致痿的原因。素体肾精亏虚者，因劳役太过、罢极本伤致阴精亏损，或因房劳无度、乘醉入房致精亏难复，导致肾中阴虚火旺，筋脉失于濡养，而致痿。正如《素问·痿论》指出："肾主身之骨髓……肾气热，则腰脊不举，骨枯而髓减，发为骨痿。"《临证指南医案·痿》曰："肾藏精，精血相生，精虚则不能灌溉诸末，血虚则不能营养筋骨……此不能步履，痿弱筋缩之症作矣。"《儒门事亲·指风痹痿厥近世差玄说二》云："痿之为状……由肾水不能胜心火……肾主两足，故骨髓衰竭，由使内太过而致。"

2. 内外淫邪侵袭　外感六淫主要为风、湿、热邪作祟，其中湿热之邪既可外感，又可内生。《诸病源候论》云："手足不随者，由体虚腠理开，风气伤于脾胃之经络也。"此意为素体虚弱者，其皮肤腠理疏松，容易受外邪侵袭，伤及脾胃，导致脾胃功能受损，生化乏源，肌肉失养。这指出痿证患者在素体亏虚的基础上感受外邪而发病，并强调了风邪为害。《素问·生气通天论》提出：因于湿，首如裹，湿热不攘，大筋软短，小筋弛长，软短为拘，弛长为痿。而后世明清医家秦景明将外感痿证划分为风湿痿软、湿热痿软、燥热痿软三类，指出痿证与外感湿热关系密切。

脾胃若虚，运化功能受损，枢机不利，则易内生痰湿之邪，而痰湿内蕴日久可化热，出现湿热、痰热，湿热浸淫筋脉则致痿证。此外，情志内伤也可致痿。《黄帝内经》曰：有所失亡，所求不得，则发肺鸣，鸣则肺热叶焦，故曰五脏因肺热叶焦发为痿躄；思想无穷，所愿不得，意淫于外，入房太甚，宗筋弛纵，发为筋痿；恐惧而不解则伤精，精伤则骨酸痿厥，精时自下。此三条者：一指若逢失意或个人要求得不到满足，致气郁化火，肺叶枯焦，精气因此不得敷布周身而致痿；二指欲望得不到满足，或意念受影响而惑乱，房事不节，都可引起宗筋弛缓而致痿;三指恐伤肾精,精伤致痿。以上为情志内伤致痿。

(三)中西医认知互通

西医对脊髓亚急性联合变性的病因病理机制认识较为全面、深刻,早期治疗效果均满意,但内因子缺乏、抗胃壁细胞抗体阳性、抗内因子抗体阳性、胃肠切除后患者的长期治疗以及治疗不及时患者遗留的功能残疾问题是中西医均面临的问题。由于西医治疗的关注重点在于维生素 B12 的补充,而中医关注的重点在于患者脏腑虚损和外邪侵袭,中医通过调节脏腑功能可以促进维生素 B12 的吸收、转运,有利于从根本上进行治疗,同时结合具体邪气的辨证论治,有利于整体机能的平和,针对症状的治疗也有利于患者的康复。

二、西医诊断和治疗

(一)西医诊断

患者多在中年以后缓慢隐匿起病,病程呈亚急性或慢性,有脊髓后索、侧索、锥体束及周围神经受损表现。生化检验显示血清中维生素 B12 缺乏。给予维生素 B12 治疗后神经症状改善或有恶性贫血者可以确诊。青少年疑诊本病者,应注意询问有无笑气(N_2O)滥用史。

(二)西医治疗

针对患者的病因予以病因治疗,如素食主义者应指导其改善膳食结构,多食用富含维生素 B12 的食物;有自身免疫性胃炎及其他可导致维生素 B12 吸收障碍的消化系统疾病的患者,应积极治疗原发病;贫血患者可给予硫酸亚铁 $0.3\sim0.6$ g 口服,每天 3 次,或 10% 枸橼酸铁铵溶液 10 mL 口服,每天 3 次;有恶性贫血的患者,建议叶酸(每次 $5\sim10$ mg)与维生素 B12 同用,每天 3 次,不宜单独使用叶酸,以免加重神经精神症状;酗酒者应指导其戒酒;吸食 N_2O 者应停止吸食等。

确诊后应尽早开始应用大剂量维生素 B12,用药方式可以选择肌内注射、口服或静脉注射等,用药方式和治疗持续时间取决于患者的症状、病情轻重、合并症等。

通常情况下,给予维生素 B12 $0.5\sim1$ mg/d 肌内注射,治疗 $2\sim4$ 周之后根据病情和维生素 B12 浓度将频次改为每周 $2\sim3$ 次肌内注射,连续治疗 $2\sim3$ 个月之后改为小剂量口服(甲钴胺或腺苷钴胺 500 μg,每天 2 次),总疗程 6 个月。对于维生素 B12 吸收不良的患者,可适当增加口服剂量,合用维生素 B1 对有周围神经受损的患者效果更好。有不可逆转原因致维生素 B12 缺乏的患者需终生用药,联用维生素 B1、维生素 B6(各 30 mg/d)效果更好。

(三)西医诊疗优势与特色

西医治疗本病效果较好,一般在发病后 3 个月内及时发现并积极治疗的患者大多可完全恢复。但对于某些伴有消化系统疾病而导致本病起病者,西医治疗还存在一定的提升空间,中医药则在脾胃疾病的治疗方面存在一定的优势,二者结合可实现优势互补。

三、中医诊断和治疗

(一)中医诊断

现代中医学者多根据脊髓亚急性联合变性的临床表现(逐渐出现的双下肢无力、深感觉缺失、感觉性共济失调、痉挛性截瘫)将其归于"痿证"的范畴,因患者常有肢体麻木疼痛、下肢痉挛、步态不稳、疲劳无力、消瘦等表现,可从"痹病""风痱""虚劳"等疾病角度进行辨证论治。

(二)中医治疗

1. 辨证论治

(1)气血亏虚。

证候表现:四肢无力,肌肉逐渐痿废,食欲不振,便溏,少气懒言,面色苍白或萎黄,舌淡苔白,脉细弱。

治法:补益气血。

代表方:参苓白术散合四物汤加减。

药物组成:党参、当归、山药、茯苓、白术、甘草、陈皮、薏苡仁、川芎、白芍、熟地。

(2)肝肾亏虚。

证候表现:缓慢起病,下肢软弱无力,腰膝酸软,甚则大肉渐脱,舌红,苔少,脉细。

治法:补益肝肾。

代表方:左归丸加减。

药物组成:熟地、山茱萸、山药、菟丝子、枸杞子、鹿角胶、龟板胶、怀牛膝。

(3)痰瘀阻络。

证候表现:四肢无力,麻木不仁,甚至瘫痪,舌痿,或舌暗胖,有瘀点、瘀斑,苔厚腻,脉细涩。

治法:化痰祛瘀。

代表方:二陈汤合桃花四物汤加减。

药物组成:陈皮、法半夏、茯苓、甘草、桃仁、红花、赤芍、生地、当归、川芎。

(4)湿热浸淫。

证候表现:四肢无力,下肢尤甚,四肢困重,舌红,苔黄腻,脉滑数。

治法:清热燥湿。

代表方:健步丸加减。

药物组成:防己、防风、羌活、柴胡、泽泻、滑石、瓜蒌根、苦参、川乌、肉桂、炙甘草。

2. 针灸治疗 主穴选取合谷、曲池、太冲、解溪、足三里、三阴交,配穴选择背部背俞辨证治疗。

3. 其他治疗 对于因失治、误治导致神经系统损伤较重的患者,由于神经系统受损早期其支配区域的功能主要依靠机体代偿,而代偿作用需要通过康复治疗和学习训练来实现,故对于此类患者,通过药物治疗彻底恢复神经功能较困难,应积极运用康复治疗,如患肢负重训练、视觉反馈训练、感觉训练等,对患者肢体功能的恢复优于仅使用常规药物治疗。

(三)中医诊疗优势与特色

由于中医学并无针对本病的论述,其病理生理机制研究不如现代医学精确,且目前西医治疗的临床效果较好,令人满意,故本病的临床诊疗仍以西医大剂量维生素 B12 治疗方案为主。中医药治疗主要关注消化转运功能异常,在临床中针对部分胃肠道疾病或药物导致维生素 B12 吸收障碍患者,中医药治疗从体质上进行调理有其优势,在改善患者消化道症状方面有明显效果。

四、中西医协同治疗

(一)中西医协同治疗思路

脊髓亚急性联合变性发病主要是因为维生素 B12 摄入、吸收、结合、转运或代谢等环节障碍,可引起脊髓后索、脊髓侧索、周围神经病变,甚至造成造血系统病变。现代医学给予肌内注射或口服维生素 B12 纠正治疗后,患者一般预后良好,半年内患者治愈率较高,但部分因胃肠道疾病而导致维生素 B12 吸收障碍者,复发风险较高,从中医辨证论治角度进行综合调理有利于患者长期获益,部分治疗不及时及治疗后有后遗症的患者,中医药协同治疗有助于肢体功能的康复。

(二)全病程协同

脊髓亚急性联合变性在诊断明确后尽早进行维生素 B12 补充治疗,同时纠正相关诱因后多数患者预后良好,N₂O 中毒者戒掉毒物后经规范治疗预后亦良好。但部分因消化吸收障碍,或失治、误治导致神经损伤严重患者,需长期肌内注射维生素 B12,针对消化吸收障碍、功能残疾恢复差的患者,全病程协同使用中医药治疗是可行的、有效的,有助于患者功能恢复及预防病情进一步发展加重。

(三)阶段协同

1. 早期协同治疗　此期大剂量使用维生素 B12 是治愈的关键,同时必须针对病因制订合理的治疗方案。西医治疗效果好,无后遗症患者可以不加用中医药治疗;体质差、营养吸收障碍患者可加用中药调理脾胃,促进脾胃运化功能康复。

2. 中晚期协同治疗　此期重点针对消化吸收障碍、功能残疾患者,健脾益胃、滋阴养血、补益肝肾、活血通络等方法均需根据中医辨证情况合理使用,同时功能障碍者需协同使用针灸、推拿等康复治疗。

(四)症状协同

1. 肌肉痉挛僵硬、麻木疼痛　补阳还五汤合芍药甘草汤加减。
2. 精神异常　地黄饮子加减。
3. 贫血　运用当归补血汤或四物汤。

五、中西医协同的预防与防复发建议

本病的治疗关键在于早期诊断和及时治疗,如在发病后 3 个月内积极治疗,大多数患者可完全治愈。而本病的预防与防复发关键在于预防和监测维生素 B12 缺乏症。

一般情况下,从饮食中摄取足够的维生素 B12 是本病预防和防复发的首选方法。对于饮食结构存在问题、无维生素 B12 吸收障碍的患者,应指导患者形成良好的膳食习惯,建议成人维生素 B12 的摄入量为 2.5 μg/d,孕妇则需要更高的剂量(2.6 μg/d)。对于严格的素食主义,并拒绝改变膳食结构的患者,尤其是孕妇和哺乳期妇女,应建议口服维生素 B12 补充剂,以避免维生素 B12 缺乏及新生儿营养不良。对于长期酗酒的患者,应劝诫指导患者戒酒限酒,同时予以饮食指导。老年人群的维生素 B12 缺乏症发病率很高,可建议 50 岁以上的人日常口服维生素 B12 补充剂来强化饮食。正在接受质子泵抑制剂、H2 受体拮抗剂和二甲双胍治疗的患者,以及慢性萎缩性胃炎、胃大部切除、回肠切除和胰腺切除术后患者,可考虑定期完善血清维生素 B12 浓度测定来常规筛查并监测是否存在维生素 B12 缺乏症以达到预防本病的目的。对于需要 N_2O 麻醉的患者,也应考虑术前进行维生素 B12 缺乏症筛查。而滥用 N_2O 致本病者,确诊后应立即停止使用 N_2O 以防复发。

目前脊髓亚急性联合变性的诊疗手段较成熟,以西医大剂量维生素 B12 治疗为主,中医药治疗改善消化系统转运功能、康复治疗改善肢体功能为辅。临床中得到及时治疗的患者预后良好,大多可完全治愈。但对于失治、误治,病情延误的患者,由于后期神经系统损伤严重,难以恢复,则预后较差,甚至导致死亡。

六、总结与展望

本病的发生与维生素 B12 缺乏密切相关,早期诊断和及早开始给予大剂量维生素 B12 治疗是治愈本病的关键。西药结合中医辨证论治及针灸等综合疗法,在脊髓亚急性联合变性的不同时期都可使患者获益,这就体现了中西医协同的优势。

第三节 颈 椎 病

颈椎病是颈椎间盘脱出、增生性颈椎炎、颈椎骨关节炎、颈神经根综合征的总称,亦称颈椎综合征。本病以退行性病理改变为基础,主要表现为骨刺形成,髓核突出或脱出,韧带肥厚,椎节失稳、松动和继发性椎管狭窄等,刺激或压迫了邻近的神经根、脊髓、椎动脉和颈部交感神经等,进而引起一系列的症状和体征。颈椎病患病率在我国为 $3.8\%\sim17.6\%$,且各地区颈椎病的流行病学调查结果不一致,但均存在年轻化和逐年升高的趋势。颈椎病的危险因素包括年龄为 $45\sim60$ 岁、伏案久坐、繁重的家务劳动、睡眠不足、肥胖和枕头过高等,而性别、不良嗜好(如吸烟、饮酒等),以及高血压、高脂血症、糖尿病、脑梗死等疾病与颈椎病患病率的关系存在争议。职业也与颈椎病患病率有关,飞行员、职业司机和操作振动设备人群的患病率较高。年龄大且有腰痛、颈部疼痛持续时间长、经常骑自行车、生活态度消极、生活质量差等因素,是急性疼痛转为慢性疼痛的诱发因素。为了更好地在临床推广中应用中西医协同在颈椎病诊治中的成果,我们整理本节以供临床参考。

一、病理机制

(一)现代医学观点
现代医学尚未完全阐明颈椎病的病因与发病机制,一般认为颈椎病的发生是多种因素共同作用的结果,椎间盘退行性改变是始动因素,机械压迫学说、颈椎不稳学说和血液循环学说目前已得到公认,炎症反应学说和感觉"重塑"现象是近年来的研究热点。

1. 机械压迫学说
(1)静态性压迫因素:一般而言,机体自 30 岁开始出现颈椎间盘退行性改变。随着纤维环中弹力纤维含量的逐渐减少、胶原纤维含量的逐渐增多,以及髓核含水量的逐渐降低,纤维环耐受牵拉、压缩负荷的能力减退,机体出现椎间隙减小、椎间盘膨出或突出。同时由于椎间隙的高度降低,椎间关节周围韧带松弛、椎体间活动度增加,在椎体上、下缘韧带附着部出现牵拉性骨刺。椎间盘膨出或突出、椎体后缘的骨刺突入椎管,导致脊髓或神经根受到压迫。

（2）动态性压迫因素:当颈椎前屈时,脊髓变细、变长,且脊髓的横截面积变小;当颈椎后仰时,脊髓变短、变粗,且脊髓的横截面积增大,此时椎体后缘的骨赘及突入椎管的椎间盘会压迫脊髓腹侧;同时颈椎黄韧带因椎间隙高度降低而松弛,出现代偿性肥厚,且其因退行性改变,出现弹性降低、皱褶形成而突入椎管压迫脊髓。

2. 颈椎不稳学说　颈椎病的发病因素包括颈椎的不稳定性。1956 年,O'Conel 研究团队认为,颈椎退行性改变引起颈椎不稳定而导致脊髓型颈椎病——当颈椎屈伸运动时,脊髓在椎体后缘骨赘上反复摩擦而引起脊髓微小创伤,致使脊髓发生病理性损害。Gooding 研究团队亦指出,颈椎退行性改变可导致颈椎不稳和椎间关节松动,从而导致脊髓侧方动脉及其分支(参与构成脊髓表面的软膜吻合)痉挛;同时强调当不稳定椎节的交感神经受激惹时,其可反射性地引起上述动脉痉挛,进而导致脊髓局部血流量减少。不稳定椎节反复运动,可导致脊髓受压和脊髓反复一过性缺血,若上述现象频繁出现或持续足够长时间,则可出现脊髓病。Wantanuki 等的研究验证了上述结论,其研究团队在模型动物颈部交感神经干或软脊膜上的交感神经丛处给予电刺激,发现脊髓冠状动脉网交界区血管痉挛或栓塞,从而导致该血管支配区内的脊髓变性或坏死;当切断颈部交感神经干或静脉内注射去甲肾上腺素后,脊髓及其血管亦发生上述相同的改变。这可能是因为脊髓供血血管反复痉挛,造成局部缺血再灌注,且产生大量的氧自由基,进而对脊髓造成损害。

3. 血液循环学说　除上述因素致脊髓和脊神经根直接损害外,脊髓血液循环障碍可能也是本病的发病机制之一。Brain 首先提出血管因素可能参与本病的发病。Allen 团队手术时发现患者屈颈位脊髓变扁、脊髓颜色苍白。Mari 和 Druckman 研究团队基于 4 例椎间盘突出致脊髓受压的病例发现,脊髓损害区与脊髓前动脉供血区基本一致,因此他们推测椎间盘突出压迫或扭曲脊髓前动脉及其分支,致脊髓相应血管供血减少,造成脊髓缺血性损害。Taylor 等的研究表明,本病的脊髓病理改变特征与血管阻塞致脊髓损害相似,同时他们认为脊髓缺血性损害的原因是根动脉在椎间孔内受压。一些研究者报道,神经根轴周围发生纤维化束缚了根动脉,致脊髓血供减少。Breig 等的研究指出,当颈椎处于屈曲位时,脊髓张力增加,脊髓因其腹侧受椎体后缘骨赘挤压而变扁平,前后径减小,同时脊髓因侧方受间接应力作用而使横径增大,因此他们认为脊髓沟动脉的横向走行分支受到牵拉而变长,椎管狭窄造成累积性脊髓缺血性损害,致使脊髓前 2/3 部分缺血,其中包括大部分灰质;同时由于应力集中在中央灰质区,使其内较小的静脉受压,这样会加重局部灌注不足。Penning 研究团队将脊髓腹侧和背侧受压作用命名为"钳夹机制",该机制可引起局部微循环障碍。1972 年,Hukuda 和 Wilson 研究发现,脊髓受压节段局部缺血,同时证明术中低血压可使脊髓梗死,进而加重相应症状。1968 年,Shinomura 和 Hukuda 等针对血管因素参与本病的发病机制进行了实验研究:单纯阻断单侧或双侧椎动脉均未造成犬脊髓组织损害,但结扎双侧椎动脉时,颈髓内组织氧分压下降,提示颈髓发生了潜在的供血不足;脊髓前动脉阻断可引起脊髓腹侧 1/3 缺血性损害,但脊髓侧束未受明显影响;软膜血管丛阻断可致实验动物半侧肢体瘫痪;由此他们认为缺血性颈髓病的发生与脊髓表面分布的动脉血流障碍有密切关系。Wantanuki 等的研究表明,电刺激颈部交感神经干或脊髓上的交感神经丛可引起脊髓冠状动脉网交界区血管痉挛或栓塞,从而引起其血管支配区内脊髓变性或坏死;切断颈部交感神经干或静脉内注入去甲肾上腺素同样可引起上述病理改变;因此他们认为颈椎退行性改变的不稳定节段及其突出物可通过刺激交感神经,使脊髓血管痉挛而出现脊髓损害症状。

4. 炎症反应学说 该学说认为,受压神经根局部产生的炎症因子(如 IL-1β、IL-33、IL-18 和 TNF-α 等)可降解椎间盘基质。颈部肌肉中的炎症信号分子 TNF-α、IL-1β、IL-6,以及脊髓神经元和胶质细胞中炎症因子 IL-10、IL-4 等也在颈椎病的发生和发展中起关键作用。

5. 感觉"重塑"现象 感觉功能主要由视联合皮质、初级视皮层等视觉相关功能网络控制。当脊髓受压时,可出现视觉相关功能网络代偿性增强——感觉"重塑"现象;当脊髓受压缓解后,此"重塑"现象逐渐弱化。

(二)中医学观点

古代医家多认为颈椎病是由风寒湿邪侵袭、外伤、劳作、气滞血瘀、肝肾不足、经络空虚等引起的。

1. 风寒湿邪侵袭 风寒湿邪侵袭人的颈部,会使颈部气血运行不畅,气血不能濡养头颈部的筋骨肌肉,影响机体各种正常的生理功能,从而产生颈项背部疼痛。患者正虚,营卫不和,卫气不固、腠理疏松,复加外感风寒湿邪痹阻于颈部筋骨经络,气滞血瘀,络脉痹阻,颈椎失于气血的滋润濡养而产生各种病变是本病的重要病因病机。

2. 外伤 唐代医僧蔺道人认为,损伤可致"筋骨差爻,举动不能"。即颈部外伤后可遗留颈椎关节错位,导致颈椎椎体失稳,从而引发颈椎病。《医宗金鉴》指出"因挫闪及失枕而项强痛",说明挫、闪及落枕所致的颈部筋络、筋膜、韧带、肌肉等软组织损伤或者颈椎关节错位可以造成颈肩痛症状。

3. 劳作 《仙授理伤续断秘方》提出:劳伤筋骨,肩背疼痛。此外,《张氏医通》曰:"有肾气不循故道,气逆挟脊而上,至肩背痛……或观书对弈久坐而致脊背痛。"这指出长期劳作、低头伏案工作,颈部肌肉等劳损过度可致颈椎病。

4. 气滞血瘀 《难经·第八难》云:"故气者,人之根本也,根绝则茎叶枯矣。"《灵枢·本脏》云:"故血和则经脉流行,营复阴阳,筋骨劲强……"气血的正常运行对于维持人的正常生理活动具有重要的作用。气血运行失常,则会导致经脉之气阻滞闭塞,从而"不通则痛",气血运行发生障碍,气血运行不畅,全身脏器得不到滋润、濡养而出现"不荣则痛",进而致病。

5. 肝肾不足 《素问·上古天真论》中提到"女子七岁……四七,筋骨坚……五七,阳明脉衰……丈夫八岁……二八,肾气盛……五八,肾气衰……",指出人的身体机能随年龄的增长逐渐下降,肾气逐渐虚衰。《素问·至真要大论》曰:"阴痹者,按之不得,腰脊头项痛,时眩……病本于肾……"可知颈椎病等痹症的根本在于肾,人体年老后肝肾逐渐虚衰,气血也逐渐衰败,筋骨得不到气血足够的濡养,常导致筋脉迟缓、骨头松软,容易受到外邪侵犯,进而导致颈椎病。

6. 经络空虚 经络是气血运行的重要通道。《灵枢》曰:"经脉者,所以能决生死、处百病、调虚实,不可不通。"这指出经络在中医药防治疾病中非常重要。当人体抵抗力下降时,风寒湿邪容易从外乘虚而入,常首先侵犯太阳经,致使太阳经气机不畅,卫外不固,营卫失和,最终影响督脉,使颈项背部肌肉痉挛,头颈活动受限。

(三)中西医认知互通

现代医学认为椎间盘退行性改变是颈椎病的始动因素,符合中医学正气存内、邪不可干的致病特点,而机械压迫学说、颈椎不稳学说、血液循环学说及炎症反应学说等的研究,与中医学中颈椎病的相关诱因有关,如风寒湿邪、劳伤等,其中血瘀既是病理产物,也是致病诱因,辨治过程中需要关注。

二、西医诊断和治疗

(一)西医诊断

1. 颈型颈椎病

(1)患者主诉枕部、颈部、肩部疼痛等异常感觉,可伴有相应的压痛点。

(2)影像学检查结果显示颈椎退行性改变。

(3)排除其他颈部疾病或其他疾病引起的颈部症状。

2. 神经根型颈椎病

(1)具有较典型的神经根症状(手臂麻木、疼痛),其范围与颈脊神经所支配的区域一致,压颈试验或臂丛牵拉试验阳性。

(2)影像学检查所见与临床表现相符。

(3)排除颈椎以外病变(胸廓出口综合征、网球肘、腕管综合征、肩周炎、肱二头肌腱鞘炎及肺尖部肿瘤等)所致以上肢疼痛为主的疾病。

3. 脊髓型颈椎病

(1)临床上出现典型的颈髓损害表现,以四肢运动障碍、感觉异常及反射异常为主。

(2)影像学检查可见明显的脊髓受压征象,并与临床症状相对应。

(3)排除肌萎缩侧索硬化、椎管内占位、急性脊髓损伤、脊髓亚急性联合变性、脊髓空洞症、慢性多发性周围神经病等。

4. 其他型颈椎病 该分型涵盖既往分型中的椎动脉型、交感型颈椎病。

(1)临床表现为眩晕、视物模糊、耳鸣、手部麻木、听力障碍、心动过速、心前区疼痛等一系列交感神经症状。体格检查可出现旋颈试验阳性。

(2)影像学表现:X线片可显示节段性不稳定;MRI可表现为颈椎间盘退行性改变。

(3)排除眼源性、心源性、脑源性及耳源性眩晕等其他系统疾病。

(二)西医治疗

1. 非手术治疗

(1)合乎生理要求的生活和工作体位是防治颈椎病的基本前提,应避免长时间低头、高枕等不良习惯。

(2)非手术治疗应视为颈型、神经根型及其他型颈椎病的首选和基本疗法。

2. 非手术治疗的基本疗法及应用原则

（1）头颈牵引：以安全、有效为前提，强调小重量、长时间、缓慢、持续的原则。牵引重量为患者体重的 1/14～1/12。可在牵引下进行颈背部肌肉锻炼。

（2）康复治疗：颈托制动、热疗、电疗、运动等治疗方法，可能有助于改善症状。

（3）药物疗法：非甾体抗炎药、神经营养剂及骨骼肌松弛药有助于缓解症状。

3. 手术治疗　保守治疗无效者可选择手术治疗，具体手术治疗策略因人而异，由有经验的骨科专家决定。

（三）西医诊疗优势与特色

西医可以充分利用现代科学技术对颈椎病进行临床分型，做出更精确的诊断，对于脊髓型颈椎病及一些保守治疗无效的颈椎病，还能通过手术的方式进行治疗，并运用非甾体抗炎药来缓解疼痛。西医诊疗颈椎病的不足之处在于手术指征泛化，对无手术指征或有相关禁忌证的患者治疗手段及效果有限。

三、中医诊断和治疗

（一）中医诊断

传统中医学并没有"颈椎病"这个病名，但很早就对颈椎的结构和功能有了一定的认识。根据颈椎病的临床症状及体征，其应归属于中医学"颈项痛""颈筋急""项强""痿证""眩晕""肩臂痛"等范畴。其主要临床表现为颈背部僵硬疼痛，上肢串痛、麻木，颈部活动受限，甚至肢体无力等。

（二）中医治疗

1. 辨证论治

（1）风寒湿袭。

证候表现：颈肩部、上肢串痛麻木，以痛为主，头有沉重感，颈部僵硬，活动不利，恶寒畏风，舌淡红，苔薄白，脉弦紧。

治法：祛风散寒，除湿通络。

代表方：葛根汤加减。

药物组成：葛根、麻黄、桂枝、芍药、生姜、大枣、甘草、威灵仙、片姜黄。

（2）气滞血瘀。

证候表现：颈肩部、上肢刺痛，痛处固定，伴有肢体麻木，舌质暗，脉弦。

治法：活血化瘀，理气通络。

代表方：活血止痛汤加减。

药物组成：当归、苏木、积雪草、川芎、红花、乳香、没药、三七、炒赤芍、陈皮、全蝎、紫藤。

（3）痰湿阻络。

证候表现：头晕目眩，头重如裹，四肢麻木不仁，纳呆，舌暗红，苔厚腻，脉弦滑。

治法：化痰行瘀，蠲痹通络。

代表方：羌活胜湿汤加减。

药物组成：羌活、独活、藁本、防风、甘草、蔓荆子、川芎。

（4）肝肾不足。

证候表现：眩晕头痛，耳鸣耳聋，失眠多梦，肢体麻木，面红目赤，舌红少津，脉弦细。

治法：培补肝肾，通络止痛。

代表方：独活寄生汤加减。

药物组成：独活、细辛、防风、秦艽、肉桂、桑寄生、杜仲、牛膝、当归、川芎、生地、白芍、人参、茯苓、甘草。

（5）气血亏虚。

证候表现：头晕目眩，面色苍白，心悸气短，四肢麻木，倦怠乏力，舌淡苔少，脉细弱。

治法：益气养血，和营通络。

代表方：归脾汤加减。

药物组成：黄芪、龙眼肉、人参、白术、当归、茯神、炒酸枣仁、远志、木香、炙甘草、生姜、大枣。

2. 针灸治疗　毫针、火针、温针、耳针、腹针、针刀、穴位注射、穴位埋线、热敏灸、雷火灸、放血等治疗方法各有所长，应根据各型颈椎病的临床症状及病例特点，采用不同的针灸治疗手段，且同一种针灸治疗措施用于不同类型颈椎病时，具体操作也略有差异。

3. 推拿治疗　主要予以理筋手法和正骨手法，根据各型颈椎病的临床及病理特点，推拿操作略有差异。颈型颈椎病以理筋手法为主，也可配合颈椎扳法；神经根型颈椎病遵从筋骨并重原则，先理筋后正骨；其他型颈椎病（包括椎动脉型和交感型颈椎病）根据患者个体差异，适时选用理筋手法与正骨手法；脊髓型颈椎病推拿风险较大，相关临床证据较少。

（三）中医诊疗优势与特色

中医治疗颈椎病主要是内治、外治相结合，其优势主要在于中医治疗对人的整体调节有一定作用，不仅可以达到治疗患者颈椎病的目的，还可以改善患者疼痛麻木的症状，改善患者精神状态等。其不足之处在于无法对脊髓型颈椎病进行有效的治疗。

四、中西医协同治疗

（一）中西医协同治疗思路

除部分神经根严重受压、脊髓受压且缺血明显的颈椎病患者需手术治疗解除压迫、缓解症状外，大部分患者不需要手术治疗，现阶段手术治疗有泛化趋势，部分患者术后仍遗留麻木无力、步态不稳，针对此类患者采用中医辨证治疗有利于减轻其临床症状，同时非手术治疗患者协同使用中药和针灸、推拿等综合治疗手段能够有效减轻临床症状，也是中西医协同的重点。

（二）全病程协同

针对颈椎病的中西医治疗：有手术指征、保守治疗效果不佳患者可积极进行骨科手术或微创治疗，解除神经根或脊髓压迫，改善临床症状，而术后仍有颈背部僵硬疼痛、上肢发作性麻木、胀痛的患者，再次手术可能性不大，需积极进行中医药协同治疗；无手术指征患者，中医药、针灸康复的全程辨证治疗可以减轻患者临床症状，改善僵硬、疼痛、麻木等不适。

（三）阶段协同

1. 发作期协同　症状发作期应卧床制动，头部前屈，枕头后部垫高，避免患侧卧位，保持上肢上举或抱头等体位，可适当运用矫形支具固定和保护颈椎椎间关节。同时可选择西药对症治疗，从而减轻或消除各种因素对神经及血管的挤压，从而达到消炎止痛、恢复颈椎关节稳定性的目的。对于脊髓型颈椎病患者，在排除禁忌证的情况下应尽早进行手术。在颈椎病急性期，应急则治其标，可局部施以针灸强刺激。中医根据辨证特点给予相应处方治疗。

2. 稳定期协同　颈椎病的稳定期治疗重点在于运动锻炼，增强颈背部肌肉肌力和椎体稳定性，中医辨证需要加强补肾强筋骨药物的使用。

（四）症状协同

1. 肢体麻木胀痛　运用黄芪桂枝五物汤加全蝎、蜈蚣、威灵仙。
2. 项背部僵硬　运用麻黄附子细辛汤加葛根。

五、中西医协同的预防与防复发建议

（一）体位指导

1. 急性期　颈部制动，卧床休息，注意颈部保暖。
2. 缓解期　可适当下床活动，避免做快速旋转、俯仰等动作；卧位时保持头部中立位，枕头水平。
3. 康复期　可下床进行肩部、上肢活动，在不加重症状的情况下逐渐增大活动范围。

（二）生活起居

（1）避免长时间低头劳作，在伏案工作时，每隔 1～2 h 稍活动颈部。
（2）座椅的高度以端坐时双脚刚能触及地面为宜。
（3）避免长时间屈颈斜枕、半躺看书等。
（4）睡觉时应保持头颈部处于一条直线，枕头长度要超过肩部，高度为握拳高度（平卧后），枕头的颈部稍高于头部，避免颈部悬空。
（5）颈部防风寒湿邪侵入，同时注意保暖。
（6）咽炎、扁桃体炎等咽喉部疾病的防治有利于颈椎病的恢复。
（7）开车、乘车时注意系好安全带或扶好扶手，防止急刹车致颈部"挥鞭样损伤"，做体育锻炼时做好自我保护，避免头颈部受伤。

（三）功能锻炼

（1）急性期颈部制动，避免进行功能锻炼，防止症状加重。
（2）缓解期或手法整复 2～3 天后指导患者在颈托保护下行颈部拔伸、项臂争力、耸肩、扩胸等锻炼。
（3）康复期及手法整复 1 周后可间断佩戴颈围，开始进行项臂争力、翘首望月、仰首观天等锻炼，每天 2～3 次，每次 2～3 组动作，每个动作 10～15 次。
（4）康复后要保持颈部肌肉的强度和耐力，应坚持做耸肩、扩胸、项臂争力、颈部的保健"米字操"等锻炼，以预防复发。

（5）针对眩晕患者，保健"米字操"、回头望月等转头动作慎用，或遵医嘱进行。

（6）各种锻炼动作要缓慢进行，以不引起疼痛和疲劳为度，要持之以恒、循序渐进、量力而行。

六、总结与展望

颈椎病的发病率逐年增高，并且其发病呈低龄化趋势，已成为严重影响国民健康的常见疾病之一。科学防治颈椎病需要进一步研究颈椎病的发病机制，并进行大规模的流行病学调查，以揭示当前颈椎病发病特征。对于颈椎病患者，应进行中西医协同治疗，发挥各自的优势，并以此为基础开展大量循证医学研究，以获得更准确的临床数据，为防治该病提供更有力的证据。

主要参考文献

［1］ 夏恒磊，周志明. 急性脊髓炎的诊断与治疗［J］. 中华全科医学，2019，17（11）：1800-1801.

［2］ Transverse Myelitis Consortium Working Group. Proposed diagnostic criteria and nosology of acute transverse myelitis［J］. Neurology，2002，59（4）：499-505.

［3］ 游建明. 健脾利湿活血汤治疗急性脊髓炎疗效观察［J］. 中国中医急症，2006，15（7）：716-717.

［4］ 梁世鹏. VitB1 与 VitB12 穴位注射治疗小儿急性脊髓炎疗效观察［J］. 中国现代医药杂志，2008，10（6）：64.

［5］ 张雪梅. 甲泼尼龙冲击疗法辅助治疗小儿急性脊髓炎的效果分析［J］. 医药前沿，2017（17）：89-90.

［6］ ALLEN L H. How common is vitamin B-12 deficiency？［J］. Am J Clin Nutr，2009，89（2）：693S-696S.

［7］ ALLEN L H. Folate and vitamin B12 status in the Americas［J］. Nutr Rev，2004，62（6 Pt 2）：S29-S33；discussion S34.

［8］ TANEJA S，BHANDARI N，STRAND T A，et al. Cobalamin and folate status in infants and young children in a low-to-middle income community in India［J］. Am J Clin Nutr，2007，86（5）：1302-1309.

［9］ MCLEAN E D，ALLEN L H，NEUMANN C G，et al. Low plasma vitamin B-12 in Kenyan school children is highly prevalent and improved by supplemental animal source foods［J］. J Nutr，2007，137（3）：676-682.

［10］ BIZZARO N，ANTICO A. Diagnosis and classification of pernicious anemia［J］. Autoimmun Rev，2014，13（4-5）：565-568.

［11］ 文钦生，杨劲松，张玉松. 八珍汤治疗脊髓亚急性联合变性的疗效观察［J］. 中西医结合心脑血管病杂志，2017，15（19）：2485-2487.

［12］ 张文婷，徐鹏，张影，等. 脊髓亚急性联合变性的中西医研究进展［J］. 现代中西医结合杂志，2021，30（28）：3177-3181.

［13］ 王笑梅，吴敬. 针药联合治疗脊髓亚急性联合变性验案 1 则［J］. 湖南中医杂志，

2016,32(7):112-113.

[14] 胡晓晴,康红千. 针药结合治疗脊髓亚急性联合变性 1 例[J]. 针灸临床杂志,
2012,28(10):25-26.

[15] 刘晓团,吴威. 针药结合治疗脊髓亚急性联合变性疗效观察[J]. 河南中医,2017
(3):531-533.

[16] LAN S Y, KUO C Y, CHOU C C, et al. Recreational nitrous oxide abuse related
subacute combined degeneration of the spinal cord in adolescents—a case series and
literature review[J]. Brain Dev, 2019,41(5):428-435.

[17] 岳寿伟,魏慧,邵山. 颈椎病评估与康复治疗进展[J]. 中国康复医学杂志,2019,34
(11):1273-1277.

[18] 中华外科杂志编辑部. 颈椎病的分型、诊断及非手术治疗专家共识(2018)[J]. 中
华外科杂志,2018,56(6):401-402.

[19] 中华外科杂志编辑部. 颈椎病的手术治疗及围手术期管理专家共识(2018)[J]. 中
华外科杂志,2018,56(12):881-884.

[20] 王春晓,谢兴文,李宁. 颈椎病病因病机与中医分型[J]. 中国中医骨伤科杂志,
2010,18(9):64-66.

[21] 柯尊华,王静怡. 颈椎病流行病学及发病机理研究进展[J]. 颈腰痛杂志,2014(1):
62-64.

[22] 朱亭燕,段亚平,吴晓勇,等. 颈型颈椎病的中医治疗进展[J]. 贵阳中医学院学报,
2018,40(5):90-92.

第六章　脑血管疾病

第一节　短暂性脑缺血发作

短暂性脑缺血发作（transient ischemic attack，TIA）指脑、脊髓或视网膜突发局部缺血，导致非急性脑梗死的短暂性神经功能障碍。我国 TIA 流行病学调查显示，我国人群 TIA 患病率为 2.27%，知晓率却低至 3.08%，高达 86% 的患者未得到及时诊断与治疗。中西医协同治疗 TIA 将中医和西医有效的治疗手段进行协同，扬长避短，以更好地救治患者。为了更好地在临床推广中应用中西医协同在 TIA 诊治中的成果，我们整理本节以供临床参考。

一、病理机制

（一）现代医学观点

TIA 存在复杂的病因和发病机制。其可能涉及的生物学因素包括动脉粥样硬化、动脉狭窄、心脏病、血液成分改变及血流动力学变化等；其主要发病机制包括血流动力学改变和微栓塞。

（二）中医学观点

在中医理论中，TIA 可归属于"中风先兆"的范畴。它被视为与中风病（即卒中）密切相关的一种临床综合征，以短暂性语言謇涩、发作性偏身麻木力弱、阵发性眩晕、瞬时性视物昏瞀等为主要临床表现，虽然部分患者可能最终发展为中风病，但大多数患者通过及时的治疗与妥善的调养，能够有效预防或延缓中风病的发生。本病的发病基础是本虚，发病始动因素是标实，与风、火、痰、瘀、虚和毒等致病因素密切相关，多因先天禀赋不足，或久病体虚，或劳累过度，并与风、火、痰、瘀和毒等致病因素中的一种或多种交织在一起，引发体内脏腑的阴阳失衡和气血功能紊乱，从而触发疾病。

（三）中西医认知互通

中风先兆在中医理论中，被视为"内风"所致之疾，这里的"内风"与外来之风邪相区别，它源于机体内部的病理演变，是脏腑功能失调后产生的内生之风。而中风先兆的高发人群为中老年人，常言"年过四十，阴气自半"，意指随着年龄增长，体内阴液逐渐耗损，天癸（一种与生殖、生长发育相关的物质）亦趋于衰竭，身体机能开始走下坡路，更易受到内风侵扰。中老年人群均可出现肝肾不足或气血亏虚，致使脑络失于濡养，此为本虚。风、火、痰、瘀等他邪闭阻络脉，此为标实。当遭遇过度劳累、情绪失调、饮食无度等外界诱因时,体内血脉中潜伏的风、火、痰、瘀等病理因素便被激活,风邪内动,窜犯脑络,气血不和而致中风先兆。这里的"风邪"实则是脏腑气血功能失衡的产物,故称之为"内风"。因此,内风旋动,动在血中,血中风动(血虚或血瘀)是中风先兆的直接触发因素,与现代医学中 TIA 的发病机制不谋而合。

二、西医诊断和治疗

(一)西医诊断

目前 TIA 的诊断主要依靠病史。根据国际疾病分类第十一次修订本(ICD-11)对 TIA 的定义:在无法得到影像学责任病灶证据时,症状/体征在短时间内完全恢复(多数不超过 1 h)且持续时间不超过 24 h 者,应高度怀疑为 TIA;在影像学检查没有发现神经功能缺损对应的病灶时,临床可诊断 TIA。

TIA 发病后 2～7 天为卒中的高风险期,依据 ABCD^2 评分分层以及影像学检查结果,尽早启动 TIA 评估与二级预防。

表 6-1-1 ABCD^2 评分量表

ABCD^2 评分	得分/分
A:年龄≥60 岁	1
B:血压≥140/90 mmHg	1
C:临床表现	
单侧肢体无力	2
有言语障碍而无肢体无力	1
D:症状持续时间	
≥60 min	2
10～59 min	1
E:糖尿病(需口服降糖药物或应用胰岛素治疗)	1

注:ABCD^2 评分 0～3 分判定为低危人群;4～5 分为中危人群;6～7 分为高危人群。

患者 72 h 内存在短暂神经功能缺损症状,且满足以下条件时,建议入院治疗:①ABCD^2 评分≥3 分;②ABCD^2 评分 0～2 分,但患者 2 天内无法在门诊完成系统检查;③ABCD^2 评分 0～2 分,并有相关证据提示症状由局部缺血造成。

(二)西医评估

对新发 TIA 患者进行全面检查及评估。

(1)一般检查:心电图、血常规、凝血功能、电解质、肝肾功能、快速血糖和血脂测定。

(2)血管检查:CT 血管成像(CTA)、磁共振血管成像(MRA)、血管超声、全脑血管造影(DSA)可评估颅内外血管病变,其中 DSA 是颈动脉内膜切除术(CEA)和颈动脉支架置入术(CAS)术前评估的金标准。

(3)侧支循环代偿及脑血流储备评估:应用 DSA、脑灌注成像(CTP)和(或)经颅多普勒超声(TCD)检查等评估侧支循环代偿及脑血流储备情况,有助于血流动力学型 TIA 的鉴别,从而指导临床治疗。

(4)易损斑块评估:借助颈部血管超声、血管内超声、高分辨率MRI以及TCD微栓子监测等多种技术手段,来评估动脉粥样硬化的易损斑块信息。

(5)心脏评估:特别是当怀疑存在心源性栓塞风险,或者45岁以下人群在行颈部和脑血管检查及常规血液学筛查后仍未能明确病因时,推荐进行经胸超声心动图(transthoracic echocardiography,TTE)和(或)经食管超声心动图(transesophageal echocardiography,TEE)检查,以帮助发现来源于心脏附壁血栓、异常房间隔(房室壁瘤、房间隔缺损、卵圆孔未闭)、主动脉弓粥样硬化斑块及二尖瓣赘生物等的栓子。

(6)根据病史完善其他相关检查。

(三)西医治疗

1. 急性期溶栓治疗

(1)针对症状持续30 min及以上者,应按急性缺血性卒中流程开始进行绿色通道评估。

(2)目前TIA溶栓治疗仍缺乏循证医学证据,建议合并大动脉狭窄、美国国立卫生研究院卒中量表(NIHSS)评分高的患者,参考缺血性卒中急性期血管再通治疗原则进行静脉溶栓或机械取栓等治疗。

2. 口服抗栓药物治疗

(1)非心源性TIA的抗栓治疗:针对非心源性TIA患者,推荐采用口服抗血小板药物作为预防卒中复发及心血管事件发生的方案,而非抗凝药物。在具体药物选择上,阿司匹林(剂量范围为50～325 mg/d)或氯吡格雷(75 mg/d)的单药治疗均被视为有效的抗血小板治疗首选方案。发病24 h内,ABCD^{2}评分≥4分的非心源性TIA患者,应尽早给予阿司匹林联合氯吡格雷21天治疗,在TIA的后续管理中,阿司匹林或氯吡格雷均可作为长期二级预防的一线药物。而对于发病30天内,伴有症状性颅内动脉严重狭窄(狭窄程度达到70％～99％)的患者,建议尽快启动阿司匹林与氯吡格雷的联合治疗方案,持续治疗90天,之后可继续将阿司匹林或氯吡格雷作为长期二级预防的一线药物。此外,对于存在主动脉弓粥样硬化斑块的TIA患者,建议采用抗血小板药物联合他汀类药物的综合治疗方案。对于非心源性TIA患者,不建议长期给予阿司匹林联合氯吡格雷。

(2)心源性栓塞性TIA的抗栓治疗:针对心源性栓塞性TIA患者,一般推荐抗凝治疗,在神经影像学检查排除脑出血后应尽早实施。主要包括肝素、低分子肝素、华法林及新型口服抗凝药物(如达比加群酯、利伐沙班、阿哌沙班、依度沙班等)。一般短期使用肝素后改为口服药物治疗,华法林治疗目标为国际标准化比值(INR)达到2～3,用药量根据结果调整。

(3)症状性大动脉粥样硬化性TIA的非药物治疗。

①颈动脉颅外段狭窄:对于近期经历TIA并伴有同侧颈动脉颅外段中至重度狭窄(狭窄程度达到50％～99％)的患者,若经评估其围手术期死亡率及卒中复发率低于6％,则建议根据患者的具体情况个体化地选择颈动脉内膜切除术(CEA)或颈动脉支架置入术(CAS)进行治疗。相反,若患者的颈动脉颅外段狭窄程度低于50％,则不推荐进行CEA或CAS。此外,当TIA患者符合CEA或CAS的治疗指征,且不存在早期再通的禁忌证

时,建议在 2 周内安排手术。

②颅外椎动脉狭窄:对于伴有症状性颅外椎动脉粥样硬化狭窄的 TIA 患者,若药物治疗无效,支架置入术被视为一种治疗选择。

③锁骨下动脉狭窄和头臂干狭窄:针对因锁骨下动脉狭窄或闭塞引发的后循环缺血(如锁骨下动脉盗血综合征),以及由颈总动脉或头臂干病变导致 TIA 的患者,如果标准的药物治疗无效且不存在禁忌证,可以考虑行支架置入术或外科手术治疗。

④颅内动脉狭窄:对症状性颅内动脉粥样硬化性狭窄程度不低于 70% 的 TIA 患者,在标准药物治疗无效时,应严格且慎重筛选患者进行血管内介入治疗。

(四)西医诊疗优势与特色

西医主要依据临床病史和体格检查,通过先进的影像学检查及实验室检查进行 TIA 的诊断,还可以较为准确地进行 TIA 的病因诊断。针对不同病因,西医采取针对性的治疗措施,从而实现精准治疗。

西医治疗 TIA 时,在急性期评估后可以进行静脉溶栓和介入治疗,从而恢复脑组织的正常血液供应,降低 TIA 的复发率和卒中的发生风险。广泛应用的抗血小板药物、抗凝药物等,能够有效预防血栓形成,降低 TIA 的复发风险。通过对患者危险因素进行控制,也能减缓脑血管病变的进展,降低 TIA 的复发风险。

三、中医诊断与治疗

(一)中医诊断

(1)发作性半身不遂、偏身麻木、口眼歪斜、语言謇涩等特定的临床表现。

(2)多急性起病,好发于 40 岁以上人群。

(3)常由情志失调、饮食不当或劳累等因素导致眩晕、头痛、心悸等发生。

(二)中医论治

(1)气虚血瘀。

证候表现:发作性半身麻木不遂,语言謇涩,面色萎黄,舌质淡紫,脉细弱。

治法:益气活血。

代表方:补阳还五汤。

药物组成:黄芪、当归、赤芍、红花、桃仁、川芎、地龙。

(2)痰瘀互结。

证候表现:突发眩晕,不省人事,痰涎壅盛,喜静安卧,舌质暗,苔白腻,脉沉滑。

治法:化痰祛瘀。

代表方:涤痰汤合桂枝茯苓丸加减。

药物组成:茯苓、枳实、半夏、胆南星、石菖蒲、橘红、竹茹、地龙、僵蚕、红花、桃仁、桂枝、甘草、赤芍、牡丹皮。

(3)肝风内动。

证候表现:发作性眩晕、头晕不适,口角歪斜,手足瞤动,或半身麻木无力,舌质红,苔薄白,脉弦细数。

治法:滋阴潜阳。

代表方:镇肝熄风汤。

药物组成:白芍、天冬、玄参、牡蛎、龟板、代赭石、牛膝、龙骨、茵陈、炒川楝子、麦芽、甘草。

（4）肝阳上亢。

证候表现:发作性眩晕、头晕不适,口眼歪斜,舌强语謇,或半身不遂,舌质红,苔黄,脉弦。

治法:平肝潜阳。

代表方:天麻钩藤饮。

药物组成:天麻、钩藤、石决明、杜仲、牛膝、桑寄生、黄芩、炒栀子、益母草、夜交藤、茯神。

（5）肾精不足。

证候表现:发作性半身不遂,头晕,体形消瘦,平素腰膝酸软,舌质红,苔薄白,脉沉细。

治法:补肾填精。

代表方:左归丸。

药物组成:熟地、山药、山茱萸、菟丝子、枸杞子、鹿角胶、龟板胶、牛膝。

（三）中医诊疗优势与特色

中风先兆是中风的前驱症状及危险信号,具有非常重要的警示意义,积极辨治中风先兆是降低中风发生率和延缓中风发生的关键。TIA 是异质性疾病,中医辨证论治可以给予患者个体化的治疗。中医扶正祛邪,标本兼治,能够从改善脑血液循环、降低血液黏度、抑制血小板聚集、调节血脂、对抗和改善脑组织缺氧等多个靶点、多个环节来阻断 TIA 的发作及发展。

四、中西医协同治疗

（一）中西医协同治疗思路

TIA 病因病机复杂,变化迅速,应充分发挥中医、西医各自的优势,根据患者的个体情况,进行综合救治,中西医协同需要抓住核心病机及关键致病因素,并根据急性期、巩固维持期采取相应的治疗措施。

（二）全病程协同

在 TIA 的急性期、巩固维持期全病程中均有中医药参与的可能,"内风旋动"是核心病机,瘀血痰浊是关键致病因素,据此可予以熄风通络化痰治疗。

（三）阶段协同

1. 急性期协同　对于新近发生的符合传统 TIA 定义的患者,急性期标实症状突出,急则治其标,以熄风清热、化痰通腑、活血通络等治疗方法为主。

2. 巩固维持期协同　此期多为虚实夹杂,治宜扶正祛邪,常用育阴熄风、益气活血、涤痰通络等法。长期服用抗凝药物容易伤及元气,致气不能统血,增高出血风险,可合用人参、黄芪,或兼有活血、止血作用的药物,以在活血通络的同时统摄血液。

五、中西医协同的预防与防复发建议

TIA 作为一种可防可治的疾病,在发病之前应该做到"未病先防",积极控制脑血管疾病相关危险因素,管理好日常生活,养成良好的生活习惯,适当进行体育锻炼,保持情绪稳定。对于基础疾病,应做好控制,特别是血压、血糖、血脂的管理,并根据 TIA 的不同病因给予针对性的抗栓二级预防措施。TIA 的基本病机为本虚标实,平时可常服比较缓和的益气活血、滋阴平肝之中药代茶饮或药膳,以求"阴平阳秘,精神乃治"。

六、总结与展望

TIA 作为神经科常见病、多发病,进展至脑梗死的风险极大,需要及时进行相关检查和治疗,在明确病因后积极治疗者一般预后良好。目前颅外血管狭窄的治疗手段较多,对预防脑梗死发生起到很大的推进作用,但关于颅内血管狭窄的血管内治疗目前证据有限,需要进一步研究总结,为临床提供更高质量的证据;心源性卒中特别是卵圆孔未闭、心房颤动的规范抗凝、手术封堵等治疗也为栓塞患者的卒中防治提供了新的选择,有力地推动了相关治疗技术的进步。阿司匹林、氯吡格雷抵抗,抗凝药物治疗效果不好,反复多次梗死,遗传性脑血管病暂无相关治疗手段等,都是临床面临的现实问题,需要医学不断研究、解决。同时我们也应看到,中医学根据 TIA"内风旋动、痰瘀阻络"的病机特征予以病证结合,与现代医学的治疗手段可以起到很好的协同作用,值得深入研究,将来可以取得高质量的临床证据。

第二节　大动脉粥样硬化性脑梗死

大动脉粥样硬化性脑梗死是缺血性卒中的常见类型,占全部缺血性卒中的 37.1%～59.0%,且预后较差。白种人颅内动脉粥样硬化性狭窄较少,近 2/3 的大动脉粥样硬化性脑梗死由颈动脉病变导致,中国人颅内动脉粥样硬化性狭窄则更常见。高血压、糖代谢异常、血脂异常、心脏病、肥胖、吸烟、缺乏体力活动、不健康饮食习惯均是大动脉粥样硬化性脑梗死的危险因素。近年的研究发现,在缺血性卒中西医治疗的同时加以中医辨证论治,在改善患者临床症状、降低致残率及复发率等方面有较好疗效,相对于西医常规疗法有明显优势。为了更好地在临床推广中应用中西医协同在大动脉粥样硬化性脑梗死诊治中的成果,我们整理本节以供临床参考。

一、发病机制

(一)现代医学观点

大动脉粥样硬化性脑梗死患者由于脑组织血流中断,可在短时间内产生"瀑布式"缺血级联反应,如神经元内钙超载、兴奋性氨基酸细胞毒性作用、自由基和再灌注损伤等,最终导致坏死性细胞死亡和细胞凋亡(程序性细胞死亡),通常坏死性细胞死亡主要发生在脑梗死发病数小时内,而凋亡在发病数周内都可出现。局部脑缺血由中心坏死区及周围缺血性半暗带(ischemic penumbra)组成。中心坏死区已发生不可逆性死亡,而缺血半暗

带如果能在短时间内迅速恢复血供,则神经元尚有可能存活并恢复功能。

(二)中医学观点

中医学认为,缺血性卒中应归为"中风(缺血性中风)"的范畴。以猝然昏仆、口舌歪斜、半身不遂、言语不利为主症,如果患者出现突发眩晕、复视、步态不稳、肢体抖动等表现,可称为类中风,仍属于中风病的范畴。中风多为本虚标实,其中气血亏虚为本,而痰湿、五志过极、瘀血、外邪等为标。其基本病机为气血逆乱,上扰脑窍,神明失用。

(三)中西医认知互通

近现代医家在各家学说基础上,受西方医学的影响,有了新的认识,如张山雷认为,中风是由血冲入脑所致,"肝火自旺,化风煽动,激其气血,并走于上,直冲犯脑"。张锡纯将中风分为真中风与类中风,其中类中风又分为"脑充血"与"脑贫血"。脑贫血即缺血性卒中,张锡纯认为脑贫血是因气虚无力助血上行所致,治疗上以补气生血为主,佐以通经活络之法。国医大师任继学认为缺血性卒中是由于多种原因导致血脉瘀阻,经络不畅,发为偏枯。

二、西医诊断和治疗

(一)西医诊断

1. 临床表现　患者表现为突发的卒中,症状较重。大脑前动脉闭塞者表现为对侧下肢无力和感觉障碍等。大脑中动脉闭塞者可表现为意识障碍、肢体偏瘫、失语凝视等。若颈内动脉末端闭塞,累及同侧大脑前动脉、大脑中动脉,脑梗死面积大,往往脑水肿明显,容易出现脑疝。椎-基底动脉闭塞者表现为头晕、单侧肢体无力、共济失调、构音障碍、头痛、恶心、呕吐、视物模糊。

2. 影像学评估

(1)CT平扫:可快速明确患者有无脑出血,从而及时为患者实施静脉溶栓。

(2)CT灌注成像(CTP):评估局部脑组织的血流灌注情况,可确定脑组织缺血核心及潜在可挽救的缺血性半暗带范围。

(3)脑血管影像学检查,包括CTA、MRA、DSA。

(二)西医治疗

1. 超早期　大血管闭塞以后,相应供血区域的脑组织迅速出现一个核心梗死区域及其周围的缺血性半暗带,因此在此期,需要通过快速恢复缺血区的血流来挽救缺血性半暗带,从而减小脑梗死的面积。急性期的溶栓治疗、机械取栓是最根本的治疗方法。

(1)溶栓治疗:

①4.5 h内溶栓适应证:有缺血性卒中导致的神经功能缺损症状,年龄≥18岁,可考虑阿替普酶静脉溶栓。

②禁忌证:

a.颅内出血(包括脑实质出血、脑室内出血、蛛网膜下腔出血、硬膜下/外血肿等)。

b.既往有颅内出血史。

c.近3个月内有严重头外伤或卒中史。

d. 颅内肿瘤、巨大颅内动脉瘤。

e. 近期（3 个月）有颅内或椎管内手术史。

f. 近 2 周内有大型外科手术史。

g. 近 3 周内有胃肠或泌尿系统出血史。

h. 活动性内脏出血。

i. 主动脉弓夹层。

j. 近 1 周内有在不易压迫止血的部位行动脉穿刺史。

k. 血压升高：收缩压≥180 mmHg 或舒张压≥100 mmHg。

l. 急性出血倾向，包括血小板计数<100×10⁹/L 或其他情况。

m. 24 h 内接受过低分子肝素治疗。

n. 口服抗凝剂（华法林）且 INR>1.7 或 PT>15 s。

o. 48 h 内使用凝血酶抑制剂或Ⅹa 因子抑制剂，或各种实验室检查（如活化部分凝血活酶时间（APTT）、INR、血小板计数、凝血酶时间（TT）或Ⅹa 因子活性测定等）异常。

p. 血糖<2.8 mmol/L 或血糖>22.22 mmol/L。

q. 头颅 CT 或 MRI 提示大面积梗死（梗死面积>1/3 大脑中动脉供血区）。

③相对禁忌证：

a. 轻型非致残卒中。

b. 症状迅速改善的卒中。

c. 惊厥发作后出现的神经功能损害（与此次卒中发生相关）。

d. 颅外段颈部动脉夹层或颅内动脉夹层。

e. 近 2 周内有严重外伤史（未伤及头颅）。

f. 近 3 个月内有心肌梗死史。

g. 孕产妇。

h. 痴呆。

i. 既往疾病遗留较严重神经功能残疾。

j. 未破裂且未治疗的动静脉畸形、颅内小动脉瘤（直径<10 mm）。

k. 少量脑微出血灶（1～10 个）。

l. 使用违禁药物。

m. 类卒中。

n. 发病后 3～4.5 h 的患者增加两条相对禁忌证：使用抗凝药物，INR≤1.7，PT≤15 s；严重卒中（NIHSS 评分>25 分）。

此外，发病后 6 h 内，年龄为 18～80 岁，头颅 CT 无明显早期脑梗死低密度改变的患者也可考虑尿激酶静脉溶栓，禁忌证同阿替普酶。

（2）血管内治疗：参考《中国急性缺血性卒中早期血管内介入诊疗指南 2022》。推荐意见：①对于需要进行闭塞血管开通的急性大血管闭塞卒中患者，应迅速将患者就近运送至卒中中心救治。②绕过能够静脉溶栓的卒中中心直接转运至具备血管内治疗条件的卒中中心，患者是否获益仍不确定。③在行静脉溶栓桥接机械取栓过程中，不应等待观察静脉溶栓的具体疗效。④对于发病后 4.5 h 内的急性前循环大血管闭塞卒中患者，符合条件时推荐静脉溶栓—血管内治疗的桥接治疗模式。在能够快速启动血管内治疗的卒中中心,经充分评估的病例越过静脉溶栓直接进行血管内治疗是可行的,但临床获益有待进一步证实。⑤对于发病后 4.5～24 h 的大血管闭塞卒中患者,经充分评估后直接进行血管内治疗。

2. 急性期

(1)抗血小板聚集:对于无静脉溶栓或血管内机械取栓适应证且无禁忌证的缺血性卒中患者,应在发病后尽早给予口服阿司匹林 150～300 mg/d。急性期后可改为预防剂量(50～300 mg/d)。对于行溶栓治疗的患者,原则上阿司匹林等抗血小板药物应在溶栓 24 h 后开始使用,如果患者存在其他特殊情况(如合并疾病需要),在评估获益大于风险后可以考虑在阿替普酶静脉溶栓后 24 h 内使用抗血小板药物。对于不能耐受阿司匹林者,可考虑选用氯吡格雷等抗血小板药物进行治疗。对于未接受静脉溶栓治疗的轻型卒中患者(NIHSS 评分≤3 分),在发病后 24 h 内应尽早启动双重抗血小板治疗(阿司匹林和氯吡格雷)并维持 21 天,以利于降低发病 90 天内的卒中复发风险,但应密切观察出血风险;如患者已完成 CYP2C19 基因检测,且为 CYP2C19 功能缺失等位基因携带者,可使用替格瑞洛和阿司匹林双重抗血小板治疗并维持 21 天。对于未接受静脉溶栓治疗的大动脉粥样硬化性轻型卒中患者(NIHSS 评分≤5 分),在发病后 72 h 内应尽早启动双重抗血小板治疗(阿司匹林和氯吡格雷)并维持 21 天,以利于降低发病后 90 天内的卒中复发风险,但出血风险增高,应密切观察出血风险。

(2)抗凝治疗:对于伴有心房颤动的急性缺血性卒中患者,早期使用新型抗凝剂进行抗凝治疗是安全的,可在充分沟通、评估卒中复发和出血风险后,在卒中后早期个体化应用新型抗凝药物进行抗凝治疗;对少数特殊急性缺血性卒中患者(如放置心脏机械瓣膜患者)是否进行抗凝治疗,需综合评估(如病灶大小、血压控制情况、肝肾功能等),如出血风险较低,致残性脑栓塞风险高,可在充分沟通后谨慎选择使用。特殊情况下溶栓后还需抗凝治疗的患者,应在 24 h 后使用抗凝药物。

(3)他汀类药物:急性缺血性卒中发病前服用他汀类药物的患者,可继续使用他汀类药物。根据患者年龄、性别、卒中亚型、伴随疾病及耐受性等临床特征,确定他汀类药物治疗的种类及强度。

(4)神经保护剂:动物研究显示,神经保护药物可改善神经功能缺损程度。理论上,神经保护可以改善缺血性卒中患者预后,但目前尚无大型随机对照试验(RCT)证实。可以个体化应用依达拉奉右莰醇、银杏内酯以及银杏二萜内酯葡胺。

(三)西医诊疗优势与特色

诊断上,西医借助 CT、MRI 等先进医疗设备,能够迅速、准确地诊断出患者是否有脑梗死,并确定病变的具体位置和范围,为患者提供及时的治疗窗口。利用血管造影、经颅多普勒超声等技术,西医能够评估患者脑血管的狭窄程度、血流速度等,为制订个体化的治疗方案提供重要依据。

治疗上,西医对于符合条件的急性脑梗死患者采用溶栓治疗,以溶解血栓、恢复脑血流灌注,从而减轻症状、降低致残率和致死率。采用血管内治疗手段,可以迅速恢复脑血流灌注,减小脑梗死的范围和程度,改善患者的预后。长期抗血小板治疗和抗凝治疗可以预防脑梗死的复发,减少血栓形成。此外,西医注重脑梗死后遗症的康复治疗,通过物理治疗、作业治疗、言语治疗等综合手段,促进患者神经功能恢复,提高患者生活质量。

三、中医诊断和治疗

(一)中医诊断

参照 1995 年《中风病中医诊断疗效评定标准》制定中风的中医诊断标准。主要证候:偏瘫、语言謇涩,口舌歪斜,偏身感觉异常,神志昏蒙。次要证候:瞳神变化,头痛,眩晕,共济失调,目偏不瞬,饮水发呛。特征:急性起病,多有诱因,常有先兆症状。发病年龄多在40 岁以上。只要具备 2 个以上主要证候,或 1 个主要证候兼 2 个及以上次要证候,结合中风患者的发病特征,即可确诊;如果不具备上述条件,亦可根据影像学检查结果确诊。

(二)中医治疗

1. 辨证论治

1)中经络

(1)风火上扰。

证候表现:平素头晕头痛,耳鸣目眩,突然出现偏身不遂(或单肢不遂、交叉不遂、四肢不遂),偏身麻木,语言謇涩,口舌歪斜,舌质红,苔黄,脉弦数,或脉弦而有力。

治法:平肝熄风,清热泻火。

代表方:天麻钩藤饮加减。

药物组成:天麻、川牛膝、钩藤、石决明、栀子、杜仲、黄芩、益母草、桑寄生、夜交藤、朱茯神。

(2)风痰阻络。

证候表现:肌肤不仁,手足麻木,突然发生口眼歪斜,言语不利,口角流涎,舌强语謇,偏身不遂(或单肢不遂、交叉不遂、四肢不遂),手足拘挛等,苔薄白,脉浮数。

治法:熄风化痰通络。

代表方:真方白丸子加减。

药物组成:半夏、胆南星、白附子、天麻、全蝎、当归、白芍。

(3)痰热腑实。

证候表现:平素眩晕头痛,心烦易怒,突然发病,偏身不遂(或单肢不遂、交叉不遂、四肢不遂),偏身麻木、语言謇涩或不语,口舌歪斜,并伴腹胀、便干便秘等症,舌质暗红,苔黄腻,脉弦滑或弦滑而大。

治法:化痰通腑。

代表方:星蒌承气汤加减。

药物组成:生大黄、芒硝、全瓜蒌、胆南星、枳实、丹参。

(4)阴虚风动。

证候表现:平素可伴耳鸣目眩,头晕头痛,手足心热,少眠多梦,腰膝酸软,突然发病,偏身不遂(或单肢不遂、交叉不遂、四肢不遂),偏身麻木沉重、口舌歪斜,舌强语謇,口燥咽干,舌质绛或舌质暗红,少苔或无苔,脉弦细或弦细数。

治法:滋阴熄风,活血通络。

代表方:镇肝熄风汤加减。

药物组成:怀牛膝、生赭石、生龙骨、生牡蛎、生龟板、生白芍、玄参、天冬、川楝子、生麦芽、茵陈、甘草。

（5）气虚血瘀。

证候表现:肢软无力,平素气短,突然发病,偏身不遂（或单肢不遂、交叉不遂、四肢不遂）,偏身麻木,口舌歪斜,舌强语謇,面色无华,心悸自汗,大便溏,舌质暗淡,苔薄白或白腻,脉沉细。

治法:益气养血,活血通络。

代表方:补阳还五汤加减。

药物组成:黄芪、赤芍、川芎、当归、地龙、桃仁、红花。

2）中脏腑

（1）痰热内闭。

证候表现:神志昏蒙,偏身不遂（或单肢不遂、交叉不遂、四肢不遂）,偏身麻木,肢体拘急痉挛,面赤身热,躁扰不宁,鼻鼾痰鸣,气粗口臭,大小便闭,时伴呕血、便血、四肢抽搐等,舌质降,苔黄腻,或苔黄褐腻,脉数而弦滑等。

治法:清热化痰,醒神开窍。

代表方:羚角钩藤汤加减。

药物组成:水牛角、钩藤、霜桑叶、菊花、生地、生白芍、川贝母、淡竹茹、茯神木、生甘草。

（2）痰蒙清窍。

证候表现:神志昏蒙,偏身不遂（或单肢不遂、交叉不遂、四肢不遂）,偏身麻木,肢体松软,痰涎壅盛,唇暗面白,四肢不温,四肢湿冷,二便失禁等,苔白腻,脉沉滑。

治法:燥湿化痰,醒神开窍。

代表方:涤痰汤加减。

药物组成:陈皮、法半夏、茯苓、甘草、枳实、竹茹、胆南星、石菖蒲、人参。

（3）元气败脱。

证候表现:昏聩不知,四肢软瘫,瞳神散大,目合口开,肢冷汗多,鼻鼾息微,二便失禁等,舌质紫暗或淡紫,苔白或白腻,脉微欲绝。

治法:益气回阳固脱。

代表方:参附汤加减（频频服用）。

药物组成:人参、附子。

2. 针灸治疗 针灸治疗是中医学治病的重要手段,其疗效独特,操作方便,不良反应少。急性期运用醒脑开窍法治疗脑梗死,能较好地促进患者肢体功能恢复。对于脑梗死后肢体痉挛,针灸治疗也有不错的效果;针对卒中的多种并发症,如认知障碍、失语、便秘、吞咽功能障碍,针刺可全面促进患者神经功能恢复,从而改善预后。

（三）中医诊疗优势与特色

中医药对脑梗死的治疗以辨证论治为特色,充分考虑患者的个体差异及具体病情,量身定制个体化的治疗方案。同时,结合针灸、推拿等中医特色疗法,综合施治,有利于患者的康复。

四、中西医协同治疗

（一）中西医协同治疗思路

急性脑梗死在治疗窗内，立即行溶栓、取栓治疗，能最大限度地减少患者的神经功能缺损，改善预后。但大部分急性脑梗死患者在溶栓或血管内治疗后遗留一定程度的功能障碍；部分诊治不及时或存在溶栓禁忌证的患者，急性期未能得到再灌注治疗，功能残疾程度较重，需要进行中医的多手段协同治疗，以促进康复。中风的病因病机极为复杂，既要抓住疾病的核心、共通的病机，也要针对不同个体、不同中风阶段的病机特点发挥中医的整体调控优势，才能更好地提高疗效。

（二）全病程协同

大动脉急性脑梗死的整个病程都需要中西医手段的协同治疗。中风的发病关键在于气血失调，痰瘀为患，痰瘀贯穿于中风发病的始终。因此全病程协同的重点在于活血化痰通络治疗，可使用化痰通络汤，药物组成：茯苓、半夏、生白术、天麻、胆南星、天竺黄、紫丹参、香附、酒大黄。

（三）阶段协同

1. 超早期 超早期的溶栓治疗、机械取栓是最根本的治疗方法。此期只要符合溶栓的适应证，就要分秒必争开展溶栓、取栓治疗。中药的应用比较有限。

2. 急性期治疗 此期病情处于不稳定阶段，应该早期结合中药治疗。对于中经络患者，可以根据不同的病情应用丹参、红花、银杏叶、三七、水蛭等活血化瘀中药注射剂静脉滴注，以利于阻止病情的发展。此外，基于中医辨证论治的研究已发现，活血化瘀类药物及依据不同辨证制备的方药，不仅具有抗血小板聚集、抗凝的作用，还能起到改善脑循环、脑保护的多种作用，中西药联合应用能够协同增效，同时提高中医针灸等康复治疗效果。

3. 恢复期 恢复期是中医治疗的优势，主要是中药治疗和针灸治疗。此期多见气虚血瘀证及肝肾亏虚证等，可以辨证应用中药汤剂、中成药等。恢复早期多选用汤剂，恢复后期多选择性应用中成药。

（四）症状协同

（1）肺部感染：清金化痰汤。

（2）呃逆：丁香柿蒂汤。

（3）便秘：肠热津亏者运用麻子仁丸，痰热腑实者运用星蒌承气汤。

（4）认知障碍：吕氏益智灵。

（5）抑郁：柴胡加龙骨牡蛎汤加减。

五、中西医协同的预防与防复发建议

目前大动脉粥样硬化性脑梗死的复发率仍较高，首先要改善生活方式，控制血管危险因素，加强二级预防，同时加强卫生宣教，提高人们对血管病变的预防意识。中医要发挥中医药整体观念及善于养生保健的优势，以预防中风危险因素，减少中风复发。

六、总结和展望

中西医协同的治疗方法可以充分发挥中医和西医的优势,互补治疗大动脉粥样硬化性脑梗死。西医通过药物治疗、介入治疗可以迅速恢复脑血流,中医注重整体观念和辨证论治,通过中药、针灸和推拿来调理身体,促进康复,减轻脑损伤。综合应用这些治疗方法,可以提高治疗效果,促进患者康复。虽然血管再通治疗对部分患者来说确实有立竿见影的效果,但存在部分患者疗效欠佳,发生出血转化、高灌注及微血管不通等问题,从而造成严重神经功能残疾,甚至死亡。未来需要在此方面开展相关中医药研究,以进一步提高卒中的临床治疗效果,为患者带来更多益处。

第三节　小动脉闭塞性脑梗死

小动脉闭塞性脑梗死包括穿支动脉粥样硬化病(BAD)和急性缺血性脑小血管病(cerebral small-vessel disease,CSVD)。两者均属于 TOAST 分型小动脉闭塞型,约占缺血性卒中的 30.9%,BAD 主要累及直径为 200~800 μm 的穿支动脉,与动脉粥样硬化有关;CSVD 主要累及直径更小(40~200 μm)的小穿支动脉,主要与小动脉硬化、脑淀粉样变等因素有关。为了更好地在临床推广中应用中西医协同在小动脉闭塞性脑梗死诊治中的成果,我们整理本节以供临床参考。

一、病理机制

(一)现代医学观点

BAD 与大血管动脉粥样硬化的关系更密切,其危险因素与大动脉粥样硬化基本相同,包括高血压、高脂血症、糖尿病、高同型半胱氨酸血症、吸烟等。发病机制主要与穿支动脉开口处的动脉粥样硬化斑块致血管闭塞或载体动脉的粥样硬化斑块阻塞穿支动脉的开口或动脉-动脉性栓塞有关。

CSVD 患病率随着年龄的增长而增高,发病率与年龄呈正相关。高血压是 CSVD 最明确、最重要的可干预危险因素,此外,血压变异性与 CSVD 影像学标志物(尤其是脑白质高信号(WMH))高负荷相关。其他可干预的危险因素包括吸烟、糖尿病、阻塞性睡眠呼吸暂停、慢性阻塞性肺疾病、慢性肾功能不全、高脂血症和高同型半胱氨酸血症等。CSVD 病因分型如下。

(1)小动脉硬化性(约占 80%,与年龄和血管危险因素相关)。

(2)脑淀粉样变(呈散发性或遗传性)。

(3)除遗传性淀粉样变的其他遗传性疾病(如皮质下梗死伴白质脑病的常染色体显性遗传性脑动脉病(CADASIL)、皮质下梗死伴白质脑病的常染色体隐性遗传性脑动脉病(CARASIL)、Fabry 病、COL4A1 相关脑小血管病)。

(4)炎症性或免疫因素介导性(系统性血管炎,继发于感染的中枢神经系统血管炎等)。

(5)静脉胶原性。

（6）其他（放射治疗后血管病等）。

CSVD发病机制为血管急性闭塞后导致穿支动脉供血区域发生梗死。此外，也可出现慢性脑缺血与低灌注、内皮功能障碍及血脑屏障破坏、组织间液回流障碍、炎症反应等，不同机制间存在交互作用。

（二）中医学观点

本病的病因以内伤为主：情志过极，可直接导致脑中气络之经气运行紊乱；饮食不节，致脾胃受损，气机升降失常；先天禀赋不足或年老体衰，络中气血亏虚，虚而留滞。以上种种病因皆可导致脑络气机郁滞，继则气血津液运行缓慢、滞涩，产生痰浊、瘀血等病理产物。同时，痰浊、瘀血作为毒邪，可败坏组织、形体，进而引起一系列病理改变，最终导致脑络拘挛瘀闭，气血渗灌失常，致脑神失用而表现出一系列临床症状。

（三）中西医认知互通

中医学认为脑小血管和穿支动脉与"络"的功能类似，具有贯通营卫、环流经气、渗灌血气、互化津血等生理功能，为气血津液输布交换的场所及枢纽。因此我们建议在"脑络病"框架下，抓住小动脉闭塞性脑梗死以微观络脉病变为特征的核心病机，以中医宏观整体理论指导微观还原分析研究，将高度综合与微观细分相结合，对小动脉闭塞性脑梗死进行研究。

二、西医诊断与治疗

（一）西医诊断

1. 穿支动脉粥样硬化病（BAD） 其诊断参照中国卒中学会脑小血管病分会2021年《穿支动脉粥样硬化病中国专家共识》。

（1）临床表现：常见的穿支动脉包括豆纹动脉（lenticulostriate artery，LSA）、脑桥旁正中动脉（PPA）、丘脑膝状体动脉、脉络膜前动脉、Heubner's动脉和丘脑穿通动脉等。目前研究较多的主要是LSA和PPA病变。

①LSA（直径300～840 μm）供血区域的缺血性脑血管病：偏侧运动障碍（几乎所有患者均会出现，症状较重），偏身感觉障碍，认知功能下降，优势半球病变可引起失语及精神心理障碍，非优势半球病变可引起偏侧忽视症等。

②PPA（直径200～300 μm）供血区域的缺血性脑血管病：偏侧运动障碍（轻偏瘫—完全瘫，上肢多重于下肢），构音障碍，偏身感觉障碍，共济失调，中枢性面瘫等。PPA供血区域较为局限，但脑桥核团与纤维束较为集中，解剖结构的变化使得脑桥上部、中部、下部梗死者的临床表现略有不同，以脑桥下部梗死者的临床表现为重。

（2）诊断标准：

①LSA供血区域缺血性卒中：a. 符合急性缺血性卒中的诊断标准；b. DWI显示相应供血区域的梗死灶在水平位累及3个及以上层面；c. LSA供血区域为大部分壳核、苍白球外侧部、尾状核头部和体部、内囊前肢、内囊上部和脑室周围的放射冠。

②PPA供血区域缺血性卒中：DWI显示梗死灶位于脑桥一侧靠近中线但不超过中线，并与脑桥腹侧的表面相连。

（3）排除标准：①影像学检查提示责任大血管狭窄程度不低于 50%；②影像学检查提示颅内大动脉、颈外动脉及椎动脉存在可引起动脉-动脉性栓塞的不稳定斑块；③DWI 显示存在皮质梗死、分水岭梗死及多发脑梗死；④其他明确病因引起的脑梗死，如心源性脑栓塞或脑脂肪栓塞、感染性或自身免疫性血管炎、凝血功能或血小板功能异常等。

2. 急性缺血性脑小血管病（CSVD）　其诊断参照《中国脑小血管病诊治专家共识 2021》（中国研究型医院学会脑小血管病专业委员会制定）。

CSVD 临床表现为特定的腔隙综合征，其中纯运动性偏瘫、纯感觉性卒中、感觉运动性卒中、共济失调性轻偏瘫和构音障碍-手笨拙综合征是经典的 5 种综合征，一般预后较好。

目前 CSVD 的诊断主要依赖于影像学检查，其影像学表现主要有近期皮质下小梗死，除此之外，磁共振成像（MRI）还可以看到腔隙、脑白质高信号、脑微出血灶、血管周围间隙、脑萎缩等影像学标志物，这些影像学标志物可作为诊断的支持证据。

（二）西医治疗

1. 时间窗内静脉溶栓　数据表明，腔隙性脑梗死对溶栓治疗表现出良好的临床反应，目前没有理由去鉴别并排除这一卒中亚型。

（1）对于 CSVD 所致的脑梗死，在时间窗内应实施溶栓治疗，但要注意的是，当存在超过 10 个脑微出血灶或合并脑白质疏松时，患者溶栓后发生脑出血的风险增加。研究发现，高负荷微出血患者静脉溶栓的净获益率均低于低负荷微出血患者，尤其是在严重卒中的老年患者（年龄＞80 岁、NIHSS 评分＞15 分）中，这一差异具有统计学意义，临床上需根据患者情况酌情考虑。但就总体而言，为保证 DNT（door to needle time，急性卒中患者从入院到开始治疗的时间），绝大部分患者溶栓前采用 MRI 检查评估脑微出血并非必需的，除非它能与 CT 几乎一样快地进行检查，或者其他的临床信息提示脑微出血灶的数目在 10 个以上。

（2）对于 BAD，表现为急性腔隙性脑梗死及早期神经功能恶化的患者在时间窗内均需要行溶栓治疗。虽然研究提示 rt-PA 在 BAD 患者症状波动期间往往不能阻止其进展，也难以避免早期神经功能恶化，但可以改善 3 个月时的预后。

2. 抗血小板治疗

（1）CSVD：对于尚未完善相关检查、符合双重抗血小板治疗的 TIA/轻型卒中患者，发病后 24 h 内均给予双重抗血小板治疗，发病后 1 周内完成 TOAST 病因分型，若判断属于 CSCD，改用单一抗血小板治疗（脑微出血灶数目≥5 个者，西洛他唑可能更安全）。有大量微出血灶和重度脑白质高信号的患者应慎用抗血小板药物。

（2）BAD。

①对于超过静脉溶栓时间窗的急性腔隙性脑梗死患者，推荐按 CHANCE 研究中针对小卒中的治疗方案进行治疗，具体为氯吡格雷首剂 300 mg，继以每天 75 mg，联合阿司匹林每天 100 mg，应用 21 天。

②反复 TIA 或早期神经功能恶化（END）患者：TIA 出现症状时或早期神经功能恶化 12～24 h 内应用替罗非班治疗。静脉输注替罗非班 0.4 μg/(kg·min)持续 30 min，后静脉输注 0.1 μg/(kg·min)维持至少 24 h；随后给予基于西洛他唑的双重抗血小板治疗：西

洛他唑每天 200 mg 与阿司匹林每天 100 mg(负荷量 300 mg)或氯吡格雷每天 75 mg(负荷量 225 mg)联用至少 1 周后改为任一抗血小板药物单独治疗。如果无效,可以改用西洛他唑联合阿加曲班或低分子肝素抗凝治疗。

3. 降脂治疗　使用阿托伐他汀可降低各种缺血性卒中亚型患者的卒中复发风险,也包括小动脉闭塞所致卒中。小样本研究发现,卒中前使用他汀类药物可减缓合并脑白质高信号的卒中患者脑白质高信号进展和认知功能下降。另外,有研究提示,他汀类药物还可能增高脑微出血及颅内出血风险,故对有较高出血风险患者要注意降脂强度。CSVD 合并大动脉粥样硬化者仍需降脂治疗。但他汀类药物对阻止早期神经功能恶化的效果尚待高质量随机对照研究证实。

4. 神经保护药物　理论研究及动物研究显示,神经保护药物可改善缺血性卒中患者的预后。但临床上研究结论尚不一致,疗效还有待进一步研究证实,发病后 48 h 内可使用丁苯酞及依达拉奉。

5. 降压治疗

(1)急性期的血压管理:对于接受静脉溶栓治疗的患者,建议用药前血压控制在收缩压<180 mmHg、舒张压<100 mmHg,溶栓治疗后 24 h 内血压应低于 180/100 mmHg。对于接受静脉溶栓治疗的急性缺血性卒中患者,建议在症状发作后的 72 h 内将收缩压降至 130~140 mmHg,而不是 180 mmHg 以下。

对于血压低于 220/110 mmHg 且未经静脉溶栓的急性缺血性卒中患者,建议至少在症状发作后的 24 h 内不要常规使用降压药。对于未经静脉溶栓、血压高于 220/120 mmHg 的急性缺血性卒中患者,谨慎降压(24 h 内收缩压降低 15% 以下)是合理的,并且可能是安全的。

对于卒中后病情已经稳定但血压持续在 140/90 mmHg 及以上的患者,若不存在禁忌证,可在数天后启动降压治疗。

(2)二级预防的血压管理:对 CSVD 患者积极降压可以减少 CSVD 的复发和降低颅内出血风险,但血压过低可能造成认知障碍等。研究表明,血压变异性增大与总 CSVD 负担显著相关,选择降压药时宜选用减少血压变异性的长效降压药(如 CCB 或肾素血管紧张素系统阻断剂),不主张使用 β 受体阻滞剂,因为 β 受体阻滞剂可以抑制机体自动调节心率的能力,增加心率变异性。

6. 对症治疗　CSVD 和 BAD 患者可出现多种神经功能缺损症状,如认知障碍、运动障碍、情感障碍和二便障碍等,需要予以对症处理。

(三)西医诊治优势与特色

西医可以借助先进的影像学技术,如头颅 CT、MRI 等,迅速确定脑梗死的部位、范围和严重程度,并进行病因分型,为后续治疗提供准确的依据。超早期溶栓治疗可以快速恢复血供,最大限度地减少脑组织的损伤;规范的二级预防及控制高血压、糖尿病、高血脂等危险因素,可以降低卒中复发风险,循证医学证据充分。

三、中医诊断与治疗

(一)中医诊断

本病归属于"中风"范畴,并且患者多无意识障碍,多属于"中风-中经络"。

（二）中医辨证论治

参见本章第二节大动脉粥样硬化性脑梗死"中医治疗"中"中经络"内容。

（三）中医诊治优势与特色

小动脉闭塞性脑梗死归属于中医学"中风-中经络"范畴。对于中风患者，中医采用整体观念、辨证论治，不仅可以促进相关神经功能的康复，同时在降压、降糖、降脂甚至在调节情绪等方面均有优势，有利于整体上对患者进行调理，同时也能充分发挥中医药的多靶点治疗效应；部分小动脉闭塞性卒中的病因复杂，尚无治疗手段，而中医根据辨证进行治疗，不受其病因学影响，有利于患者康复和预防。

四、中西医协同治疗

（一）中西医协同治疗思路

中西医协同治疗的原则是扬长避短，相互补充。根据疾病分期、疾病的临床类型、症状特征，在治疗上予以协同，发挥中医多靶点治疗的优势，同时脑淀粉样变、遗传性脑小血管病的西医治疗手段有限，需要加用中医病证结合协同治疗。

（二）全病程协同

无论何种病因，小动脉闭塞性脑梗死的核心病机都是病邪损伤脑络，络脉拘挛瘀闭，气血渗灌失常，致脑神失用。络以通为用，故全病程当以通络治疗为核心治法，而通络主要包括辛味通络、虫类通络、藤类通络及针对虚气留滞所采取的荣养通络等。

起颓汤是全小林院士治疗中风的常用方，由黄芪、川桂枝、陈皮、三七、天麻、川芎、鸡血藤、地龙、全蝎、水蛭等组成。小动脉闭塞性脑梗死属于脑络病范畴，乃虚气留滞（即元气亏虚，致诸邪留滞脑络）所致，方中黄芪为补经络之气药，川桂枝味辛以通络，鸡血藤为通络之藤药，地龙、全蝎、水蛭为通络之虫药，天麻熄风通络可防络风内动，三七、川芎化络中瘀血，陈皮疏络中滞气兼消络中伏痰。全方标本兼治，通补兼施，共奏通络起颓之功，可作为小动脉闭塞性脑梗死全病程协同之主方。

（三）阶段协同

时间窗内需要溶栓的患者选择 rt-PA 或尿激酶溶栓，力专而宏，同时为尽量缩短DNT，一般不配合应用中医治疗。

对于急性期患者，根据患者的具体情况，以起颓汤为主方，结合辨证论治，采取病证结合的方案。

对于恢复期及后遗症期患者，虽瘀散痰消毒解，然脑髓神机已伤，故需要填精益髓、培元通络，方用起颓汤合地黄饮子加减。

（四）症状协同

（1）认知障碍：西药可使用抗胆碱酯酶药，中药使用吕氏益智灵方加减。

（2）睡眠障碍：西药可使用苯二氮䓬类或新型抗失眠药物。中医根据证型进行治疗：舌苔厚腻、痰浊明显者用黄连温胆汤加减；舌干少苔、虚热上扰者用酸枣仁汤加减。

（3）情绪障碍：西药可使用选择性 5-羟色胺再摄取抑制剂（SSRI）或 5-羟色胺去甲肾上腺素再摄取抑制剂（SNRI）等药物，中医使用柴胡加龙骨牡蛎汤加减。

（4）小便失禁：以中医治疗为主,桑螵蛸散合缩泉丸加减。

五、中西医协同的预防与防复发建议

小动脉闭塞性脑梗死的预防首先要严格控制血管相关危险因素,如积极治疗高血压、糖尿病、高血脂等。同时,必须大力改善生活方式,如戒烟限酒、合理饮食、适量运动、规律作息等。此外,规范的二级预防措施必不可少,包括抗血小板聚集、抗动脉粥样硬化治疗等。中医在这方面也有独特的作用,在根据个体差异进行体质调理的同时,针对络病的特点,中医采用辛味通络、虫类通络、藤类通络、荣养通络等多种方药,能够发挥未病先防、既病防复的作用,与西医一级预防、二级预防相结合,可以为预防小动脉闭塞性脑梗死提供更全面、有效的策略。

六、总结与展望

小动脉闭塞性脑梗死是一类异质性疾病,穿支动脉近端动脉粥样硬化或脑小血管病是其主要原因。静脉溶栓后或错过时间窗的患者适用中西医协同治疗,可以达到相互补位、取长补短的目的,但目前尚缺乏高质量多中心的临床研究。

活血化瘀理论、毒损脑络理论及三维立体网络系统络病学理论等为中医借鉴、吸收现代医学对本病的最新研究成果做出了很多有益尝试并取得了成效,因此,络病学可成为将来中西医协同治疗小动脉闭塞性脑梗死的突破口。在保留中医整体观念、辨证论治特色的同时,将小动脉闭塞性脑梗死纳入“络病”范畴进行研究,既重视了宏观上机体作为系统整体的特性,又强调了微观层次,更能针对小动脉闭塞性脑梗死的多因性发挥中医药多靶点治疗的优势。

第四节　脑　出　血

脑出血(intracerebral hemorrhage,ICH)是指原发性脑实质非外伤性出血。据流行病学研究,脑出血患者占我国主要卒中患者的 18.8％～47.6％,人群中脑出血的发病率每年为(12～15)/10 万人,致残率高、病死率高,3 个月内的死亡率为 20％～30％,严重影响患者生命及生活质量,给家庭和社会带来巨大负担。中医或西医治疗脑出血各有其优势,中西医协同治疗脑出血,能够取长补短,为患者提供更全面、更有效的治疗方案,提高患者的生活质量和改善预后。为了更好地在临床推广中应用中西医协同在脑出血诊治中的成果,我们整理本节以供临床参考。

一、病理机制

（一）现代医学观点

脑出血主要分为两种类型:高血压性脑出血和脑淀粉样血管变性所致脑出血。研究表明,高血压性脑出血的主要病理机制如下:在长期高血压作用下,脑内深部灰质和白质的细小动脉发生玻璃样变性和纤维素样坏死,在血流冲击下微小动脉瘤形成,微小动脉瘤在血压剧烈波动时破裂而导致脑出血。脑淀粉样血管变性所致脑出血是由 β 淀粉样蛋白

（amyloid β-protein，Aβ）沉积于颅内小血管（软脑膜动脉、皮质小动脉、毛细血管），导致的血管壁坏死、出血。以上两种类型脑出血均与脑小血管病变有关，并可导致大部分的原发性脑出血。

脑出血后凝血酶、细胞炎症因子和基质金属蛋白酶等物质释放到周围组织，从而触发炎症反应，使血脑屏障受损，导致脑水肿形成，加上血肿本身的占位效应，同时也会导致脑血流调节紊乱、血肿周围能量代谢障碍、细胞死亡及凋亡等继发性脑损伤。

（二）中医学观点

脑出血属于中医学"中风病"的范畴，结合现代医学微观辨证，现在多将其归为"出血性中风"的范畴，以示和脑梗死（缺血性中风）在微观病机上的差别。根据患者症状，其可分为中经络和中脏腑，其病位在脑，与肝、肾、心、脾等有密切关系。

（三）中西医认知互通

脑出血主要是脑小血管病变，脑小血管病相当于脑络病，因此绝大部分出血性中风属于脑络病范畴，是由于体内阴阳失调，气血逆乱，产生风、火、痰、瘀等病理因素，上犯脑络，久而久之，使络体积损成伤，在饮食不节、情志过极、用力过度、跌仆堕坠、药物损伤等情况下络破血溢所致。离经之血便是瘀血。瘀血稽留，聚而为肿，津必外渗，化水生痰；同时血瘀水肿进一步压迫脑络，致气血壅塞，清气难入，浊气难出，势必蕴而化毒，毒害脑髓，元神失用。综上所述，络破血溢，瘀血稽留是出血性中风的核心病机，也是其主要病理状态的基础。

纵观出血性中风的发展演变，可以用"逆、溢、毒、损"四个阶段来概括其从未病到已病、从潜态到显态的整个过程，因逆而破，破则毒蕴，终致神伤髓损。①逆：气血逆乱。平时已因饮食不节、情志过极、内伤积损等导致体内产生风、火、痰、瘀等病理因素损伤脉络，出血前期因气血逆乱，肝风内动使已损之脑络受外鼓之力，往往成为络破血溢的决定性环节，故肝风内动在出血性中风前期多尤为突出。②溢：络破血溢，瘀血稽留，并出现元神失用诸证，代表出血性中风的发生。③毒：络破血溢，继发瘀肿痰水，气血壅塞，邪蕴化毒，毒害脑髓，病势多加重。④损：此阶段相当于出血性中风的后期，此时瘀肿渐消，邪毒渐清，但脑髓神机已有损伤，故仍留有偏瘫、失语等后遗之症。

二、西医诊断与治疗

（一）西医诊断

参照《中国脑出血诊治指南（2019）》。

（1）急性起病。

（2）出现局灶性神经功能缺损症状：头痛、呕吐、血压升高及不同程度意识障碍。

（3）经头颅 CT 或 MRI 证实有出血灶。

（4）排除其他非血管性脑部病因。

（二）西医治疗

1. 一般治疗　发病初期病情不稳定，应给予常规生命体征监测，还应监测心电图及血氧饱和度等。

2. 血压管理　脑出血患者常伴有明显的血压升高，若收缩压在 150～220 mmHg 且无急性降压的禁忌证,急性期应将收缩压降至 130～140 mmHg;若收缩压＞220 mmHg,可将收缩压目标值定为 160 mmHg。同时应卧床休息,避免情绪激动导致血压升高。

3. 止血治疗 对于大多数脑出血患者来说,目前并没有特效的止血治疗方法,不推荐无选择性使用。

4. 并发症治疗

(1)脱水降颅内压:脑出血后 1～2 h 即可出现脑水肿,48 h 左右达到高峰,持续 3～5 天后逐渐减轻,可持续 2～3 周或更长时间。脑水肿明显时可以使用脱水药,常用药物有20％甘露醇、人血白蛋白、呋塞米、甘油果糖等,但要注意,若患者就诊时间短、年龄较小、发病时血压明显增高而且躁动不安,这时应用甘露醇等高渗性脱水药应该十分小心,因为容易出现活动性出血。

(2)预防消化道出血:多由脑干或丘脑下部受累导致应激性溃疡出血所致。可予以H2 受体阻滞剂或质子泵抑制剂进行预防。

(3)防治感染:肺部感染和尿路感染常见,应注意排痰,定期冲洗尿路,合理应用抗生素。注意翻身,预防压疮。

(4)其他:维持水、电解质及酸碱平衡,保证每天大便通畅亦可起到降低颅内压的作用。中枢性高热者可采用物理降温。

5. 手术治疗

(1)目的:清除血肿,降低颅内压,打破恶性循环,减轻出血后脑损害和降低病残程度。

(2)手术指征:①幕上出血量＞30 mL,幕下出血量＞10 mL,中线位移＞5 mm。②意识障碍逐渐加深,尚未形成脑疝者。③脑叶出血占位效应明显,疑有脑疝者。④脑室出血致梗阻性脑积水者。

(3)常用手术方法:①开颅血肿清除术;②锥孔微创血肿清除术;③立体定向血肿引流术;④脑室引流术。

(三)西医诊疗优势与特色

脑出血可以通过影像学检查快速诊断,其治疗优势及特色主要体现在以下几个方面。

(1)急性期管理:西医在脑出血急性期能够迅速进行生命体征监测、影像学检查、生化检测及神经系统评估,及时采取有效措施稳定患者病情。

(2)血压控制:强调对高血压性脑出血患者的血压进行严格控制,以减少患者再出血的风险。

(3)手术治疗:对于符合手术指征的脑出血患者,西医通过手术快速清除血肿,降低颅内压,减轻对脑组织的压迫。

(4)病因治疗:西医能够针对脑出血的具体病因,如血管畸形、动脉瘤、动静脉瘘等,进行针对性治疗,以减少再发风险。

三、中医诊断与治疗

(一)中医诊断

脑出血属于中医学"中风病"的范畴,根据发病急骤,突发神志恍惚甚至昏迷,半身不遂、口舌歪斜、舌强言謇、偏身麻木等表现多可首先考虑中风病,但尚需结合现代医学微观辨证,通过必要的影像学检查以明确是否为"出血性中风"。

（二）中医治疗

1. 辨证论治

（1）热毒内蕴。

证候表现：半身不遂，口舌歪斜，语言謇涩或不语，偏身麻木；或见神志昏蒙，头晕头痛，面红目赤，口苦咽干，心烦易怒，尿赤便干，舌质红或绛，苔黄，脉弦数。

治法：清热泻火，凉血止血。

代表方：泻心汤合十灰散加减。

药物组成：大黄、黄芩、黄连、大蓟、小蓟、荷叶、棕榈皮、白茅根、炒栀子、侧柏叶。

（2）肝风内动。

证候表现：半身不遂，口舌歪斜，语言謇涩或不语，偏身麻木；或见神志昏蒙，烦躁失眠，头晕耳鸣，舌质绛，或舌红瘦，少苔或无苔，脉弦数。

治法：平肝熄风。

代表方：镇肝熄风汤加减。

药物组成：怀牛膝、代赭石、龙骨、牡蛎、龟甲、白芍、玄参、天冬、茵陈、川楝子、生麦芽、甘草。

（3）痰浊阻络。

证候表现：半身不遂，口舌歪斜，语言謇涩或不语，偏身麻木；或见神志昏蒙，痰鸣漉漉，面白唇暗，肢体松懈，瘫软不温，静卧不烦，舌质紫暗，苔白腻，脉沉滑缓。

治法：燥湿化痰。

代表方：涤痰汤加减。

药物组成：陈皮、半夏、茯苓、甘草、枳实、竹茹、胆南星、石菖蒲、人参。

（4）阴虚血瘀。

证候表现：半身不遂，口舌歪斜，语言謇涩或不语，偏身麻木，烦躁失眠，头晕耳鸣，手足心热，咽干口燥，舌质绛，或舌红瘦，少苔或无苔，脉弦细或弦细数。

治法：滋阴活血。

代表方：一贯煎加减。

药物组成：生地、玄参、麦冬、丹参、枸杞子、当归、地龙、赤芍、牛膝。

（5）气虚血瘀。

证候表现：半身不遂，口舌歪斜，语言謇涩或不语，偏身麻木，面色㿠白，气短乏力，口角流涎，自汗，心悸便溏，手足肿胀，舌质暗淡，或舌边有齿痕，苔薄白或白腻，脉沉细、细缓或细弦。

治法：益气活血。

代表方：补阳还五汤加减。

药物组成：黄芪、赤芍、川芎、当归、地龙、桃仁、红花。

2. 针灸等康复治疗　脑出血后运动功能障碍患者病情稳定后，建议尽早应用针刺疗法。痉挛期在偏瘫侧拮抗肌群取穴，上肢以阳经穴为主，下肢以阴经穴为主；语言障碍患者，在常规治疗基础上联用针刺疗法，可改善交流沟通能力，减轻语言损伤程度，改善自发言语、听觉理解、重复、命名、读取和书写能力。取穴：通里、悬钟、金津、玉液、廉泉、百会、四神聪,同时采用病灶部位头部投影区扬刺。吞咽功能障碍患者,病情稳定后可尽早应用针刺疗法,选穴以局部取穴为主。

(三)中医诊疗优势与特色

脑出血采用中医辨证,可以把握不同患者脑出血的病机特点,根据病机特点采用不同的治疗法则,有利于血肿的吸收,控制出血相关炎症反应,减少相关并发症的发生,促进康复,减少后遗症,针对不同症状采用针灸等康复治疗,更契合中西医协同治疗的理念,可更精准地指导临床实践。

四、中西医协同治疗

(一)中西医协同治疗思路

对于脑出血患者,不仅要针对其出血病因进行治疗,还应积极治疗相关并发症,在并发症治疗方面西医治疗优势明显。对于大量脑出血患者,积极手术治疗是挽救生命的重要手段,而对于中小量出血、无手术指征的患者,中医辨证治疗优势明显,有利于血肿的吸收及瘫痪肢体的康复。在后遗症期(损态阶段),中医药康复治疗等优势明显,中西医治疗手段需积极协同使用。

(二)阶段协同

1. 逆态阶段 相当于脑出血高危阶段,特别是在血压急进升高时需要警惕脑出血的发生。

证候表现:头晕目眩或头痛如掣,脉弦。

治法:平肝熄风。

代表方:镇肝熄风汤加减。

药物组成:怀牛膝、代赭石、龙骨、牡蛎、龟甲、白芍、玄参、天冬、茵陈、川楝子、生麦芽、甘草。

2. 溢态阶段 颅脑 CT 或磁共振提示脑实质出血。

(1)超急性期(发病 24 h 内)。

辨证要点:此期血肿仍有扩大可能,特别是有 CTA 点征、黑洞征、混合征、岛征或 Barras 分级较高的患者。

治法:止血宁络。

代表方:十灰散。

药物组成:大蓟、小蓟、荷叶、侧柏叶、白茅根、茜草、栀子、大黄、牡丹皮、棕榈。

(2)急性期(通常为发病后 24～48 h,病情不确切者可定为 48 h 之后)。

辨证要点:血肿不再扩大,血压控制在安全范围。

治法:活血化瘀。

代表方:水蛭粉(冲服)、桃仁、三七、生蒲黄。

3. 毒态阶段

证候表现:肢体瘫痪等进展加重,神志不清,烦躁不安,甚至昏迷等,微观辨证时影像学检查显示颅内水肿明显。

治法:通腑解毒。

代表方:桃核承气汤加小陷胸汤,加牛黄、麝香。必要时配安宫牛黄丸或静滴醒脑静注射液。

药物组成:桃仁、桂枝、大黄、芒硝、甘草、黄连、瓜蒌、半夏。

4. 损态阶段

证候表现:中风急性期之后,虽瘀散痰消毒解,然脑髓神机已有损伤,故仍遗留半身不遂、麻木、语言謇涩等症状。

治法:填精益髓,培元补脑。

代表方:地黄饮子加减。

药物组成:熟地、山茱萸、石斛、麦冬、五味子、石菖蒲、远志、茯苓、肉苁蓉、肉桂、炮附子、巴戟天。

(三)症状协同

1. 肺部感染(肺热病) 加清肺汤。

2. 呕血便血 加大黄黄连泻心汤合白及。

3. 吞咽困难,饮水即呛 会厌逐瘀汤合局部针刺。

4. 呃逆 加半夏厚朴汤。

5. 合并肩-手综合征 合补阳还五汤、针灸推拿。

6. 语言障碍 常规治疗、中医辨证加针刺治疗。

五、中西医协同的预防与防复发建议

预防出血性中风,首先要注意培养健康的生活方式,要保持合理饮食和控制体重,戒烟限酒,尤其对高血压等基础疾病要做到有效的控制。根据患者体质偏颇可利用食疗、传统运动、情志调节、针灸等予以"体质调理",但对于脑淀粉样血管病等出血倾向明显的疾病,要避免过度使用破血之品。平时还需要注重情志护理,避免患者情志过极,化火生风,增加再次出血风险。

六、总结与展望

对于脑出血特别是大量脑出血患者,西医微创或外科手术是挽救患者生命的利器,随着微创技术的不断进步,患者抢救成功率明显上升,但后期的功能康复锻炼是中医诊治的重点。而高血压性脑出血患者,大部分出血量不大,部分因出血位置较深或处于功能区,手术风险大,需要保守治疗,此时中医药的干预治疗有利于血肿吸收及残疾功能的康复,同时也有利于患者体质、状态的调整,预防再次复发。在中医辨证论治思想指导下的中西医协同治疗,不仅能有效地提高医生的临床思维水平,还真正推动了中西医的互补和结合。

第五节　颅内静脉窦及脑静脉血栓形成

颅内静脉窦及脑静脉血栓形成(CVST)是各种原因导致颅内静脉及静脉窦内形成血栓,引起脑静脉系统回流障碍后出现的相应临床症状群,是临床少见的好发于中青年的脑血管疾病,占全部卒中的 0.5%～1.0%,致残率和病死率均较高,但由于其临床表现、发病形式多样,临床上极易漏诊或误诊。

CVST 治疗原则以抗凝、降低颅内压、改善循环及消除病因为主,但目前这些治疗方法要使 CVST 在短时间内消除阻塞仍比较困难,同时配合中医治疗能提高治疗效果、缩短治疗时间、减少并发症、挽救患者生命、改善预后。为了更好地在临床推广中应用中西医协同在 CVST 诊治中的成果,我们整理本节以供临床参考。

一、病理机制

(一)现代医学观点

1. 常见的病因　①遗传性高凝状态。②获得性高凝状态。③感染。④炎症反应和自身免疫性疾病。⑤肿瘤。⑥血液病。⑦药物。⑧物理因素。⑨其他因素:如动静脉畸形、甲状腺毒症等。

2. 临床特征　临床表现复杂、多样,具体分类如下。

(1)颅内压增高综合征:多由上矢状窦闭塞所致,可表现为头痛、视盘水肿等。70%～75% CVST 患者以颅内压增高综合征为初始症状,可出现任何程度头痛,可为唯一表现。

(2)卒中相关综合征:与闭塞静脉部位相关,可以表现为局灶性神经功能缺损、癫痫或兼而有之,也可表现为脑神经麻痹等。

(3)脑病综合征:表现为意识水平下降、认知功能损害、精神错乱等。

3. 病理机制　CVST 的病理机制主要包括两个方面,首先是脑静脉或硬脑膜窦血栓形成导致静脉压和毛细血管压升高,进而导致静脉性脑梗死或出血;其次是硬脑膜窦闭塞造成脑脊液吸收障碍,导致脑积水和颅内压升高,这在上矢状窦血栓形成中更为常见。

(二)中医学观点

该病症状和体征表现多样,难以用一种中医病名表达其本质,中医认识多以症状和体征命名,归属于中医学"真头痛"、中风、暴盲、首风、厥病、痫病范畴。

有专家认为该病病因有内因和外因之别。内因多为体内的正气不足或脏器功能亏虚,无力运化,脑髓失养;外因与手术外伤、毒风侵袭、药物毒副作用或孕产等有关。该病病机复杂,脏腑虚衰加外邪侵袭,致气血津液运行失常,痰浊、瘀血在体内积聚,浊毒内生,损伤脑络。手术外伤致络脉受损,瘀血内阻;或药毒伤及脏腑,气血不畅,瘀滞经络;或孕产之后气血大伤,血运瘀滞等,均可致病。总体来说,该病以气血亏虚为本,风、痰、瘀、热之邪积于头部经络,导致经气不利,从而出现头痛项强、癫痫发作、意识障碍、肢体不利等症状。

(三)中西医认知互通

根据现代中医医家对患者的临床观察与总结,该病的西医病因及临床表现可与中医理论相对应,具体如下。

(1)西医认为 CVST 部分与感染、血液高凝状态等相关,这在中医理论中可以对应为"瘀血""热毒""痰湿"等病因。

(2)由脑静脉梗阻导致的局灶性神经体征、颅内压增高,在中医理论中可以理解为气血运行不畅,常通过活血化瘀、利水渗湿等方法来缓解病理状态。

（3）CVST 的临床表现如头痛、颅内压增高、视物模糊、头晕,在中医理论中可辨证为"肝阳上亢"或"痰火上扰"。

二、西医诊断与治疗

（一）西医诊断

通常根据临床表现、高危因素、实验室检查和影像学检查明确诊断。

1. 临床表现

（1）头痛:最常见的临床症状,约 90% 的患者可出现头痛。

（2）癫痫:约 40% 的患者可出现癫痫。

（3）颅内压增高:可造成视盘水肿、视力进行性下降。

（4）局灶性神经功能缺损症状:运动、感觉功能缺损,小脑功能障碍、脑神经麻痹及失语。

2. 高危因素   如产褥期、口服避孕药物、感染、脱水、恶病质及血液病等。

3. 实验室检查   主要包括 D-二聚体、凝血功能、全血细胞计数、炎症反应指标检查等。腰椎穿刺脑脊液检查压力大于 300 mmH$_2$O 提示病情严重。

4. 影像学检查

（1）CT:表现为静脉窦走行区高密度征和条索征,增强检查可见静脉窦走行区"Δ征",即空三角征。

（2）MRI:急性期静脉窦 T1WI 呈等信号、T2WI 呈低信号;亚急性期 T1WI 和 T2WI 均呈高信号;慢性期由于血管部分再通,T1WI 呈等信号、T2WI 呈高信号或等信号。同时可以发现静脉性脑梗死、出血、脑实质肿胀,增强检查表现为血栓部分不强化,呈三角征或条样充盈缺损。

（3）CT 静脉造影(CTV)/磁共振静脉成像(MRV):直接征象表现为脑静脉窦血流高信号缺失,静脉窦的边缘模糊,或静脉窦形态不规则,可见充盈缺损;间接征象表现为病灶以外有静脉侧支形成,出现其他途径的引流静脉异常扩张。

（4）数字减影血管造影(DSA):诊断金标准,主要表现为脑静脉窦闭塞,呈"空窦现象";其他征象包括皮质静脉或深静脉显影不佳、动-静脉循环时间延长、头皮静脉和导静脉发生明显扩张等。

（二）西医治疗

1. 抗凝治疗   对于意识清楚的 CVST 患者,应皮下给予低分子肝素或静脉使用肝素进行抗凝治疗,伴随颅内出血的 CVST 不是肝素治疗的禁忌证。禁忌证:严重凝血功能障碍的患者;病情危重,处于脑疝晚期,出现去大脑强直体征的患者。

2. 颅内压增高的治疗   对于脑水肿程度较轻或中度脑水肿患者,抗凝治疗有助于改善静脉回流,一般不需要应用其他降压药物。对于颅内压严重升高的患者可考虑使用甘露醇等进行脱水治疗。

3. 控制癫痫发作   脑静脉血栓形成患者出现癫痫发作,往往预后不良,急性症状性癫痫发作及幕上病变是癫痫反复发作的危险因素,建议使用抗癫痫药进行防治,但没有癫痫发作的患者不建议常规使用抗癫痫药。

4. 控制相关疾病和危险因素　对于合并颅内感染者,应足量、足疗程使用抗生素;针对其他获得性危险因素采取相关治疗。

5. 介入治疗　常规的内科治疗方法效果不佳时,则考虑采用介入治疗,如静脉窦接触性溶栓、动脉溶栓、机械开通等。

(三)西医诊疗优势与特色

1. 早期诊断　利用神经影像学技术,如 CT、MRI 及 MRV,能够在 CVST 病程早期进行诊断,有助于及时制订治疗方案。

2. 治疗　通过临床辅助检查确定 CVST 的病因,及时控制感染、调整药物使用等,以减少复发风险。抗凝治疗是 CVST 的首选治疗策略,可以阻止病情进一步恶化或改善病情,从而降低患者的病死率和致残率,对于病情严重或抗凝治疗无效以及有特定适应证的患者,可采用溶栓治疗及血管内治疗。

三、中医诊断与治疗

(一)中医诊断

因个体差异,本病在不同患者身上表现出来的症状也不尽相同,因此可归于中医学多种疾病。以头痛为首发症状或主要临床症状时,可归属"头痛"范畴。出现偏瘫、失语、吞咽困难、意识障碍等神经功能缺损症状时,可归属"中风"范畴。有癫痫发作症状时,可归属"痫病"范畴;当围生期出现癫痫发作症状时,可归属"妊娠痫证"或"子痫"范畴。出现视力障碍时归属"视瞻昏渺"或"暴盲"范畴。

(二)中医治疗

(1)瘀血阻络。

证候表现:病势重,头痛头晕,意识障碍,视物模糊,失语,肢体无力,舌暗有瘀斑,脉沉细。

治法:活血化瘀。

代表方:通窍活血汤为主方加减。

药物组成:赤芍、川芎、桃仁、红花、当归、益母草、生姜、麝香、葱、大枣。

(2)肝阳上亢。

证候表现:颅内压增高,头痛,呕吐,昏迷,癫痫发作,脉弦有力等。

治法:平肝熄风。

代表方:天麻钩藤饮加减。

药物组成:天麻、钩藤、石决明、栀子、黄芩、杜仲、桑寄生、夜交藤、茯神、益母草、牛膝。

(3)湿邪阻滞。

证候表现:嗜睡,视物模糊,头重昏蒙,胸膈满闷,苔白腻等。

治法:祛除湿浊。

代表方:二陈汤、半夏白术天麻汤或涤痰汤等加减。

药物组成:半夏、陈皮、茯苓、白术、天麻、大枣、胆南星、枳实、竹茹等。

(4)痰浊内盛,闭阻脑窍。

证候表现:癫痫发作,头晕头痛,呕吐,烦躁,脉弦滑。

治法:涤痰熄风。

代表方:定痫丸。

药物组成:天麻、川贝母、半夏、全蝎、僵蚕、琥珀、陈皮、远志、丹参、麦冬、茯苓、茯神、胆南星、石菖蒲。

(5)热入心包。

证候表现:神志不清,神昏谵语,惊厥,头痛。

治法:清热解毒,镇惊开窍。

代表方:安宫牛黄丸加减。

药物组成:牛黄、羚羊角粉、麝香、冰片、朱砂、珍珠粉、黄连、黄芩、栀子、郁金。

(三)中医诊疗优势与特色

传统中医辨治主要根据 CVST 临床表现进行辨证治疗,以头痛为主者参照头痛进行治疗,以肢体瘫痪为主者参照中风进行治疗,以肢体抽搐为主者参照痫病进行治疗,异质性较大,尽管其整体辨证思路有其优势,但与现代认知差别较大,在诊治此类疾病时应当与时俱进,联系现代医学对此病的认识可能更有利于提高临床疗效。

四、中西医协同治疗

(一)中西医协同治疗思路

脑静脉血栓形成的西医治疗主要是抗凝及溶栓,严重患者需采取微创取栓或外科手术治疗,中医药在改善痰浊、血瘀以及头痛、瘫痪等方面有一定优势,在治疗过程中需协同使用。

(二)全病程协同

CVST 最主要的病理是脑静脉血栓形成后继发梗死、出血及水肿,结合此进行微观辨证,可以认为瘀血内生,瘀阻阴脉而水不循经是本病的核心病机。中医可以根据核心病机予以活血利水治法,全病程协同西医抗凝治疗。可使用通窍活血利水方:丹参、桃仁、红花、茯苓、白茅根、川芎、赤芍、水蛭、川牛膝、麝香、黄酒、葱白。

(三)阶段协同

1. 急性期患者　根据患者的具体情况,采取病证结合的方案。

2. 恢复期及后遗症期患者　虽瘀散肿消,然脑髓神机已有损伤,仍需要填精益髓,培元通络(可用地黄饮子加减)。

(四)症状协同

1. 认知障碍　吕氏益智灵方加减。

2. 癫痫　定痫丸加减。

3. 情绪障碍　柴胡加龙骨牡蛎汤加减。

4. 小便失禁　桑螵蛸散合缩泉丸加减。

五、中西医协同的预防与防复发建议

针对危险因素采取预防性措施,避免情志过极,改变不良生活习惯,控制体重,适当活动。已发生疾病的患者应积极采取干预措施,严密观察,精心护理,促进疾病痊愈,减少后遗症的发生。育龄期女性,尤其肥胖者,应尽量避免使用口服避孕药。遗传因素、癌症或结缔组织病所致的血液高凝状态者等,应积极治疗原发病,并避免脱水。

应予以 CVST 患者充足的抗凝治疗周期,CVST 患者甚至应永久性抗凝以防复发。中医予以活血化瘀治疗可作为有益补充,但需要注意与抗凝药物之间的相互作用,观察有无异常出血的可能。

六、总结与展望

中西医协同治疗 CVST 是一种综合性治疗方法,旨在结合运用西医的精确诊断和治疗手段与中医的整体调理和个体化治疗,以期提高疗效,进一步改善患者的生活质量。CVST 有梗死及出血的双重性,中医治疗时要考虑到瘀血与出血的辨证统一,并兼顾化瘀与出血之间的平衡。一方面,"瘀血不去,新血不生",临床上不能因为有出血而不敢活血化瘀;另一方面,对于出血量大及处于进展期的患者,可少佐活血止血、活血养血之品,总之以执中守正为揆度。针对 CVST 目前仍需加强中西医协同的临床研究及基础研究,特别是需加强中医活血化瘀与西医抗凝之间的相互作用的研究,以期达到减毒增效的目的,为诊治提供新的思路和方法。

<h2 style="text-align:center">主要参考文献</h2>

[1] WANG Y L, ZHAO X Q, JIANG Y, et al. Prevalence, knowledge, and treatment of transient ischemic attacks in China[J]. Neurology,2015,84(23):2354-2361.

[2] WU L Y, WANG A X, WANG X W, et al. Factors for short-term outcomes in patients with a minor stroke:results from China National Stroke Registry[J]. BMC Neurol,2015,15:253.

[3] 贾建平,陈生弟. 神经病学[M]. 8 版. 北京:人民卫生出版社,2018.

[4] 《中国脑卒中防治报告 2018》编写组. 我国脑卒中防治仍面临巨大挑战——《中国脑卒中防治报告 2018》概要[J]. 中国循环杂志,2019,34(2):105-119.

[5] 《中国脑卒中防治报告》编写组.《中国脑卒中防治报告 2019》概要[J]. 中国脑血管病杂志,2020,17(5):272-281.

[6] 中华医学会神经病学分会,中华医学会神经病学分会脑血管病学组. 中国急性缺血性脑卒中诊治指南 2018[J]. 中华神经科杂志,2018,51(9):666-682.

[7] 中华医学会神经病学分会,中华医学会神经病学分会脑血管病学组,中华医学会神经病学分会神经血管介入协作组. 中国急性缺血性卒中早期血管内介入诊疗指南 2022[J]. 中华神经科杂志,2022,55(6):565-580.

[8] 中华医学会神经病学分会,中华医学会神经病学分会脑血管病学组. 中国缺血性卒中和短暂性脑缺血发作二级预防指南 2022[J]. 中华神经科杂志,2022,55(10):1071-1110.

[9] 张明,徐丽君,邓丽影,等. 依达拉奉注射液治疗急性脑梗死疗效及安全性随机双盲多中心研究[J]. 中国新药与临床杂志,2007,26(2):105-108.

［10］ 仝小林.仝小林中医新论［M］.2 版.上海:上海科学技术出版社,2020.

［11］ 张志斌,王永炎.辨证方法新体系的建立［J］.北京中医药大学学报,2005,28(1):3.

［12］ 何莉莎,宋攀,赵林华,等.态靶辨证——中医从宏观走向精准的历史选择［J］.辽宁中医杂志,2020,47(1):1-4.

［13］ 王文娟,王春雪,杨中华,等.中国脑出血医疗现状及死亡相关因素分析［J］.中国卒中杂志,2013,8(9):703-711.

［14］ 中华医学会神经病学分会,中华医学会神经病学分会脑血管病学组.中国脑出血诊治指南(2019)［J］.中华神经科杂志,2019,52(12):994-1005.

［15］ 何莉莎,宋攀,赵林华,等.态靶辨证——中医从宏观走向精准的历史选择［J］.辽宁中医杂志,2020,47(1):1-4.

［16］ 仝小林.糖络杂病论［M］.2 版.北京:科学出版社,2014.

［17］ 北京市中西医结合学会神经科专业委员会.高血压性脑出血急性期中西医结合诊疗专家共识［J］.中国全科医学,2016,19(30):3641-3648.

［18］ 中华人民共和国国家卫生健康委员会.中国颅内静脉和静脉窦血栓形成诊疗指导规范(2021 年版)［J］.全科医学临床与教育,2022,20(1):4-7.

［19］ 李琰,王流云,郑晓玲,等.王松龄教授治疗脑静脉血栓形成经验［J］.中医研究,2019,32(9):39-41.

［20］ 杜鑫,黄凤,张帆,等.颅内静脉系统血栓形成中医病名初探［J］.中国中医急症,2020,29(11):1976-1978,1984.

［21］ 李梦君,周红霞,张燕平,等.基于"血不利则为水"探讨颅内静脉窦血栓形成的病机与辨治［J］.中医杂志,2022,63(20):1926-1931.

［22］ 刘绪银.通窍活血利水治脑积水——国医大师张学文治疗脑病经验之二［J］.中医临床研究,2011,3(4):14,16.

第七章 中枢神经系统感染性疾病

中枢神经系统感染性疾病包括细菌性脑膜炎、病毒性脑（膜）炎及真菌性脑膜炎等，该类疾病常见表现为发热、头痛，严重者有意识障碍、抽搐等。中医对该类疾病病因病机、理法方药等方面有较系统的认识，配合西药治疗可取得良好的临床疗效。为了更好地在临床推广中应用中西医协同在中枢神经系统感染性疾病诊治中的成果，我们整理本章以供临床参考。

一、病理机制

（一）现代医学观点

中枢神经系统感染性疾病，指中枢神经系统的实质、被膜及血管等被病原体侵犯，从而引起的急性或慢性炎症性疾病，少数疾病在病理上表现为非炎症性改变，这些病原体包括病毒、细菌、真菌、螺旋体、寄生虫等。

1. 细菌性脑膜炎 许多细菌均可引起本病，患者可表现为发热、头痛、呕吐、颈项强直等脑膜刺激征，重症患者可出现谵妄、昏迷、呼吸或循环衰竭。肺炎链球菌、脑膜炎奈瑟菌和李斯特菌是成人细菌性脑膜炎较常见的病原体。

结核性脑膜炎（tuberculous meningitis，TBM）是由结核分枝杆菌（*Mycobacterium tuberculosis*，MTB）侵入蛛网膜下腔引起的一种弥漫性非化脓性软脑膜和蛛网膜的炎症性疾病，也可侵及脑实质和脑血管。该病发病隐匿，多为慢性病程，也可呈急性或亚急性发病，部分患者无明确的结核病接触史，临床症状轻重不一，有头痛、发热、畏寒、精神萎靡、恶心、呕吐、食欲减退、消瘦，颅内压增高征象、癫痫、脑神经受累，以及肢体运动障碍等局灶性神经功能缺损症状和脑膜刺激征。

2. 病毒性脑（膜）炎 由病毒感染或疫苗接种引起的急性变态反应性脑炎，可累及脑膜和（或）脑组织。肠道病毒（EV）是常见的病原体，其次为单纯疱疹病毒 2 型（HSV-2）、水痘-带状疱疹病毒（VZV）等。病毒主要通过造血系统或神经系统进入脑内。其受累部位和临床表现与感染的病毒类型有一定关系，如单纯疱疹病毒性脑炎主要累及颞叶、额叶、枕叶、丘脑等部位；虫媒病毒性脑炎一般累及全脑；肠道病毒 71（EV71）感染脑干较为多见。

3. 隐球菌性脑膜炎 隐球菌性脑膜炎（cryptococcal meningitis，CM）是隐球菌属感染脑膜或脑实质后，而导致的中枢神经系统炎症性疾病。新型隐球菌和格特隐球菌是该病主要致病菌，在我国主要病原体为新型隐球菌。其主要临床表现有发热、渐进性头痛、精神和神经症状等。因 CM 患者颅内压增高显著，所以头痛、恶心、呕吐较其他脑炎患者更为剧烈；当累及脑神经时，则会出现脑神经麻痹的一系列表现（包括听觉或视觉异常、眼球活动受限、视盘水肿),脑实质受累时,则会表现为脑功能障碍、癫痫发作和痴呆等。

4. 神经梅毒 神经梅毒(neurosyphilis)是梅毒螺旋体感染脑实质、脑膜、脊髓等导致的慢性传染性疾病,可发生于梅毒的各个时期。梅毒螺旋体在原发感染后几天内侵入神经系统,继发的神经梅毒可分为无症状神经梅毒和有症状神经梅毒,早期(原发感染后1~2年)神经梅毒和晚期神经梅毒。

5. 朊病毒病 朊病毒病是由朊病毒引起的中枢神经系统变性疾病,是一种人畜共患的中枢神经系统慢性非炎症性致死性疾病。目前已明确的人类朊病毒病有 Creutzfeldt-Jakob 病(CJD)、Kuru 病及致死性家族型失眠症等。

6. 脑寄生虫感染 泛指寄生虫引起的脑及脊髓的感染。常见的寄生虫有囊虫、血吸虫、肺吸虫、疟原虫等。临床潜伏期长短不一,临床表现多种多样,如头痛、癫痫、精神障碍、卒中样症状等。

(二)中医学观点

因中枢神经系统感染性疾病多以发热、头痛、意识障碍、抽搐、行为异常等为临床表现,与中医学中的"温病""头痛""痫病""痉病"等有相似之处,部分岭南地区中医学者,将此类疾病归于温病等疫病范畴,并以温病理论体系进行辨证论治,获得良好的临床效果。

以流行性脑膜炎为例,此病多为呼吸道感染所致,呼吸道感染正是温病学说中的"温邪上受,从口鼻而入"的感染途径,且该病多于冬春季发作,符合"冬温"和"春温"的发病特点。温疫之邪侵袭人体,壅塞血脉,神窍闭阻,故临床可见昏迷或意识障碍。邪毒壅塞络脉,络脉不通,不通则头痛。其病因主要分外感和内伤,外感多因起居不慎,坐卧当风,风、寒、湿、热等外邪由表侵袭于经络,上犯至颠顶,而致清阳之气受阻,气血不畅,脑络不通,不通则痛,蒙蔽清窍,而神志异常,且气血不畅,日久凝而成瘀,瘀而化热,热盛伤津,津液受伤,筋脉失养或热极生风出现抽搐、角弓反张。脑为髓之海,其气血输布与肝、肾精血濡养及脾胃运化水谷精微等密不可分。故脑膜炎的发病与肝、脾、肾三脏功能相关。因情志不遂,肝失疏泄,郁而化火,火盛伤阴,而致肝失濡养、肾水不足,水不涵木,导致肝肾阴亏,肝阳上亢,上扰清窍而发病。或因先天禀赋不足,肾精久亏,脑髓空虚,阴损及阳,肾阳衰微,清阳不升而发病。或产后、久病后体虚,脾胃虚弱,后天生化不足,或是失血之后,营血亏虚,不能上荣于脑髓络脉而发病。抑或是饮食不节,脾失健运,痰湿内生,上蒙清窍而发病。

在中医理论体系中,中枢神经系统感染性疾病的发病本质是本虚标实,本虚指人体正气不足,时令温热或湿热疫邪等外邪乘虚侵袭,故起病急骤,变化迅速,病初多为卫气同病,但病邪传变迅速,迅速化火生痰,闭窍动风,逆传心包,出现痉、厥、闭、脱等危候。亦有湿热毒邪侵袭,热势不高,缠绵难解,易化湿生痰。

(三)中西医认知互通

根据现代学者对疾病的观察与总结,中枢神经系统感染性疾病可归于中医学温病范畴,主要体现在以下几个方面:①发病原因:中枢神经系统感染性疾病多为病原体侵袭所致,与温病为外感热邪致病的特点相符合。②临床症状:中枢神经系统感染性疾病常见发热,符合温病的症状特点(以发热为主症)。③病程发展:中枢神经系统感染性疾病多为急性起病、病情进展迅速、病情危重,符合温病起病急骤、传变快且容易内陷生变的特点。此外,中枢神经系统感染性疾病是现代医学中危急重症,及时和正确的诊断是实施有效治疗的前提,病史及体征可以提供重要线索,脑脊液检查、神经影像学检查和脑电图是必要的辅助手段和决策依据。中医侧重于中枢神经系统感染性疾病的临床症状的分型,依据不同的临床表现、舌脉特点等,辨证论治,尤其是在感染康复后期,效果显著。

二、西医诊断和治疗

(一)西医诊断

1. 细菌性脑膜炎 对于疑似细菌性脑膜炎的患者,需完善脑脊液白细胞、蛋白和葡萄糖水平,以及脑脊液培养、革兰染色检查,90%以上的患者可出现典型的脑脊液检查特征(蛋白水平偏高、脑脊液细胞增多、葡萄糖水平降低)。患者入院后建议尽快行腰椎穿刺检查,但对于下列患者,建议行腰椎穿刺前完善脑成像检查:①局灶性神经功能缺损(不包括脑神经麻痹);②新发癫痫;③精神状态发生严重改变(Glasgow 昏迷评分<10 分);④严重的免疫功能低下状态。

结核性脑膜炎诊断依据如下:①患者既往存在结核病病史或接触史。②临床表现:主要为头痛、低热、呕吐、脑膜刺激征等。③脑脊液检查:白细胞中度增多,蛋白水平增高,葡萄糖和氯化物水平降低等。④微生物检测:脑脊液抗酸染色、MTB 培养及核酸检测等有助于明确诊断。⑤影像学检查:胸部 X 线检查、胸部 CT、头颅 CT 及头颅 MRI 等检查有助于诊断。临床上,多数情况缺乏病原学依据,若患者有发热、呕吐、易激惹、脑膜刺激征、抽搐、局灶性神经功能缺损、意识状态改变中的一项或多项表现,根据诊断评分标准的相应分值,亦可能诊断为中枢神经系统结核。

2. 病毒性脑(膜)炎 病毒性脑(膜)炎的临床表现:发热、恶心、全身不适、乏力、精神萎靡等前驱症状;头痛、呕吐、抽搐、意识障碍、行为异常、精神症状、言语障碍等局灶性神经功能缺损症状;脑膜受累时,有脑膜刺激征(颈项强直、Kernig 征、Brudzinski 征)阳性表现;部分患者会出现锥体外系反应和小脑受累症状。此外,麻疹病毒感染者会出现皮肤症状等。病毒性脑(膜)炎经典三联征为发热、颈项强直和精神状态改变。病毒性脑(膜)炎的临床辅助检查主要包括血常规检查、脑脊液检查、病原学检测、影像学检查等。

3. 隐球菌性脑膜炎 对临床表现为发热、头痛以及中枢神经系统其他相关体征或症状的免疫功能受损患者,或表现出亚急性或慢性脑膜炎征象而免疫功能正常的患者,应将隐球菌性脑膜炎考虑其中。通过脑脊液生化及常规检查、墨汁染色和(或)隐球菌荚膜抗原检测、真菌培养检测等手段对脑脊液进行仔细评估,可辅助诊断。

4. 神经梅毒 按病程发展顺序,可分为:①早期神经梅毒,通常以无症状脑膜炎为特征,仅以脑脊液中的细胞反应为证据,但其症状可能是头痛、脑神经麻痹、失明或耳聋。梅毒性脑膜炎,有头痛、畏光、脑神经麻痹(包括视神经或听神经病变(失明、眩晕、耳聋))、精神错乱、嗜睡、癫痫发作等表现;感染数周或数月后出现症状,脑脊液及血液梅毒检查阳性。②脑膜血管梅毒,发生于梅毒螺旋体感染 7 年后,涉及中枢神经系统中小动脉血管炎,它会导致中风、脑神经麻痹、脑膜炎伴进行性脊髓病,包括括约肌功能障碍、脑脊液及血液梅毒螺旋体检查阳性。③脊髓痨,发生于梅毒螺旋体感染后 8~12 年,下肢脊神经根支配区疼痛和感觉异常是该阶段的主要表现,随着病情进展会出现深感觉障碍、感觉性共济失调。④麻痹性痴呆,发病时间较晚,一般出现在梅毒螺旋体感染后 10～30 年,进行性痴呆伴脑神经损害是该阶段的病变机制,早期表现为注意力不集中,遗忘,易疲劳,性格改变,焦虑,记忆力、计算力和判断力减退,自制力差,逐渐进展为痴呆。梅毒的实验室检查包括病原体检查、核酸检测、血清学和脑脊液检测,还应结合影像学检查、脑电图等。

5. 朊病毒病　以 CJD 为代表,CJD 是指由朊病毒感染而引起精神障碍、痴呆、共济失调、肌阵挛、肌萎缩等表现的慢性或亚急性、进展性疾病。CJD 患者可出现 14-3-3 蛋白阳性。

6. 脑寄生虫感染　不同的寄生虫感染有相对独特的影像学或者临床表现,需根据患者生活环境、病史、脑脊液检查等明确诊断。

(二)西医治疗

1. 细菌性脑膜炎　本病在明确病原体前,应立即开始经验性治疗,待明确病原体后根据药物敏感试验进一步给出具体治疗方法。选择足剂量、易透过血脑屏障、具有杀菌作用的抗生素。

结核性脑膜炎的治疗分为强化期的治疗和巩固期的治疗。所有中枢神经系统结核的强化期疗程应不少于 2 个月,全疗程应不少于 12 个月。具体抗结核方案如下:强化期应使用不少于 4 种有效的抗结核药物,优先选择的抗结核药物有异烟肼、利福平、吡嗪酰胺、乙胺丁醇,二线注射类药物为可选的初始抗结核药物。巩固期应使用不少于 2 种有效的抗结核药物(推荐异烟肼和利福平)。强化期采用高剂量的利福平、氟喹诺酮和利奈唑胺,可能使重症患者获益。对于重症患者,推荐联合糖皮质激素辅助治疗,地塞米松每日剂量从 0.3～0.4 mg/kg 起始,逐渐减停,通常疗程为 4～8 周。不推荐常规进行抗结核药物鞘内注射。所有怀疑中枢神经系统结核的患者都应进行 HIV 感染检测。

2. 病毒性脑(膜)炎

(1)抗病毒治疗:常用抗病毒药物如下。①核苷类似物:阿糖胞苷(对疱疹病毒、乙型肝炎病毒等 DNA 病毒效果好);阿昔洛韦(对疱疹病毒效果好);更昔洛韦(对巨细胞病毒效果好);利巴韦林(对 RNA 病毒效果好)。②非核苷类似物:膦甲酸钠对巨细胞病毒、人类疱疹病毒有效。③蛋白酶抑制剂:目前在国内尚未使用。

(2)对症支持治疗:包括控制体温、降低颅内压、镇痛、控制抽搐、维持水和电解质平衡等;对于脑干脑炎患者,呼吸及循环支持治疗也十分重要。

(3)防治并发症:对于昏迷的重症患者,需注意预防肺炎、尿路感染、下肢静脉血栓形成等并发症。

3. 隐球菌性脑膜炎

(1)抗真菌治疗:两性霉素 B 是我国抗隐球菌治疗的基石。

(2)抗 HIV 治疗:对于抗反转录病毒治疗(ART)合并 HIV 感染者的最佳时机尚不清楚。早期行 ART 不能加快病毒清除速度,反而会诱发隐球菌相关免疫重建炎症综合征(C-IRIS)。

(3)降低颅内压:①药物降压:临床常用药物为甘露醇,但长期使用存在心、肾功能损伤的风险,联用两性霉素 B 可加重不良反应,可用甘油果糖替代甘露醇,以减少肾毒性。②脑脊液引流降压:脱水药联合反复腰椎穿刺放液仍是国内目前治疗隐球菌性脑膜炎颅内压增高的常用方法。

4．神经梅毒　神经梅毒的治疗仍首选大剂量青霉素,及时、足量、足疗程的青霉素治疗对于无症状和有症状神经梅毒患者均安全、有效。对青霉素过敏的患者,建议进行皮肤测试和脱敏治疗。有限的证据表明头孢曲松、四环素或多西环素对神经梅毒的治疗有效,但青霉素是首选药。

5．朊病毒病　CJD病情进展迅速,无有效的治疗方法,临床仅为对症处理。

6．脑寄生虫感染　除了针对性驱虫治疗,还有对症处理或者手术治疗,预后应视感染种类及病情轻重而定。

（三）西医诊疗优势与特色

西医治疗中枢神经系统感染性疾病,针对性强,起效迅速,临床症状缓解明显,但若是病原体不明确,则疗效欠佳,长时间使用相关药物,费用昂贵且肝肾副作用较为明显。

三、中医诊断和治疗

（一）中医诊断

本病属于中医学温病中的暑温、伏暑、瘟疫、疫痉等范畴。其诊断标准可参考西医标准,中医诊断重点在于辨证分型、方药对应,需要详细采集四诊信息。

（二）中医治疗

（1）邪壅经络。

证候表现:头痛,恶寒发热,无汗或汗出,肢体沉重酸胀,严重者口噤不能语,四肢抽搐;苔薄白或白腻,脉浮紧。

治法:祛风散寒,燥湿和营。

代表方:羌活胜湿汤。

药物组成:羌活、独活、川芎、炙甘草、蔓荆子、藁本、防风。

（2）肝经热盛。

证候表现:头痛,高热,手足躁动,甚则项背强急,四肢抽搐,角弓反张;舌质绛,苔薄黄或少苔,脉弦细或数。

治法:清肝潜阳,熄风止痉。

代表方:羚角钩藤汤。

药物组成:羚角、钩藤、菊花、桑叶、生地、白芍、茯神、川贝母、竹茹、炙甘草。

（3）阳明热盛。

证候表现:高热汗出,项背强急,手足挛急,甚则角弓反张,腹满,大便秘结,口渴喜冷饮;舌质红,苔黄燥,脉弦数。

治法:清泻胃热,增液止痉。

代表方:白虎汤合增液承气汤。

药物组成:石膏、知母、粳米、甘草、生地、玄参、麦冬、大黄、芒硝。

（4）心营热盛。

证候表现:高热谵语,神昏烦躁,项背强急,四肢抽搐,甚则角弓反张;舌质绛,苔黄少津,脉细数。

治法：清心透营，开窍止痉。

代表方：清营汤。

药物组成：犀角（水牛角替代）、生地、金银花、连翘、玄参、黄连、竹叶心、丹参、麦冬等。

（5）瘀血内阻。

证候表现：头痛如刺，痛有定处，形体消瘦，四肢抽痛；舌紫暗，边有瘀斑、瘀点，苔少，脉细涩。

治法：活血化瘀，开窍止痉。

代表方：通窍活血汤。

药物组成：赤芍、川芎、桃仁、红枣、红花、生姜、麝香、老葱，病情危重者如神志不清，可加用醒神开窍类药物如苏合香、冰片、牛黄等。

（6）痰浊阻滞。

证候表现：头痛，头昏蒙重，神志呆滞，项背强急，四肢抽搐，胸脘满闷，呕吐痰涎；舌淡红，苔白腻，脉滑或弦滑。

治法：豁痰开窍，熄风止痉。

代表方：涤痰汤。

药物组成：胆南星、半夏、茯苓、橘红、石菖蒲、人参、竹茹、枳实、炙甘草。

（7）阴血亏虚。

证候表现：头昏目眩，自汗，神疲乏力，热势不高，四肢麻木，项背强急；舌质淡，苔少而干，脉细数。

治法：滋阴养血，熄风止痉。

代表方：四物汤合大定风珠。

药物组成：白芍、生地、川芎、当归、牡丹皮、麦冬、龟板、牡蛎、鳖甲、阿胶、甘草、五味子、火麻仁、鸡子黄等。

（三）中医诊疗优势与特色

中医通过审证求因的方法，根据中枢神经系统感染患者的症状或证候群来确定病因，并据此制订治疗方案，中医在诊疗过程中有减弱病原体毒力、减轻器官损害的功效，并减少了对免疫系统的破坏，为疾病的整体治疗赢得了时间。中医整体观念强调了治疗的全面性，它不仅仅关注于对抗病原体，还注重保护和恢复脏器组织的功能以及增强机体的免疫功能。现代医学认为温病学中清心开窍、滋养阴液和益气固脱等治法具有增强心肌、保护脏器功能和纠正电解质紊乱等作用，其中清热解毒和凉血养阴等治法不仅能够对抗病原体，还具有增强免疫功能的作用。在治疗感染性疾病的过程中，中医根据病情采用两种或多种治法，综合协同，既可直接杀灭或拮抗细菌、病毒等，又能通过调动机体内在因素祛除病邪，排出毒素，发挥出中医治疗多途径、多靶点和多环节的优势，且中药相对安全，无菌群失调的弊病。中医在治疗中枢神经系统感染性疾病的后期调理方面有独特的优势，如中医将感染性疾病视为外感病邪的侵袭，同时也会考虑到患者内在体质的影响。在治疗时，中医会将外感病邪的清除与内伤体质的调理相结合，以起到更好的治疗效果；根据患者不同的体质，给予个体化的饮食和生活方式建议；中医还会重视预防病情的复发，通过调理体质、增强免疫力等手段，降低再次复发的风险。

在目前的医学模式下,现代医学的分子细胞学不断发展,重症医学发展迅猛,中医治疗危急重症不具备优势,起效缓,危重患者甚至无法进食汤药,作用有限。

四、中西医协同治疗

(一)中西医协同治疗思路

随着现代分子检测水平的进步,药物的不断更新,可供临床选择的药物较多,治疗效果明显提高,中西医协同治疗的重点在于治疗病毒感染相关性疾病、耐药菌感染相关性疾病以及一些并发症。在临床实践中,我们常用续命汤加减治疗病性为寒性的急性感染性疾病,风引汤加减治疗病性为热性的感染性疾病,可供临床参考。

(二)全病程协同

我们提倡中西医全病程协同中枢神经系统感染性疾病的治疗,但在疾病的不同阶段,必须根据患者中医病机变化动态调整治疗方案,根据整体状态辨证治疗。

五、中西医协同的预防与防复发建议

中西医协同治疗中枢神经系统感染性疾病,在控制病情、缩短病程、减轻激素的副作用、预防复发及防治并发症方面有较明显的优势。对于体质较弱的小儿或老年患者,可以遵循“未病先防,既病防变”原则,在平常治疗中注意顾护正气,可使西医治疗同时发挥出更好的效果。

六、总结与展望

中医药与现代科学技术和循证医学的结合对中医药的发展不可或缺,现代医学诊疗技术的发展也需要吸取中医药理论中的精华。中西医协同,用现代科学技术和方法阐明中医药的机制,制订明确可行的诊疗方案,有助于提高中枢神经系统感染性疾病的诊治效果,促进医学的发展。中西医协同是医学发展的大趋势,也必将在防治危急重症方面做出更大的贡献。

主要参考文献

[1] 王娜,张馨月,张吴琼,等.神经梅毒诊断与治疗新进展[J].中国现代神经疾病杂志,2016,16(7):397-403.

[2] ROPPER A H. Neurosyphilis[J]. N Engl J Med,2019,381(14):1358-1363.

[3] 张伯礼,吴勉华.中医内科学[M].北京:中国中医药出版社,2017.

[4] 王秀莲.中医药治疗感染病的优势与思路[J].天津中医药大学学报,2007,26(3):116-117.

[5] 纪鹏程,李爽,谢院生,等.中西医结合防治病毒性疾病的优势[J].中国中西医结合杂志,2022,42(2):232-235.

[6] 许玉珉.马云枝教授分期治疗病毒性脑炎经验[J].中医研究,2022,35(2):88-93.

[7] 涂晋文,董梦久,刘志勇.清热解毒法治疗轻型、普通型流行性乙型脑炎163例临床观察[J].北京中医药大学学报,2013,36(2):142-144.

第八章　中枢神经系统脱髓鞘疾病

第一节　多发性硬化

多发性硬化（multiple sclerosis，MS）是一种免疫介导的中枢神经系统（central nervous system，CNS）炎症性脱髓鞘疾病。病变常累及大脑半球、脑干、小脑、视神经及脊髓等；临床特点为症状与体征的空间多发性和病程的时间多发性。流行病学统计，MS 好发于 20～40 岁青壮年，女性多见，北美及欧洲人群的 MS 患病率为（108～140）/10 万，亚洲人群的 MS 患病率为 2.2/10 万。近几十年来，我国 MS 患病率呈现上升趋势。随着现代医学的进步，针对 MS 的可选择的修饰治疗药物越来越多，MS 的年复发率较前已明显下降，因疾病反复发作而出现的功能残疾也明显减少，特别是奥法妥木单抗、特立氟胺、西尼莫德等药物的使用，使中医药在预防 MS 复发中的作用已显得不那么重要。但中医药在改善患者体质、促进既往残疾功能康复以及改善 MS 相关并发症方面具有明显优势。为了更好地在临床推广中应用中西医协同在 MS 诊治中的成果，我们整理本节以供临床参考。

一、病理机制

（一）现代医学观点

1. 病因　MS 的病因尚不明确，目前认为其主要与以下因素有关。

（1）遗传因素：大量的流行病学研究表明，MS 与遗传因素密切相关。单卵双胎共同患病率为 30％，双卵双胎为 3％～5％。MS 患者一级亲属患病风险是一般人群的 30 倍，二级、三级亲属患病风险也明显高于一般人群。MS 的遗传易感性可能由多数弱作用基因相互作用而决定。相关研究发现一些组织相关抗原在 MS 患者中容易出现，这提示遗传因素对于 MS 有一定的致病作用。人类白细胞抗原（HLA）基因是最早被发现且证据也最为确切的 MS 易感基因，其位于人类 6 号染色体短臂的 3 区，HLA-DR2 在 MS 时大量存在，部分少见的 HLA-DR3、HLA-B7 以及 HLA-A3 被认为是 MS 易感基因的标志。研究发现，如果个体携带易感基因，其患 MS 的概率将增加 3～5 倍。易感基因已被证明和 MS 的发病有关。

（2）病毒感染：流行病学资料提示 MS 发病与病毒感染有关。在 MS 患者血清和脑脊液中病毒抗体的滴度升高，如人类疱疹病毒 6 型、单纯疱疹病毒、水痘-带状疱疹病毒、麻疹病毒、风疹病毒以及流行性腮腺炎病毒等。尽管在 MS 患者的血清和脑脊液中检测到多种病毒抗体滴度的升高，却未能从患者 CNS 组织中分离出病毒，所以目前认为病毒本身不会导致 MS 的发生，而是通过感染后诱发的自身免疫反应而致病。其具体机制可能是病毒通过分子模拟,启动其邻近的 MS 易感基因而导致发病。即外源性病毒感染后激活 T 细胞引起特异性免疫应答,产生病毒抗体,感染的病毒可能与 CNS 中的髓鞘蛋白或少突胶质细胞(oligodendrocyte,OL)存在共同抗原,这些抗原与神经髓鞘多肽片段发生交叉反应,从而导致脱髓鞘病变的发生。

（3）环境因素:流行病学资料表明,接近地球两极地带,特别是北半球北部高纬度地带的国家,MS 发病率较高。MS 高危地区包括美国北部、加拿大、冰岛、英国、澳大利亚的塔斯马尼亚岛和新西兰南部等,这些地区 MS 的发病率为 40/10 万或更高。赤道经过的国家 MS 发病率低于1/10万,亚洲和非洲国家发病率也较低,约为 5/10 万,研究显示我国属于 MS 低发病区,与日本相似。提示种族、地理环境也影响着 MS 的发病。能增加 MS 发病的环境因素还包括维生素 D 缺乏、外伤、精神压力、高脂肪摄入、高盐饮食、吸烟等,具体作用机制还有待进一步证实。

2. 发病机制 目前 MS 的确切发病机制尚未阐明,相关研究提示 MS 的发病机制比较复杂,涉及多种因素,推测可能是神经胶质细胞、免疫因素、环境因素以及营养因素共同作用的结果。由 T 细胞和 B 细胞介导的外周免疫系统被某些因素激活并释放大量炎症因子,攻击血脑屏障(blood brain barrier,BBB)并浸润到 CNS。CNS 炎症性微环境的改变促进神经胶质细胞增生,同时分泌炎症因子攻击异物。过度分泌的炎症因子损害 OL,进而促进 OL 坏死并凋亡,髓鞘随之发生脱落。

（1）外周免疫系统在 MS 发病中的作用:外周免疫系统的 T 细胞和 B 细胞在疾病发生、发展过程中发挥了主导作用。有研究发现,经治疗后的实验性自身免疫性脑脊髓炎(EAE)动物脊髓内的炎症反应显著改善,其作用机制如下:①抑制 Th1 细胞和 Th17 细胞在脊髓和外周免疫器官内的浸润;②降低 Th1 细胞和 Th17 细胞激活所伴随的炎症因子 IL-12 和 IL-23 的水平。表明外周免疫系统中激活的 Th1 细胞和 Th17 细胞及其分泌的炎症因子均是导致 MS 进展的主要原因。MS 患者脑脊液中 B 细胞含量增加,同时分泌的 TNF-α、IL-6 等炎症因子也会促进 Th1 细胞和 Th17 细胞的极化,均进一步加重了疾病的严重程度。

（2）中枢神经胶质细胞在 MS 发病中的作用:中枢神经胶质细胞包括 OL、小胶质细胞(MG)和星形胶质细胞(AST)。OL 主要负责髓鞘和轴突的完整性,它的死亡是 MS 组织损伤的特征表现之一。MG 一方面吞噬碎片和修复细胞,从而促进髓鞘再生;另一方面可以分泌促炎因子而破坏髓鞘或 OL。AST 的间隙连接功能可以使每个细胞间相互连接,从而包围在血脑屏障外周,形成二级屏障,起到维持血脑屏障完整性的作用。已有研究表明,外周免疫系统和 CNS 的炎症反应均可影响 OL 凋亡,MG、AST 的过度激活及炎症因子的分泌会加剧 OL 的坏死,并加重 MS 的严重程度。

（3）人体内环境和生活方式在 MS 发病中的作用。

①人体内环境:相关研究发现肠道菌群紊乱可影响细胞因子的平衡,产生的各种代谢产物导致免疫系统的活化,进一步刺激 T 细胞分化成 Th1 细胞和 Th17 细胞等。有研究显示,定期口服嗜热链球菌、双歧杆菌和乳酸杆菌等益生菌组合不仅可改善 EAE 的临床评分,还可通过抑制 Th1 细胞和 Th17 细胞的分化,诱导调节性 T 细胞增加分泌 IL-10。

MS 在高纬度地区发病率较高,有着地理位置的特异性。这可能与阳光照射有关,阳光照射与维生素 D 的合成有着密切联系,相关研究发现,维生素 D 缺乏可能是导致 MS 进展的重要原因之一。

②生活方式：生活及饮食习惯，如高脂高盐饮食以及吸烟等同样会影响免疫性疾病的进展，饮食不均衡、烟草使用过多等都会影响心脑血管健康，进一步加快脑损伤进程。研究显示居住环境也会影响疾病进程。Esmaeil Mousavi S 等发现，如果人体长期暴露于空气污染的环境中，不仅会导致炎症因子增多、氧化应激反应增高，而且会造成脑内皮细胞上的紧密连接蛋白产生间隙，血脑屏障完整性也会遭到破坏，通透性增强，从而引起 OL 凋亡和髓鞘脱失。

3. 病理改变　MS 的病理特征是 CNS 白质内多发脱髓鞘斑块，病变可累及白质、脊髓、脑干、小脑和视神经。多位于半卵圆中心和脑室周围，特别是在脑室周围的室管膜下静脉走行处（主要靠近脑室体部和侧脑室角部）。脑和脊髓冠状切面中可以看到较多的粉灰色散在的形态各异的脱髓鞘斑块，直径 1～20 mm 不等。镜下急性期可见髓鞘崩解、脱失，轴突相对完好，此时 OL 轻度变性和增生，小静脉周围炎症细胞（单核细胞、淋巴细胞和浆细胞）浸润。病变晚期轴突出现崩解，神经元减少，取而代之的是神经胶质形成的硬化斑。我国急性病例多见软化坏死灶，呈海绵状空洞，与欧美的典型硬化斑不同。

（二）中医学观点

中医学认为，MS 病因与感受外邪、情志不舒、饮食不节、内伤劳倦、房事过度、居处湿地、肾精不足等有关，尤以先天禀赋不足或素体亏虚为致病之本。MS 病位在脑，脑为奇恒之腑，由髓汇聚而成，而肾为先天之本，主骨生髓，故 MS 与肾关系最为密切。根据《黄帝内经》的论述，"肾者主水，受五脏六腑之精而藏之""肾生骨髓""肾主身之骨髓""脑为髓之海""诸髓者皆属于脑""肾不生，则髓不能满"，肾气充盈则髓海得养，肾精亏虚则肾不生髓，髓海不足，精不生血，气血两虚，脑失所养，症见脑转耳鸣，发为眩晕，或见四肢痿软无力。

肾虚髓亏是 MS 的根本病因，也与肝、脾功能失衡密切相关。肾藏精，主骨生髓，肝藏血主筋。肾精亏虚，真阴不足，导致水不涵木，出现肝肾阴虚，筋骨失养，发生肢体痿软无力；肾精不足，肝目失养则视物模糊，发为"视瞻昏渺"。肾阳亏虚，脾失温煦，水谷精微运化不利，气血生化之源匮乏，气血亏虚，脑髓、四肢、肌肉失养而发病。脾失健运不能运化水湿，聚湿生痰，痰湿阻滞，而四肢痿软，手足麻木。病程缓慢持久，久病累及诸脏，则正气渐虚。正气虚弱，易致风寒湿邪外袭，阻痹经脉；或外感之风寒湿邪，循经入里，闭阻气机，水湿不化，蕴而化热，湿热内阻，阻痹经脉；或久卧伤气、久病入络、阻痹经脉等，都可导致气血不畅，继之脑髓、四肢、筋骨、肌肉失养而发病。故本病以肾虚为本，痰、湿、血瘀等邪实为标，为本虚标实之证。

著名中医大家邓铁涛教授认为 MS 的发生与先天禀赋不足以及后天脾胃失调关系密切，提倡以脾胃为中心，与五脏相关的治痿思想。其认为痿证的发生与脾胃有关，或外邪所伤，或内伤劳倦、情志刺激，或疾病失治误治，或病后失养，造成脾胃功能受损，气血生化无源，进而累及他脏以致气血两虚，筋脉失养产生痿证。郑绍周认为 MS 当属五痿中"筋骨痿"，其病位在脑髓，毒损脑髓是 MS 发生和复发的主要病机，他认为湿热浊毒是其标，肾虚是其本，虚实夹杂，在治疗过程中解毒益髓应贯穿其始终。

（三）中西医认知互通

根据现代中医医家对患者的临床观察与总结，MS 的中医病因可与现代医学的以下三类病因相对应。

1. 部分 MS 具有遗传性、家族性　即中医所认为的先天禀赋不足，正如《格致余论·慈幼论》中所言"儿之在胎，与母同体，得热则俱热，得寒则俱寒，病则俱病，安则俱安"。

2. 部分 MS 是由病毒感染所致　即中医所认为的毒损脑髓，正如《杂病源流犀烛》言："痰之为物，流动不测，故其为害，上至颠顶，下至涌泉，随气升降，周身内外皆到，五脏六腑具有。"《素问·五脏生成》言："血凝于肤者为痹，凝于脉者为泣，凝于足者为厥。"痰邪、瘀血停于体内，长久不化，蕴而成毒，发病急骤，内传脏腑，变化多端，此与现代医学研究的病毒透过血脑屏障损伤神经胶质细胞进展为 MS 相似。

3. 部分 MS 是由环境因素所致　即中医所认为的外来风邪、湿邪侵袭，正如《素问·风论》云："风者，善行而数变。"MS 的病位在脑髓，风邪可上达颠顶而致病。《素问·生气通天论》载："因于湿，首如裹，湿热不攘，大筋緛短，小筋弛长，緛短为拘，弛长为痿。"

二、西医诊断与治疗

（一）西医诊断

1. 临床分型

（1）复发缓解型 MS（relapsing-remitting multiple sclerosis，RRMS）：此型病程表现为明显的复发和缓解过程，每次发作后均基本恢复，不留或仅留下轻微后遗症。MS 患者 80%～85% 最初病程中表现为本类型。

（2）继发进展型 MS（secondary progressive multiple sclerosis，SPMS）：约 50% 的 RRMS 患者在患病后 10～15 年疾病不再复发和缓解，呈缓慢进行性加重过程。

（3）原发进展型 MS（primary progressive multiple sclerosis，PPMS）：此型病程大于 1 年，疾病呈缓慢进行性加重过程，无缓解和复发过程。约 10% 的 MS 患者表现为本类型。

（4）其他类型：根据 MS 的发病及预后情况，有以下两种少见临床类型作为补充，其与前面国际通用临床病程分型存在一定交叉。

①良性型 MS（benign MS）：少部分 MS 患者在发病 15 年内几乎不留任何神经系统残留症状及体征，并且其日常生活和工作无明显影响。目前对良性型 MS 无法做出早期预测。

②恶性型 MS（malignant MS）：又称暴发型 MS（fulminant MS）或 Marburg 变异型 MS，疾病呈暴发起病，病情在短时间内迅速达到高峰，出现神经功能严重受损甚至死亡。

2. 诊断标准

（1）成人 MS：推荐使用 2017 年 McDonald 诊断标准（表 8-1-1）。

表 8-1-1　2017 年 McDonald 诊断标准

临床表现	诊断 MS 所需辅助指标
≥2 次发作；具有 2 个及以上病变的客观临床证据	无[a]
≥2 次发作；具有 1 个病变的客观临床证据（并且有明确的历史证据证明以往的发作涉及特定解剖部位的 1 个病灶[b]）	无[a]
≥2 次发作；具有 1 个病变的客观临床证据	通过不同 CNS 部位的临床发作或 MRI 检查证明了空间多发

续表

临床表现	诊断 MS 所需辅助指标
1 次发作；具有 2 个及以上病变的客观临床证据	通过额外的临床发作或 MRI 检查证明了时间多发，或具有脑脊液寡克隆区带的证据[c]
1 次发作；具有 1 个病变的客观临床证据	通过不同 CNS 部位的临床发作或 MRI 检查证明了空间多发，并且通过额外的临床发作，或 MRI 检查证明了时间多发或具有脑脊液寡克隆区带的证据[c]
提示 MS 的隐匿的神经功能障碍进展（PPMS）	疾病进展 1 年（回顾性或前瞻性确定），同时具有下列 3 项标准中的 2 项：①脑病变的空间多发证据：MS 特征性的病变区域（脑室周围、皮质/近皮质或幕下）内≥1 个 T2 病变。②脊髓病变的空间多发证据：脊髓≥2 个 T2 病变。③脑脊液阳性（等电聚焦电泳显示寡克隆区带）

注：如果患者满足 2017 年 McDonald 诊断标准，同时临床表现没有更符合其他疾病诊断的解释时，则诊断为 MS；如有因临床孤立综合征怀疑为 MS，但诊断条件并不能完全满足 2017 年 McDonald 诊断标准时，则诊断为可能的 MS；如果在相关评估中出现了另一个可以更好解释临床表现的诊断时，则排除 MS 诊断。

[a]不需要额外的检测来证明空间多发和时间多发。除非 MRI 不可用，否则所有考虑诊断为 MS 的患者均应接受脑 MRI 检查。此外，临床证据不足而 MRI 提示 MS，表现为典型临床孤立综合征以外表现或具有非典型特征的患者，应接受脊髓 MRI 或脑脊液检查，如果完成影像学或其他检查（如脑脊液检查）且结果为阴性，则需要谨慎做出 MS 诊断，并且应该考虑其他可替代的诊断。

[b]基于客观的 2 次发作的临床发现做出诊断是最保险的。在没有记录在案的神经系统残余客观证据存在的情况下，既往 1 次发作的合理历史证据可以包括具有症状的历史事件，以及先前炎症性脱髓鞘发作的演变特征；但至少有 1 次发作必须得到客观证据的支持。在没有神经系统残余客观证据的情况下，诊断需要谨慎。

[c]尽管脑脊液特异性寡克隆区带阳性本身并未体现出时间多发，但可以作为这项表现的替代指标。

（2）儿童 MS：儿童 MS 中 95% 为 RRMS，80% 与成人 MS 特点相似，其 MRI 相关空间多发、时间多发标准同样适用；但 15%～20% 的儿童 MS，尤其是小于 11 岁的患儿，疾病首次发作类似于急性脑病或急性播散性脑脊髓炎（ADEM）过程，所有 MS 患儿中 10%～15% 可有长节段脊髓炎的表现，推荐对该类患儿进行动态 MRI 随访，当观察到新的、非 ADEM 样发作方可诊断 MS。髓鞘少突胶质细胞糖蛋白（MOG）抗体在儿童 MS 中检出率高于成人 MS。

（3）临床孤立综合征（clinically isolated syndrome，CIS）：由单次发作的 CNS 炎症性脱髓鞘事件而组成的临床综合征。一半以上的 CIS 容易演变为 MS。CIS 的临床表现与预后相关。

（4）放射学孤立综合征（RIS）：患者无神经系统表现或其他明确解释，MRI 中出现强烈提示 MS 的表现时，可考虑为 RIS。目前多数专家认为，需要有临床表现才能诊断 MS，而一旦发生典型 RIS，既往时间多发和空间多发的 MRI 证据即能够支持 MS 的诊断。大约1/3 RIS 患者发病后 5 年内能够诊断 MS，通常为 RRMS。

（二）西医治疗

1. 急性期治疗　MS 急性期治疗的主要目标是减轻症状、缩短病程、改善残疾情况和防治并发症。首选治疗方案为大剂量甲泼尼龙冲击治疗，同时对病情严重者或对此治疗无效者也可尝试使用静脉注射免疫球蛋白（intravenous immunoglobulin，IVIg）或血浆置换（plasma exchange，PE）治疗。

（1）糖皮质激素：属于一线治疗药物。治疗原则为大剂量、短疗程，不主张小剂量、长时间应用，延长糖皮质激素用药时间对神经功能恢复无长期获益且副作用较大。推荐使用大剂量甲泼尼龙冲击治疗，具体用法如下：①成人从 1 g/d 开始，静脉滴注 3～4 h，共 3～5 天，如治疗后临床神经功能缺损明显恢复可直接停用，不需要减量治疗。如临床神经功能缺损恢复不明显，可改为口服醋酸泼尼松或泼尼松龙 60～80 mg，1 次/天，每 2 天减少 5～10 mg，直至减停，原则上总疗程不超过 4 周。若在减量的过程中病情明确再次加重或出现新的体征和（或）出现新的 MRI 病变，可再次给予大剂量甲泼尼龙冲击治疗或改用二线治疗。②儿童按 20～30 mg/(kg·d)，静脉滴注 3～4 h，1 次/天，共 5 天，症状完全缓解者，可直接停用，否则可继续给予口服醋酸泼尼松或泼尼松龙 1 mg/(kg·d)，每 2 天减少 5 mg，直至停用。口服糖皮质激素减量过程中，若出现新发症状，可再次给予大剂量甲泼尼龙冲击治疗或给予 1 个疗程 IVIg。

（2）PE：属于二线治疗。急性重症患者或对糖皮质激素治疗无效者，可在发病后 3 周内应用 5～7 天的 PE 治疗。

（3）IVIg：缺乏有效证据，仅作为一种备选治疗药物。临床中用于妊娠期或哺乳期妇女以及不能应用糖皮质激素治疗的成人患者，或对糖皮质激素治疗无效的儿童患者。推荐用法如下：静脉滴注 0.4 g/(kg·d)，连续用 5 天为 1 个疗程，5 天后，如果无效，则不建议患者继续使用，如果有效但疗效不是特别满意，则可继续每周用 1 天，连用 3～4 周。

2. 缓解期治疗 以控制疾病进展为主要目标，推荐使用疾病修饰治疗（disease modifying therapy，DMT）。主要药物及用法：国际上现已经批准上市的 DMT 药物共有 13 种（表 8-1-2）。

表 8-1-2　用于 MS 的 DMT 药物

药物	适应证	给药途径	推荐剂量和频率
DMT 注射剂			
干扰素 β-1b	RRMS 和有 MRI 证据提示 MS 的 CIS	皮下注射	250 μg，隔天 1 次
干扰素 β-1a	RRMS 和有 MRI 证据提示 MS 的 CIS	肌内注射	30 μg，1 次/周
干扰素 β-1a	RRMS	皮下注射	22 μg 或 44 μg，3 次/周
聚乙二醇干扰素 β-1a	RRMS	皮下注射	125 μg，每 2 周 1 次
醋酸格列默	RRMS	皮下注射	20 mg，1 次/天；40 mg，3 次/周
那他珠单抗	RRMS	静脉注射	300 mg，每 4 周 1 次
阿仑单抗	RRMS 和有复发的 SPMS	静脉注射	第 1 周期：12 mg，1 次/天，连续 5 天。第 2 周期：第 1 周期结束 1 年后，12 mg，1 次/天，连续 3 天；以后 150 mg，1 次/月
奥瑞珠单抗	RRMS、PPMS	静脉注射	首剂：300 mg(D1)＋300 mg(D15)；以后 600 mg，每 6 个月 1 次
米托蒽醌	RRMS、恶化的 RRMS 和 SPMS	静脉注射	12 mg/m²，每 3 个月 1 次

药物	适应证	给药途径	推荐剂量和频率
奥法妥木单抗	RRMS、有复发的 SPMS 及 MRI 提示诊断为 CIS 的 MS	皮下注射	第 0 周、1 周和 2 周,20 mg;第 4 周开始,20 mg,每 28 天 1 次
DMT 口服制剂			
芬戈莫德	RRMS	口服	0.5 mg,1 次/天
特立氟胺	RRMS 和有复发的 SPMS	口服	7 mg 或 14 mg,1 次/天
富马酸二甲酯	RRMS	口服	240 mg,2 次/天

3. 对症治疗　痛性痉挛患者可选择使用卡马西平、加巴喷丁、巴氯芬等药物治疗;慢性疼痛或感觉异常患者可选择阿米替林、普瑞巴林等;乏力、疲劳(MS 患者较明显的症状)患者可用莫达非尼、金刚烷胺;膀胱、直肠功能障碍患者需配合药物治疗或借助导尿等处理;认知障碍患者可应用胆碱酯酶抑制剂等。

(三)西医诊疗优势与特色

随着现代医学的不断发展和进步,在 MS 的诊断和治疗方面有了长足发展,目前早诊断、早期高效治疗已经成为大家的共识,新 DMT 药物的推广,使得人类在控制 MS 复发方面可供选择的药物不断增多,疗效更佳,目前的 DMT 药物在减少复发、延缓疾病进展、提高生活质量方面优势明显。急性发作时糖皮质激素冲击治疗可缩短恢复时间,通过调节免疫抗炎作用修复血脑屏障和减轻脑组织水肿,所有这些急性期治疗和缓解期的 DMT 在疾病的治疗和预防复发方面优势显著。临床中仍有部分患者在规范治疗后,遗留神经功能障碍,脑容积减小,膀胱、直肠功能障碍以及肢体痉挛、疼痛等不适,西医对症治疗有一定效果,但严重影响患者生活质量。

三、中医诊断与治疗

(一)中医诊断

MS 多数临床证候归属中医学"痿证"的范畴,可参考"痿证"进行辨病诊断。

(1)肢体筋脉弛缓,软弱无力,活动不利,甚至肌萎缩,弛纵瘫痪。

(2)可伴有肢体麻木、疼痛或拘急痉挛、视物不清等。严重者可见二便障碍、呼吸困难、吞咽无力等。

(3)常有久居湿地、涉水、淋雨史,或有药物史、家族史。

(4)结合西医相关疾病做相应辅助检查,如 MRI、CT、神经电生理、免疫学检查等。

(二)中医治疗

1. 辨证论治

(1)肝肾阴虚。

证候表现:腰膝疼痛,足跟痛,遇热症状加重,伴手足心热,阵发烘热,视歧,视力减退,盗汗,骨蒸潮热,健忘,急躁易怒,颧红;舌红,少苔,脉细。

治法:滋补肝肾。

代表方:六味地黄丸或大补阴丸加减。

药物组成:①六味地黄丸:熟地、山药、山茱萸、牡丹皮、茯苓、泽泻。

②大补阴丸:熟地、盐知母、盐黄柏、醋龟甲、猪脊髓。

(2)脾肾阳虚。

证候表现:肢体关节僵硬、冷痛,四肢凉,下肢冷甚,遇冷症状加重,面色㿠白,经常畏寒,排便无力,便溏,小便失禁,遗尿,阳痿,性欲减退,智能减退,失聪;舌质淡红,苔薄白,脉沉。

治法:温补脾肾。

代表方:右归丸或金匮肾气丸加减。

药物组成:①右归丸:熟地、山药、山茱萸、菟丝子、枸杞子、当归、杜仲、鹿角胶、肉桂、附子。

②金匮肾气丸:熟地、山药、山茱萸、牡丹皮、茯苓、泽泻、肉桂、附子等。

(3)气虚血瘀。

证候表现:劳累后症状加重,肢体拘急,肌肤肢体麻木,局部感觉发紧或有束带感,肢体关节刺痛,倦怠乏力,肢体困重,食少纳呆,面色少华,自汗,出虚汗或容易出汗,口淡;苔白腻,面色晦暗或黧黑,舌暗,脉紧。

治法:补气活血。

代表方:补阳还五汤加减。

药物组成:黄芪、当归、赤芍、地龙、川芎、桃仁、红花。

(4)痰湿热。

证候表现:足跟酸重痛,视歧,视力减退,肢体困重,头重如裹,头晕目眩,呕吐,排尿无力;苔白腻或黄腻,脉滑或滑数。

治法:清热化痰或清热利湿。

代表方:温胆汤或四妙散加减。

药物组成:①温胆汤:陈皮、半夏、茯苓、生姜、甘草、枳实、竹茹、大枣。

②四妙散:苍术、黄柏、薏苡仁、川牛膝。

2. 针灸治疗

(1)针刺:①主穴:肩髃、曲池、合谷、足三里、髀关、伏兔、阳陵泉、三阴交、夹脊等。上肢无力者取肩髃、曲池、合谷,下肢无力者取足三里、髀关、伏兔、阳陵泉、三阴交等,有局部肢体麻木症状者可加用血海、太冲。疲劳者取足三里、三阴交、百会。二便障碍者取中髎、次髎。背部僵痛者取夹脊。②配穴:痰湿热证可加阴陵泉、大椎、内庭;气虚血瘀证可加太白、中脘、关元;肝肾亏虚证可加太溪、肾俞、肝俞。

(2)灸法:取穴中脘、足三里、肝俞、肾俞、肩髃、曲池、手三里、合谷、阳溪、外关、髀关、伏兔、解溪、阳陵泉。

3. 其他疗法　根据病情可选择有明确疗效的治疗方法,如推拿、中药熏洗、穴位贴敷、物理治疗等。

(三)中医诊疗优势与特色

中医学,以整体观和辨证论治为原则,重视辨证论治,个体化治疗,有利于患者体质调理,调整其免疫状态,强调法因证立,针灸、推拿是治疗功能障碍的重要辅助手段,是中医的特色疗法与优势所在,相对西医治疗不良反应小、价格低廉。但中医药在预防复发方面目前缺乏大样本临床研究,没有西医疗效肯定,在 DMT 方面缺乏优势。

四、中西医协同治疗

(一)中西医协同治疗思路

RRMS 是 MS 的主要临床分型,在急性期给予足量的糖皮质激素冲击治疗是减轻后遗症的关键,而恢复期的 DMT 是预防其再次发作的关键,严格把握急性期和恢复期的治疗原则,不仅有利于减少患者发作次数,也有利于急性功能瘫痪患者的康复。中医治疗在减少复发中的地位不明显,在急性期的治疗优势也有限,目前暂无确切证据证明中医相关治疗的有效性,但在此过程中中医辨证治疗可以减轻患者的焦虑、抑郁、失眠,减轻患者遗留功能残疾症状,减少药物不良反应等,这也是中医协同的重点。MS 多次反复发作患者的脑容积减小,脊髓萎缩,西医没有方法治疗,此时大剂量补肾通络治疗是临床的切入点。

(二)全病程协同

临床中 MS 大部分为复发缓解型,症状有复发缓解趋势,部分患者恢复后不遗留相关神经功能缺损症状和体征,部分患者可能遗留神经功能残疾,在西医针对复发期治疗和恢复期的修饰治疗的同时,可采用中医诊治,中医治疗的重点在于对患者体质状态进行调整和针对相关后遗症状进行治疗。

(三)阶段协同

MS 复发时病情严重者,其最佳治疗方案是中西医协同治疗,即西医采用大剂量糖皮质激素冲击治疗,在控制急性期病情的同时,及时采取中医辨证论治,发挥中医药整体调节、多靶点的优势。这样有助于缓解病情,缩短病程,促进康复。辨证给予中药汤剂治疗,以保证中药治疗急重症的疗效。在病情缓解不再进展恶化、糖皮质激素冲击治疗逐渐减量至停药过程中,以及病情缓解完全停用糖皮质激素的过程中,应始终根据患者中医病机变化情况,辨证使用中医中药治疗 3 个月以上,并视病情配合针灸、推拿等治疗,部分特殊患者还可使用丸药巩固。

缓解期患者经上述中西医协同治疗病情缓解后,仍应坚持应用中药进行整体调理,调节机体免疫功能,同时给予特立氟胺或奥法妥木单抗预防复发。

(四)症状协同

1. 痛性痉挛 卡马西平、加巴喷丁、巴氯芬等协同中医辨证,加芍药甘草汤,加木瓜、鸡血藤。

2. 慢性疼痛或感觉异常 阿米替林、普瑞巴林等协同乌头汤加减。

3. 乏力、疲劳 莫达非尼、金刚烷胺,中医辨证合三仙汤。

4. 膀胱、直肠功能障碍 药物治疗或借助导尿,中医辨证合缩泉丸加减。

5. 认知障碍 胆碱酯酶抑制剂协同中医辨证治疗。

6. 多汗 中医辨证论治,加止汗贴(五倍子、郁金、煅龙骨)敷脐治疗。

7. 焦虑、抑郁

（1）焦虑：根据辨证酌情选用四逆散、半夏厚朴汤、柴胡加龙骨牡蛎汤、柴胡桂枝干姜汤、栀子厚朴汤、栀子豉汤等。

（2）抑郁：在抑郁治疗过程中，考虑到郁病以情绪低落为主，应注意加强温阳类方剂的使用，特别是桂枝甘草龙骨牡蛎汤、真武汤、四逆汤、桂枝去芍药加蜀漆牡蛎龙骨救逆汤的使用，兼躁烦时可用四逆散、丹栀逍遥散、栀子厚朴汤、柴胡加龙骨牡蛎汤、柴胡桂枝干姜汤等。

五、中西医协同的预防与防复发建议

1. 保持健康生活方式　保持均衡饮食，多摄入富含维生素 D、脂肪酸等营养物质的食物，如鱼类、坚果等。适量运动，增强体质，但要避免过度劳累。戒烟限酒，保持良好的睡眠。

2. 避免感染　注意个人卫生，勤洗手，预防呼吸道、胃肠道等感染。在流感高发季节，尽量避免去人员密集的场所，必要时接种流感疫苗。

3. 避免高温环境　过热可能会诱发或加重症状，应尽量避免长时间暴露在高温环境中，如蒸桑拿、长时间热水浴等。

4. 减轻压力　学会放松和减压方法，如冥想、做瑜伽、打太极拳、打五禽戏、深呼吸等。长期精神压力较大可能会增加复发风险。

六、总结与展望

中西医协同在 MS 防治中取得了显著的进步，现有的研究已经显示出中西医协同治疗的优势，可实现快速起效、减少不良反应的目的。由于 MS 的异质性，个体化治疗将会是未来治疗的方向，而中医辨证分型是个体化治疗的范式，可以预测中西医协同防治 MS 将在今后占据重要的地位。但中西医协同的临床研究仍存在很多需要解决的问题，应重视长期跟踪观察，以更好地反映中医治疗 MS 的客观疗效。今后应建立符合现代医学模式的 MS 的中西医整合诊治方案，运用神经影像学、神经生物学、代谢组学、基因组学等多种实验技术阐明治疗机制。

第二节　视神经脊髓炎谱系疾病

视神经脊髓炎谱系疾病（neuromyelitis optica spectrum disorders，NMOSD）是免疫介导的主要累及视神经和脊髓的原发性中枢神经系统炎症性脱髓鞘疾病，既往又称为 Devic 病。临床特征为急性或亚急性起病，同时或相继出现视神经炎和横贯性脊髓炎，呈进行性或缓解复发病程。NMOSD 在亚洲人群的中枢神经系统炎症性脱髓鞘疾病中较多见，发病率为（2～3）/10 万，高发年龄为 30～50 岁，平均发病年龄为 39 岁，多见于女性，男、女患病比例达 1∶（5～10）。亚洲以复发型多见，占 80%～90%，多数患者容易复发。有研究显示，不进行规范药物干预，1 年以内出现视神经炎或横贯性脊髓炎复发者约占 55%，这一比例在 3 年内可以增加到 78%，5 年内可高达 90%。2015 年国际 NMOSD 诊断小组将视神经脊髓炎（NMO）的单独定义取消，同时将 NMO 并入更广义的 NMOSD 范畴中。

2020 年我国也发布了基于住院登记系统相关研究数据,显示我国 NMOSD 发病率约为 0.278/(10 万人·年),儿童为 0.075/(10 万人·年),成人为 0.347/(10 万人·年)。随着现代医学的发展,NMOSD 的治疗策略也逐步完善和科学化,急性期的抗炎治疗,恢复期的修饰治疗随着药物的迭代升级,使患者获益良多,中医药参与 NMOSD 治疗的地位逐步下降,但传统中医在辨证论治和整体观的指导下,针对特定个体协同治疗在减轻患者肢体痉挛、瘫痪、疼痛、焦虑、抑郁、性功能障碍以及防治相关药物副作用等方面亦有其独特优势和作用。为了更好地在临床推广中应用中西医协同在 NMOSD 诊治中的成果,我们整理本节以供临床参考。

一、病理机制

(一)现代医学观点

NMOSD 的发病机制尚不清楚,是有别于多发性硬化(MS)的自身免疫性疾病,偶可伴发红斑狼疮、抗磷脂抗体综合征以及混合性结缔组织病等,这些均提示 NMOSD 患者存在免疫缺陷,支持自身免疫性疾病的发病机制。

1. 基因易感性 NMOSD 在亚洲人群中多发,女性发病率明显高于男性,存在种族和性别差异。研究显示,多达 30% 的 NMOSD 患者合并其他自身免疫性疾病,提示这些患者可能存在某些自身免疫性疾病的基因易感性。

2. 病原体感染 病原体感染在 NMOSD 的发病中起一定作用。相关的病原体有水痘-带状疱疹病毒、人类免疫缺陷病毒、巨细胞病毒、登革病毒、甲型肝炎病毒、EB 病毒、流行性腮腺炎病毒、结核分枝杆菌、梅毒螺旋体、肺炎支原体等。其发病机制可能是微生物的结构与自身抗原结构相似,激发的 B 细胞能够同时识别自身抗原,或系统性感染导致促炎性细胞因子分泌增加,这些因子影响了神经血管单元(包括星形胶质细胞和内皮细胞)的成分。

3. 免疫机制 NMOSD 经典的发病机制为抗原-抗体反应学说。2004 年 Lennon 等在 NMOSD 患者血清中发现 NMOSD 免疫球蛋白 G(NMO-IgG),能与中枢神经系统中的水通道蛋白 4(AQP4)结合。研究证实 NMO-IgG 就是 AQP4 抗体。AQP4 抗体与 AQP4 特异性结合,激活补体依赖的细胞毒途径,引起血脑屏障破坏、炎症细胞浸润和炎症介质释放,最终导致细胞溶解。

尚有一部分 NMOSD 患者的 AQP4 抗体阴性。有报道发现 AQP4 自身抗体阴性的 NMOSD 患者中,部分患者血清的髓鞘少突胶质细胞糖蛋白(MOG)抗体检测呈阳性,并且具有不同的临床特点。

(二)中医学观点

中医认为,NMOSD 多因肝肾亏损所致,肝主筋藏血,开窍于目,肾主骨生髓藏精,精血相生,故肝肾不足,可以导致精血不能上荣,目失濡养故视物不清,甚或失明,同时由于肝肾亏虚,精血亏虚,筋骨失养则肢体瘫痪无力。或因湿邪入侵,渐积不去,遏而生热;或饮食不节,嗜食肥甘,导致脾运无权,滋生内湿,郁久化热,从而引起湿热浸淫,湿热为有形之邪,易闭阻气机,气机不畅,则筋骨失用。本病病变部位在目、脊髓、筋骨,而其病变脏腑则累及肝、脾、肾,其中与肝、肾的关系最为密切。NMOSD 为本虚标实之证,本虚多表现在肝肾阴虚,标实以湿、热、痰、瘀为主。

(三)中西医认知互通

中医认为 NMOSD 发病涉及六淫、七情、劳倦内伤、先天等因素,病机为五脏功能失调,核心病机为肾精亏虚,兼痰夹瘀,治疗宜调整脏腑功能,特别应注意补益肾中精气,以固其根本。西医关于 NMOSD 发病免疫学机制的研究比较深入,针对体液免疫的治疗临床效果显著,在急性期的抗炎治疗以及缓解期的预防复发治疗方面均有明显优势,但相关生物制剂、糖皮质激素以及传统免疫药物存在副作用。中医在残损功能障碍的改善,体质状态的调理以及患者临床症状的改善方面有其独特优势,采用补益肝肾、化痰活血为主要治法协同西药治疗有益于患者的临床康复,针对焦虑、抑郁、痉挛、疼痛、性功能障碍等方面的治疗西医手段有限,是中医发挥优势的地方。

二、西医诊断与治疗

(一)西医诊断

NMOSD 的西医诊断可参考 2015 年 *Neurology* 发表的 NMOSD 诊断标准。

1. 诊断要点

(1)同时或先后出现急性视力障碍和急性脊髓损伤的临床证候,视神经和脊髓意外的症状很少出现或症状轻微。

(2)多数患者呈现反复发作病程。

(3)MRI 检查示脊髓长节段炎症性脱髓鞘病灶,主要见于颈、胸段,长度一般不短于 3 个连续锥体节段,轴位像上病灶多位于脊髓中央,呈纵向融合,累及大部分灰质和部分白质,急性期增强扫描病灶可强化。受累视神经肿胀、增粗,视神经鞘膜呈长 T1、长 T2 信号,T2 加权像可呈现"轨道样"高信号。

(4)血清 AQP4 抗体阳性,敏感性为 $58\%\sim73\%$,特异性为 $91\%\sim100\%$,是 NMO 特异性自身抗体标志物。在 AQP4 抗体阴性的部分患者中,可出现 MOG 抗体阳性。

(5)部分患者脑脊液(CSF)检查异常,如白细胞数略增多,少数甚至在 $50\times10^6/L$ 以上,以中性粒细胞常见;脑脊液寡克隆区带阳性率显著低于 MS 患者($<20\%$);脑脊液 IgG 指数多数正常。

(6)诱发电位可记录到 P100 潜伏期显著延长、波幅降低或引不出波形。

(7)综合以上特点,并符合 2006 年 Wingerchuk 修订的 NMO 诊断标准。

(8)排除其他可能疾病。

2. 诊断标准

(1)AQP4-IgG 阳性诊断标准:①至少有 1 个核心临床特征;②使用最佳现有检测方法得出 AQP4-IgG 阳性结果(推荐基于细胞的检测方法);③排除其他诊断。

(2)AQP4-IgG 阴性或未知时诊断标准:1 次或多次临床发作导致出现至少 2 个核心临床特征,且符合以下所有要求。a.至少有 1 个核心临床特征为视神经炎、急性脊髓炎中的长节段横贯性脊髓炎(LETM)或极后区综合征;b.空间多发(至少有 2 个核心临床特征);c.满足 MRI 附加条件。

(3)核心临床特征:①视神经炎;②急性脊髓炎;③极后区综合征,即其他原因不能解释的呃逆或恶心和呕吐发作；④急性脑干综合征；⑤症状性发作性睡病或急性间脑综合征伴 NMOSD 典型的间脑 MRI 病变；⑥大脑综合征伴 NMOSD 典型的脑部病变。

（4）MRI 附加条件：①急性视神经炎，脑 MRI 有下列之一表现：a. 脑 MRI 正常或仅有非特异性白质病变；b. 视神经长 T2 信号或 T1 增强信号≥1/2 视神经长度，或病变累及视交叉。②急性脊髓炎，长脊髓病变≥3 个连续椎体节段，或有脊髓炎病史的患者相应脊髓萎缩≥3 个连续椎体节段。③极后区综合征：延髓背侧/最后区病变。④急性脑干综合征：脑干室管膜周围病变。

3. 临床分型　NMOSD 可分为两型：AQP4 抗体阳性型和 AQP4 抗体阴性型。

在临床实践和研究中人们逐渐发现，NMOSD 的临床特征不仅局限于视神经和脊髓，也包括一些非视神经和脊髓病变表现，2015 年国际 NMOSD 诊断小组取消 NMO 的单独定义，将 NMO 并入更广义的 NMOSD 范畴中，制定了新的 NMOSD 诊断标准。因此，符合 2006 年 NMO 诊断标准的患者均可纳入 NMOSD 范畴中。

（二）西医治疗

NMOSD 总的治疗原则是急性发作时快速减轻症状、缩短病程、改善功能障碍以及预防相关并发症，缓解期积极治疗防止复发，减少反复复发引起的神经功能障碍。治疗应与 MS 有所区别，不宜完全照搬 MS 的治疗方法。

1. 急性期治疗

（1）糖皮质激素：用大剂量甲泼尼龙冲击治疗能加速 NMOSD 病情缓解，糖皮质激素治疗原则是大剂量、短疗程。与 MS 治疗不同，部分 NMOSD 患者对糖皮质激素有一定依赖性，在减量过程中应注意病情反复风险。对糖皮质激素有依赖性的患者，糖皮质激素减量要慢，小剂量糖皮质激素维持时间应较 MS 治疗方案稍长。甲泼尼龙冲击治疗近期有效率可达 80%，但对远期预后改善不明显，也不能降低复发率。

（2）血浆置换：有部分 NMOSD 患者对甲泼尼龙冲击疗法反应差，可试用血浆置换疗法，特别在早期应用此法可能有效，一般建议置换 3~5 次，每次血浆置换量为 2~3 L，多数患者置换 1~2 次后见效。

（3）静脉注射免疫球蛋白（intravenous immunoglobulin，IVIg）：对甲泼尼龙冲击疗法反应差的患者，可选用 IVIg，用量为 0.4 g/(kg·d)，一般连续用 5 天为 1 个疗程。

（4）糖皮质激素联合其他免疫抑制剂：对糖皮质激素冲击治疗收效不佳，特别是合并其他自身免疫性疾病的患者，治疗时可选择糖皮质激素联合其他免疫抑制剂，如联合环磷酰胺等进行治疗，终止病情进展。

2. 缓解期治疗　主要通过免疫抑制达到降低复发率、延缓残疾进展的目的。对急性发作后的 NMOSD、NMOSD 高危综合征患者及血清 AQP4 抗体阳性者应采取早期预防治疗。A 类推荐药物为萨特利珠单抗、利妥昔单抗、依库珠单抗和托珠单抗；B 类推荐药物为硫唑嘌呤、吗替麦考酚酯、甲氨蝶呤；C 类推荐药物为他克莫司、环磷酰胺以及米托蒽醌等。对糖皮质激素有一定依赖性的患者，糖皮质激素减量要慢，小剂量泼尼松维持治疗能减少 NMOSD 复发，特别对血清其他自身免疫抗体增高的 NMOSD 患者更适用。每个月注射 1 次免疫球蛋白对 NMOSD 患者的复发有一定的抑制作用，该作用可能通过调节体液免疫，中和 AQP4 抗体来实现。推荐有长节段脊髓病灶（>3 个节段）者或 AQP4 抗体阳性、对甲泼尼龙冲击治疗和免疫抑制剂反应欠佳者,选用间歇性丙种球蛋白冲击治疗。与 MS 治疗不同,干扰素 β 预防 NMOSD 复发的效果不确定,且可能使急性期病情加重,其机制目前还不清楚。

3. 对症治疗 痛性痉挛者可应用卡马西平、加巴喷丁等,比较剧烈的三叉神经痛等患者可用普瑞巴林。慢性疼痛、感觉异常者可用阿米替林、5-羟色胺去甲肾上腺素再摄取抑制剂(SNRI)、去甲肾上腺素及特异性 5-羟色胺抗抑郁药(NaSSA)、普瑞巴林等。膀胱、直肠功能障碍及尿失禁者可选用丙咪嗪、奥昔布宁等。下肢痉挛性肌张力增高者可口服巴氯芬。

(三)西医诊疗优势与特色

NMOSD 急性期以糖皮质激素冲击治疗为主,必要时联合血浆置换、丙种球蛋白冲击治疗,大部分患者恢复良好甚至完全恢复,恢复期的疾病修饰治疗,可以很好地预防疾病复发。部分对糖皮质激素有依赖性的患者,糖皮质激素减量过程中容易出现病情的反复,在症状改善后需逐渐减量,然后小剂量维持治疗一段时间。急性期糖皮质激素的副作用及长期应用疾病修饰治疗药物的相关不良反应等亦是临床需要关注的重点,同时有些患者治疗后仍面临很多症状无可靠药物治疗的情况,如慢性肢痛、肢冷、震颤、尿失禁、便秘、抑郁、失眠等。

三、中医诊断与治疗

(一)中医诊断

NMOSD 多数临床证候归属中医学"痿证"的病证范畴,可参考"痿证"进行辨病诊断。

(1)肢体筋脉弛缓,软弱无力,活动不利,甚至肌萎缩,弛纵瘫痪。

(2)可伴有肢体麻木、疼痛或拘急痉挛、视物不清等。严重者可见二便障碍、呼吸困难、吞咽无力等。

(3)常有久居湿地、涉水、淋雨史,或有药物史、家族史。

(4)结合西医相关疾病做相应辅助检查,如 MRI、CT、神经电生理、免疫学检查等。

(二)中医治疗

1. 辨证论治

(1)肝肾阴虚。

证候表现:腰膝疼痛,足跟痛,遇热症状加重,伴手足心热,阵发烘热,视歧,视力减退,盗汗,骨蒸潮热,健忘,急躁易怒,颧红;舌红,少苔,脉细。

治法:滋补肝肾。

代表方:六味地黄丸或大补阴丸加减。

药物组成:①六味地黄丸:熟地、山药、山茱萸、牡丹皮、茯苓、泽泻。

②大补阴丸:熟地、盐知母、盐黄柏、醋龟甲、猪脊髓。

(2)脾肾阳虚。

证候表现:肢体关节僵硬、冷痛,四肢凉,下肢冷甚,遇冷症状加重,面色㿠白,经常畏寒,排便无力,便溏,小便失禁,遗尿,阳痿,性欲减退,智能减退,失聪;舌质淡红,苔薄白,脉沉。

治法:温补脾肾。

代表方:右归丸或金匮肾气丸加减。

药物组成:①右归丸:熟地、山药、山茱萸、菟丝子、枸杞子、当归、杜仲、鹿角胶、肉桂、附子。

②金匮肾气丸:熟地、山药、山茱萸、牡丹皮、茯苓、泽泻、肉桂、附子等。

(3)气虚血瘀。

证候表现:劳累后症状加重,肢体拘急,肌肤麻木,局部感觉发紧或有束带感,肢体关节刺痛,倦怠乏力,肢体困重,食少纳呆,面色少华,自汗,出虚汗或容易出汗,口淡;苔白腻,面色晦暗或黧黑,舌暗,脉紧。

治法:补气活血。

代表方:补阳还五汤加减。

药物组成:黄芪、当归、赤芍、地龙、川芎、桃仁、红花。

(4)痰湿热。

证候表现:足跟酸重痛,视歧,视力减退,肢体困重,头重如裹,头晕目眩,呕吐,排尿无力;苔白腻或黄腻,脉滑或滑数。

治法:清热化痰或清热利湿。

代表方:温胆汤或四妙散加减。

药物组成:①温胆汤:陈皮、半夏、茯苓、生姜、甘草、枳实、竹茹、大枣。

②四妙散:苍术、黄柏、薏苡仁、川牛膝。

2. 针灸治疗及其他

(1)针刺:①主穴:肩髃、曲池、合谷、足三里、髀关、伏兔、阳陵泉、三阴交、夹脊等。上肢无力取肩髃、曲池、合谷,下肢无力取足三里、髀关、伏兔、阳陵泉、三阴交等,局部肢体麻木症状可加用血海、太冲。疲劳者取足三里、三阴交、百会。二便障碍取中髎、次髎。背部僵痛者取夹脊。②配穴:痰湿热证可加阴陵泉、大椎、内庭;气虚血瘀证可加太白、中脘、关元;肝肾亏虚证可加太溪、肾俞、肝俞。

(2)灸法:取穴中脘、足三里、肝俞、肾俞、肩髃、曲池、手三里、合谷、阳溪、外关、髀关、伏兔、解溪、阳陵泉。

(3)推拿:推拿能疏通经络,行气活血,促进肌肉的收缩,又可促进循环,从而改善肌肉营养状况,防止关节粘连、强直,增强肌肉的张力、弹力和耐受力,对瘫痪的恢复有很好疗效。

(4)康复训练:康复训练应贯穿本病治疗的全过程。瘫痪肢体早期做被动运动、良肢位摆放。恢复期康复包括肢体、关节运动训练及平衡训练、步态训练。当肌力部分恢复时,即应鼓励患者多运动,充分利用已恢复的肌力"以强带弱",促进其他肌力的恢复。

(三)中医诊疗优势与特色

西医急性期给予大剂量糖皮质激素冲击治疗、血浆置换或丙种球蛋白冲击治疗,可明显减轻炎症反应,减少神经纤维损伤,而使 NMOSD 病情缓解。病情重或脊髓病变患者建议采用糖皮质激素冲击治疗联合血浆置换,以帮助患者病情缓解,早期康复。长程序贯治疗在预防复发方面效果显著,需要根据个体情况决定选择和使用何种药物。急性期糖皮质激素的副作用及长期应用疾病修饰治疗药物的相关不良反应等亦是临床需要关注的重点,同时有些患者治疗后仍面临很多症状无可靠药物治疗的情况。针对这些症状、副作用以及整体状态的调理是中医诊疗的重点和优势。

四、中西医协同治疗

(一)中西医协同治疗思路

急性发作期功能障碍明显时,建议尽早行血浆置换联合糖皮质激素冲击治疗,注意瘫痪肢体的早期针灸等康复治疗,此期因糖皮质激素使用量较大,部分患者若出现失眠、多汗症状可以协同中医辨证治疗;恢复期患者的预防复发是西医治疗的长处,但相关药物的感染风险较高、毒副作用较大,可以使用中医辨证协同进行预防和治疗;遗留的功能障碍是中医治疗的重点和优势所在,需积极进行中医药协同治疗。

(二)全病程协同

NMOSD 是一种发作缓解性自身免疫性疾病,急性期的糖皮质激素冲击治疗、血浆置换或丙种球蛋白冲击治疗是决定患者恢复程度的关键,此期病情危重,应用中医药治疗的机会不多,但瘫痪严重、合并感染的患者使用中医药治疗有利于肌力的恢复和感染的控制。恢复期西医治疗重点在于预防再次复发,功能瘫痪的康复治疗,肢体麻木、疼痛、大小便障碍、性功能障碍、焦虑、抑郁以及药物副作用等的防治是中西医协同的重点,也是中医治疗的优势所在,在疾病治疗的全过程中,应充分发挥中医辨证论治的优势。

(三)阶段协同

1. 急性期　急性期以西医规范化治疗为基础,中医药协同治疗重点在于针对瘫痪、肢体麻木、疼痛、大小便障碍等的针灸、推拿等康复治疗,促进功能康复和预防深静脉血栓形成、压疮等。

2. 恢复期　此期西医治疗可以很好地预防再发,而中医辨证治疗重点在于体质调理、改善症状以及治疗相关并发症,针对长期使用糖皮质激素、免疫药物导致的气阴两虚患者可以使用竹叶石膏汤加减治疗。

(四)症状协同

1. 肢体麻木、疼痛　可应用阿米替林、普瑞巴林、SNRI、NaSSA;黄芪桂枝五物汤、乌头汤、桂枝附子汤等加减治疗。

2. 痉挛性肌张力增高　可应用卡马西平、加巴喷丁、普瑞巴林、巴氯芬等;中医辨证合芍药甘草汤治疗。

3. 大小便障碍　尿失禁者可用丙咪嗪、奥昔布宁、哌唑嗪、盐酸坦索罗辛等;尿潴留者应导尿,便秘者可用缓泻药,重者可给予灌肠处理;中医主要从肾入手,辨证中加缩泉丸、肉苁蓉、锁阳等益肾类药物。

4. 性功能障碍　可应用西地那非等改善性功能药物;中医辨证基础上加淫羊藿、阳起石、锁阳等药物。

5. 焦虑抑郁障碍　可应用选择性 5-羟色胺再摄取抑制剂(SSRI)、SNRI、NaSSA 等以及心理治疗;中医辨证治疗。

6. 多汗　中医辨证论治,同时加止汗贴自拟方(五倍子、郁金、煅龙骨)夜间外敷神阙对症治疗。

7. 顽固性呃逆　可应用巴氯芬;合小半夏汤或旋覆代赭汤加减,内关、足三里胃复安穴位注射。

8. 失眠　热扰胸膈,以栀子豉汤为主加减治疗;热伤气阴,竹叶石膏汤加减治疗;三焦枢机不利,柴胡加龙骨牡蛎汤加减治疗;肝血不足,以酸枣仁汤为主加减治疗;肾阴不足、心火扰心,黄连阿胶汤加减治疗。

（五）妊娠期妇女协同治疗建议

NMOSD 好发于育龄期女性,对妊娠结局的影响尚不明确;妊娠可引起免疫系统和性激素水平变化,造成疾病复发和进展。合理的免疫抑制治疗可以有效避免妊娠相关疾病活动。妊娠期和分娩后应用小剂量糖皮质激素、硫唑嘌呤和利妥昔单抗可能是安全的。妊娠过程中针对体质进行安胎治疗是可行的,需要联系相关妇科专家共同制订治疗策略。

五、中西医协同康复和预防复发建议

NMOSD 的康复治疗同样重要。对伴有肢体、吞咽等功能障碍的患者,应早期在专业医生的指导下进行相应的康复训练,在应用大剂量糖皮质激素时,避免过度活动,以免加重骨质疏松及股骨头负重,当糖皮质激素减量到小剂量时,可鼓励活动,进行相应的康复训练。

生活中保持心情愉快,戒烟,不饮酒,规律作息,合理饮食,适当在户外阳光下活动,补充维生素 D 等。

六、总结与展望

随着现代医学的进步,特别是神经免疫学的突飞猛进,生物靶向药物的临床推广,很多有效治疗方案得以在临床使用。NMOSD 急性期治疗方案的优化,缓解期的预防复发方案的优化都大大改善了患者的临床结局,使患者神经功能恢复良好,不仅减轻了患者神经功能障碍,也减少了由此带来的诸多临床症状的发生,相信随着现代医学的进一步发展,生物靶向药物的精准化治疗水平的提高,一定能够更好地解决临床问题。尽管中医药在预防 NMOSD 复发中的地位随着现代医学的进步逐步下降,但中医药在改善患者体质、防治药物副作用以及缓解相关临床症状中的作用仍是不可或缺的,临床中仍有很多协同空间。

主要参考文献

［1］　刘翕然,张星虎.多发性硬化的疾病修正治疗研究进展[J].中国神经免疫学和神经病学杂志,2018,25(4):284-292.

［2］　马运华,武继涛,徐云生.多发性硬化的中医研究进展[J].中华中医药学刊,2021,39(2):55-57.

［3］　詹宇婷,汪美霞,杨文明.多发性硬化中医研究进展[J].中医药临床杂志,2017,29(12):2001-2004.

［4］　QUAN M Y,SONG X J,LIU H J,et al. Amlexanox attenuates experimental autoimmune encephalomyelitis by inhibiting dendritic cell maturation and reprogramming effector and regulatory T cell responses[J]. J Neuroinflammation, 2019,16(1):52.

[5]　孙梦瀛,柴智,樊慧杰,等.多发性硬化发病机制研究进展[J].中华中医药杂志, 2021,36(3):1533-1538.

[6]　ROY SARKAR S,BANERJEE S. Gut microbiota in neurodegenerative disorders [J]. J Neurommunol,2019,328:98-104.

[7]　MOWRY E M,GLENN J D. The dynamicsof the gut microbiome in multiple sclerosis in relation to disease[J]. Neurol Clin,2018,36(1):185-196.

[8]　BREUER J,LOSER K,MYKICKI N,et al. Does the environment influence multiple sclerosis pathogenesis via UVB light and/or induction of vitamin D?［J］. J Neuroimmunol,2019,329:1-8.

[9]　JAKIMOVSKI D,WEINSTOCK-GUTTMAN B,GANDHI S,et al. Dietary and lifestyle factors in multiple sclerosis progression:results from a 5-year longitudinal MRI study[J]. J Neurol,2019,266(4):866-875.

[10]　ESMAEIL MOUSAVI S,HEYDARPOUR P,REIS J,et al. Multiple sclerosis and air pollution exposure:mechanisms toward brain autoimmunity［J］. Med Hypotheses,2017,100:23-30.

[11]　邱伟,徐雁.多发性硬化诊断和治疗中国专家共识(2018 版)[J].中国神经免疫学和神经病学杂志,2018,25(6):387-394.

[12]　徐雁,黄德晖,张星虎,等.干扰素 β-1b 治疗 385 例多发性硬化患者的回顾性研究[J].中华神经科杂志,2015,48(9):781-785.

[13]　孙小兰.儿童多发性硬化治疗研究进展[J].国际儿科学杂志,2018,45(6):433-437.

[14]　D'AMICO E,ZANGHI A,PATTI F. Can new chemical therapies improve the management of multiple sclerosis in children?［J］. Expert Opin Pharmacother, 2017,18(1):45-55.

[15]　于兰,赵建军.中医益髓填精,通络解毒法治疗多发性硬化的优势分析[J].中国医药指南,2014,12(36):263-265.

[16]　樊永平,王苏.中医辨证治疗对复发缓解型多发性硬化患者复发率的影响[J].中医杂志,2015,56(8):683-685.

[17]　WINGERCHUK D M,BANWELL B,BENNETT J L,et al. International consensus diagnostic criteria for neuromyelitis optica spectrum disorders［J］. Neurology,2015,85(2):177-189.

[18]　WINGERCHUK D M,LENNON V A,PITTOCK S J,et al. Revised diagnostic criteria for neuromyelitis optica［J］. Neurology,2006,66(10):1485-1489.

[19]　黄德晖,吴卫平,胡学强.中国视神经脊髓炎谱系疾病诊断与治疗指南（2021 版）[J].中国神经免疫学和神经病学杂志,2021,28(6):423-436.

[20]　王永炎,张伯礼.中医脑病学[M].北京:人民卫生出版社,2007.

[21]　王苏,樊永平,张永超,等.中医辨证论治对视神经脊髓炎年复发率影响的临床观察

[J]. 中华中医药杂志,2014,29(12):3814-3816.

[22] 钱乔乔,孙丹,方方,等. 儿童神经系统疾病糖皮质激素治疗专家系列建议之三——视神经脊髓炎谱系疾病的治疗[J]. 中国实用儿科杂志,2022,37(5):335-338.

[23] 刘强,张庆,全超. 视神经脊髓炎谱系疾病与妊娠[J]. 中国现代神经疾病杂志,2022,22(1):31-37.

第九章　帕金森病

帕金森病(Parkinson disease,PD)是一种常见于中老年人的中枢神经系统变性疾病,临床上主要表现为静止性震颤、运动迟缓、肌张力增高,中晚期可出现姿势平衡障碍,严重影响着中老年人的生命健康和生活质量。流行病学调查发现,65 岁以上人群的 PD 发病率高达 1.7%,并呈现出一定的年轻化趋势。在我国人口老龄化背景下,2030 年我国 PD 患病人数可达 500 万。为了更好地在临床推广中应用中西医协同在 PD 诊治中的成果,我们整理本章以供临床参考。

一、病理机制

(一)现代医学观点

PD 的病因至今尚不明确,目前考虑与老化、遗传、环境等因素的相互作用有关。PD 病理机制的核心是黑质纹状体多巴胺能通路的进行性变性,伴有黑质致密部(SNpc)神经元的大量丢失和多巴胺(DA)的耗竭。PD 的病理标志是黑质残存神经元胞质内出现嗜酸性包涵体,即由 α-突触核蛋白聚集形成的路易体(LB)。此外,在中枢神经系统的其他区域如基底神经节、迷走神经背核(DMV)、嗅球(OB)、蓝斑(LC)和脊髓中间外侧核(IML),以及周围神经系统(PNS),如腹腔神经节和肠神经系统(ENS)也可发现路易体,与 PD 的非运动症状有密切关系。

(二)中医学观点

目前中医文献多将 PD 归属"颤病"范畴,但相当多的 PD 患者并没有震颤表现,2015 年国际运动障碍协会(MDS)标准和《中国帕金森病的诊断标准(2016 版)》均未将震颤作为诊断的必要条件,更重要的是,"颤病"对 PD 最核心的运动症状——行动迟缓辨识不足,对嗅觉障碍、便秘、睡眠障碍、心境改变、自主神经功能紊乱等非运动症状谱也不能很好覆盖。鉴于此,有文献将 PD 归为"拘病""痹证"等范畴,然而也不能很好覆盖诸多 PD 的特征性症状。同时,囿于思维和条件限制,中医学难以对 PD 这种慢性神经系统退行性疾病进行大量、系统的观察,所以中医文献当中缺乏将该病临床前期、运动前期和运动期作为一个整体病程的系统论述,自然对其病因病机演变规律缺乏深入探究,因此,虽然中医文献中有关于 PD 症状的一些描述及治疗记载,但并找不到一个和 PD 对等的疾病实体。

(三)中西医认知互通

PD 会不断进展加重,符合中医积虚成损,渐进演变的病理过程,主要累及肝、肾、脾三脏,且以肝为核心。肝为罢极之本,《素问·上古天真论》中认为"肝气衰,筋不能动",则表现为行动迟缓;肝肾同源,且肾者,作强之官,技巧出焉,故 PD 之行动迟缓主要为肝肾精气虚衰所致。肝肾亏虚,筋失所养,肝风内动,则表现为 PD 之手足震颤。肝不藏魂,魂不守舍,则表现为 PD 之卧寐不安,惊骇多梦,甚者梦呓、梦动以及出现幻觉等。肝疏泄不足,则肝气郁结,表现为 PD 之心情抑郁难解;木郁土壅,脾胃不能升清降浊,在上则表现为纳差、痞满,在下则表现为便秘;中焦运化失职日久,致生化乏源,中气下陷,可见后期直立性低血压等。脏腑之气衰减,气化不利,血行迟滞,水运不畅,致瘀血痰浊留滞,阻于脑窍则可有幻觉、痴呆。由此可知,PD 病机为虚气留滞,本虚标实,以肝肾亏虚为本,以虚风、瘀血、痰浊为标,且随着病程进展,虚者益虚,实者益实,终致难治。

二、西医诊断与治疗

(一)西医诊断

参照《中国帕金森病的诊断标准(2016 版)》。

诊断的首要核心标准是明确帕金森综合征,按照国际运动障碍协会统一帕金森病评定量表(MDS-UPDRS)中所描述的检查方法,凡出现运动迟缓,并且至少存在静止性震颤或强直这两项主征中的一项即可明确为帕金森综合征。明确为帕金森综合征后,再按照以下标准进行诊断。

(1)临床确诊 PD 需要具备:①不符合绝对排除标准;②至少有 2 条支持性标准;③没有警示征象。

(2)诊断为很可能 PD 需要具备:①不符合绝对排除标准;②如果出现警示征象需要通过支持性标准来抵消:如果出现 1 条警示征象,必须需要至少 1 条支持性标准抵消;如果出现 2 条警示征象,必须需要至少 2 条支持性标准抵消;如果出现 2 条以上警示征象,则诊断不能成立。

(二)西医治疗

参照《中国帕金森病治疗指南(第四版)》,坚持综合治疗、多学科治疗模式、全病程管理的原则,目前 PD 尚缺乏有效的修饰治疗,以对症治疗为主,分为早期和中晚期运动症状治疗和非运动症状治疗。其中药物治疗是基础,当患者出现运动并发症后,在窗口期建议行脑深部电刺激(DBS)治疗。建议全病程配合运动康复治疗,经颅磁刺激等治疗也有一定对症治疗作用。

1. 药物治疗

1)早期 PD 患者的药物治疗　早发型 PD 不伴认知障碍者,可选择以下药物治疗。①非麦角类多巴胺受体激动剂(DAs);②单胺氧化酶 B 型抑制剂(MAO-BI);③复方左旋多巴;④恩他卡朋双多巴片;⑤金刚烷胺;⑥抗胆碱药。晚发型 PD 患者,或伴认知障碍的早发型 PD 患者,一般首选复方左旋多巴治疗。症状加重、疗效减退时可添加 DAs、MAO-BI 或儿茶酚-O-甲基转移酶抑制剂(COMTI)治疗。因有较多不良反应,应慎用抗胆碱药,尤其是老年男性患者。根据患者病情需要,可以单药治疗,也可以小剂量联合用药。

2)中晚期 PD 患者的药物治疗　要根据患者突出的运动障碍特点采取个体化的方案。冻结步态可以考虑增加复方左旋多巴剂量或添加 MAO-BI 和金刚烷胺。症状波动可适当增加每日服药次数,将复方左旋多巴由常释剂换成缓释片,加用对纹状体产生持续性多巴胺能刺激(CDS)的长半衰期 DAs,加用 COMTI、MAO-BI 等。剂峰异动可减少每次复方左旋多巴的使用剂量,若伴有剂末现象,可增加每日用药次数;加用金刚烷胺或氯氮平;若患者正在使用复方左旋多巴缓释片,则应换用常释剂,避免缓释片的累积效应。当患者同时出现开关、异动、幻觉等症状时,往往需要在多巴制剂基础上联合使用不同机制的药物,以兼顾不同症状并达到一个更高级的平衡状态。

3)非运动症状的治疗 PD的非运动症状涉及许多类型,主要包括睡眠障碍、自主神经功能障碍、精神及认知障碍、感觉障碍等,以对症治疗为主。

(1)精神及认知障碍。

①抑郁和焦虑:

PD伴抑郁:a.首选普拉克索或文拉法辛,均为临床有效药物。b.舍曲林、帕罗西汀、氟西汀及西酞普兰对PD伴抑郁的疗效虽证据不足,但因它们不良反应较轻,临床也可考虑使用,应该指出的是它们禁与MAO-BI,特别是司来吉兰合用,需注意SSRI可能会使多达5%的PD患者震颤加重;60岁以上患者若服用西酞普兰每日剂量超过20 mg时,有Q-T间期延长的风险,建议行心电监护。c.阿米替林临床可能有用,但需要注意其有抗胆碱能副作用以及认知功能下降及心律失常等不良反应。d.非药物干预认知行为疗法(CBT)可能有效,重复经颅磁刺激(rTMS)可能短期有效。

PD伴焦虑:目前缺乏PD伴焦虑药物治疗的循证证据,仅有如下经验性建议。a.如同时伴抑郁可参照抗抑郁治疗。b.如为中等程度焦虑,可使用苯二氮䓬类药物,如劳拉西泮或地西泮。

②精神症状:首先根据抗PD药物诱发PD精神病性障碍(PDP)的概率,依次逐渐减量或停用抗胆碱药、金刚烷胺、MAO-BI、DAs和复方左旋多巴。若调整抗PD药物后精神症状改善效果不佳,根据安全性,可首选低剂量喹硫平治疗。可选择氯氮平治疗,但需定期监测血常规。对有认知障碍的患者,非典型抗精神病药可能增高意外跌倒、认知恶化、肺炎、心血管疾病、脑血管疾病等不良事件的发生概率,甚至增高患者病死率,需谨慎使用。

③痴呆/认知障碍:应关注抗PD和抗PDP药物对认知功能的影响,尽量避免使用抗胆碱药(如苯海索)。首选卡巴拉汀,安全有效;其次可选择多奈哌齐或加兰他敏。对于合并高血压和(或)糖尿病的PD患者,需要预防或治疗脑血管疾病相关的认知障碍。

④冲动控制障碍(impulse control disorder,ICD):尽早识别ICD,一旦出现,应逐渐减少或停用DAs,同时增加左旋多巴剂量,并监测DAs撤药综合征。若无效,建议实施CBT。

⑤淡漠:优化抗PD药物后仍有淡漠者,可加用卡巴拉汀。丘脑底核深部电刺激(STN-DBS)手术后患者如出现淡漠症状,可加用吡贝地尔。

(2)自主神经功能障碍。

①直立性低血压(orthostatic hypotension,OH):优化治疗方案,减少应用或停用可能加重直立性低血压的药物(如利尿剂、抗抑郁药等)。增加水、盐摄入,睡眠时抬高头部,避免快速的体位改变,穿弹力裤等。药物治疗可选用屈昔多巴、米多君、氟氢可的松。

②慢性便秘:调整生活方式(如摄入足够液体和膳食纤维、适当运动等)。停用或减少应用抗胆碱药。使用益生菌和益生元治疗,也可试用聚乙二醇。

③药物相关的纳差、恶心、呕吐:调整服药方式,可在正餐前0.5~1 h服用左旋多巴搭

配食用一些点心,或餐后 2 h 服药。若进行以上尝试 2 周后症状仍存在,可加用多潘立酮,需监测心电图。

④流涎:咀嚼口香糖或口含糖果有助于吞咽。流涎严重患者,推荐让专业医生在超声引导下进行 A 型或 B 型肉毒毒素注射,注射部位为腮腺和颌下腺。

⑤泌尿功能障碍:首先排除其他相关疾病(如男性前列腺疾病、女性盆底疾病、尿路感染等)。可选索利那新,注意其可能存在抗胆碱能(如口干、便秘)和非胆碱能(如消化不良、头晕、头痛)的不良反应。

⑥勃起功能障碍(erectile dysfunction,ED):首先需排除所服药物或相关疾病(如抑郁、前列腺疾病和糖尿病)引起的 ED。可选用西地那非,PD 合并直立性低血压患者需慎用。

(3)睡眠障碍。

①失眠:a. 调整药物:加用左旋多巴控释剂、长效 DAs(如罗替戈汀透皮贴剂等)。b. 规范服药时间(如司来吉兰早晨、中午服用,金刚烷胺在下午 4 点前服用)或逐渐减量应用、停用影响睡眠的抗 PD 药物。c. 加用安眠类药物(如右佐匹克隆、褪黑素等)。d. 伴阻塞性睡眠呼吸暂停(OSA)的失眠患者,可选用持续气道正压通气(CPAP)。e. 睡眠卫生咨询。

②白天过度嗜睡(excessive daytime sleepiness,EDS)和睡眠发作:首先明确 EDS 的原因。如患者在每次服药后出现嗜睡,可调整药物用量,如将 DAs 等药物减量。如因失眠或伴 OSA 或抑郁等引起,则应对症治疗。可试用莫达非尼。

③快速眼动睡眠行为障碍(rapid eye movement sleep behavior disorder,RBD):首先明确并去除潜在的影响因素(如 SSRI、SNRI、TCA、MAO-BI 或苯二氮䓬类药物可能引起或加重 RBD)。可选用氯硝西泮、褪黑素或两者合用。

(4)感觉障碍。

针对疼痛症状,推荐以下措施:首先排除其他原因所致疼痛(如骨关节病等)。其次判断疼痛是否与症状波动有关,可调整抗 PD 药物以延长"开期",改善"关期"疼痛。最后可选择阿片类药物对症治疗,伴便秘者慎用。

2. 手术治疗　当患者出现运动并发症后,在窗口期建议行脑深部电刺激(DBS)治疗。

3. 康复治疗

(1)运动康复:根据患者的具体病情采用松弛训练、平衡训练、步态训练等方法。

(2)经颅磁刺激(TMS):调节特定的神经回路可改善 PD 患者的运动及非运动症状,以提高生活质量。其具有无创、安全性好、操作简单等特点,已被广泛应用于 PD 的治疗。

(三)西医诊疗优势与特色

西医通过现代影像学技术,如 MRI、PET 等,以及近年来将脑外组织 α-突触核蛋白作为生物标志物,能够更早实现精准诊断,为及时干预提供了关键依据。对于早期运动症状,西医通过应用科学合理的药物治疗方案,能够获得良好的治疗效果;当运动并发症出现后,DBS 治疗仍能发挥重要作用,展现出西医在 PD 运动症状控制中较强的应对能力。

三、中医诊断与治疗

(一)中医诊断

如前所述,中医缺乏与 PD 这种神经系统退行性疾病相对应的疾病实体,"颤病""拘病""痹证"等传统中医病名和范畴仅与PD的某一类症状发生交集,这些传统疾病也缺乏对PD发生、发展、转归、预后等的系统论述。因此,应当直接以病(PD)领证,在借鉴现代医学对PD生理病理认识的基础上建立针对PD的诊断体系。PD贯穿全局的核心病机属于"病"的范畴,在核心病机基础上因人、因地、因时衍化或兼杂的其他病机属于"证"的范畴。

(二)中医治疗

(1)风阳内动。

证候表现:肢摇头颤,表情呆板,筋脉拘紧,动作笨拙,语言謇涩,失眠多梦,头晕耳鸣,腰酸腿软,小便频数,便秘盗汗;舌质红,舌体瘦小,少苔或无苔,脉弦细或细数。

治法:平肝熄风,舒筋止颤。

代表方:镇肝熄风汤合天麻钩藤饮加减。

药物组成:天麻、钩藤、夜交藤、茯神、石决明、杜仲、牛膝、桑寄生、黄芩、炒栀子、益母草、白芍、天冬、玄参、牡蛎、代赭石、牛膝、龟板、龙骨、甘草、川楝子、菌陈、麦芽等。

(2)气血两虚。

证候表现:肢体震颤,项背僵直,面色少华,头晕眼花,心烦不安,失眠多梦,四肢乏力,步态不稳;舌质淡,苔薄白,脉沉细弱。

治法:益气养血,濡养筋脉。

代表方:人参养营汤加减。

药物组成:人参、黄芪、白术、茯苓、甘草、熟地、当归、白芍、远志、五味子、陈皮、肉桂。

(3)阳气虚衰。

证候表现:头摇肢颤,筋脉拘挛,畏寒肢冷,自汗,心悸懒言,动则气短,小便清长或自遗,四肢麻木;舌淡,苔薄白,脉沉迟无力。

治法:补肾助阳,温煦筋脉。

代表方:右归丸加减。

药物组成:熟地、山药、山茱萸、菟丝子、鹿角胶、枸杞子、杜仲、当归、附子、肉桂。

(4)痰热风动。

证候表现:头摇肢颤,形体稍胖,头胸前倾,神呆懒动,胸脘痞闷,烦热口干,心中懊恼,头晕目眩,小便短赤,大便秘结;舌质红,苔黄或黄腻,脉弦滑数。

治法:清热化痰,熄风定颤。

代表方:导痰汤合羚角钩藤汤加减。

药物组成:半夏、天南星、枳实、橘红、茯苓、甘草、钩藤、茯神、桑叶、菊花、生地、白芍、川贝母、竹茹、水牛角。

(三)中医诊疗优势与特色

PD是异质性很强的疾病,中医对其采取病证结合的模式,可以兼顾PD患者的共性和个性。PD目前还缺乏修饰治疗,中医治病求本的治疗理念有潜在的疾病修饰可能。PD出现运动并发症后,中药辨证论治有可能起到减毒增效的作用。针对PD的非运动症状,中医药治疗往往可以起到很好的疗效。

四、中西医协同治疗

(一) 中西医协同治疗思路

西药对 PD 的相关运动症状疗效较好,具有运动并发症的患者还可通过 DBS 进行治疗,中药对运动症状的治疗不如西药立竿见影、效果肯定,但加用中药可起到辅助治疗作用。对 PD 非运动症状的治疗是中医药的优势所在。中医药对相关抗 PD 药物的副作用亦有改善作用,其协同治疗涵盖全病程协同、阶段协同等。

(二) 全病程协同

西医对于 PD 目前仍以对症治疗为主,缺乏有循证医学证据的修饰治疗措施。PD 的中医病机为虚气留滞,本虚标实,以肝肾亏虚为本,以虚风、瘀血、痰浊为标,经典名方地黄饮子有补益肝肾、填精助阳、化痰开窍之效。临床上可使用地黄饮子作为全病程协同的主方,并在此基础上实施病证结合治疗。

(三) 阶段协同

1. 早期运动症状   早期 PD 的运动症状应用西药可以取得很好的疗效,应当以西药治疗为主,中医可在使用地黄饮子为主方的基础上根据运动症状分型起协同增效作用,如对于以震颤为主的患者可加天麻、钩藤、龙骨、牡蛎等平肝潜阳;对于以运动不能/强直为主的患者可加淫羊藿、黄芪益气温阳,加葛根解肌舒筋。

2. 中晚期运动症状   对于即时的症状改善仍以西药治疗为主,中医药可在西药治疗基础上进行应用,以起到一定程度的减毒增效作用,采用的是症状性协同治疗。

(1) 症状波动:单纯的症状波动可增加多巴胺能药物剂量或次数,多可以得到很好的改善,治疗以西医为主。

(2) 异动:责之于肝风内动,方用天麻钩藤饮加减或天麻素静脉滴注。

(3) 开关:当出现开关现象时,为虚羸已甚,阴阳不能相守,阴阳违逆,脏气偏忽不定,或在药物偏性作用下,脏气偏颇无序更为明显所致。以乌梅丸加减调理其阴阳错杂。

(4) 冻结步态:阳主动,冻结步态责之于阳气郁闭,真武汤(真武汤证"身瞤动,振振欲擗地者"类似于冻结步态)加减。

3. 症状及理化指标治疗上的协同   主要是针对 PD 的非运动症状,中医在非运动症状的疗效及耐受方面均有较大优势,症状不严重时可以单用中医药治疗,严重时中西医治疗可以起到协同作用。

(1) 精神及认知障碍的中西医协同方案:肝主疏泄,PD 神经精神症状多责之于肝,皆可以柴胡加龙骨牡蛎汤加减。抑郁、淡漠,加淫羊藿、人参、附子;焦虑或 ICD,加连翘、栀子;痴呆,可用吕氏益智灵方。

(2) 自主神经功能障碍的中西医协同方案:

①直立性低血压:补中益气汤加减。

②慢性便秘:扶正通秘汤(协定方)。方用炙黄芪 30 g、生白术 12 g、生地 12 g、玄参 15 g、麦冬 12 g、肉苁蓉 10 g、当归 12 g、枳实 10 g、厚朴 10 g、大黄 5 g、火麻仁 12 g。

③药物相关的纳差、恶心、呕吐:六君子汤加减。

④流涎:参苓白术散加益智仁、诃子、五味子。

⑤泌尿功能障碍及性功能障碍:赞育丸加减。

（3）睡眠障碍的中西医协同方案:

①失眠:酸枣仁汤加减,苔厚腻者用温胆汤加减。

②EDS:麻黄附子甘草汤加减。

③RBD:抑肝散加减。

（4）疼痛的中西医协同方案:身痛逐瘀汤加减。

五、中西医协同的预防与防复发建议

PD目前还缺乏有效的修饰治疗,但对于有家族史、前驱期患病概率较高的人群应当尽量减少与有害物质及环境的接触,可常服茶叶、咖啡或有补益肝肾的中药或中成药,坚持打太极拳等运动,对减少发病风险有一定作用,在潜在的疾病修饰作用方面也值得进一步研究。

六、总结与展望

PD是异质性很强的一种疾病,中西医协同在PD的个体化诊治中有显著优势,特别在减毒增效、非运动症状及运动并发症的处理上中西医协同可以起到相互补位、取长补短的作用,可以更好地改善患者的生活质量。但PD的中西医协同目前仍存在很多问题,比如中西医理论体系的巨大差异使中医理论在内化现代医学对PD的最新研究方面还有大量工作要去完成,特别是需要高质量的临床研究来获得循证医学证据。

目前研究表明,肠道菌群和PD的发生、发展有密切关系,中医在PD患者肠道症状的改善方面有独特疗效,且中医传统的给药方式以煎服为主,因此调节肠道菌群可能是PD中西医协同的一个突破口。此外,PD目前尚缺乏有效的修饰治疗,中医补益肝肾药物在抗衰老方面已经取得诸多研究成果,PD与衰老关系密切,从肝肾亏虚论治PD,有可能与西医对PD运动症状的对症治疗优势相互整合,真正达到标本兼治的目的。

主要参考文献

[1] 谭春雨,徐列明.虚损概念及病机证治的历史沿革[J].广州中医药大学学报,2013,30(5):756-758,766.

[2] 黄世敬,尹颖辉.论"虚气流滞"[J].北京中医药大学学报,1996,19(6):22-24.

[3] 许金波,韩辉,吕丹丽.韩明向运用地黄饮子治疗帕金森病经验[J].广州中医药大学学报,2017,34(5):758-760.

[4] 郑春叶,连新福,詹秀菊,等.乌梅丸加减治疗帕金森病疗效评价[J].中华中医药杂志,2013,28(3):857-859.

[5] 田浩林,田金洲,倪敬年,等.中西医结合治疗帕金森病非运动症状的系统评价与Meta分析[J].天津中医药大学学报,2019,38(2):147-154.

[6] 黄豪,张文召,杨朴,等.太极拳对早期帕金森病平衡能力和运动能力的影响[J].中国康复医学杂志,2015,30(3):281-282.

第十章 神经系统变性疾病

第一节 运动神经元病

运动神经元病(motor neuron disease,MND)是一种主要累及大脑皮质、脑干和脊髓运动神经元的神经系统变性疾病,其病因未明,包括肌萎缩侧索硬化(amyotrophic lateral sclerosis,ALS)、进行性肌萎缩(progressive muscular atrophy,PMA)、进行性延髓麻痹(progressive bulbar palsy,PBP)和原发性侧索硬化(primary lateral sclerosis,PLS)四种临床类型。ALS 是运动神经元病中最常见的类型,一般以中老年人多见。我国 ALS 发病年龄高峰在 50 岁左右,并且发病年龄有年轻化趋势,少数患者 20 岁左右即发病。临床以逐步进展的四肢肌、延髓肌和呼吸肌无力为主要表现,部分 ALS 患者可伴有不同程度的认知和(或)行为障碍等额颞叶受累的表现。约 10% 的 ALS 患者有家族史,目前已发现多个基因与之有关。ALS 的早期临床表现多样,缺乏特异的生物学标志物。在临床诊断过程中,关键步骤是确定上、下运动神经元受累范围。目前,根据患者所出现症状以及体征的解剖部位,常常将受累范围分为脑干、颈段、胸段和腰骶段四个区域。详细的病史询问、细致的体格检查以及规范的神经电生理检查对于早期诊断具有关键性的作用,影像学检查等辅助检查在鉴别诊断中具有重要的临床价值。ALS 是运动神经元病中临床最常见类型,以肌无力、肌萎缩为核心症状,中医学主要将其归属于"痿证"范畴,尚有四肢拘挛、构音不清表现者,则归于"痉病""喑痱"范畴,为了更好地在临床推广中应用中西医协同在运动神经元病特别是 ALS 诊治中的成果,我们整理本节以供临床参考。

一、病理机制

(一)现代医学观点

运动神经元病确切的病因和发病机制尚不明确,目前已知的病因与发病机制包括分子遗传机制、兴奋性氨基酸毒性机制、氧化应激机制、神经微丝聚集机制等。其最主要的病理特点是运动神经元选择性丢失,主要表现为大锥体细胞的消失、脑以及脊髓前角的运动神经元脱失、皮质脊髓束变性等。

1. 分子遗传机制 5%~10% 的 ALS 患者具有家族遗传性,其中铜/锌超氧化物歧化酶(SOD1)基因突变观点已被广泛接受。SOD1 发生突变后与锌的结合力下降,导致 SOD1 蛋白稳定性下降、线粒体出现空泡化与膨胀,形成对运动神经元的毒性作用。近年来又发现 TDP43 等相关基因与 ALS 密切相关,TDP43 通过影响 RNA 和 DNA 的加工过程或影响蛋白酶体中代谢和崩裂,最终导致神经元病理性死亡。

2. 兴奋性氨基酸毒性机制 谷氨酸是中枢神经系统中重要的兴奋性神经递质,过多谷氨酸在突触间隙中蓄积可导致突触后神经元及其周围组织的损害,从而诱导相关的神经元出现病理性死亡。研究表明,ALS患者血液和脑脊液中的谷氨酸水平明显高于健康人,另有研究指出高水平的谷氨酸血清可诱发机体产生类似脊髓前角细胞损害表现。

3. 氧化应激机制 氧化应激是由活性氮自由基和氧自由基的产生与清除失衡引起,其中,8-羟基-2-脱氧鸟苷(8-hydroxy-2-deoxyguanosine,8-OHdG)为评价 DNA 氧化损伤的重要标志物。在 ALS 患者脑和脊髓中 8-OHdG 的水平明显高于正常人群,所以这些患者具有更严重的 DNA 氧化损伤表现。

4. 神经微丝聚集机制 构成神经元骨架的主要成分之一是神经微丝,其对维持运动神经元的正常生存极为重要,当神经元胞体和轴突中的神经微丝异常积聚,则会引起运动神经元变性、死亡。

5. 其他机制 如重金属中毒、病毒感染、神经营养因子缺乏、免疫反应和非神经元作用机制等,但目前均无明显证据支持其与运动神经元病发病相关。

（二）中医学观点

结合中医古籍对"痿证"的论述以及中医学者们对此病的临床总结,联系现代医学有关遗传、环境、感染等致病因素,运动神经元病的病因病机可归结为以下三类:一是遗传因素,本病有 5%~10% 的患者具有家族史,从中医角度当属于先天禀赋不足,后天失养所致,同时部分患者出现"因虚致病"。裴昌林等认为内脏亏虚,气血津液不足,使得肢体、筋脉、肌肉失于濡养是痿证的基本病机。李文涛等则认为本病的病机关键在于气虚。二是病毒感染,此属外邪侵袭人体,刘清泉等认为本病当属六淫中的外风侵袭。《素问·风论》提出:"风气与太阳俱入,行诸脉俞,散于分肉之间……卫气有所凝而不行,故其肉有不仁也。"说明风邪侵袭人体致病可导致肌肉发生病变,且"风性主动",与运动神经元病患者起病最初多见的肌肉跳动、震颤症状相符,亦有西医研究表明运动神经元病的发病与病毒（如朊病毒、HIV）感染等有一定关系。三是环境因素,《素问·痿论》云:"有渐于湿,以水为事,若有所留居处相湿,肌肉濡渍,痹而不仁,发为肉痿。"素体湿热或外感寒湿邪气,入里化热或湿热毒邪浸淫,燔灼气血津液,致使气血两虚,四肢失养,肌体痿弱无力发为痿证。现代流行病学研究发现,在运动神经元病患者中,有一部分曾有铝接触史,且患者血浆和脑脊液（CSF）中铝含量增高。

运动神经元病大多起于中焦脾胃,与脾主肌肉四肢,为后天之本有关。因脾胃虚弱,导致气血亏虚、营卫难荣,同时因虚致邪,脾虚运化不畅,湿浊内生,郁而化热,湿热留滞,闭阻经络,则筋骨失养失用,发为痿证。其主要临床表现为肌萎缩、无力。脾胃位居中焦,气血生化之源,不足则上可犯心肺,伤及宗气,导致出现呼吸肌麻痹或呼吸衰竭等危重之候;下传肝肾,肝肾滋养不足,则出现筋骨不荣,痿弛不用,或因失养而痉挛不舒;少阴不至,内夺而厥,可以出现咽喉失利,吞咽困难,构音不清;元气大伤,则可以出现大肉尽脱,形神尽废之候。这些临床症状与运动神经元病之早期萎缩、无力、颤动,中后期累及呼吸肌,影响呼吸、吞咽功能,出现吞咽、构音障碍等功能失常的疾病进程基本一致。

（三）中西医认知互通

运动神经元病的特征为运动神经元变性和死亡以及神经胶质增生替代丢失的神经

元,这种神经胶质增生导致双侧大脑白质改变,有时可见于 ALS 患者的脑部磁共振表现。脊髓出现萎缩,前根变细,运动神经出现大的有髓纤维丢失。受累肌肉出现失神经萎缩,以及神经再支配迹象,如纤维型群组化。运动神经元变性死亡、轴突丢失以及由此导致的肌萎缩特点符合中医学痿证的特点,主要涉及肝、脾、肾三脏;肌肉跳动、痛性痉挛属于中医学风动的特点;神经胶质增生符合中医学久病入络、致瘀的临床特点;脊髓萎缩、神经根变细符合肾主骨生髓,髓海不足,筋骨络脉失养失用的中医病机特点。中医临床辨证在把握运动神经元病以虚为本的基本病机的同时,也应该注意在辨治中灵活使用活血通络、熄风止痉类药物。后期如累及呼吸系统导致呼吸衰竭,治疗应从肺主气司呼吸、肾主纳气等生理特点入手进行辨治。

二、西医诊断与治疗

(一)西医诊断

1. ALS 诊断要点

(1)病情进行性发展:通过病史询问和体格检查,证实病变为进行性发展的过程。临床症状或体征通常从某一个局部开始,在一个区域内进行性发展,并从一个区域逐步发展到其他区域。少数患者也可在发病早期出现多个部位同时受累的情况。

(2)临床主要为上、下运动神经元受累表现。至少在 1 个区域存在上、下运动神经元同时受累的证据,或在 2 个区域存在下运动神经元受累的证据。下运动神经元受累的证据主要来源于临床体格检查和(或)肌电图检查。上运动神经元受累的证据主要来源于临床体格检查,但上运动神经元受累的表现,常常会被下运动神经元的体征掩盖。

(3)根据患者的临床表现,选择必要的影像学、电生理检查或化验以排除其他疾病导致的上、下运动神经元受累。

2. ALS 诊断过程中需要注意的问题

(1)ALS 患者可以伴有认知、行为和(或)精神异常,诊断过程中应注意对其进行评估,但并非诊断 ALS 所必需。

(2)肌电图和神经传导检查在 ALS 诊断中发挥着关键性的作用,对于下运动神经元病变的早期识别和鉴别至关重要,尽管并非所有患者都必须检查。

(3)临床疑诊 ALS 的患者,伴有相关基因异常时,可支持诊断。基因检测有助于早期或者不典型 ALS 的诊断,但基因检测并非为诊断 ALS 所必需的检查,即使有明确基因异常的患者,也并非一定发病。

(4)经颅磁刺激、脑部磁共振检查结果或脑脊液神经丝轻链水平,可提供上运动神经元受累的证据,但并非诊断所必需。

(5)肌肉超声检查在多个肌群发现肌束震颤,可以提示下运动神经元受累,广泛的肌束震颤可支持 ALS 的诊断,缺乏肌束震颤时诊断 ALS 需慎重。但肌肉超声寻找肌束震颤并非诊断 ALS 所必需。

(二)西医治疗

ALS 目前暂无特效药物,但积极干预可以延长患者生存期并提高患者生活质量,西医治疗方法包括应用延缓病情进展类药物、营养支持、呼吸道管理、心理干预等。

1. 延缓病情进展类药物

（1）利鲁唑（riluzole）：其作用机制包括稳定电压门控钠通道的非激活状态、抑制突触前谷氨酸释放、激活突触后谷氨酸受体以促进谷氨酸的摄取等。该药经多项临床试验证实可以在一定程度上延缓病情进展，用法为口服，50 mg，每日 2 次。常见不良反应为疲乏和恶心，个别患者可出现丙氨酸转氨酶升高，需注意监测肝功能。当病程晚期患者已经使用有创呼吸机辅助呼吸时，不建议继续服用。

（2）依达拉奉注射液：依达拉奉是一种自由基清除剂，具有抗氧化应激作用。依达拉奉治疗 ALS 的推荐使用方法如下：60 mg 依达拉奉，100 mL 生理盐水稀释，60 min 内静脉滴注，每日 1 次；给药期与停药期共 28 日，为 1 个周期，共治疗 6 个周期。第 1 周期连续给药时间为 14 日，停药 14 日；第 2 周期起 14 日内给药 10 日（5 日/周）；之后停药 14 日，以此重复（第 2～6 周期）。

（3）其他药物：苯丁酸钠联合牛磺熊去氧胆酸在临床试验中证实可显著延缓 ALS 功能评分的下降速度，并可延长患者生存期。初步研究结果提示反义寡核苷酸治疗 SOD1 基因突变的 ALS 患者有一定的效果。

2. 营养支持

（1）在能够正常进食时，应采用均衡饮食，吞咽困难时宜采用高蛋白、高热量饮食以保证营养摄入。

（2）对于咀嚼和吞咽困难的患者，应改变食谱，进软食、半流食，少量多餐。对于肢体或颈部无力者，可调整进食姿势和更换用具。

（3）当患者吞咽明显困难、体重下降、脱水或存在呛咳、误吸风险时，应尽早行经皮内镜胃造瘘术（percutaneous endoscopic gastrostomy，PEG），可以保证营养摄取，稳定体重，延长生存期。临床建议应在用力肺活量（FVC）降至预计值 50% 以前尽早进行 PEG，否则需要评估麻醉风险，必要时需在呼吸机支持下进行 PEG。对于拒绝或无法行 PEG 者，可采用鼻胃管进食。

3. 呼吸道管理

（1）建议定期检查肺功能。

（2）注意患者呼吸肌无力的早期表现，尽早使用双水平气道正压通气（bilevel positive airway pressure，BPAP）。开始无创通气的指征如下：端坐呼吸，或用力吸气鼻内压＜40 cmH$_2$O，或最大吸气压（maximal inspiratory pressure，MIP）＜60 cmH$_2$O，或夜间血氧饱和度降低，或 FVC＜70%。

（3）当患者咳嗽无力（咳嗽呼气气流峰值低于 270 L/min）时，应使用吸痰器或人工辅助咳嗽，以排出呼吸道分泌物。

（4）在 ALS 病情进展，无创通气条件下不能维持血氧饱和度＞90% 和（或）二氧化碳分压＜50 mmHg 或分泌物过多无法及时排出时，需要选择有创呼吸机辅助呼吸。在采用有创呼吸机辅助呼吸后，通常难以脱机。

4. 综合治疗 在 ALS 病程的不同阶段，患者均面临诸如抑郁、焦虑、失眠、流涎、构音障碍、交流困难、肢体痉挛以及疼痛等问题，应根据患者具体情况，给予针对性的指导和治疗；选择适当的药物和辅助设施，以提高患者生活质量；加强护理，预防各种并发症。

（三）西医诊疗优势与特色

运动神经元病是一种目前无法治愈的持续进展性神经系统变性疾病，可导致肌无力、残疾甚至死亡。我国 ALS 患者发病年龄早于欧美患者，生存期长于欧美患者，但现代医学在现阶段仍无有效手段治愈此类患者，随着利鲁唑、依达拉奉等药物的使用，部分患者的病程得以延缓，但远期疗效不佳，部分科研工作者正在尝试运用基因沉默技术进行遗传相关患者的治疗，临床有一定的进展，也有专家尝试应用鸡尾酒疗法从多途径多靶点进行治疗，但暂无相关临床数据公布，还需要进一步临床检验。运动神经元病后期的营养支持、呼吸道管理、胃造瘘虽然给患者造成了一定的损伤，但确实为延长患者生存期做出了巨大贡献。

三、中医诊断与治疗

（一）中医诊断

运动神经元病属中医学"痿证"范畴，下肢较严重者，又可称为"痿躄"。现存最早论述"痿"的古籍当属《黄帝内经》，《素问·生气通天论》云："因于湿，首如裹，湿热不攘，大筋软短，小筋弛长，软短为拘，弛长为痿。"同时《素问·痿论》提出了"五痿"的分类与命名，即"痿躄""脉痿""筋痿""肉痿""骨痿"。运动神经元病在"五痿"之中，多属"肉痿"和"筋痿"。《素问玄机原病式》载："痿，谓手足痿弱，无力以运行也。"同时由于本病常损害下肢功能和语言功能，又可以命名为"瘖痱"。瘖乃舌强不能言之义；痱乃足废不能用之义。此二字亦写作"喑痱"。此外，ALS 患者除有肌萎缩之外，常见双下肢对称性强直性肌无力，痉挛步态，可以归入"痿痉并病"；临床有些病例肌萎缩不明显，肌力和肌张力明显减退而废用，可归入"痿痱并病"。运动神经元病中医诊断为证候诊断，临床中我们以西医诊断为主，中医证候诊断为辅确立中医病机诊断。

（二）中医治疗

运动神经元病属于"痿证"等范畴，髓海不足贯穿其全病程，补益脾肾是治疗的根本大法，因虚致实，夹痰夹瘀是其兼证，治疗时需兼顾之。

（1）脾胃气虚。

证候表现：四肢无力，肌萎缩，抬举费力，少气懒言，食少纳呆，腹胀便溏；舌质淡红，苔薄白，脉沉无力。

治法：健脾益气。

代表方：补中益气汤。

药物组成：党参、黄芪、白术、陈皮、升麻、柴胡、当归、炙甘草、姜、枣。

（2）肾气亏虚。

证候表现：下肢无力，肌萎缩明显，动则气短，腰背酸软，夜尿增多，性欲减退；舌质淡红，苔薄白，脉沉细。

治法：补益肾气。

代表方：大补元煎。

药物组成：党参、山药、熟地、杜仲、当归、山茱萸、枸杞子、炙甘草。

（3）脾肾阳虚。

证候表现:肢体无力较重,形体痿废,骨瘦形销,或肌肉震颤,或畏寒肢冷,面色㿠白,腰膝酸软,或腹中冷痛,下利清谷;舌淡,苔薄白,脉沉细无力。

治法:温补脾肾。

代表方:右归丸。

药物组成:熟地、山药、山茱萸、枸杞子、菟丝子、鹿角胶、杜仲、肉桂、当归、制附子。

（4）肝肾阴虚。

证候表现:肢体无力,肌萎缩,甚至下肢痿废、大肉渐脱,或肌肉震颤,或言语不清、吞咽不利,或头晕目眩,腰膝酸软,耳鸣健忘,咽干口燥,颧红盗汗;舌红少苔,脉沉细数。

治法:补益肝肾,滋阴清热。

代表方:虎潜丸。

药物组成:龟板、黄柏、知母、熟地、当归、白芍、干姜、锁阳、陈皮、牛膝、虎骨（猫骨代）。

（5）阴阳两虚。

证候表现:双下肢无力、肌萎缩失用等下半身症状显著,伴畏寒肢冷、腰膝酸软、头晕耳鸣;舌淡苔白,脉细滑。

治法:温肾填精。

代表方:地黄饮子。

药物组成:干地黄、巴戟天、山茱萸、石斛、肉苁蓉、五味子、肉桂、茯苓、麦冬、炮附子、石菖蒲、远志、薄荷、姜、枣。

（6）兼证。除以上证候外,湿热、痰瘀是本病常见的病理状态。

①兼湿热。

证候表现:肌肉跳动,言语不清,吞咽不利,身体困重,口干口苦口黏,大便黏滞不爽、小便短赤。

治法:利湿清热。

代表方:四妙丸。

药物组成:黄柏、薏苡仁、苍术、川牛膝。

②兼痰瘀。

证候表现:肢体无力,肌萎缩,或肌肉跳动,或肢体僵硬,或言语不清、吞咽不利,痰多气短,倦怠乏力;舌暗红,苔白腻,脉弦滑或脉沉细。

治法:理气化痰,祛瘀通络。

代表方:双合汤。

药物组成:桃仁、红花、生地、白芍、当归、川芎、半夏、茯苓、陈皮、甘草、白芥子、生姜。

（三）中医诊疗优势与特色

中医学运用其独有的整体观念、辨证论治,部分医家、学者已经积累了一些具有参考价值的临床试验数据,证实中医治疗对于病变神经元的恢复有一定的效果,可显著改善运动神经元病患者较为痛苦的吞咽功能、呼吸功能异常等,进一步减轻患者的症状,延缓病情,提高其生活质量。对于有肌萎缩症状的患者,可以采用中医传统疗法,中医传统疗法对于肌萎缩部位的疗效明显。目前中医辨治思路仍无统一标准,虽然取得了一定的临床疗效,但仍无法扭转患者的根本病程,还需要更加深入的研究,进一步规范辨证分型标准,找寻出最佳治疗方案,发挥中医药的独特疗效。

四、中西医协同治疗

(一)中西医协同治疗思路

现阶段运动神经元病尚无很好的治疗手段,部分中心已开展相关基因修饰治疗,具体疗效尚未公布,目前共识的治疗主要是应用延缓病情进展的利鲁唑、依达拉奉,但远期疗效仍较差,后期的呼吸道管理、营养支持是西医治疗的重点。在此病的全病程中,中医药的诊治都有一定优势,需根据个体情况辨证治疗。

(二)全病程协同

运动神经元病目前缺乏有效治疗手段,属于病情逐渐进展的疾病,需要中医全病程协同治疗,其核心病机为脾肾亏虚,从病的层面(全病程管理)应以补肾健脾为根本,脾肾亏虚,偏阴虚时以补中益气汤合左归丸为基本方;偏于阳虚时以补中益气汤合右归丸为基本方;阴阳两虚、兼夹痰浊时以地黄饮子为基本方。从证的层面(不同阶段、不同患者面临的病机特点不同)根据患者中医病机特点选择合理方剂,有上肢症状者合黄芪桂枝五物汤加减,下肢症状重、以湿热内盛为主者合四妙散加味;久病入络者加全蝎、蜈蚣、乌梢蛇等虫类通络药物;肝肾亏虚者加强补髓填精药物的使用。

(三)症状协同

1. 营养支持的协同　中医协同强化保证营养:运动神经元病患者因吞咽困难,情绪低落,甚至可因绝食,导致营养状态差,从而加重病情的进展。针对此类患者,中医健脾消食、疏肝解郁、益气养血类治疗有利于患者营养的吸收和机能状态的恢复。健脾消食可选择保和丸合六君子汤加减;疏肝解郁可选择四逆散合半夏厚朴汤或四逆散合栀子厚朴汤;益气养血可选择八珍汤、十全大补汤等。

2. 呼吸支持的协同　中医功法锻炼及使用补肾纳气药物减缓呼吸衰竭的进展:ALS患者后期均会出现呼吸困难、肺部感染,且多数患者死于肺部感染。在患者肺功能正常时嘱其多进行有氧运动、深呼吸、打太极拳、练习八段锦等锻炼;当有明显呼吸功能下降时应注意在健脾补肾同时适当加用蛤蚧、人参、五味子,甚至附子、干姜类药物。

3. 肢体痉挛的协同　痉挛明显者加芍药甘草汤缓急止痛,兼阳虚者用芍药甘草附子汤;肢体疼痛明显者根据病机,寒湿痛合乌头汤,阳虚合桂枝附子汤。

4. 焦虑、抑郁的协同

(1)焦虑:根据辨证酌情选用四逆散、半夏厚朴汤、柴胡加龙骨牡蛎汤、柴胡桂枝干姜汤、栀子厚朴汤、栀子豉汤等。

(2)抑郁:在抑郁治疗过程中,考虑到郁病以情绪低落为主,应注意加强温阳类方剂的使用,特别是桂枝甘草龙骨牡蛎汤、真武汤、四逆汤、桂枝去芍药加蜀漆牡蛎龙骨救逆汤的使用,兼躁烦时可用四逆散、丹栀逍遥散、栀子厚朴汤、柴胡加龙骨牡蛎汤、柴胡桂枝干姜汤等。

5. 失眠的协同　该病中后期患者抬头无力,呼吸气短,吞咽困难,易合并肺部感染,失眠的治疗用药选择较为困难,中医辨证治疗优势明显,根据辨证情况合用相关方剂予以治疗。

（1）肝气郁结证：柴胡疏肝散、逍遥散、丹栀逍遥散。

（2）肝郁痰阻证：半夏厚朴汤、温胆汤。

（3）忧郁伤神证：甘麦大枣汤、酸枣仁汤。

（4）阴虚火旺证：黄连阿胶汤。

6. 流涎的协同 流涎阳虚明显者合甘草干姜汤；痰湿重者加石菖蒲、远志、陈皮、半夏；脾阳虚者合理中汤；肾阳虚者合真武汤。

五、中西医协同的康复建议

（1）运动神经元病属于罕见病、不可逆性疾病，诊断后患者心理压力较大，焦虑、抑郁等心理问题发生率较高，应鼓励家属对患者进行心理护理，分散患者的注意力，使其心态得到改善，增强其护理依从性。

（2）运动神经元病属于消耗性疾病，积极补充营养非常关键，需要增加蛋白质的摄入，增强机体免疫力。

（3）运动神经元病患者后期发生呼吸衰竭的风险高，应尽早进行呼吸功能锻炼，特别是深呼吸以及吐纳等呼吸肌锻炼以延缓呼吸衰竭的进程。

（4）在发生呼吸功能不全时及早进行无创通气以及鼻饲进食或胃造瘘，均有重要临床价值。

六、总结与展望

目前 ALS 仍是世界性难题，因遗传因素复杂、多因素致病、隐匿性起病与进行性进展的特点，其确诊、病因和有效治疗手段尚未形成统一定论。世界范围内，与 ALS 有关的基础研究、技术手段更新、方针政策制定、新型药物研发等方面仍处于十分活跃的状态。随着研究的不断深入，有关理论也将被不断丰富和更新，但研究的可重复性、结论一致性、创新性仍有待提高。目前对于本病的中医研究已取得一定的进展，积累了具有一定参考价值的临床试验数据，但还需要大量的基础研究和大规模系统的临床研究作为支持。本病属于神经系统的难治性疾病，不仅给患者造成了极大的痛苦，还给社会及家庭带来了巨大的压力及负担，中医对于本病的疗效是值得肯定的，它弥补了西医治疗的不足。今后要更加深入研究本病的病因病机，制定统一规范的辨证分型标准用来指导临床，开发中医治疗运动神经元病的最佳疗法，使中医在本病的治疗中发挥更重要的作用。

第二节 多系统萎缩

多系统萎缩（MSA）是一种成人发病的、散发性、进行性、多部位的神经系统退行性疾病，以帕金森综合征、小脑性共济失调、锥体束征和自主神经功能障碍等多种表现的组合为特征。国外流行病学调查显示 50 岁以上人群 MSA 年发病率约为 3/10 万，我国尚无完整的流行病学资料。该病起病隐匿，进展快，患者平均生存期为 6~10 年。约 50% 的患者在出现运动症状后的 3 年内需要辅助行走，约 60% 的患者在 5 年后需要使用轮椅，卧床的平均时间为 6~8 年。为了更好地在临床推广中应用中西医协同在 MSA 诊治中的成果，我们整理本节以供临床参考。

一、病理机制

（一）现代医学观点

MSA 病因尚不明确，患者很少有家族史，研究表明 FC1 基因可能是 MSA 的致病基因之一。环境因素的作用尚不明确，有研究提示有机溶剂、重金属接触、塑料单体和添加剂暴露、从事农业工作可能增加 MSA 的发病风险。

其病理特征是由错误折叠的、过度磷酸化的纤维状 α-突触核蛋白（α-synuclein）组成的少突胶质细胞胞质内包涵体（GCIs）及神经元丢失。病变主要累及纹状体黑质系统、橄榄-脑桥-小脑系统和脊髓的中间内、外侧细胞柱和 Onuf 核。因为 MSA 包涵体的核心成分为 α-突触核蛋白，所以 MSA 和帕金森病（PD）、路易体痴呆一起被归为突触核蛋白病。

（二）中医学观点

中医文献中在痿证、喑痱、虚劳、颤证、头晕等疾病范畴中有关于 MSA 某一方面症状的描述及治疗记载，但缺乏将这些症状综合起来当作一个特异性综合征来审因辨证的思维，因此中医文献中缺乏与 MSA 较好对应的疾病实体。

（三）中西医认知互通

MSA 和 PD 等神经系统退行性疾病类似，都是病情不断进展加重，符合中医"正虚积损"渐进演变的病理过程。《景岳全书》曰："凡虚损之中……故或先伤其气，气伤必及于精，或先伤其精，精伤必及于气。"精能化气，气能生精，精与气递相损害是虚损的基本病机。MSA 和 PD 有一些共同的临床表现如行动迟缓、梦境演绎等，肝为罢极之本，《素问·上古天真论》云："肝气衰，筋不能动。"故 MSA、PD 患者行动迟缓为肝之精气虚衰所致。MSA 及 PD 之梦境演绎可归因于肝不藏魂，魂不守舍。但 MSA 多早期出现严重自主神经功能障碍，如性功能障碍、二便障碍等，皆为肾阳虚衰表现。直立性低血压乃精不化气，大气下陷所致。因此 MSA 的病机为肝肾精气虚衰，且相较 PD 而言，更容易出现精不化气、肾阳虚等特征。

二、西医诊断与治疗

（一）西医诊断

2022 年国际运动障碍协会（MDS）新发布的 MSA 诊断共识将 MSA 的诊断标准分为 4 类。根据主要的运动症状表现划分为 MSA-P 型和 MSA-C 型。

1. 神经病理确诊的 MSA　病理中枢神经系统 α-突触核蛋白形成的大量、独特的 GCIs，与纹状体或橄榄-脑桥-小脑的神经退行性变相关。

2. 临床确诊的 MSA

（1）自主神经功能障碍（至少有一项）：①不能用其他原因解释的排尿困难伴膀胱残余尿≥100 mL。②不能用其他原因解释的急迫性尿失禁。③神经源性直立性低血压（站立或者直立倾斜试验 3 min 内血压下降≥20/10 mmHg）。

（2）并且至少有以下一项：①对左旋多巴反应差的帕金森综合征。②小脑综合征（至少有步态共济失调、肢体共济失调、小脑性构音障碍或小脑性眼球运动障碍中的 2 种）。

（3）至少有两项支持特征和一项 MRI 标记，没有排除标准。

3. 临床很可能的 MSA

（1）至少有以下两项：①自主神经功能障碍（至少有一项）：不能用其他原因解释的排尿困难伴排尿后有残余尿；不能用其他原因解释的急迫性尿失禁；神经源性直立性低血压（站立或者直立倾斜试验 10 min 内血压下降≥20/10 mmHg）。②帕金森综合征。③小脑综合征（至少有步态共济失调、肢体共济失调、小脑性构音障碍或小脑性眼球运动障碍中的 1 种）。

（2）至少有一项支持特征，没有排除标准。

4. 支持性临床特征（13 项）　运动症状出现后 3 年内快速进展；运动症状出现后 3 年内中度至重度姿势不稳；运动症状出现后 3 年内出现严重构音障碍；运动症状出现后 3 年内出现严重吞咽困难；由左旋多巴诱发或加重的颅颈肌张力障碍并不伴肢体异动；吸气性喘鸣；吸气样叹息；肌阵挛样姿势或运动性震颤；病理性哭笑；不明原因的巴宾斯基（Babinski）征；姿势畸形；手脚冰冷伴颜色改变；勃起功能障碍（60 岁以下）。

5. 排除标准（8 项）　对多巴胺能药物的明显和持续的反应；嗅觉测试提示不明原因的嗅觉缺失；认知波动，注意力和警觉性明显变化，视觉感知能力早期下降；发病 3 年内非药物导致的波动性视幻觉；发病 3 年内根据 DSM-V 诊断为痴呆；下视性核上性麻痹或垂直扫视减慢；脑部 MRI 结果提示另一种诊断（如多发性硬化、血管性帕金森综合征、继发性小脑疾病等）；其他的可导致自主神经衰竭、共济失调或帕金森综合征的 MSA 类似情况（包括遗传性或症状性共济失调等）。

6. MRI 标记物　见表 10-2-1。

表 10-2-1　MRI 标记物

分类	MRI 征象 （每个受影响的脑区，无论是萎缩还是弥散增加，都算作一个 MRI 标记物）
MSA-P　十字面包征	以下部位萎缩：壳核（且有磁敏感序列的信号下降）、小脑中脚、脑桥、小脑； 以下部位弥散增加：壳核、小脑中脚
MSA-C　十字面包征	以下部位萎缩：壳核（且有磁敏感序列的信号下降）、幕下结构（脑桥和小脑中脚） 以下部位弥散增加：壳核

7. 可能的前驱期 MSA　诊断标准及临床症状见表 10-2-2。

表 10-2-2　可能的前驱期 MSA 诊断标准及临床症状

诊断标准	临床症状
临床非运动特征 （纳入标准）	至少有以下 1 种： 1. 快速眼动睡眠行为障碍（多导睡眠监测确诊） 2. 神经源性直立性低血压（站立或者直立倾斜试验 10 min 内血压下降≥20/10 mmHg） 3. 泌尿生殖系统功能障碍

诊断标准	临床症状
临床运动特征	至少有以下 1 种： 1. 轻微的帕金森综合征 2. 轻微的小脑综合征
排除标准	无

（二）西医治疗

目前 MSA 缺乏修饰治疗，主要是针对特定临床症状进行对症治疗。

MSA-C 型患者主要表现为共济失调，既往研究表明丁螺环酮可用于改善 MSA 患者的共济失调，但效果欠佳。物理治疗对患者的步态、平衡和整体协调性以及言语治疗对构音障碍可能有一定的改善作用。MSA-P 型患者的帕金森样症状可使用左旋多巴作为一线治疗药物，约 30% 的 MSA 患者可能对该药物有效，剂量可达到 2 g/d。金刚烷胺（剂量可达到 300 mg/d）可作为备选方案，因多巴胺受体激动剂加重直立性低血压等副作用比较突出，临床上需谨慎使用。目前不建议 MSA 患者进行 DBS 手术。如果 MSA 患者合并局灶性肌张力障碍，推荐肉毒毒素注射治疗，但应慎用于颈项前屈患者，因为有可能增加吞咽困难的风险。

直立性低血压的治疗首先应改变生活方式和采用物理治疗，应指导患者进行体力对抗练习。适度增加食盐摄入，保持足够水分摄入，并避免大量进食。此外，通过穿长袜和戴腹带增加静脉压力也有帮助。夜间采用头高位睡眠，可以减少卧位性高血压及其所致的夜尿增多。当上述治疗方式疗效不佳时，可考虑使用米多君、屈昔多巴等升压药。吡啶斯的明可激活交感神经活性，也有可能改善直立性低血压。部分患者可同时合并卧位性高血压，可能需要通过睡前加餐或使用短效降压药降低夜间血压。

对于逼尿肌过度活跃导致的尿急、尿频和急迫性尿失禁，可考虑使用包括抗胆碱药在内的解痉药，但需要密切监测是否出现尿潴留及认知功能下降等副作用；逼尿肌和尿道括约肌内注射 A 型肉毒毒素被认为是一种安全有效的治疗方法。α-肾上腺素受体阻断剂（如坦索罗辛）对缓解神经源性尿潴留可能有帮助。间歇性自我清洁导尿被认为是 MSA 尿潴留的一线治疗方法。便秘等的治疗需使用综合策略，包括非药物治疗措施，如运动、保证液体和膳食纤维摄入，以及按需使用泻药（如聚乙二醇）和促胃肠动力药（如枸橼酸莫沙必利）等。cGMP 特异性磷酸二酯酶 5 抑制剂西地那非可改善 MSA 患者的勃起功能障碍，但有可能掩盖或加重相关患者的直立性低血压症状。

MSA 患者常合并快速眼动睡眠行为障碍（RBD），容易造成患者自伤及床伴受伤，首先要营造安全的睡眠环境，以防止患者跌倒和受伤。RBD 的一线治疗药物是氯硝西泮，推荐剂量为 0.5～2 mg，但应从小剂量开始应用。如果患者有阻塞性睡眠呼吸暂停低通气综合征及喘鸣应避免使用，以免进一步增加患者呼吸暂停的风险。也可考虑使用褪黑素，建议睡前使用剂量为 3～12 mg，平均有效剂量为 6 mg。针对合并夜间喘鸣的 MSA 患者，建议使用持续气道正压通气或气管造瘘术进行治疗。

（三）西医诊疗优势与特色

借助现代检查手段如 MRI、PET 等，MSA 目前已经可以较早做出诊断，但尚无有效的疾病修饰治疗,病情不能逆转,呈进行性加重趋势,预后较差,晚期患者主要依靠生命支持手段,西医的一些支持手段对于延长患者生存期具有不可替代的作用。

三、中医诊断与治疗

(一)中医诊断

如前所述,中医缺乏与 MSA 相对应的疾病实体,"喑痱""颤证""头晕""痿证"等症状性诊断都不能完全覆盖 MSA 的特征性症状,同时中医学缺乏对这种慢性神经系统退行性疾病进行大量、系统的观察,缺乏将该病前驱期和运动期作为一个整体病程以及将患者的自主神经衰竭和运动症状的病机进行有机统一的学术思辨,因此,不建议将其与中医文献当中某一疾病简单附会,应该以开放的心态,在借鉴现代医学对该病认识的基础上,承认其为中医新近认识的疾病,并进行审证求因及辨病、辨证论治。

(二)中医治疗

在 MSA 病程中,常常因脏腑传变导致多脏腑杂合受累及因虚致实导致虚实夹杂,从而在核心病机的基础上,发生病机的延展性变化。常见的衍生病机(证型)如下。

(1)精不化气,大气下陷。

证候表现:神疲乏力,立则头晕,甚者黑矇昏厥等;舌质淡,苔薄白,脉沉细弱。

治法:补气升陷。

代表方:补中益气汤加减。

药物组成:人参、白术、黄芪、升麻、柴胡、当归、甘草、陈皮。

(2)肾阳虚衰,气化失司。

证候表现:阳痿不举,排尿费力,甚者小便闭塞不通;舌淡,苔薄白,脉沉迟无力。

治法:温肾利水。

代表方:济生肾气汤合春泽汤加减。

药物组成:牛膝、车前子、附子、肉桂、熟地、山药、山茱萸、泽泻、茯苓、牡丹皮、人参、白术、柴胡、麦冬。

(3)虚气留滞,痰瘀互结。

证候表现:语弱声嘶,喉间痰多,饮食数呛;舌暗,苔腻,脉滑或脉涩。

治法:化痰活血通络。

代表方:地黄饮子合化痰通络汤加减。

药物组成:熟地、石斛、麦冬、五味子、肉桂、附子、薄荷、生姜、大枣、山茱萸、石菖蒲、远志、茯苓、肉苁蓉、巴戟天、丹参、半夏、橘红、枳壳、川芎、茯神、党参、红花、甘草。

(三)中医诊疗优势与特色

MSA 目前尚缺乏有效的修饰治疗,临床上多系统受累,特别是自主神经衰竭严重影响了患者的生活质量。从补益肝肾、温阳益气等方面着手对改善 MSA 患者自主神经衰竭如直立性低血压、泌尿生殖系统功能障碍有一定疗效。目前研究"虚气留滞"是神经系统退行性病变的重要病机,也符合 MSA 中医"正虚积损""因虚致实"渐进演变的发展过程,因此补益肝肾、温阳益气有潜在的疾病修饰作用。

四、中西医协同治疗

（一）中西医协同治疗思路

MSA 西医治疗主要是针对相关症状给予改善症状的药物，但大多数效果有限，亦不能控制病程，而中医在补益肝肾、温阳益气类扶正治疗基础上根据兼夹邪气采用的不同治疗方式有利于减轻症状，延缓病程。

（二）全病程协同

中西医协同诊治 MSA，主要根据临床症状表现类型进行西医对症治疗及中医辨证论治，MSA 主要分为 MSA-P 型和 MSA-C 型，反映了纹状体和小脑通路受累的侧重。

1. MSA-P 型   运动不能/强直症状突出，中医认为阳主动，故在病证结合基础上加淫羊藿、黄芪益气温阳，加葛根解肌舒筋。

2. MSA-C 型   以姿势不稳症状较为突出，中医认为"诸风掉眩，皆属于肝"，故在病证结合基础上加天麻、钩藤、龙骨、牡蛎等平肝熄风。

（三）症状协同

1. RBD   抑肝散。

2. 便秘   多为虚秘，全氏温润通便汤：肉苁蓉 30 g，火麻仁 30 g，当归 15 g。

3. 汗多   多属虚证，气虚者用玉屏风散，兼阴虚者用当归六黄汤。

4. 小便失禁   合缩泉丸加减。

5. 直立性低血压   补中益气汤加减。

6. 泌尿功能障碍及性功能障碍   赞育丸加减。

7. 焦虑、抑郁   柴胡加龙骨牡蛎汤加减。

五、中西医协同的预防与防复发建议

MSA 目前还缺乏有效的修饰治疗，与 PD 相比对症治疗效果差，进展快，重点是要尽可能避免并发症的发生。针对有窒息风险的患者，需注意观察患者睡眠时的呼吸次数、是否出现鼾声增强；有无喘鸣发作以及睡眠呼吸暂停综合征等情况，发现异常及时唤醒，并进行睡眠呼吸监测，严重者给予气管插管或切开。有直立性低血压的患者，活动中可发生头晕、跌倒、视物模糊等情况，患者变换体位时动作应缓慢，加强保护措施，避免头部和四肢发生外伤、骨折。嘱患者平时常服温阳益气的中药或成药，可改善症状，并有潜在的疾病修饰作用。

六、总结与展望

MSA 是临床上进展较快、缺乏明显疗效的神经系统退行性疾病，在 MSA 非运动症状的处理上中西医协同可以起到相互补位、取长补短的作用，可以更好地改善患者的生活质量，并有可能存在潜在的修饰治疗作用。然而，MSA 作为新近纳入中医视野的一种疾病，如何在内化现代医学对其研究的基础上同时保证中医的思辨特色，将 MSA 的病因病机及理法方药系统化，并能切实符合临床实践，尚需做大量的研究工作。

主要参考文献

［1］ 周诗远,石学敏.运动神经元病的中医研究进展及治疗现况［J］.中华中医药杂志,2018,33(6):2468-2471.

［2］ 中华医学会神经病学分会肌萎缩侧索硬化协作组.肌萎缩侧索硬化诊断和治疗中国专家共识2022［J］.中华神经科杂志,2022,55(6):581-588.

［3］ 胡小花,郭健,徐仁伵.运动神经元病的中医药研究现状［J］.中国老年学杂志,2015,35(16):4703-4705.

［4］ 郑瑜,周炜,杨碧莹,等.肺脾论治对肌萎缩侧索硬化肌力及呼吸功能的影响［J］.辽宁中医杂志,2016,43(8):1676-1677.

［5］ 顾剑雄,蒋昱雯,顾锡镇.顾锡镇教授从脾肾论治肌萎缩侧索硬化症经验［J］.天津中医药,2020,37(4):438-441.

［6］ 王会平,张晓宇,李建,等.运动神经元病的中医药治疗研究进展［J］.中华中医药学刊,2020,38(3):71-74.

［7］ 董兴鲁,韩奕,张肖,等.运动神经元病中医临床辨治思路探讨［J］.中华中医药杂志,2017,32(4):1647-1649.

［8］ 黄红梅,孙塑伦,高颖.运动神经元病中医研究现状分析与思考［J］.北京中医药大学学报,2003,26(2):65-67.

［9］ 孙巍,张静生.张静生教授以痿证论治运动神经元病［J］.辽宁中医药大学学报,2014,16(9):204-205.

［10］ 王雪飞,李立,吴以岭.中西医结合论治运动神经元病［J］.辽宁中医杂志,2007,34(1):120-122.

［11］ WOOD-ALLUM C, SHAW P J. Motor neurone disease:a practical update on diagnosis and management［J］.Clin Med (Lond),2010,10(3):252-258.

［12］ SCHRAG A, BEN-SHLOMO Y, QUINN N P. Prevalence of progressive supranuclear palsy and multiple system atrophy:a cross-sectional study［J］. Lancet,1999,354(9192):1771-1775.

［13］ WAN L L,CHEN Z,WAN N,et al. Biallelic intronic AAGGG expansion of RFC1 isrelated to multiple system atrophy［J］.Ann Neurol,2020,88(6):1132-1143.

［14］ 赵迪,陈志刚,薛静,等.从"正虚积损"论治多系统萎缩［J］.中医杂志,2021,62(14):1269-1272.

［15］ 中华医学会神经病学分会睡眠障碍学组.中国快速眼球运动睡眠期行为障碍诊断与治疗专家共识［J］.中华神经科杂志,2017,50(8):567-571.

［16］ 杨浩宇,张莉莉,顾成娟,等.肉从蓉、火麻仁、当归治疗老年性便秘——仝小林三味小方撷萃［J］.吉林中医药,2020,40(10):1279-1281.

第十一章 前庭疾病

第一节 良性阵发性位置性眩晕

良性阵发性位置性眩晕(benign paroxysmal positional vertigo,BPPV)是一种相对于重力方向的头位变化所诱发的,以反复发作的短暂性眩晕和特征性眼震为表现的外周性前庭疾病。流行病学显示 BPPV 年患病率约 1.6%,终生患病率约 2.4%,前庭性眩晕患者中,BPPV 占 20%~30%。本病发病与年龄及性别相关,在 40 岁以上人群中发病率明显增高,女性发病率高于男性。BPPV 病程反复,缓解通常需要数天到数周,虽具有自限性,但可对患者的日常生活造成影响,并对社会造成了较大的经济负担。为了更好地在临床推广中应用中西医协同在 BPPV 诊治中的成果,我们整理本节以供临床参考。

一、病理机制

(一)现代医学观点

BPPV 的发病机制目前尚未完全明晰,被广泛接受的理论包括管结石和嵴帽结石学说,即椭圆囊斑上的耳石颗粒脱落后,异位进入半规管管腔或黏附于壶腹嵴嵴帽,当患者头位在重力方向上变化时,异位的耳石颗粒受到重力作用,在相对于半规管管壁的位置发生移动,引起内淋巴液流动或牵拉壶腹嵴嵴帽,以致壶腹嵴嵴帽产生偏移,引起支配该半规管的前庭神经兴奋或抑制,受累半规管电活动信号经过传导,投射到动眼神经核,引起所支配的眼肌收缩、眼震,从而出现相应的体征及症状。当异位的耳石颗粒移位到半规管中新的重力最低点时,内淋巴液不再流动,偏移的嵴帽回复至原位,相应的症状和体征即消失。若嵴帽结石产生持续牵拉作用,则嵴帽难以回复至原位,患者症状、体征持续时间较长。

(二)中医学观点

BPPV 在中医学中当属"眩晕"范畴。中医学认为,本病病位在脑部清窍,伴随头晕的常见症状如恶心、呕吐、胸闷、苔腻、脉滑等,均为痰湿所致。长期痰浊积聚可化热生风,当风痰上扰,或因先天肝肾功能不足,不能潜阳,虚风内动,夹痰湿之邪上扰清窍,引起头晕目眩;痰浊内阻中焦,致胃气不和而上逆,故见恶心、呕吐;痰浊阻塞上焦,则致胸中满闷。痰浊作为有形之邪,易阻碍气血流通,造成瘀血,引起经络不畅,清窍失养。由外伤(如跌打损伤)引起的继发性耳石症,常伴随瘀血。故本病主要病理因素包括痰湿、瘀血、内风,或伴有火热。辨证时当分清虚实,实证多因痰浊阻塞,气机不调,或痰火上逆,侵犯清窍,或痰瘀阻塞清窍;虚证则因气血不足,清窍失养,或肝肾阴虚,虚风上扰,或肾精不足,脑髓不充。《难经·四十九难》曰："饮食劳倦则伤脾。"致脾运化无力,水谷不归正化,而易酿生痰湿。而在现代社会,恣食肥甘厚味者多,贪恋醇酒佳酿者多,内蕴痰湿、湿热者多;痰浊阻碍气血运行,易产生气滞、血瘀等病变,久病正衰,亦化热生风,而又变生气血两虚、肝肾不足、内风挟痰等证候,因此 BPPV 病变多涉及脾、肾、肝三脏,常责之脾脏亏虚,酿湿生痰;或肝肾阴虚,内风挟痰。

(三)中西医认知互通

现代医学认为 BPPV 是耳石自椭圆囊斑脱落并落入半规管内所致。头部在受累的半规管所在平面上运动时,异位的耳石在重力作用下相对半规管管壁发生移位,带动内淋巴液在膜迷路中流动,造成壶腹嵴嵴帽偏移,诱发位于受累嵴帽底部的毛细胞电活动异常,并将电信号由前庭神经传入,从而引起患者位置性眩晕和眼震(管石症)。还有一类较为少见的 BPPV,异位的耳石黏附在半规管壶腹嵴嵴帽上,而耳石的密度远大于内淋巴液的密度,使得壶腹嵴嵴帽对重力较为敏感,在壶腹嵴长轴与重力方向不一致时,壶腹嵴嵴帽受到耳石牵拉,产生偏移,诱发位置性眩晕和眼震(嵴帽结石症)。BPPV 位置性眼震的方向,由半规管感受器及其对应的眼外肌决定。此外,BPPV 患者及无 BPPV 病史的患者在手术中,均可观察到经扫描电镜检测发现的与退化的耳石形态一致的颗粒物,似乎表明 BPPV 发生应与病变半规管内的耳石数量达到某个"临界值"有关。

BPPV 发病呈反复性、阵发性、短暂性,其中"起则头眩"的发病特征,符合中医学苓桂术甘汤证,而在 BPPV 复位后出现的持续头晕不稳症状,"其人苦冒眩",又符合泽泻汤证,故现代中医学者多从"痰""湿"辨证 BPPV。流行病学调查显示,BPPV 在 40 岁以后发病率显著升高,中医学认为,五七之后阳明脉渐衰,七七之后肾气渐弱,脾肾不足,精微运化及水液输布失施,则聚而为痰湿。有研究发现,BPPV 的发病与糖尿病、高血压、高尿酸、高血脂、中风、饮酒频率高及血清维生素 D 含量下降显著相关。而高血脂、高尿酸多归类于中医学中的痰浊、湿浊;高血压归于肝风;酒为辛辣湿热之品,过度饮酒则损害脾胃,内生痰湿,可见西医总结的 BPPV 发病特点和中医学中眩晕与痰、内风密切相关的理论不谋而合,提示我们在诊治过程中应注意对痰湿和内风进行治疗。

二、西医诊断与治疗

(一)西医诊断

BPPV 诊断需满足以下三点:①相对于重力方向改变头位后出现反复发作的、短暂的眩晕或头晕(通常持续不超过 1 min)。②位置试验中出现眩晕及特征性位置性眼震。③排除其他疾病,如前庭性偏头痛、前庭阵发症、中枢性位置性眩晕、梅尼埃病、前庭神经炎、迷路炎、上半规管裂综合征、后循环缺血、直立性低血压等。Frenzel 镜及眼震视图对观察位置性眼震,尤其是较弱或持续时间短的眼震十分有益。眼震视图可以记录眼球运动情况,有助于更好地观察和识别各种眼震及其变化。具体各型 BPPV 责任半规管的诊断方法如下。

1. 后半规管管石症(pc-BPPV) ①由起卧或卧位翻身所诱发的反复发作的位置性眩晕或位置性头晕。②发作持续时间不大于 1 min。③Dix-Hallpike 试验或 Semont 诊断试验可诱发有潜伏期的位置性眼震,潜伏期常不长于 0.5 min,患者眼震为以垂直上跳(朝前额）为主的眼震,伴有眼球上极转向低位耳的扭转,发作持续时间少于 1 min。④不归因于其他疾病。

2. 水平半规管管结石症(hc-BPPV)   ①由起卧或卧位翻身所诱发的反复发作的位置性眩晕或位置性头晕。②发作持续时间少于 1 min。③卧位翻滚试验可诱发潜伏期短暂或无明显潜伏期的位置性眼震,头部转向健侧或患侧均可诱发朝向低位耳的向地性眼震,眼震持续时间少于 1 min。④不归因于其他疾病。

3. 水平半规管嵴帽结石症(hc-BPPV-cu)   ①患者常主诉为反复发作的位置性眩晕或位置性头晕,起卧或卧位翻身时均可诱发。②卧位翻滚试验可诱发潜伏期短暂或无明显潜伏期的位置性眼震,头部转向健侧或患侧均可出现水平朝向的背地性眼震,无明显衰减,眼震持续时间长于 1 min。③不归因于其他疾病。

4. 前半规管管结石症(ac-BPPV)   ①患者常主诉反复发作的位置性眩晕或位置性头晕,通常由直立位变卧位或仰卧位翻身时诱发。②发作持续时间少于 1 min。③双侧或单侧 Dix-Hallpike 试验和(或)深悬头位检查诱发潜伏期通常少于 0.5 min 的位置性眼震,眼震方向主要为垂直下跳,持续时间少于 1 min。④不归因于其他疾病。

5. 可能的 BPPV   ①患者常主诉为在重力方向改变头位时出现反复发作的、短暂的眩晕或头晕。②发作持续时间不超过 1 min。③动态位置试验未诱发出相应的眼震及眩晕。④不归因于其他疾病。

(二)西医治疗

1. 耳石手法复位治疗   耳石复位是目前治疗 BPPV 的主要方法,操作简便,可徒手或借助仪器完成,效果良好。复位时应根据不同 BPPV 类型选择相应的方法。

(1)pc-BPPV:一般首选 Epley 法,如 Epley 法疗效不佳或患者不能合作,可选改良的 Epley 法或 Semont 法进行复位等,必要时可多种方法交替或重复使用。

(2)hc-BPPV:①向地性眼震(含转换为向地性的背地性眼震):常采用 Gufoni 法(倒向健侧)或者 Barbecue 法。两种方法可单独使用或者交替使用。②不可转换的背地性眼震:可采用改良的 Semont 法或者 Gufoni 法(倒向患侧)。

(3)ac-BPPV:可采用 Yacovino 复位法,本方法尤其适用于难以确定患侧的患者。

(4)多半规管 BPPV(mc-BPPV):此类少见,治疗应对受累半规管内异位耳石逐个选用相应手法进行复位,顺序上,依据受累半规管耳石所诱发眩晕和眼震强烈程度,由强到弱依次进行,一个半规管复位成功后,其余受累半规管的复位治疗可间隔 1~7 天进行,不必操之过急。此外,mc-BPPV 常继发于外伤、感染、梅尼埃病等原发病,应注意原发病的治疗。

2. 耳石复位仪辅助复位治疗   耳石复位仪具有复位操作角度精准,不受患者不配合或操作者手法不规范的限制,重复性高。另外,对于肥胖、动作不协调、颈部活动受限、骨折等操作困难的患者,耳石复位仪辅助复位有着明显的优势。

3. 药物治疗   原则上药物并不能直接作用于异位的耳石,使其复位,但因 BPPV 可能和内耳病变有关,或合并其他眩晕疾病,如前庭性偏头痛、前庭神经炎等,在以下情况时可以考虑药物辅助治疗:①当合并其他疾病,治疗伴发病时。②复位后有残余的头晕等症状时,可给予改善内耳循环的药物,如倍他司汀、银杏叶制剂等。③部分患者眩晕呕吐等前庭症状严重时可给予前庭抑制剂对症治疗,但因前庭抑制剂可抑制或减缓前庭功能的恢复和代偿,通常不推荐长时间使用或常规使用。

4. 手术治疗　对于诊断清楚、责任半规管明确且固定,经过长时间(通常 1 年以上)的规范耳石复位等综合治疗后仍然无效,且患者日常活动严重受限的难治性 BPPV,在患者有强烈意愿的情况下,可以考虑行半规管阻塞术等手术治疗。

5. 前庭康复训练　前庭康复训练是一种物理训练方法,通过前庭代偿及中枢适应性机制,提高患者平衡功能,减轻前庭损伤所致的后遗症。前庭康复训练可以用于 BPPV 患者的辅助治疗。对于手法或耳石复位仪辅助复位无效,以及复位后仍有残留症状的患者,前庭康复训练可有帮助。对于前庭症状严重或复位治疗不耐受的患者,在复位治疗前可使用前庭康复训练,以提升患者对复位治疗的耐受性。另外,若患者不耐受或者拒绝耳石复位治疗,则前庭康复训练可作为替代疗法。

(三)西医诊疗优势与特色

BPPV 西医诊断方案明确,床边体格检查有助于迅速明确眩晕病因,治疗上包括复位治疗、药物治疗、手术治疗、前庭康复训练等,复位治疗具有起效快、简单方便的优点,但部分患者对复位治疗不能耐受,或心理抗拒,不愿接受复位治疗;即使经过复位治疗,本病仍易于复发,且一些患者耳石复位后会残留头晕、头昏沉不适症状,长期残留的头晕症状对患者产生身体和心理的双重打击,可能伴发持续性姿势知觉性头晕;对于部分不便于手法复位治疗的患者,需进行耳石复位仪辅助复位治疗,但相关复位仪器治疗费用较高,会增加患者就医负担。

三、中医诊断与治疗

(一)中医诊断

BPPV 属于中医学"耳眩晕"范畴,症见头晕目眩、视物旋转,轻者闭目即止,重者如坐车舟,甚至跌倒。症状严重者可伴有恶心、呕吐、辘轳转关、汗出、面色苍白等表现。眩晕症状持续时间短暂,在头位改变,如起床、卧倒、翻身、抬头、低头时反复发作,发作后常残留头晕、头昏沉不适症状。

(二)中医治疗

1. 辨证论治　在尽可能手法复位的基础上,根据急性期、缓解期进行分期治疗。

1)急性期

(1)痰浊上蒙。

证候表现:眩晕反复发作,伴头部困重,肢体沉重力弱,胸闷,恶心、呕吐,食少多痰;舌淡或红,苔白腻或黄腻,脉弦或滑。

治法:熄风化痰,健脾祛湿。

代表方:半夏白术天麻汤。

药物组成:半夏、白术、天麻、茯苓、甘草、橘红、生姜、大枣。

(2)肝火上炎。

证候表现:症见眩晕反复发作,伴耳鸣、口苦、失眠多梦,遇劳烦、郁怒而加重,颜面潮红,急躁易怒;舌红,苔黄或黄腻,脉弦数。

治法：清肝泻火利湿。

代表方：龙胆泻肝汤。

药物组成：龙胆草、黄芩、栀子、泽泻、木通、车前子、当归、生地、柴胡、生甘草。

2）缓解期

（1）气血两虚。

证候表现：头晕，可无眩晕或视物旋转，伴劳累加重，神疲乏力，倦怠懒言，心悸少寐，纳少腹胀；舌淡，苔薄白，脉细弱。

治法：益气养血。

代表方：八珍汤。

药物组成：人参、白术、茯苓、甘草、熟地、川芎、白芍、当归。

（2）肝肾亏虚。

证候表现：头晕，可无眩晕或视物旋转，伴精神萎靡、腰膝酸软、少寐多梦、健忘、两目干涩、视力减退，或遗精滑泄，或五心烦热、两颧发红、咽干；舌红，苔少，脉细数。

治法：补益肝肾。

代表方：大补元煎。

药物组成：人参、山药、熟地、杜仲、当归、山茱萸、枸杞子、甘草。

2. 针灸治疗

（1）急性期：①主穴：百会、风池、听宫、听会和翳风。②配穴：痰浊者，配丘墟、丰隆、公孙。肝火上炎者，配行间、太冲、合谷。

（2）恢复期：①主穴：百会、神庭、印堂、风府。②配穴：气血两虚者，配足三里、梁门、血海、中脘。肝肾亏虚者，配肾俞、肝俞、三阴交、天枢。

3. 穴位贴敷　药物组成：天麻 9 g，钩藤 10 g，石决明 30 g，茯苓 12 g，泽泻 15 g，党参 12 g。以上药物研磨成粉剂，用姜汁调和成糊状，搓成小丸，用医用胶布贴于涌泉、太冲、阴陵泉、肾俞、足三里、内关，均同时取双侧穴位，隔日 1 次，每次贴敷 4 h，注意观察患者皮肤有无红肿热痛。

（三）中医诊疗优势与特色

本病西医手法复位后的复发率较高，且部分患者对手法复位不耐受或不接受。中医药在提升本病的疗效、缩短疗程、降低复发率方面，有广泛应用前景，对于有耳石复位禁忌或不耐受、不接受耳石复位的患者也是一个重要的替代治疗方法。通过应用中药、针灸等中医治疗方法，可调整肝脾肾脏腑功能，祛除痰浊、气滞、瘀血等病理产物，使邪去正复，耳目充养，眩晕自止，还可减轻手法复位时的自主神经症状，降低复发率，缓解残留症状，但中医治疗方法缺乏大规模随机对照临床试验的验证。

四、中西医协同治疗

（一）中西医协同治疗思路

针对急性期发病的 BPPV 患者，耳石复位是首选治疗方案，残留头晕不适症状采用中医辨证治疗；针对部分反复耳石脱落、耳石复位困难患者，治疗重点为在复位治疗同时，应根据中医辨证情况给予辨证治疗；甚至部分手法无法复位、眼震无法消失、眩晕症状不重的患者,应该以中医治疗为主。

(二)全病程协同

BPPV 属于发作性疾病,急性发作期以手法复位为主,恢复期及特殊患者发作期采用中医辨证治疗,但中医药治疗可以贯穿始终,一般根据病程采取阶段性治疗策略。

(三)阶段协同

1. 发作期治疗　耳石复位是 BPPV 发作期的首选治疗方案,若患者能耐受,可首先考虑行手法复位或耳石复位仪辅助复位。若患者眩晕、呕吐症状较重,且不适宜进行复位治疗,可先行异丙嗪、甲氧氯普胺等药物肌内注射,以抑制前庭功能,止呕,减轻恶心和呕吐症状,但不宜长时间使用。同时,对于不接受或不耐受复位治疗者,给予辨证施药,针刺百会、风池、听宫、听会和翳风,以达到和胃化痰、清利头目的目的。

另对于 BPPV 伴有严重呕吐症状者,可给予中医协同治疗,如实证者给予小半夏汤,虚证者给予旋覆代赭汤,汤剂如难以接受,可选用散剂对症处理,如五苓散、丁香柿蒂散,呕吐症状缓解后,再依据诊疗方案辨证选方治疗。呕吐的症状协同还可选取中脘及双侧足三里、内关给予针灸治疗。

2. 残留期治疗　在 BPPV 复位后不少患者位置性眩晕症状虽消失,但仍残留头晕、步态不稳、漂浮感等症状,担心再次发作,西医可能与残留的细小耳石颗粒、骨质疏松、耳石器功能障碍、外周前庭-中枢再适应及焦虑有关,可给予倍他司汀、维生素 D、钙剂、抗焦虑药、前庭康复训练、心理支持治疗,但疗效均不确切,部分患者症状长期迁延,甚至伴发持续性姿势知觉性头晕。BPPV 残留症状总体属于中医学"耳眩晕"范畴,中医可从风、火、痰、瘀、虚方面论证,通过中药、针灸、耳穴压豆等方法,帮助机体祛除病理产物,调理气机,恢复脏腑功能,且患者接受度高,临床应用广阔,具有一定优势。

五、中西医协同的预防与防复发建议

鉴于 BPPV 极易复发,应强调治疗和预防双管齐下。

现代医学模式认为,低血清维生素 D 水平是 BPPV 的危险因素,维生素 D 缺乏可能影响耳石的结构和完整性,补充维生素 D 有一定预防再发的作用。同时头部外伤、长时间固定头位、身体基础疾病在 BPPV 发病中扮演了重要角色,进行耳石手法复位后,应避免头部撞击或加速度过快,以免过度的机械震动导致耳石再次脱落。平时应避免长时间固定头位,积极治疗全身基础疾病,控制血糖、血压、血脂水平,养成良好的生活习惯,避免熬夜。

中医方面,可根据患者体质类型,给予中药丸散剂或食疗调理,以减少复发,如阴虚体质者可给予百合麦冬粥或六味地黄丸,痰湿体质者给予薏米枇杷粥或参苓白术丸,瘀血体质者给予桃仁、山楂煲汤或桂枝茯苓丸,脾虚者给予山药莲子汤或补中益气丸。

六、总结与展望

在现代医学中,BPPV 发作期可利用眼震视图明确病变责任半规管,手法复位能迅速缓解患者症状,在缓解期可行前庭肌源性诱发电位检查、视频头脉冲试验等评估椭圆囊、半规管等前庭器官情况和复发风险。对于恐惧或有复位禁忌证的患者,中医治疗接受度高,耳石残留后头晕、头昏沉患者,可运用中药、针刺等治疗,调和阴阳,利用中医"治未病"的优势,及时采取措施,防止痰湿长期积聚,以传他变。采用中西医协同的治疗方法,有望为 BPPV 患者带来更全面的治疗前景。通过全面评估病情,精确地制订综合治疗计划,并在多个治疗环节、层面和途径上进行干预,可以充分发挥两种医学体系的优势,共同提升 BPPV 的诊疗水平。

第二节　前庭性偏头痛

前庭性偏头痛(vestibular migraine,VM)是一种临床常见的、具有遗传倾向的,以反复发作的眩晕或头晕为主要临床表现,常伴有恶心、呕吐,可伴或不伴头痛的中枢前庭疾病。既往将眩晕与偏头痛共存的疾病称为偏头痛、偏头痛相关性眩晕、前庭性偏头痛、良性复发性眩晕、偏头痛相关性前庭功能障碍等,直到 2001 年,德国慕尼黑大学医学院眩晕及平衡障碍中心的 Brandt 团队将该类疾病命名为前庭性偏头痛并提出诊断标准。2012 年,Barany 协会和国际头痛协会在 Brandt 团队诊断标准的基础上修饰改进,并提出了新的诊断标准,得到广泛认可与应用。前庭性偏头痛在人群中总患病率为 $1\%\sim3\%$,$10\%\sim30\%$ 的前庭性偏头痛患者会到医院就诊,在头晕门诊中,前庭性偏头痛是最常见的头晕疾病。为了更好地在临床推广中应用中西医协同在前庭性偏头痛诊治中的成果,我们整理本节以供临床参考。

一、病理机制

(一)现代医学观点

前庭性偏头痛的病理生理学机制尚不完全清楚,目前大多数机制假说多基于偏头痛的研究提出,一般认为与离子通道缺陷、皮层扩布性抑制、炎症及遗传易感性、头痛和前庭神经传导通路重叠、中枢信号整合异常、激素水平变化有关。

(二)中医学观点

前庭性偏头痛根据其眩晕主症,多归属于中医学"眩晕"的范畴,其常合并有头痛症状,又可归属于"头痛""头风"的范畴。本病病位在头窍,头部易受风邪侵袭,发病急骤、无定时、无规律,且有多种眩晕发作形式等特点,与风性善行数变,致病变幻无常,发病迅速相一致。本病反复发作,缠绵难愈,与"风""火""痰""瘀""虚""郁"密切相关,本病之风邪应多属内风,多因肝木失和,肝阳化风,内风上逆冲脑而发病;亦可因外风引动内风而发病,患者可遇风诱发、加重。

《灵枢·大惑论》云:"邪中于项,因逢其身之虚……入于脑,则脑转,脑转则引目系急,目系急则目眩以转矣。"指出了外风侵袭是眩晕的病因。《素问·六元正纪大论》云:"木郁之发,太虚埃昏……甚则耳鸣眩转,目不识人,善暴僵仆。"揭示了内风致眩的机制,并提示内风以肝风为主。肝为风木之脏,易生风动风,风为阳邪,易袭阳位,上扰清窍,则发为眩晕。《素问玄机原病式》云:"所谓风气甚而头目眩运者,由风木旺,必是金衰不能制木,而木复生火。"主张眩晕从风火立论,火邪上扰发为眩晕。《金匮要略》中有"心下有支饮,其人苦冒眩,泽泻汤主之""吐涎沫而癫眩,此水也,五苓散主之"等论述,指出痰饮是导致眩晕的病理因素。《灵枢·海论》云:"髓海不足,则脑转耳鸣,胫酸眩冒。"《景岳全书》曰:"眩运一证,虚者居其八九。"这些均指出虚是眩晕的重要病因。杨士瀛在《仁斋直指方》中指出"瘀滞不行,皆能眩运",提出了瘀血可引起眩晕。《三因极一病证方论》载:"喜怒忧思,致脏气不行,郁而所生,涎结为饮,随气上厥,伏留阳经,亦使人眩晕呕吐。"首次提出郁可致眩的观点。

现代中医医家也多认为此病与风、火、痰、瘀、虚关系密切,五脏病变均可致晕,其中与肝、脾、肾关系最为密切。孙莉研究显示,临床治疗中使用频率最高的中药为祛风痰的天麻。风痰上扰证是前庭性偏头痛最常见的辨证证型,半夏白术天麻汤是最常用的治疗眩晕的方剂。

(三)中西医认知互通

西医认为前庭性偏头痛临床表现具有很大异质性,可模仿良性阵发性位置性眩晕、前庭神经炎、梅尼埃病等多种疾病的表现,被称为"变色龙"。中医认为此病与风、火、痰、瘀、虚等密切相关,风邪"首当其冲",甚至有无风不作眩之说。风邪有善行数变的特点,正与前庭性偏头痛西医认为的"变色龙"特征相符,为本病的中西互通点。中医辨证中本病的风邪多认为来自肝风内动的内风,提示我们治疗过程中应注意滋肝阴,熄肝风。

西医的前庭性偏头痛与遗传密切相关,约58%的前庭性偏头痛患者有相关家族史,目前已发现多个与偏头痛显著相关的基因,而有学者根据王琦院士的中医体质分型,发现眩晕患者中占其前五位的分别是气虚质、气郁质、血瘀质、阴虚质及痰湿质,其中气虚质占一半,似乎体质偏颇和西医的遗传学机制相关,在前庭性偏头痛的发病中起到重要作用,提醒我们在前庭性偏头痛的治疗和预防中应重视患者体质的差异。

西医研究表明前庭性偏头痛的发作与某些特定饮食,如酒、巧克力、奶酪、咖啡、熏肉等密切相关,暗合中医饮食不节致病机制,此类食物多为醇甘厚味,滋生痰湿,或耗阴生风,与中医认为本病病因与风、痰关系密切相符,本病防治中应给予重视。

二、西医诊断与治疗

(一)西医诊断

前庭性偏头痛诊断标准:①至少5次中度至重度的前庭症状发作持续5 min～72 h。②既往或目前存在符合国际头痛分类(ICHD)诊断标准的、伴或不伴先兆的偏头痛。③50%的前庭发作伴有至少一种偏头痛性症状:a.头痛,至少有下列两项特点,即单侧、搏动性、中度或重度疼痛、日常活动后加重;b.畏光及畏声;c.视觉先兆。④不符合其他前庭疾病或偏头痛标准。

可能前庭性偏头痛诊断标准:①至少5次中度至重度的前庭症状发作,持续5 min～72 h。②符合前庭性偏头痛诊断标准中的②或③。③不符合其他前庭疾病或偏头痛标准。

(二)西医治疗

国内外尚无全面、系统的前庭性偏头痛的诊疗指南,大部分治疗信息来源于回顾性研究和非对照性研究的报道。

曲坦类药物可能对前庭性偏头痛急性发作有阻断作用,其中佐米曲普坦和舒马曲坦对前庭性偏头痛急性发作期的疗效有随机对照研究支持,而国内常用的利扎曲普坦目前尚无相关高质量循证医学证据支持。前庭症状严重时可选用前庭抑制剂(异丙嗪、苯海拉明)对症治疗,并可酌情给予镇静剂(地西泮、氯硝西泮)。

前庭性偏头痛预防性治疗的药物主要包括钙通道阻滞剂(氟桂利嗪),抗癫痫药(托吡酯、丙戊酸盐及拉莫三嗪),β受体阻滞剂(普萘洛尔及美托洛尔)及抗抑郁药(阿米替林、文拉法辛及去甲替林)等。

发作间歇期应重视对患者的健康教育及生活方式的管理,预防前庭性偏头痛发作,规律作息,保证睡眠,尽量避免摄入可能诱发前庭性偏头痛的饮食(如巧克力、红酒、咖啡等),部分合并焦虑、抑郁的患者,可进行前庭康复训练,有助于改善患者的自我感知能力和客观平衡功能。

(三)西医诊疗优势与特色

对于前庭性偏头痛,西医发病机制不明,治疗方面目前多参考偏头痛的综合管理模式,虽然临床有一些良好的反馈,但总体来说各治疗方案并无高质量循证医学证据支持,另外目前使用的药物副作用明显,如氟桂利嗪有引起体重增加、抑郁、锥体外系症状的风险;β受体阻滞剂有诱发心律失常、抑郁、低血压、性功能障碍、哮喘副作用;托吡酯有诱发感觉异常、注意力障碍、智能障碍、致畸副作用;丙戊酸钠有诱发智能障碍、增重、脱发、震颤、致畸副作用;三环类抗抑郁药有增重、心律失常、尿潴留、直立性低血压副作用。

三、中医诊断与治疗

(一)中医诊断

前庭性偏头痛属于中医学"眩晕""头痛"范畴,症见头晕目眩、视物旋转,轻者闭目即止,重者如坐车船,甚则扑倒。症状较重者可伴有头痛、项强、恶心、呕吐、眼震、耳鸣耳聋、汗出、面色苍白等表现。患者有反复发作病史,可表现为急性起病,或慢性复发性病程,急性发作加重。

(二)中医治疗

1. 辨证论治

(1)风痰上扰。

证候表现:眩晕伴昏蒙头重,肢体困倦,易疲乏,或视物旋转,胸闷恶心,呕吐痰涎,食少多寐;苔白腻,脉滑。

治法:健脾祛湿,化痰熄风。

代表方:半夏白术天麻汤。

药物组成:半夏、白术、天麻、甘草、橘红、茯苓、生姜、大枣。

(2)肝阳上亢。

证候表现:眩晕伴耳鸣,口苦,失眠多梦,遇劳烦、郁怒而加重,颜面潮红,急躁易怒;舌红苔黄,脉弦数。

治法:平肝熄风,补益肝肾。

代表方:天麻钩藤饮。

药物组成:天麻、钩藤、石决明、栀子、黄芩、牛膝、杜仲、益母草、桑寄生、首乌藤、茯苓。

(3)气血两虚。

证候表现:眩晕,遇劳即发,神疲乏力,困倦懒言,心悸难寐,纳呆腹胀;舌质淡,苔薄白,脉细弱。

治法:益气补血,健脾养心。

代表方:归脾汤。

药物组成:人参、白术、黄芪、龙眼肉、当归、茯苓、远志、酸枣仁、木香、甘草、生姜、大枣。

（4）肝肾亏虚。

证候表现:眩晕,精神萎靡,腰膝酸软,失眠多梦,健忘,双眼干涩,视力下降,耳鸣,发脱齿摇,口渴咽干,五心烦热,男子或有遗精滑精;舌红少苔,脉细数。

治法:补益肝肾。

代表方:大补元煎。

药物组成:人参、山药、熟地、杜仲、当归、山茱萸、枸杞子、甘草。

（5）肝胃虚寒。

证候表现:眩晕头痛,颠顶疼痛为主,伴恶心、呕吐,呕吐清涎,畏寒肢冷;舌质淡红,苔薄白,脉沉无力。

治法:温中补虚,降逆止痛。

代表方:吴茱萸汤。

药物组成:吴茱萸、人参、生姜、大枣。

2. 针灸治疗 针灸治疗应根据"诸风掉眩,皆属于肝"的理论,从"肝"及"风"入手,肝经气血与督脉直接相通,肝经之邪气亦可循经上犯至颠顶。

（1）发作期:用醒脑开窍针法,主穴取印堂、上星透百会、三阴交,配以风池、完骨、天柱、太阳、太冲。

（2）缓解期:双侧取穴,晕听区、百会、风池、四神聪、内关、神门。晕听区用捻转加提插手法,捻转速度约 200 次/分,连续 3~5 min,留针 30 min,其他穴位用平补平泻手法。

（三）中医诊疗优势与特色

对于西药预防治疗效果不佳的前庭性偏头痛患者,中医治疗可从调理患者体质入手,从根本出发,根据体质不同选用不同方剂。本病表现变化多端,中医灵活的辨证论治诊疗方式,随证加减的复方治疗方法恰好可以应对;中医治疗能减少西药预防治疗的使用疗程,减少药物毒副作用。

四、中西医协同治疗

（一）中西医协同治疗思路

前庭性偏头痛发作期、缓解期以及预防发作的西医治疗还是依据偏头痛思路进行,因患者个体化原因,针对不同发病频率、发作时症状严重程度等的治疗方案有所不同,特别是在预防治疗方面,西医治疗存在局限性,例如,在一些抗癫痫药的使用上患者依从性较差。中医无论是在急性期还是在预防复发上均有协同治疗的可能性和必要性。

（二）全病程协同

前庭性偏头痛虽然属于发作性疾病,但中医在前庭性偏头痛发作期的止痛治疗和在前庭性偏头痛缓解期的病机治疗都有利于降低复发率及减轻症状,在病因治疗和缓解症状上均有优势,可全病程协同治疗。

(三)阶段协同

1. 急性期 以尽快控制症状,缩短发病时间,减少药物不良反应为主。为减少反复使用前庭抑制剂或镇静剂而产生的副作用,可配合中医药治疗,头痛较重者,可予以针刺治疗。

2. 缓解期 中西医协同治疗可明显减轻患者慢性头晕、焦虑、睡眠不安、注意力下降等症状,除了预防性西药治疗外,中医药治疗在此阶段多针对疾病本质进行,用药多侧重于扶正,血虚者以养血为主,肾虚者以补肾为主,肝郁气滞者疏肝解郁,脾胃阳虚者温中补阳等。

(四)症状协同

1. 焦虑 根据辨证酌情选用四逆散、半夏厚朴汤、柴胡加龙骨牡蛎汤、柴胡桂枝干姜汤、栀子厚朴汤、栀子豉汤等。

2. 抑郁 在抑郁治疗过程中,考虑到郁病以情绪低落为主,应注意加强温阳类方剂的使用,特别是桂枝甘草龙骨牡蛎汤、真武汤、四逆散、桂枝去芍药加蜀漆牡蛎龙骨救逆汤的使用,兼躁烦时可用四逆散、丹栀逍遥散、栀子厚朴汤、柴胡加龙骨牡蛎汤、柴胡桂枝干姜汤等。

3. 失眠 根据中医证候特点辨证选方治疗。邪热扰心者以栀子豉汤合黄连解毒汤加减;肾阴虚、心火上扰者以黄连阿胶汤加减;痰热内扰者可用黄连温胆汤加减;气血不足者以归脾汤合酸枣仁汤加减;中焦寒热错杂者以半夏泻心汤加减;肝经郁热、邪漫三焦者以柴胡加龙骨牡蛎汤加减;心阳不足者可用桂枝甘草龙骨牡蛎汤加减。

五、中西医协同的预防与防复发建议

对于前庭性偏头痛患者,改变生活方式、规律身体锻炼、学会放松技巧、进行应激管理是预防的关键。避免接触诱发前庭性偏头痛的相关因素,如避免可能诱发前庭性偏头痛的饮食(如巧克力、酒精类、咖啡、熏肉及腌制品、奶酪等),避免接触可能具有诱发前庭性偏头痛气味的物品(如香烟、香水、汽油、油漆、空气清新剂、部分化妆品等)。正确认识前庭性偏头痛,保持平稳的情绪和良好的心态,避免长时间处于紧张疲劳的状态;养成规律的睡眠和饮食习惯,适当进行体育锻炼;避免长时间看手机、电视、电脑等,尤其在黑暗环境中。

中医学预防本病注重"调中致和",即调气血、平升降、衡出入、达中和的治法,可根据患者体质类型,注意食疗或丸散剂调摄:如气虚质者,可给予山药人参排骨汤;血虚质者,选用当归黄芪乌鸡汤;气郁质者,服用逍遥丸;痰湿质者,给予薏米莲子粥等。扶正祛邪、健身防病,贯穿始末,重调轻杀。同时应重塑心灵,提高认知,消除恐惧。

六、总结与展望

眩晕和头痛困扰人类多年,但前庭性偏头痛为独立疾病不久前才被提出,人类对其认识十分有限。前庭性偏头痛发病机制复杂、不确切,目前国际上尚无统一的治疗指南,缺乏高质量的大规模、多中心随机双盲对照试验,其发病机制、诊治方案尚待进一步探索。未来人工智能大模型结合神经功能影像、脑网络组学、基因检测等技术可能有助于明确本病的发病机制,为其治疗提供更为精准的靶点。

目前中医学对前庭性偏头痛的病因病机及诊治方案尚未有专门论述,多数医家借鉴眩晕、头风或头痛的理论及经验进行辨证论治。而前庭性偏头痛症状多变,与其他类型眩晕疾病在中医学诊断上难以区分,故本病在病因病机方面相较传统的眩晕、头风、头痛是否应有所侧重或不同,应进一步探讨阐明。尽管目前有部分研究结果表明中药或方剂治疗前庭性偏头痛的有效率高,但少有研究涉及治疗后的复发情况;也有部分研究提示,某些中医治疗方案的复发率虽低于西医治疗方案,但还缺乏更长期的随访资料,且对部分患者仍难以根治。目前多数研究质量不够高,尤其缺乏高质量、多中心研究证据,未来的研究需要注重完善中医病因病机和治疗思路,疗效评价方面需要更严谨的研究方法和更丰富、更高质量的数据支持。

第三节　持续性姿势-感知性头晕

持续性姿势-感知性头晕(persistent postural-perceptual dizziness,PPPD)是一类与神经科、耳鼻喉科及精神科密切相关的多学科疾病,主要临床表现为持续性的非旋转性眩晕和(或)不稳感,病程大于 3 个月,其症状不能用其他疾病进行解释,属于功能性头晕的范畴。2010—2014 年,国际巴拉尼协会经过长达 5 年的讨论,对恐惧性姿势性眩晕、空间运动不适、视觉性眩晕、慢性主观性头晕四个不同阶段核心症状进行归纳,在 2017 年正式重新命名并制定出 PPPD 的诊断标准。PPPD 发病率高,占所有前庭症状患者的 15%～20%,在因眩晕、头晕就诊的患者中,是仅次于良性阵发性位置性眩晕(BPPV)和前庭性偏头痛(VM)的常见三种诊断之一;PPPD 在 45～55 岁年龄段中发病率高,其中女性发病率显著高于男性,且围绝经期和绝经后的女性发病较多。为了更好地在临床推广中应用中西医协同在 PPPD 诊治中的成果,我们整理本节以供临床参考。

一、病理机制

(一)现代医学观点

PPPD 的病因目前尚未明确,目前主要认为与焦虑相关因素、姿势控制策略的改变、视觉过度依赖、脑区功能和连接的变化相关。研究显示,约 79.3% 的 PPPD 患者合并焦虑;焦虑使 PPPD 患者过度关注头和身体的运动,包括腿部肌肉的协同收缩;在复杂视觉环境下,如观看移动视靶时,合并 PPPD 的焦虑患者比仅有焦虑的患者身体摆动幅度更大;功能存在感检查显示 PPPD 患者负责高水平空间定位、多感官整合和威胁评估的脑功能区域不能像正常人那样活跃或有良好连接。结合现有研究推测,与焦虑有关的人格特征可能是 PPPD 的危险因素,对急性症状的高度担忧和警觉为本病最初的病理反应,多感官整合及姿势控制策略的改变,对空间定向和威胁评估网络皮质区整合的减少为其症状维持的机制。

(二)中医学观点

PPPD 在中医学中并无确切对应的病名,根据其临床核心症状,本病多归属于中医学"眩晕"的范畴,又因大多数 PPPD 患者合并有紧张、焦虑、情绪低落、心神不宁及睡眠不安的症状,临床实践中又可将本病归属于中医学"郁病""百合病""不寐"等范畴。《素问·至真要大论》说:"诸风掉眩,皆属于肝。"《素问·六元正纪大论》指出"眩转"是肝郁的表现。

元代朱震亨（即朱丹溪）提出"无痰不作眩"的理论，其又在《丹溪心法·头眩》中说："又或七情郁而生痰动火，随气上厥，此七情致虚而眩运也。"明确指出眩晕的发病机制中存在"七情郁结—生痰—眩晕"或"七情郁结—虚—眩晕"的逻辑关系，眩晕与七情郁结相关，由此可见，眩晕与郁之间关系密切早就被古代医家所认识。

现代医家也认为此病与情志、肝郁关系密切。史胜楠经过大样本临床观察发现，肝郁脾虚证为 PPPD 最常见的中医证型；崔智慧等采集 193 例 PPPD 患者的症状、舌象、脉象，通过因子分析探索发现 180 例患者的病位以肝为主，138 例患者的病证为气滞，109 例患者的中医证型为肝郁气滞证。

情志致病，易伤心神、损气机，长期情志不畅，易致肝气郁结，郁久而生热化火，火热之邪致气机不利，气血精微输布不利，产生气滞血瘀、津停痰凝病证；久之火热内扰、耗气伤阴，致肝风内动，易与有形之邪相结，上扰清窍发病，火热有所依附，变证复杂，导致本病经久不愈，病情缠绵。

（三）中西医认知互通

中医认为此病病位主要在肝，与情志密切相关，由七情郁结致病，郁为本病的启动因素。西医认为此病患者常合并焦虑相关人格，早期常由情绪应激事件诱发。提示本病应重视疏导患者情绪，调畅情志，避免情绪刺激。

西医认为 PPPD 为慢性前庭综合征，病程长，治疗周期长，常伴有疲劳、头晕及活动时易加重的症状。中医认为七情郁结，久则致虚，正气亏虚则病情缠绵难愈。崔智慧等研究的 193 例 PPPD 患者中病证涉及血虚、阴虚、气虚的一共有 132 例，提示本病在解郁的同时还应重视补虚。

二、西医诊断与治疗

（一）西医诊断

2017 年国际巴拉尼协会前庭疾病分类委员会发布了 PPPD 的最新诊断共识，国内有学者对该共识进行了翻译，相关内容如下：PPPD 是由下述①～⑤定义的慢性前庭疾病。PPPD 临床诊断必须满足以下所有诊断标准。①在大多数时间内存在头晕不稳、非旋转性眩晕中的一种或多种症状，持续存在至少 3 个月。a. 症状持续时间长，常持续数小时，但症状严重程度可存在波动。b. 症状在 1 天中不需持续 24 h。②持续性前庭症状的产生无明确的诱因，但以下 3 种因素可导致症状加重。a. 直立姿势。b. 主动或被动运动，与运动方向或位置无关。c. 暴露于移动视觉刺激或复杂视觉环境。③通常由引起头晕/眩晕、平衡障碍的疾病所触发，包括急性/发作性/慢性前庭综合征，其他神经科、内科疾病以及精神心理疾病。a. 当触发事件为急性/发作性疾病时，触发事件缓解后，患者的临床症状表现为诊断标准①所示的模式。最初患者的症状可呈间歇性发作，此后逐渐演变为持续存在的症状。b. 当触发事件为慢性综合征时，患者的临床症状呈现缓慢起病、渐进性加重的特点。④症状给患者带来严重的痛苦或功能障碍。⑤症状不能由其他疾病更好地解释。

（二）西医治疗

目前在国际上并无关于 PPPD 的治疗指南或专家共识，国内外也无高质量、大样本的随机对照临床治疗研究发布。PPPD治疗的主要目的在于改善患者前庭症状、缓解其焦虑情绪，以及帮助患者尽快恢复日常生活和社交功能；目前主流治疗方法包括药物治疗和非药物治疗。

1. 药物治疗　PPPD治疗的首选药为选择性5-羟色胺再摄取抑制剂（serotonin-selective reuptake inhibitor，SSRI）类药物，主要包括舍曲林、艾司西酞普兰、氟西汀，有研究指出，SSRI类药物治疗的总有效率可达到70％，但起效较慢，在治疗的第8～14周才达到较好的效果，并且为了避免复发，需要连续服药半年以上。SSRI类药物治疗PPPD症状的机制被认为主要是通过控制患者焦虑情绪，来缓解患者对自身躯体症状的关注，其中舍曲林治疗PPPD的证据多于其他药物，但证据级别不高。

2. 非药物治疗

（1）心理治疗：PPPD治疗的第一步就是对患者进行健康宣教，向患者解释清楚精神心理因素及大脑功能障碍与躯体症状的相关性，以缓解患者的担忧和焦虑。由于心理治疗的时限性，在患病早期进行心理治疗可显著降低功能性头晕进展为PPPD的概率，而对于病程较长的患者，心理治疗效果有限。Staab等研究显示，绝大多数PPPD患者否认其不适症状受精神心理因素的影响，而仅认可自身的躯体症状。

（2）认知行为疗法（cognitive behavioral therapy，CBT）：一种有层次结构、短程有效、通过改变思维方式和行为来改变患者不良认知的疗法，通过向患者释放积极心理信号，提升患者认知，改善患者情绪障碍进而改善症状。目前有关CBT治疗精神相关疾病的研究较多，国内已有临床研究证实，接受生物反馈-认知行为治疗后PPPD患者的眩晕残障程度评定量表（DHI）得分、焦虑抑郁量表得分、简明健康调查问卷评分明显降低，表明CBT能显著改善PPPD患者症状，缓解其焦虑情绪，提高其生活质量。

（3）前庭平衡康复治疗（vestibular balance and rehabilitation therapy，VBRT）：人体主要依赖平衡三联（前庭觉、视觉、本体感觉）来共同维持自身平衡，而PPPD患者前庭觉出现障碍，为了维持自身的平衡，会更多地依赖视觉和本体感觉，从而对姿势控制策略提出更高的要求，致使患者出现不敢迈步行走、步态僵化及头晕不稳的症状。VBRT包括坐位训练、站立训练和行走训练三个部分，具体方法包括从简单的步行锻炼到特异性的头部运动。通过腹式呼吸来放松，可减少头晕引起的焦虑，借助虚拟现实训练法，能帮助患者减少视觉性眩晕，从而降低运动敏感性，而经过双重任务的执行使夸张步态逐渐过渡到正常步态，能够使患者异常姿势控制得到改善等；在VBRT训练过程中，为保证训练效果，应鼓励患者尽可能适应头晕不稳的不适症状。VBRT训练可以通过相对复杂的运动和环境刺激，减少PPPD患者对自身运动或视觉环境的超敏反应，增加对自然平衡反射和环境的适应性，改进不良的姿势控制策略，从而达到缓解PPPD症状的效果。通过坚持VBRT训练，PPPD患者的前庭症状改善率可达60％～80％，同时，患者的运动能力及日常生活社交能力也能得到明显改善，疗程达3～6个月者效果最佳。相比于单纯心理治疗，VBRT结合CBT对于改善患者DHI得分更明显。

（三）西医诊疗优势与特色

PPPD有明确的诊断共识，在排除其他相关疾病后，部分患者通过使用药物及非药物治疗后临床症状可以得到缓解,而在临床治疗中长周期使用 SSRI 类药物患者的依从性差、药物不耐受,甚至疗效欠佳或部分心脏传导异常药物禁忌等限制临床使用,都是西医学需要面对的问题。

三、中医诊断与治疗

(一)中医诊断

与其他眩晕疾病不同,PPPD 患者在中医学症状中无目眩症状,其主要症状为头晕昏沉、头胀闷感,无旋转,站立、活动时症状出现或加重,休息后好转,伴有心烦、失眠、多梦、紧张、多虑等心神不宁症状,以及易疲乏、健忘、心慌等症状。

(二)中医治疗

1. 辨证论治

(1)肝郁火旺。

证候表现:头晕头胀,伴急躁易怒,目赤耳鸣,口干而苦,失眠多梦,遇劳烦郁怒而加重,女性可伴胸胁胀痛,月经不调或痛经,舌红苔黄,脉弦数。

治法:疏肝健脾,解郁清热。

代表方:丹栀逍遥散。

药物组成:牡丹皮、焦栀子、当归、柴胡、茯苓、白芍、炒白术、炙甘草、薄荷、生姜。

(2)痰热上扰。

证候表现:头晕头重,头昏蒙感,伴肢体困重,心烦胸闷,泛恶嗳气,口苦口臭,或夜寐不安,舌红,苔黄腻或厚,脉滑数。

治法:清热化痰。

代表方:柴芩温胆汤。

药物组成:柴胡、黄芩、半夏、竹茹、枳实、陈皮、炙甘草、茯苓、生姜、大枣。

(3)肝肾阴虚。

证候表现:头晕,精神差、腰膝酸软、失眠多梦,记忆力下降、两眼干涩、视力减退、耳鸣、耳聋;或颧红咽干、五心烦热,或有遗精滑泄,舌红苔少,脉细数。

治法:补益肝肾。

代表方:左归丸。

药物组成:熟地、山药、枸杞子、川牛膝、山茱萸、菟丝子、鹿角胶、龟板胶。

(4)心脾两虚。

证候表现:头晕乏力,伴劳累即发,倦怠懒言,心悸少寐,纳少腹胀,或大便溏,舌淡苔薄白,脉细弱。

治法:补益心脾。

代表方:归脾汤。

药物组成:人参、白术、黄芪、当归、茯苓、远志、酸枣仁、龙眼肉、木香、甘草、生姜、大枣。

2. 针灸治疗

(1)体针针刺治疗。

选穴:上星、天柱、太阳、完骨、三阴交、四神聪、印堂、风池、百会、颈夹脊、神门、太冲、悬钟、合谷。

（2）头部分区丛刺：选取晕听区（在耳尖中点直上 1.5 cm，以此为中心，向前、后各移 2 cm，约 4 cm 长）、平衡区（在枕外隆凸水平线上，旁开前、后正中线 3.5 cm，向下垂直引一条直线，长约 4 cm）、情感区（从囟会至神庭及其向左、右各 1 寸及 2 寸的平行线，共 5 条线）。

操作：在此穴区与头皮成 45°角，从前向后刺入头皮至帽状腱膜下，进针约 1 寸，进针后立即捻转，速度约为每分钟 200 次，持续 2 min，留针 2 h。留针期间每隔 30 min 行针 1 次，每天针刺 1 次，每周治疗 6 天，休息 1 天，2 周为 1 个疗程。

3. 传统功法治疗 部分 PPPD 患者认为进行前庭平衡功能训练缺乏趣味性，依从性不好，为增加训练的趣味性和依从性，可进行中医协同，让患者进行五禽戏、八段锦练习，增强患者平衡功能，调节患者情志。

（三）中医诊疗优势与特色

中医治疗 PPPD 手段丰富，除以中药内服法为主外，还有针灸、功法等手段，对患者进行辨证论治，从根本出发，根据不同证型选用不同方剂，并根据患者病情变化随证加减；中医治疗能缩短西药治疗的疗程，减少药物毒副作用。

四、中西医协同治疗

（一）中西医协同治疗思路

PPPD 西医治疗以抗焦虑、抑郁药物治疗为主，配合一些心理治疗、认知行为疗法，甚至功能锻炼，患者依从性差，疗效慢，疗程长；中医药辨证治疗在此类疾病的治疗过程中具有明显优势，不仅可以解决患者头晕不适的症状，而且可以调整睡眠障碍以及其他躯体化不适，轻中度患者可以仅用中医治疗，重度患者需协同抗焦虑、抑郁治疗。

（二）全病程协同

PPPD 为中医治疗优势病种，中医辨证论治贯穿其整个治疗过程，早期给予汤剂治疗，病情稳定后给予颗粒剂或丸剂巩固。

（三）症状协同

采用中西医协同治疗除了能缓解 PPPD 患者的头晕症状，配合西药治疗缩短疗程，增强疗效外，还可减毒增效，治疗常见并发症或伴发病。

1. 失眠 三焦枢机不利、肝郁化火者，可用柴胡加龙骨牡蛎汤加减；心肾不交者，选黄连阿胶汤加减；心胆气虚者，取温胆汤合酸枣仁汤加减；热扰胸膈者，选栀子豉汤加减；肝血虚者，选酸枣仁汤加减。

2. 药物性口干 热盛津伤者，选白虎加人参汤加减；气阴两伤者，选竹叶石膏汤加减；痰气郁结者，选半夏厚朴汤加减。

五、中西医协同的预防与防复发建议

现代医学认为本病与焦虑及应激事件密切相关，中医学认为本病由七情郁结所致，因此预防本病首要为调畅情志，避免七情过激，使患者尽量胸怀宽广、精神乐观，保持心情舒畅、情绪稳定。另外，对于平素性格急躁之人，中医以调养心脾、疏肝解郁为基本治疗原则,对于 PPPD 缠绵难愈或反复发作的患者,可选择逍遥丸、归脾丸、补中益气丸等中成药作为常规调理预防用药。

PPPD 患者的饮食应以清淡、营养为宜。可多吃蛋类、鱼类、瘦肉、青菜及水果,忌肥甘厚腻及辛辣之品,如动物内脏、肥肉、酒、辣椒等。肥甘辛辣之品可生痰助火,袭扰清窍,清淡、营养丰富的饮食则能补身体之虚,使气血旺盛、脑髓充盈。

适当的有氧体育锻炼,如五禽戏、八段锦、前庭康复训练,能有效缓解患者不良情绪,同时增强患者平衡功能,改善头晕症状。

另外,过度疲劳或睡眠不足会影响患者情绪,加重头晕症状,也是 PPPD 的诱发因素之一,不论眩晕发作时还是发作后,都应规律作息,保持充足睡眠。

六、总结与展望

PPPD 是一种涉及神经科、耳鼻喉科、精神科等多个学科的功能性疾病,患者同时存在躯体症状及精神心理症状。头晕/眩晕是临床常见的三大症状之一,而现代社会快节奏的生活方式和日益增加的社会压力,导致出现情绪障碍的人日益增多,PPPD 的发病率也越来越高。目前有关 PPPD 的发病机制仍无定论,且本病缺乏客观的诊断指标和评价手段,且 PPPD 病程缠绵,病情复杂多变,需连续长时间服药治疗,患者往往依从性不佳,这也是中西医共同面临的挑战。近年来,在治疗上,西医治疗取得了一定进展,但仍有一定不足之处,如缺乏疗效明确的特效治疗方案,常用的 SSRI 及 SNRI 类药物不良反应发生率较高,患者接受度不高等,因此越来越多的国外医务人员开始寻找联合治疗方案,如西药与前庭康复训练、物理治疗等非药物疗法联用。而中医学在眩晕治疗上有着 2000 多年的经验,我国学者近年来在中西医协同治疗 PPPD 上亦取得不少成果,但缺乏大样本的病例对照研究,所以在中医理论指导下运用科学、合理的科研设计,对 PPPD 的病因病机、临床诊治规律、药物作用靶点和途径进行深入的研究,寻找疗效可靠、患者接受度高的诊疗方案,对充分发挥中西医协同诊治 PPPD 的优势具有重要意义。

第四节　梅尼埃病

梅尼埃病是一种病因不明的临床综合征。1861 年,Ménière 首先报道了内耳(膜迷路)病变可能是表现为发作性眩晕、耳鸣和听力损失的综合征的根源。在不同的国家、地区和人种之间,梅尼埃病的发病率和患病率均存在较大差异,2020 年美国耳鼻咽喉头颈外科学会基金会(American Academy of Otolaryngology Head and Neck Surgery Foundation)报道,梅尼埃病的患病率为(50~200)/10 万,多发于 40~60 岁的人群。梅尼埃病的潜在病因尚不完全清楚,但目前认为内淋巴积水(endolymphatic hydrops)是该病的标志性特征。麻省眼耳医院的解剖证据表明,在所有的梅尼埃病患者中均发现了内淋巴积水,但并非所有的内淋巴积水患者均同时患有梅尼埃病。越来越多的临床研究发现,内淋巴积水可能是各种内耳损伤的常见最终病理途径。因此,内淋巴积水可能只是梅尼埃病发展过程中的一个副产品,单纯依靠内淋巴积水的病理表现来确诊梅尼埃病是远远不够的。为了更好地在临床推广中应用中西医协同在梅尼埃病诊治中的成果,我们整理本节以供临床参考。

一、病理机制

(一)现代医学观点

目前梅尼埃病的病因不明,可能与内淋巴吸收障碍导致内淋巴积水有关。关于发病机制,主要有内淋巴管阻塞与内淋巴吸收障碍、免疫反应、内耳缺血三种学说。内耳积水,压力增高,致使内耳膨胀以及其他继发性病变,这是本病的基本病理学特征。开始阶段,膜蜗管与球囊膨大明显,前庭膜被推向前庭阶,影响外淋巴流动。随着积水加重,椭圆囊及半规管壶腹膨胀,甚则使前庭膜破裂,内、外淋巴混合,导致离子和生化平衡紊乱,耳蜗毛细胞及支持细胞、神经纤维和神经节细胞发生退行性变,同时内淋巴囊上皮皱褶因长期受压变浅或消失,上皮细胞发生退行性变,纤维组织增生。内耳免疫反应中,大量免疫活性细胞聚集,外淋巴中抗体水平升高。梅尼埃病时,内耳组织细胞间黏附分子-1(ICAM-1)表达增强,可能参与诱导循环血中这类免疫活性细胞跨越血管屏障、进入内耳,促进了局部的炎症反应。

(二)中医学观点

中医对梅尼埃病的病因病机有详细的认识,早在《黄帝内经》中就有阐述,如"诸风掉眩,皆属于肝""髓海不足,则脑转耳鸣",阐明了"肝阳化风上扰""髓海不足,脑窍失养"两种导致眩晕的病因病机。而东汉医圣张仲景在《伤寒论》《金匮要略》中则极为倡导"痰饮致眩"的病因病机,并辨证给予泽泻汤、苓桂术甘汤、真武汤化饮消水,如"心下有支饮,其人苦冒眩,泽泻汤主之"等。金元四大家之一的朱丹溪在其《丹溪心法·头眩》中也强调"无痰则不作眩"。明代张景岳在《景岳全书·眩晕》中提出"无虚不能作眩"。

(三)中西医认知互通

根据梅尼埃病的核心临床表现,中医大多将其归于"眩晕"范畴。该病的中医病因病机概括来说,不外乎虚、实两个方面,肾精亏虚、髓海失养所致者为虚证,这种认识与现代医学公认的关于梅尼埃病发病机制的"内耳缺血"学说相似,而痰浊内停、上犯清窍,或肝阳化风、风阳上扰所致者为实证,则与现代医学公认的另外两种发病机制——"内淋巴管阻塞与内淋巴吸收障碍""免疫反应"相似。

二、西医诊断与治疗

(一)西医诊断

基于观察性研究,梅尼埃病分为确定梅尼埃病和可能梅尼埃病两大类。

1. 临床诊断

(1)诊断标准。

①至少 2 次眩晕发作,且持续时间在 20 min 至 12 h 之间。

②病程中有至少 1 次听力检查支持患耳存在低至中频的感音神经性听力下降。

③患耳存在波动性听力下降、耳鸣和(或)耳闷胀感。

④排除其他疾病引起的眩晕及继发性内淋巴积水。

（2）临床分期：梅尼埃病治疗方法的选择及临床预后的判断均与临床分期有关。根据患者近 6 个月发作间歇期听力最差时对 500 Hz、1000 Hz 及 2000 Hz 纯音的平均听阈进行临床分期，双侧梅尼埃病则需分别对两侧进行临床分期。

一期：平均听阈≤25 dB HL；

二期：平均听阈为 26～40 dB HL；

三期：平均听阈为 41～70 dB HL；

四期：平均听阈＞70 dB HL。

注：①梅尼埃病的诊断及鉴别诊断必须根据详尽的病史问诊，必要的听力学检查、前庭功能检查及内耳影像学检查等做出；②若梅尼埃病患者合并其他类型的眩晕，则需要做出多个眩晕疾病的诊断；③部分患者的前庭症状和耳蜗症状并非同时出现，可能间隔数月至数年不等。

2. 疑似诊断   诊断标准如下。

（1）至少 2 次眩晕发作，且持续时间在 20 min 至 24 h 之间。

（2）患耳存在波动性听力下降、耳鸣和（或）耳闷胀感。

（3）排除其他疾病引起的眩晕及继发性内淋巴积水。

梅尼埃病治疗的目的主要是减少或控制眩晕发作，保护现存的听力，减轻耳鸣和（或）耳闷胀感。

（二）西医治疗

1. 发作期的治疗   治疗原则：控制眩晕，对症治疗。

（1）前庭抑制剂：临床常见的前庭抑制剂包括抗组胺药、苯二氮䓬类药物，可迅速有效地缓解或控制眩晕的急性发作，原则上使用时间不超过 3 天。临床常用药物包括异丙嗪、苯海拉明、地西泮。

（2）糖皮质激素：如果急性期眩晕症状严重，常规使用前庭抑制剂效果欠佳，或听力下降明显，可予以糖皮质激素治疗。

（3）对症支持治疗：如果恶心、呕吐症状严重，可加用甲氧氯普胺注射液止吐及进行补液支持治疗。

注：诊断明确的患者，可同时加用甘露醇注射液脱水或七叶皂苷钠注射液改善淋巴循环。

2. 间歇期的治疗   治疗原则：预防眩晕发作，使眩晕发作次数减少，发作时眩晕程度减轻，同时最大限度地保护患者现存的前庭功能及听力。

（1）倍他司汀：改善内耳微循环障碍，增加内淋巴积水的耳蜗血流量，平衡双侧前庭神经核的放电率以及结合中枢组胺的受体，从而达到控制及预防眩晕发作的目的。

（2）利尿剂：可通过利尿减轻内淋巴积水而达到控制眩晕发作的目的。临床常用药物包括氢氯噻嗪片、螺内酯片，通常联合使用，用药期间需定期监测血钾。

（3）鼓室注射糖皮质激素：鼓室注射糖皮质激素可能通过改善内淋巴积水、调节免疫功能来控制眩晕，该方法不损伤患者的耳蜗及前庭功能，初始注射效果不佳者，可重复给药以提高眩晕控制率。

（4）鼓室低压脉冲治疗：可减少眩晕发作次数及减轻发作时眩晕症状，对听力及前庭功能无明显影响。其治疗机制不明,可能与压力促进内淋巴吸收有关。通常先进行鼓膜置管,治疗次数根据发作频率和严重程度而定。

（5）鼓室注射庆大霉素:能有效控制 80%～90% 患者的眩晕症状,注射耳听力破坏的发生率为 10%～30%,其机制与单侧化学迷路切除有关。对于年龄小于 65 岁、单侧发病、眩晕发作频繁且剧烈、保守治疗无效的三期及以上患者,可考虑低浓度、长间隔的鼓室注射庆大霉素治疗,治疗前应充分告知患者发生听力破坏的风险。

（6）手术治疗:对于眩晕发作频繁且剧烈、非手术治疗 6 个月无效的患者,可考虑手术治疗。主要包括:①内淋巴囊减压术;②三个半规管阻塞术;③前庭神经切断术;④迷路切除术。

3. 前庭康复训练和听力康复治疗　在治疗梅尼埃病患者时,在控制眩晕的同时,应尽可能地保存现有的前庭及耳蜗功能,以提高患者的生活质量。为稳定、无波动性前庭功能损伤的梅尼埃病患者进行前庭康复训练,可有效缓解头晕,改善平衡功能,提高生活质量。前庭康复训练包括一般性前庭康复训练、个体化前庭康复训练以及基于虚拟现实的平衡康复训练等。对于病情稳定的三期或四期梅尼埃病患者,可根据听力损失情况考虑验配助听器或植入人工耳蜗。

（三）西医诊疗优势与特色

梅尼埃病在诊断方面主要依据临床病史和听力学检查,详细的病史询问和规范的听力学检查随访是疾病诊断的核心,但该病在诊断方面尚缺乏足够的前庭功能检查、影像学检查及病因学检查依据,具有一定的局限性,故该病的早期诊断存在一定的困难,首次发作经常会被误诊为特发性突聋,早期的反复发作常会被误诊为前庭性偏头痛,但随着疾病的发展,临床症状会表现得越来越典型,加之足够的听力学检查随访,以及排除其他疾病引起的眩晕,该病的诊断并不困难。

梅尼埃病西医诊疗的优势主要体现在急性发作时使用前庭抑制剂可以迅速缓解症状,糖皮质激素的免疫调节治疗可使部分患者的发作次数减少,但倍他司汀针对内耳循环、利尿剂针对内淋巴积水的改善效果有限,以及目前缺乏使用免疫抑制剂的足够证据,故该病的早期预防治疗并不理想。疾病后期,进行毁损性的药物治疗或破坏性的手术治疗,可有效控制眩晕发作,但听力损失不可逆转,人工耳蜗植入可提高患者的生活质量。但部分患者在疾病后期因认知不足、费用等原因不能接受手术治疗,此时西医的药物治疗效果有限,疾病的反复发作会严重影响患者的生活质量。

三、中医诊断与治疗

（一）中医诊断

梅尼埃病归入中医学"眩晕"范畴,以头晕、眼花为主症,眩即眼花,晕为头晕,轻者闭眼可停止,重者如坐车坐船、天旋地转、站立不能,或伴有恶心、呕吐、出汗、心悸,严重时昏倒等症状。

（二）中医治疗

1. 辨证论治

（1）痰湿瘀阻。

证候表现:频繁发作眩晕,耳闷、耳胀,恶心、呕吐,痰涎多,胸闷,进食后胃中有胀满感,喜卧床。舌质淡,苔白腻,脉滑或涩。

治法:化痰除湿,祛瘀通络。

代表:半夏白术天麻汤加减。

药物组成:半夏、白术、天麻、茯苓、橘红、甘草、生姜、大枣。

(2)气郁痰壅。

证候表现:频繁发作剧烈眩晕,视物旋转,呕吐不止,每因恼怒或情志不舒畅而诱发,头痛,耳闷、耳胀,心神不安,急躁易怒。舌暗苔白,脉弦。

治法:理气化痰,祛瘀通络。

代表方:柴胡疏肝散合四苓散加减。

药物组成:柴胡、芍药、枳壳、炙甘草、陈皮、川芎、香附、白术、猪苓、茯苓、泽泻。

(3)气虚湿盛。

证候表现:频繁发作眩晕,且经久不愈,耳鸣、耳闷、耳胀、耳聋明显,神疲乏力,气短懒言,汗出过多,纳呆便溏。舌淡苔薄,脉细缓无力。

治法:补气化湿,祛瘀通络。

代表方:参苓白术散加减。

药物组成:人参、茯苓、白术、甘草、薏苡仁、莲子肉、砂仁、桔梗、白扁豆、山药、陈皮、大枣。

2. 针灸治疗和中医其他疗法　发作期可选用针灸疗法,如用艾灸(或隔姜艾灸)百会15~20 min,至局部发热为止。或取百会、风池、内关、合谷、足三里等穴,以泻法针刺。温通针法具有"温、通、补"的作用,可使血得温而行、气得温而散。在风池行温通针法,通过推弩守气促进局部气血运行,上注脑窍,使气至病所,疏通经脉、补虚化瘀,可迅速缓解眩晕症状。

梅尼埃病属于内耳疾病,深刺听会、耳门至30 mm可改善深层组织血液供应,改善内耳血液循环,达到活血化瘀之功,以改善眩晕及提高听力。选取合谷、太冲、太溪、照海,远近配穴以调节全身气血阴阳,可有效治疗梅尼埃病。

(三)中医诊疗优势与特色

中医辨证论治眩晕症历史悠久,理论体系完善,本病病位在清窍,与肝、脾、肾关系密切,病性有虚、实之分,其实在痰饮、痰湿、瘀血,其虚在脾虚、肝阳上亢、肾精不足,针对个体进行精准辨证治疗,在预防复发中显示出了独特的优势,一项小样本量研究表明,健脾化痰类方治疗梅尼埃病比西药治疗有更好的临床疗效和安全性;熄风化痰止眩汤能够有效改善梅尼埃病患者的症状,效果显著且副作用小,为风痰上扰型梅尼埃病的治疗提供了新思路;半夏白术天麻汤一直主要用于风痰上扰之眩晕的治疗,当辨证出现符合中医以痰为主要病理因素的相关证型时,即可酌情加减使用本方。中医辨证论治更多地从整体调节人体的内环境(如免疫系统、淋巴循环系统)来达到预防疾病复发的目的。

四、中西医协同治疗

(一)中西医协同治疗思路

梅尼埃病急性发作出现眩晕、恶心、呕吐等症状时,患者常服药困难,西医可使用抗组胺药(如苯海拉明注射液或异丙嗪注射液)及时控制症状。如患者能够配合服药,中医在急性期可辨证使用小半夏汤、苓桂术甘汤、泽泻汤等控制症状,间歇期可从整体角度对患者进行调理来预防发作。针对耳鸣、耳闷、耳胀、听力下降等症状,单纯的西药治疗效果多不理想,协同中医辨证论治可提高疗效。

(二)全病程协同

梅尼埃病为发作性疾病,有急性发作期和间歇期。在急性发作期,中医主要针对眩晕相关症状给予辨证治疗,间歇期主要根据体质状态进行辨证治疗,减少发作次数和减轻临床症状,需要全病程动态调整治疗。

(三)阶段协同

急性发作期眩晕、耳鸣、耳胀症状明显,以西药治疗改善症状为主,间歇期以中医辨证论治为主,改善患者体质环境,调整机能状态,减少发作次数及减轻临床症状,同时针对后期听力下降症状给予中医对症治疗。

(四)症状协同

1. 听力下降 实证合桂香散,虚证合河车大造丸。

2. 焦虑 根据辨证酌情选用四逆散、半夏厚朴汤、柴胡加龙骨牡蛎汤、柴胡桂枝干姜汤、栀子厚朴汤、栀子豉汤等。

五、中西医协同的预防与防复发建议

向患者宣教梅尼埃病的相关知识,使其了解疾病的病程规律、诱发因素、治疗方法及预后。做好心理咨询和辅导工作,消除患者恐惧心理。保持规律的作息,避免压力、不良情绪等诱因,建议患者采取低盐饮食,避免吸烟,避免摄入酒精类制品及咖啡因制品。《素问·上古天真论》曰:"其知道者,法于阴阳,和于术数,食饮有节,起居有常,不妄作劳,故能形与神俱,而尽终其天年,度百岁乃去。"其指出,懂得、践行养生之道的人,能够效法于天地阴阳自然界的变化,适当运用各种养生保健方法,饮食既有节制又有节律,起居作息有常规,适度地劳作,所以形体与精神都很健旺,活到天赋的自然年龄,百岁以后才会去世。《黄帝内经》在此提出法于阴阳、和于术数、食饮有节、起居有常、不妄作劳五项养生法则,对眩晕预防有着重要的指导意义。

六、总结与展望

梅尼埃病的病因及发病机制尚不明确,西医虽然对本病的病因学说认识颇多,也有比较统一的"内淋巴积水"的病理学认识,但仍然不能完全解释临床上所见的各种症状。西医的药物治疗可以缓解症状和控制病情,但仍不能根治疾病。在药物保守治疗无法控制病情时,可根据患者眩晕及听力残余情况进行相应的手术治疗,虽大多疗效满意,但仍有部分患者出现并发症,会给患者的生活带来不便。中医采用补虚泻实、调整阴阳、急则治其标、缓则治其本的治疗原则,分别从风、火、痰、瘀、虚及五脏相关理论进行论治。经过长期治疗,大多数患者病情可得到控制,且无不良反应。梅尼埃病的不同阶段,中西医有各自的治疗优势,均能取得一定的疗效,而在单独应用时,又都存在相应的不足之处,应该根据患者疾病的不同阶段综合应用。

第五节　前庭神经炎

前庭神经炎(vestibular neuritis,VN)是指一侧前庭神经急性损伤后出现的急性前庭综合征,临床表现为急性、持续性眩晕,伴恶心、呕吐和平衡不稳感,易向患侧倾倒等,本病是临床常见的急性外周性前庭疾病。VN是发病率仅次于良性阵发性位置性眩晕和梅尼埃病的外周性前庭疾病。国内尚无本病的人群发病率报道,来自日本和欧洲的数据显示,VN的发病率为3.5/10万～15.5/10万,男、女发病率基本一致,30～60岁者多发,无明确的好发季节。在眩晕中心或神经内科眩晕专病门诊中,VN患者占0.5%～9%。临床上前庭上神经炎最常见(55%～100%),同时累及前庭上、下神经者次之(15%～30%),仅累及前庭下神经者最少见(3.7%～15%)。一项长期随访研究结果显示,VN患者复发率低,约为2%,因此再次发作常不支持VN诊断。为了更好地在临床推广中应用中西医协同在VN诊治中的成果,我们整理本节以供临床参考。

一、病理机制

(一)现代医学观点

VN确切的病因尚不明确,全身或局部循环障碍和病毒感染是目前广为接受的可能的病因。由于VN多表现为急性起病,且常伴有心脑血管疾病的危险因素,所以有学者推测,VN与发生于迷路动脉前庭支的血栓相关,但病理学研究尚未能发现血栓的证据,更多的研究证据支持病毒感染与VN的发病有关。虽然VN发病前期或同期可出现病毒感染的症状,但患者血清病毒抗体检测结果、临床症状或体征均局限于前庭系统,因此并不支持系统性病毒感染假说。病理研究显示,有2/3的VN患者的前庭神经节细胞中可检测到1型单纯疱疹病毒(HSV-1)DNA的表达,伴炎症趋化因子、细胞因子、CD8$^+$T细胞的聚集,表明这些患者的前庭神经节中存在HSV-1的潜伏感染,推测VN的主要发病原因可能是潜伏病毒的再激活。动物实验研究显示,将HSV-1接种到小鼠前庭神经节细胞后,小鼠会出现前庭功能障碍。近年来,临床研究提示VN的发生与神经急性炎症相关,静脉注射增强造影剂后延迟4 h行MRI检查,70%患者的患侧前庭神经可见强化,强化程度与自发眼震强度呈正相关。有全基因组学研究提示,HSV-1再激活与VN发病相关。其他可能的发病机制包括前庭微循环障碍学说及自身免疫学说。但无论是局部微循环障碍还是病毒感染,均可引起前庭神经肿胀,肿胀的前庭神经受周围的骨壁压迫,导致最终的损害。临床上前庭上神经炎多发,可能与以下因素有关。第一,解剖学差异:前庭上、下两条神经走行于两条不同的骨性通道,前庭上神经走行的骨性通道的长度是前庭下神经的7倍,且骨性通道中有更多的骨棘突,空间较前庭下神经狭窄,所以前庭上神经肿胀后更易出现压迫受损或缺血性坏死;第二,有研究显示,前庭上神经比前庭下神经长2.4 mm,且前庭上神经与面神经、耳蜗神经有更多的交通支,同时还发现人的前庭神经节潜伏感染的HSV-1均位于前庭上神经节,因此推测前庭上神经更容易被HSV-1感染。

(二)中医学观点

中医将VN归于"眩晕"范畴,且对本病早有认识,如《灵枢·大惑论》记载:"故邪中于项,因逢其身之虚,其入深,则随眼系以入于脑。入于脑则脑转,脑转则引目系急,目系急则目眩以转矣。"其中"邪中于项……其入深"说明此病与外邪致病相关,正好与现代医学认为本病常有前驱感染史,与病毒感染前庭神经相关的认识一致。"脑转则引目系急,目系急则目眩以转矣"生动描述了本病头位改变时症状加重的特点。而"逢其身之虚"说明古代医家已认识到本病与"虚"关系密切。而《灵枢·海论》曰,"髓海不足,则脑转耳鸣,胫痠眩冒,目无所见,懈怠安卧",说明眩晕可由肾精不足致髓海不充引起。《金匮要略》记载,"心下有痰饮,胸胁支满,目眩",阐明了眩晕与痰饮关系密切。宋代杨仁斋《仁斋直指方》指出,"血海虚损,或瘀滞不行,皆能眩晕",提出了血虚、瘀血均为眩晕病因。

(三)中西医认知互通

现代医学关于 VN 确切的病因尚不明确,目前更多的研究支持迷路动脉的血栓或前庭神经的局部病毒感染是可能的病因的观点。中医学认为肝阳化风上扰,痰饮实邪上泛或髓海不足、脑窍失养均为 VN 的病因病机,而现代医学血管病危险因素中的高血压、糖尿病、高脂血症与中医学病理因素中的痰饮、肝风等有着密切关系。现代医学病因病理与中医学病因病机在一定程度上达成内在统一。

二、西医诊断与治疗

(一)西医诊断

VN 大部分为前庭上神经炎和全前庭神经炎,且两者临床表现类似,而前庭下神经炎临床罕见,同时考虑到一些前庭功能检查的可靠性问题,尤其是前庭诱发肌源性电位(VEMP)检查的局限性,建议临床只做 VN 诊断,各种亚型 VN 诊断有待于进一步研究。

建议 VN 的诊断标准如下:

(1)急性或亚急性发作持续旋转或非旋转性眩晕(即急性前庭综合征),强度为中至重度,症状持续至少 24 h;

(2)自发性前庭周围眼震,即眼震的运动轨迹与受累半规管的传入相符,通常为水平扭转,方向固定,并因去除固视而增强;

(3)有确切证据显示在自发眼震快相方向的对侧前庭眼反射(VOR)功能降低;

(4)没有急性中枢神经症状或急性听力症状(如听力损失或耳鸣)或其他耳科症状(如耳痛);

(5)没有急性中枢神经体征,即没有中枢眼运动或中枢前庭神经体征,特别是没有垂直眼偏斜,无凝视诱发的眼震,没有急性听力症状;

(6)不能用其他疾病进行更好的解释。

诊断 VN 时应注意与其他疾病进行鉴别,包括但不限于后循环梗死(小脑后下动脉和小脑前下动脉梗死)、伴眩晕的突发性耳聋、迷路炎以及发作性前庭疾病(如前庭性偏头痛等)的首次发作。对于存在脑血管病危险因素的患者,诊断 VN 时应特别注意与后循环梗死鉴别,头脉冲-眼震-扭转偏斜(HINTS)三步法具有重要的鉴别诊断价值。

(二)西医治疗

VN 的西医治疗包括药物治疗、前庭康复训练和患者教育。

1. 药物治疗 VN 患者急性期出现明显的恶心、呕吐和眩晕症状,可短暂应用前庭抑制剂,如异丙嗪、地西泮和氯丙嗪等药物,但此类药物会延迟中枢代偿的建立,故不建议长期使用,原则上使用时间不超过 3 天。目前有试验证据表明,倍他司汀和银杏叶提取物可促进前庭代偿,有助于患者恢复,前庭代偿时间多为 3～6 个月,故使用疗程应与之相匹配。抗病毒药物和糖皮质激素类药物的应用一直有争议。早期一项随机对照研究比较了糖皮质激素组、抗病毒药物组、糖皮质激素加抗病毒药物组和安慰剂组 4 组患者的预后,结果显示,糖皮质激素治疗效果优于安慰剂,加用抗病毒药物后并不提高糖皮质激素疗效,单用抗病毒药物治疗与安慰剂治疗效果等同,故推荐使用糖皮质激素治疗,而不建议使用抗病毒药物治疗。

2. 前庭康复训练 前庭康复训练指通过前庭系统的适应、习服和本体感觉、视觉系统的替代机制,促进中枢神经系统的代偿,提高患者前庭觉、本体感觉和视觉对平衡的协调控制能力,促进机体前庭功能恢复,从而使症状消除;前庭康复发生机制复杂,与前庭系统有关的结构都可能参与这一过程,前庭康复训练因有效性和可靠性,已成为前庭疾病的主要治疗手段之一。不同患者前庭代偿能力差异较大,对治疗的反应也不尽相同,如果采用相同的治疗方案,则可能导致结果不理想。结合患者的主诉、临床表现和前庭检查结果来制订的个体化前庭康复训练方案则会取得更好的疗效。

3. 患者教育 对于 VN 患者,医生应该在确诊时向患者讲明该病的良性转归,以缓解患者的紧张焦虑情绪,并告知患者前庭康复训练对疾病康复的重要性,鼓励患者尽早开始床旁前庭康复训练。

(三)西医诊疗优势与特色

大部分 VN 患者在急性期经过详细的病史询问及前面描述的床旁体格检查,可初步诊断。同时临床应进行前庭功能检查、听力学检查、神经系统查体及影像学检查等排除其他可能引起急性前庭综合征的疾病。VN 患者预后良好,复发率低,部分患者会出现慢性化。在治疗过程中也需要多次与患者及其家属沟通,告知疾病情况和康复训练的重要性,增强患者及其家属的治疗信心,减轻焦虑情绪。所以早期的诊断治疗和前庭康复训练对 VN 患者来说非常重要。

三、中医诊断与治疗

(一)中医诊断

VN 属于中医学"眩晕"范畴,以头晕、眼花为主症,眩即眼花,晕为头晕,轻者闭眼可停止,重者如坐车坐船、天旋地转、站立不能,或伴有恶心、呕吐、出汗、心悸,严重时昏倒等症状。

(二)中医治疗

1. 辨证论治

(1)风火上扰。

证候表现:眩晕,面红目赤,发热恶风,鼻流浊涕,口干咽燥,舌质红,苔薄黄,脉浮数。

治法:疏散风热,清肝泻火。

代表方:谷青汤加减。

药物组成:谷精草、青葙子、蔓荆子、茺蔚子、决明子、黄芩、桑叶、菊花、蝉蜕、夏枯草、甘草。

（2）肝阳上亢。

证候表现：眩晕，头部跳痛，耳鸣如潮，心烦易怒，失眠多梦，舌质红，苔薄黄，脉弦滑。

治法：平肝潜阳。

代表方：天麻钩藤饮加减。

药物组成：天麻、钩藤、石决明、川牛膝、益母草、杜仲、桑寄生、山栀子、黄芩、夜交藤、朱茯神。

（3）气血亏虚。

证候表现：头晕目眩，劳累后加剧，神疲乏力，健忘失眠，气短懒言声低，面白少华或萎黄，或心悸，舌质淡，苔薄白，脉细弱。

治法：益气养血，健运脾胃。

代表方：十全大补汤加减。

药物组成：白芍、当归、川芎、熟地、人参、白术、茯苓、炙甘草、肉桂、黄芪。

（4）痰浊内蕴。

证候表现：头重如裹，头目不清晰，胸闷，食少纳呆，嗜睡，痰涎多，苔腻，脉滑或弦滑。

治法：燥湿化痰，健脾和胃。

代表方：半夏白术天麻汤加减。

药物组成：半夏、白术、天麻、橘红、茯苓、生姜、大枣、甘草。

（5）瘀血阻络。

证候表现：眩晕日久，头痛明显，失眠健忘，心悸怔忡，舌质暗，舌有瘀点或瘀斑，脉涩。

治法：活血通络。

代表方：通窍活血汤加减。

药物组成：桃仁、红花、川芎、赤芍、麝香、老葱、鲜姜、红枣。

（6）肾精不足。

证候表现：眩晕耳鸣，精神萎靡，腰膝酸软。偏于阴虚者，可兼见形体消瘦，五心烦热，咽干，舌嫩红，苔少或光剥，脉细数；偏于阳虚者，可兼见形寒肢冷，面色㿠白或黧黑，遗精，滑泄，舌淡嫩，苔白，脉弱。

治法：补肾填精，充养脑髓。

代表方：偏于阴虚者，左归丸加减；偏于阳虚者，右归丸加减。

药物组成：左归丸，熟地、山药、山茱萸、川牛膝、枸杞子、龟板、鹿角胶、菟丝子；右归丸，制附子、肉桂、当归、熟地、山药、山茱萸、杜仲、枸杞子、鹿角胶、菟丝子。

2. 针灸治疗

（1）针刺治疗：采用局部配合远端、辨病与辨证相结合的取穴方法。主穴为百会、风池、头维、太阳、悬钟。肝阳上亢者，加太冲、行间；瘀血阻络者，加血海、膈俞；痰浊内蕴者，加丰隆、中脘、内关；气血亏虚者，加足三里、气海；肾精不足者，加肾俞、太溪。实证针用泻法，虚证针用补法。

（2）艾灸百会可治各种虚证眩晕急性发作。

(三)中医诊疗优势与特色

VN 患者的中医诊疗,重视患者个体化特点,根据 VN 患者不同的病期、分型、证型,以及中药的药效特点,结合针灸、康复等治疗方法,制订针对性的中医治疗方案,以提高临床整体疗效,减轻西医治疗相关不良反应。

四、中西医协同治疗

(一)中西医协同治疗思路

VN 诊断明确后及时使用糖皮质激素治疗可以较快改善眩晕症状,同时针对眩晕、恶心、呕吐可以使用前庭抑制剂(如异丙嗪、氯丙嗪、苯海拉明)以及抗胆碱药治疗;有明确外感症状者可使用谷青汤加减治疗;恢复期西医治疗重点在于前庭康复训练,而此期中医辨证治疗有利于前庭功能的恢复,需根据病机情况协同治疗。

(二)全病程协同

在 VN 急性期,中医辨证论治的重点在于改善症状,促进恢复,急则治其标,以疏散风热、温化水饮等祛邪为主;在 VN 恢复期,主要根据体质特点、病机特点进行整体调治,并结合前庭康复训练,促进康复。

(三)阶段协同

急性期重点在于使用糖皮质激素、前庭抑制剂、抗胆碱药改善症状,减轻前庭神经水肿;恢复期以扶正为主,夹邪者给予祛邪(化痰、祛瘀、平肝等)治疗,有利于前庭功能恢复;慢性期可能与代偿不全或其他原因有关,可以继续进行康复训练,同时给予抗焦虑、抑郁治疗,中医辨证论治时重点在于调节情绪。

(四)症状协同

1. 恶心、呕吐　辨证论治时合小半夏汤。

2. 焦虑　四逆散、半夏厚朴汤、柴胡加龙骨牡蛎汤等加减。

3. 抑郁　四逆散、丹栀逍遥散、栀子厚朴汤、真武汤、柴胡加龙骨牡蛎汤、桂枝甘草龙骨牡蛎汤、桂枝去芍药加蜀漆龙骨牡蛎汤等加减。

五、中西医协同的预防与防复发建议

坚持适当的体育锻炼,练习太极拳、八段锦等对预防和治疗 VN 均有良好的作用;保持心情舒畅、乐观,防止七情内伤;注意劳逸结合,避免体力和脑力的过度劳累;节制房事;饮食尽可能定时定量,忌暴饮暴食及过食肥甘厚味;戒除烟、酒;规律作息。眩晕发作时及时治疗,症状严重者住院治疗,应时刻有人陪伴,谨防跌倒,以免发生意外。调摄生活及饮食措施对患者早日康复极为必要。

六、总结与展望

VN 病因复杂且不完全明确,现代医学在本病的诊断上有更大的优势及更多的检查方法,在治疗上,急性期患者使用前庭抑制剂能迅速缓解症状,但在恢复期,对于遗留的长时间头晕不稳症状,现代医学治疗方式有限,中医学针对遗留症状,采用调理脏腑、调和阴阳的基本原则,联合太极拳、八段锦等体育锻炼,同时结合前庭康复训练,提高患者视觉、前庭觉及本体感觉的平衡协调能力,加速中枢代偿进程。中、西医治疗 VN 有各自的优势,应针对本病不同时期,选取更优的治疗方案,以提高临床疗效。目前有部分研究指出,中医药治疗 VN 有临床优势,但绝大部分为小样本研究,研究质量较低,需更多的多中心研究,提供更丰富及更科学的临床数据,提高 VN 的中医药治疗临床证据水平。

主要参考文献

[1] 中华耳鼻咽喉头颈外科杂志编辑委员会,中华医学会耳鼻咽喉头颈外科学分会. 良性阵发性位置性眩晕诊断和治疗指南(2017)[J]. 中华耳鼻咽喉头颈外科杂志,2017,52(3):173-177.

[2] VON BREVERN M,RADTKE A,LEZIUS F,et al. Epidemiology of benign paroxysmal positional vertigo:a population based study[J]. J Neurol Neurosurg Psychiatry,2007,78(7):710-715.

[3] CHEN S W,WANG Y K,DOU R H,et al. Characteristics of the 24-h ambulatory blood pressure monitoring in patients with Parkinson's disease—the SFC BP multicentre study in China[J]. J Hypertens,2020,38(11):2270-2278.

[4] 王永涛,张怀亮,丁宁,等. 良性阵发性位置性眩晕的中医治疗策略及思考[J]. 中华中医药杂志,2022,37(5):2669-2672.

[5] 张志强,葛思彤,翟贯虹,等. 良性阵发性位置性眩晕首次发病的危险因素[J]. 中华耳科学杂志,2023,21(5):625-631.

[6] 田中华,董永书,刘换焕. 良性阵发性位置性眩晕的发病及复发相关危险因素的研究[J]. 中医研究,2022,35(5):41-46.

[7] MESSINA A,CASANI A P,MANFRIN M,et al. Italian survey on benign paroxysmal positional vertigo[J]. Acta Otorhinolaryngol Ital,2017,37(4):328-335.

[8] YANG X L,YANG B Y,WU M J,et al. Association between serum uric acid levels and benig paroxysmal positional vertigo:a systematic review and meta-analysis of observational studies[J]. Front Neurol,2019,10:91.

[9] CELIKBILEK A,GENCER Z K,SAYDAM L,et al. Serum uric acid levels correlate with benign paroxysmal positional vertigo[J]. Eur J Neurol,2014,21(1):79-85.

[10] 赵竞一,戴伟利,韩金帅,等. 良性阵发性位置性眩晕中医诊疗思路和经验[J]. 中国中西医结合耳鼻咽喉科杂志,2017,25(5):380-381,363.

[11] SFAKIANAKI I,BINOS P,KARKOS P,et al. Risk factors for recurrenceof benign paroxysmal positional vertigo. A clinical review[J]. J Clin Med,2021,10(19):4372.

[12] 李虹,李翠贤,郭晶晶,等. 浅析"调督升阳"针刺治疗耳石症复位后残余头晕[J]. 中国中医药信息杂志,2019,26(2):114-116.

[13] 纪小美,任攀,刘进财,等. 穴位贴敷、耳穴贴压联合 SRM-Ⅳ前庭功能诊疗系统治疗良性阵发性位置性眩晕复位后残余症状临床研究[J]. 河北中医,2023,45(3):446-449.

[14] SOHN J H. Recent advances in the understanding of vestibular migraine [J]. Behav Neurol,2016,2016:1801845.

[15] FURMAN J M,MARCUS D A,BALABAN C D. Vestibular migraine：clinical aspects and pathophysiology[J]. Lancet Neurol,2013,12(7):706-715.

[16] ESPINOSA-SANCHEZ J M, LOPEZ-ESCAMEZ J A. New insights into pathophysiology of vestibular migraine[J]. Front Neurol,2015,6:12.

[17] 于焕新,李海艳,印志娴,等.前庭性偏头痛神经通路的功能性核磁研究[J].临床耳鼻咽喉头颈外科杂志,2017,31(12):906-909.

[18] KRECZMAŃSKI P,WOLAK T,LEWANDOWSKA M,et al. Altered functional brain imaging in migraine patients：BOLD preliminary study in migraine with and without aura[J]. Neurol Neurochir Pol,2019,53(4):304-310.

[19] WU X,QIU F,WANG Z W,et al. Correlation of 5-HTR6 gene polymorphism with vestibular migraine[J]. J Clin Lab Anal,2020,34(2):e23042.

[20] 刘寅,艾春玲,李秀玲,等.中医辨证治疗前庭性偏头痛的多中心前瞻性队列研究[J].西部中医药,2024,37(2):149-152.

[21] 李秀兰,黄少芳,杜宝新.眩晕病中医临床辨证治疗分析[J].中医药导报,2018,24(12):96-97,100.

[22] 许文龙.260例眩晕患者的中医体质研究[D].北京:北京中医药大学,2016.

[23] KOWALSKA M,PRENDECKI M,KOZUBSKI W,et al. Molecular factors in migraine[J]. Oncotarget,2016,7(31):50708-50718.

[24] 高霖,钟海涛,郑晓芬,等.参芪半夏白术天麻汤治疗气虚痰阻型前庭性偏头痛临床观察[J].光明中医,2019,34(17):2674-2676.

[25] 姜明华.眩晕倚肝从血论治体会[J].实用中医药杂志,2006,22(6):368-369.

[26] LEMPERT T,OLESEN J,FURMAN J,et al. Vestibular migraine：diagnostic criteria[J]. J Vestib Res,2012,22(4):167-172.

[27] NEUHAUSER H,RADTKE A,VON BREVERN M,et al. Zolmitriptan for treatment of migrainous vertigo：a pilot randomized placebo-controlled trial[J]. Neurology,2003,60(5):882-883.

[28] BIKHAZI P,JACKSON C,RUCKENSTEIN M J. Efficacy of antimigrainous therapy in the treatment of migraine-associated dizziness[J]. Am J Otol,1997,18(3):350-354.

[29] LAURITSEN C G,MARMURA M J. Current treatment options：vestibular migraine[J].Curr Treat Options Neurol,2017,19(11):38.

[30] 马琳,刘亚芬,张水生,等.定坤针法治疗前庭性偏头痛临床观察[J].中国中医药现代远程教育,2022,20(8):103-105.

[31] 罗莹,王彦红.醒脑开窍针刺法治疗前庭性偏头痛[J].长春中医药大学学报,2020,36(1):113-115.

[32] 郑海非,陈金波,宋维伟,等.天麻制剂通过腺苷途径治疗偏头痛相关的分子机制研究[J].中风与神经疾病杂志,2020,37(3):255-260.

［33］ 文欢,张大燕,王伟,等.天麻素对糖氧剥夺再复供皮层神经细胞 NF-κB 炎症级联信号通路表达的影响［J］.中国实验方剂学杂志,2017,23(21):104-111.

［34］ 田芳,陈婷.半夏现代研究进展［J］.广东化工,2022,49(14):75-76.

［35］ 康真真,郎雅丽,张丽萍.从风论治前庭性偏头痛的思考［J］.中国中医急症,2016,25(9):1717-1719.

［36］ 孙永东.前庭性偏头痛的中西医结合诊治策略［J］.中医眼耳鼻喉杂志,2018,8(2):103-106.

［37］ YAN Z H,CUI L P,YU T X,et al. Analysis of the characteristics of persistent postural-perceptual dizziness:a clinical-based study in China［J］. Int J Audiol,2017,56(1):33-37.

［38］ AK A K,ÇELEBISOY N,ÖZDEMIR H N, et al. Vestibular migraine and persistent postural perceptual dizziness:handicap,emotional comorbidities, quality of life and personality traits［J］. Clin Neurol Neurosurg,2022,221:107409.

［39］ STAAB J P,ECKHARDT-HENN A,HORII A,et al. Diagnostic criteria for persistent postural-perceptual dizziness (PPPD):consensus document of the committee for the classification of vestibular disorders of the Bárány Society［J］. J Vestib Res,2017,27(4):191-208.

［40］ BRANDT T,DIETERICH M,STRUPP M. Vertigo and dizziness:common complaints［M］.2nd ed. London:Springer,2013.

［41］ STAAB J P,ROHE D E,EGGERS S D Z,et al. Anxious,introverted personality traits in patients with chronic subjective dizziness［J］. J Psychosom Res,2014,76(1):80-83.

［42］ 丁韶洸,卢伟.持续性姿势-知觉性头晕［J］.中华耳科学杂志,2017,15(1):122-126.

［43］ RUCKENSTEIN M J,STAAB J P. Chronic subjective dizziness［J］. Otolaryngol Clin North Am,2009,42(1):71-77,ix.

［44］ STAAB J P. Persistent postural-perceptual dizziness［J］. Semin Neurol,2020,40(1):130-137.

［45］ STAAB J P,RUCKENSTEIN M J. Which comes first? Psychogenic dizziness versus otogenic anxiety［J］. Laryngoscope,2003,113(10):1714-1718.

［46］ 李康之,刘博,顾平,等.持续性姿势-感知性头晕(PPPD)诊断标准:Bárány 学会前庭疾病分类委员会共识［J］.神经损伤与功能重建,2020,15(2):63-72.

［47］ BITTAR R S,VON SÖHSTEN LINS E M D. Clinical characteristics of patients with persistent postural-perceptual dizziness［J］. Braz J Otorhinolaryngol,2015,81(3):276-282.

［48］ HORII A,IMAI T,KITAHARA T,et al. Psychiatric comorbidities and use of milnacipran in patients with chronic dizziness［J］. J Vestib Res,2016,26(3):335-340.

［49］ STAAB J P,RUCKENSTEIN M J,AMSTERDAM J D. A prospective trial of sertraline for chronic subjective dizziness［J］. Laryngoscope,2004,114(9):

1637-1641.

[50]　明玉洁,方力群.持续性姿势知觉性头晕发病的相关因素及药物疗效[J].北京医学,2020,42(9):839-843.

[51]　史胜楠.慢性主观性头晕中医证候特点及与心境状态、睡眠质量相关性研究[D].北京:北京中医药大学,2019.

[52]　崔智慧,赵敏,李珊珊,等.193例持续性姿势-知觉性头晕患者中医证候研究[J].安徽中医药大学学报,2022,41(4):28-33.

[53]　吴子明,孙新宇.眩晕领域应重视精神心理性眩晕[J].临床耳鼻咽喉头颈外科杂志,2016,30(12):1006-1008.

[54]　STAAB J P,RUCKENSTEIN M J. Expanding the differential diagnosis of chronic dizziness[J]. Arch Otolaryngol Head Neck Surg,2007,133(2):170-176.

[55]　刘叶,刘红巾.生物反馈-认知行为联合前庭康复训练治疗慢性主观性头晕的疗效研究[J].中华行为医学与脑科学杂志,2017,26(2):139-142.

[56]　王芳,袁以富,程文英.生物反馈-认知行为联合前庭康复训练、药物、心理疗法对慢性主观性头晕的治疗效果[J].中外医学研究,2018,16(30):152-154.

[57]　赵希宇,岳伟.持续性姿势-感知性头晕的治疗进展[J].中华神经医学杂志,2020,19(2):214-216.

[58]　HOLMBERG J,KARLBERG M,HARLACHER U,et al. Treatment of phobic postural vertigo. A controlled study of cognitive-behavioral therapy and self-controlled desensitization [J]. J Neurol,2006,253(4):500-506.

[59]　李芹,王希文,康伟阁,等.头穴丛刺长留针法治疗持续性姿势-知觉性头晕临床研究[J].上海针灸杂志,2020,39(10):1280-1284.

[60]　李少娟,李丽霞.针刺结合岭南火针点刺百会穴治疗慢性主观性头晕的临床疗效[J].中西医结合心脑血管病杂志,2021,19(20):3587-3590.

[61]　陈健萍.温胆汤加减联合舍曲林治疗痰湿型心因型CSD的临床观察[D].广州:广州中医药大学,2021.

[62]　冯伟,张骁.滋水清肝饮联合曲唑酮治疗阴虚阳亢型慢性主观性头晕疗效观察[J].中西医结合研究,2021,13(6):404-406.

[63]　岳卫清,钱淑霞,袁天懿.柴芩温胆汤联合帕罗西汀治疗慢性主观性头晕临床观察[J].中华中医药学刊,2019,37(3):673-676.

[64]　中华耳鼻咽喉头颈外科杂志编辑委员会,中华医学会耳鼻咽喉头颈外科学分会.梅尼埃病诊断和治疗指南(2017)[J].中华耳鼻咽喉头颈外科杂志,2017,52(3):167-172.

[65]　苑述刚,樊巧玲,阮时宝.梅尼埃病的中医研究述评[J].中华中医药学刊,2009,27(11):2296-2298.

[66]　黄坡,郭玉红,赵京霞,等.中医药防治梅尼埃病急性发作期的诊疗策略及思考[J].中华中医药杂志,2018,33(12):5490-5492.

[67]　张令霖,连新福,徐敏,等.健脾化痰类方治疗梅尼埃病疗效和安全性Meta分析[J].中华中医药学刊,2019,37(4):855-859.

［68］ 祁丽洁,毋桂花,李莉.熄风化痰止眩汤治疗风痰上扰型梅尼埃病的临床疗效观察［J］.时珍国医国药,2019,30(10):2421-2423.

［69］ 薛昊,陈仁寿.经典名方半夏白术天麻汤源流与应用考［J］.中国实验方剂学杂志,2020,26(15):14-19.

［70］ 吴冬,刘博,王宏才,等.针刺联合口服西药治疗梅尼埃病:随机对照研究［J］.中国针灸,2018,38(10):1047-1052.

［71］ 王萌萌,孙麦青.益肾健脾化湿方对气虚湿停耳窍型梅尼埃病的疗效及对患者血清IgG、IgM水平的影响［J］.实用医学杂志,2020,36(24):3440-3444.

［72］ 陈宁姿,王继兴,陈雷.盐酸氟桂利嗪胶囊联合银杏叶片治疗梅尼埃病的临床疗效及对患者血液流变学指标、生存质量的影响［J］.中药材,2020,43(12):3055-3058.

［73］ 张炜悦,李峰,马捷,等.梅尼埃病的中西医治疗研究进展［J］.中国中医基础医学杂志,2016,22(11):1577-1579.

［74］ STRUPP M,BISDORFF A,FURMAN J, et al. Acute unilateral vestibulopathy/vestibular neuritis: diagnostic criteria［J］. J Vestib Res,2022,32(5):389-406.

［75］ 王凤笑,王文秀,周悦,等.前庭神经炎案［J］.中国针灸,2019,39(5):514.

［76］ 李克光,张家礼.金匮要略译释［M］.2版.上海:上海科学技术出版社,2010.

第十二章 痴呆

第一节 阿尔茨海默病

阿尔茨海默病（Alzheimer disease，AD）是一种起病隐匿、进行性发展的神经系统退行性疾病，以认知功能损害为核心，并引起日常生活能力下降和精神行为症状，是最常见的痴呆病因，占痴呆病例的 60%～70%。我国公布的第七次全国人口普查数据显示，我国 60 岁及以上人口占 18.70%，与 2010 年相比，上升了 5.44 个百分点，人口老龄化程度进一步加深，可以预期 AD 给个人、家庭和社会带来的负担也将不断增加。

中医学因其思维模式并无"阿尔茨海默病"这一病名，但在 2000 多年的医学典籍中记录了如"健忘""癫狂痴呆""呆病"等症状描述及中医辨证论治的思路及方药。AD 作为病名提出最早是在 1906 年图宾根举办的第 37 届德国西南精神病学年会上，阿尔茨海默（Alzheimer）博士报告了一例 51 岁女性患者的病历，并对其临床症状及尸检后的神经病理学检查结果进行了展示。患者表现为奇怪的行为异常，短期记忆缺失，对其脑组织标本进行病理学检查后发现，该患者脑组织中有大量老年斑和神经原纤维缠结。经过 100 多年的研究，尤其是近 20 年的发展，医学界从潜在的病理生理机制及临床症状学角度指出，AD 是一个连续的疾病谱，从无症状的临床前驱期过渡到轻度认知障碍阶段，并逐渐发展到轻、中、重度痴呆阶段。中医学在现代医学发展迅猛以及疾病诊疗逻辑框架下，也显现出辨证标准不统一、遣方用药主观性大等问题，进而影响了中医药的临床研究与疗效评估，循证证据级别较低，这在一定程度上限制了中、西医在协同治疗 AD 上的"对话与切磋"。为了更好地在临床推广中应用中西医协同在 AD 诊治中的成果，我们整理本节以供临床参考。

一、病理机制

（一）现代医学观点

从形态上来说，AD 患者大脑的主要病理变化为广泛大脑皮质萎缩，以额叶、颞叶、顶叶为主；脑回变窄，脑沟增宽，脑室扩大；同时脑内可见海马或内侧颞叶萎缩。从组织病理学来看，AD 患者大脑皮质或内侧颞叶萎缩的罪魁祸首主要是大脑神经元外淀粉样斑块（即淀粉样老年斑）、神经元内神经原纤维缠结（NFT）和脑淀粉样血管病（CAA），这些是诊断 AD 的主要病理依据。老年斑（SP）、神经原纤维缠结和脑淀粉样血管病以及神经元丢失是 AD 的重要组织病理学标志。

AD 的神经化学机制也是非常复杂的。β淀粉样蛋白（Aβ，主要为 Aβ 寡聚体）的神经毒性包括促进自由基的形成、破坏细胞内钙的稳定、降低钾离子通道的功能、增强致炎细胞因子引发的炎症反应、导致神经元损害和痴呆发生等。

AD 的发生和发展往往伴随着炎症反应的参与,这些炎症反应可对脑组织产生损伤作用,小胶质细胞和星形胶质细胞在其中起着重要作用。小胶质细胞作为中枢神经系统内的免疫细胞,为神经炎症反应的病因之一。AD 患者脑内存在丰富的被激活的小胶质细胞,可以产生较多的具有潜在神经毒性作用的过氧化物、谷氨酸及一氧化氮。

AD 患者的神经生化改变主要与神经递质乙酰胆碱有关。AD 患者脑内胆碱能系统发生严重损害,导致学习和记忆能力下降以及认知障碍,从而出现痴呆症状。乙酰胆碱明显缺乏是 AD 患者脑部神经损伤的主要表现,同时乙酰胆碱酯酶和胆碱乙酰转移酶的活性降低,在海马和颞叶皮质区域更为显著。此外,AD 患者脑中亦有其他神经递质的减少,包括去甲肾上腺素、5-羟色胺、谷氨酸等。

(二)中医学观点

AD 属于中医学"痴呆"或"呆病"范畴,是一种以善忘、呆傻、愚钝为典型表现的神志病,病位在脑,涉及心、肝、脾、肾功能失调。

脑为元神之府,又为髓海,主管意识、智能和情感,故痴呆的病位在脑;脑髓营养依赖于五脏六腑精气的充盈,如果先天不足,或年迈体虚,肝肾亏虚,精亏髓减,或久病迁延,心脾受损,气虚血少,导致髓海空虚,则神志失养,渐成痴呆;或痰瘀浊毒内生,损伤脑络,或心肝火扰,均可使脑气与脏气不相连接,则神机失用而成痴呆。

总之,痴呆的病机演变有虚实两端,虚候表现为脾肾亏虚,气血不足,髓海不充,神机失用;实候表现为痰浊蒙窍,瘀血阻络,心肝火旺,热毒内盛,神机殆废。本病为本虚标实之证,临床多见虚实夹杂之候。

痴呆的转归主要表现在虚、实之间。痴呆患者病程多较长,虚证日久,气血亏乏,脏腑功能受累,气血运行失司,或积湿为痰,或留滞为瘀,加重病情,出现虚中夹实。实证的痰浊、瘀血日久可损及心、脾,或伤及肝、肾,则气血阴精不足,脑髓失养,转化为虚证。痰热淤积日久,酿生浊毒,邪毒壅盛,可致病情恶化而成毒盛正衰之证。

(三)中西医认知互通

现代医学对 AD 发病机制的认识尚不确切,Aβ 假说是 AD 的主要病因学说之一,该学说认为 Aβ 沉积形成老年斑、引起神经元损伤及微血管系统紊乱是 AD 发病的始动因素。多数中医医家认为,该病是以髓海不足、神明失用为基本病机,以肾虚精亏、痰瘀阻滞为主要病因的虚实夹杂病症。现代医学与中医学对 AD 的发病机制、临床证候及诊疗策略等的认识有异曲同工之处,AD 好发于 60 岁以上老年人,现代医学研究证实,生理增龄性衰老与 AD 早期具有相似的病理变化,其共同的机制是异常蛋白的蓄积,病理性衰老对 AD 的发生与发展有促进作用,在细胞水平表现为线粒体能量代谢障碍,细胞功能下降,Aβ 清除减少导致 Aβ 沉积发为 AD。中医理论认为,衰老的主要表现为脏腑功能下降,气、血、津、精等营养物质缺乏,痰浊、瘀血、热毒等病理产物蓄积,认为痰瘀互结、闭阻脑络、髓减脑消、神机失用终致虚实夹杂之呆病。神经元、血管等结构及功能的损害为正虚之候,老年斑形成和神经原纤维缠结对应痰浊、瘀血、热毒等病理产物的形成。在临床证候上,中医学将其归纳为以"呆""傻""愚""笨"为主要表现的证候群,涉及记忆力、注意力、社会认知等多认知域的损害。

二、西医诊断与治疗

（一）西医诊断

AD痴呆临床诊断的"核心标准"（NIA-AA，2011）以病史和检查证实的认知或行为症状为依据，除符合痴呆诊断外，还应具备以下条件：①隐袭起病，缓慢进展；②报告或观察有明确的认知恶化病史；③在询问病史和检查中发现的早期、显著的认知功能损害属于遗忘症状或非遗忘症状；④符合排除标准。AD痴呆临床诊断的"核心标准"不以遗忘症状为必备条件，也不要求生物标志物支持，具有广泛适用性，目前仍常规用于临床诊断AD。

2011年NIA-AA临床诊断标准是在参考IWG-1（2007）诊断标准，对NINCDS-ADRDA（1984）标准进行的修订；新的AD诊断标准将AD这一连续疾病谱分为临床前AD、AD所致轻度认知功能损害和AD痴呆三个阶段；同时该诊断标准细分为"核心标准"和"研究标准"两个层次；"核心标准"要求首先符合痴呆诊断标准，病史和检查证实存在遗忘症状或非遗忘症状之一；"研究标准"强调首先应符合AD痴呆"核心标准"，再利用生物标志物进行AD病因学诊断，以提高诊断的准确性。该版本提出将AD诊断标准从临床病理模式转变为临床生物学模式，可以在患者活着时做出确定的AD诊断，而不再依赖尸检确认；相同的临床生物学方法和相同的标准可用于无症状的临床前AD、最少症状的前驱期AD、AD痴呆所有阶段的诊断。AD最常见的表型和AD的典型表现是海马型遗忘综合征。MRI检查显示内侧颞叶萎缩（海马、内嗅皮质、杏仁核体积缩小）、脑脊液异常生物标志物（Aβ42浓度降低、t-Tau浓度增高或p-Tau浓度增高或三者的组合）、PET异常（双侧颞顶叶的葡萄糖代谢减低，和（或）用于标记Aβ的^{11}C标记的匹兹堡复合物B（^{11}C-PiB）或2-(1-{6-[（2-^{18}F-乙基)（甲基)氨]-2-萘}-乙叉-丙二腈（^{18}F-FDDNP）阳性）、直系家族中证实的AD常染色体显性突变，上述几种生物标志物均可以支持AD病理存在。

IWG-2（2014）阿尔茨海默病诊断标准见表12-1-1。

表 12-1-1　IWG-2（2014）阿尔茨海默病诊断标准

分型	临床表型	体内证据	排除标准
典型AD	存在早期和显著的情景记忆损害（孤立的或与提示轻度认知功能损害（MCI）或痴呆综合征相关的其他认知或行为改变共同出现），包括以下特征： a.患者或知情者报告记忆功能逐渐、进行性变化超过6个月； b.海马型遗忘综合征的客观证据，基于已建立的对AD有特异性的情景记忆测试的显著损害	AD病理： a.脑脊液中Aβ42浓度降低、t-Tau浓度增高或p-Tau浓度增高； b.PET显示Aβ示踪剂滞留增加； c.存在AD常染色体显性突变（PSEN1/PSEN2/APP）	病史：a.突然发病；b.早期出现以下症状：步态异常、癫痫发作、显著行为改变。 临床特征：a.局灶性神经功能缺损表现；b.早期锥体外系损害；c.早期幻觉；d.认知波动。 其他医学情况严重到足以解释记忆障碍和相关症状：a.非AD痴呆；b.严重抑郁；c.脑血管病；d.中毒、炎症或代谢紊乱，所有这些都可能需要进行具体的检查；e.与传染性疾病或血管损害一致的内侧颞叶MRI-Flair或T2信号变化

续表

分型	临床表型	体内证据	排除标准
非典型AD	a. 后皮质变异型 AD(pvAD)； b. 找词困难变异型 AD(lvAD)； c. 额叶变异型 AD(fvAD)； d. 唐氏综合征变异型 AD(dvAD)	同上	病史：a. 突然发病；b. 早期和典型的情景记忆障碍。 其他医学情况严重到足以解释记忆障碍和相关症状：a. 严重抑郁；b. 脑血管病；c. 中毒、炎症或代谢紊乱
混合型AD	a. AD 的临床和生物标志物证据(两者必需)。 A. 海马型遗忘综合征或非典型 AD 临床表型之一。 B. 脑脊液中 Aβ42 浓度降低和 t-Tau 浓度增高或 p-Tau 浓度增高，或 PET 上的 Aβ 示踪剂滞留增加。 b. 临床和生物标志物混合病理学证据。 A. 对于合并脑血管病(两者必需)：i. 脑血管病病史，或局灶性神经功能缺损特征，或两者皆有；ii. 以下一项或多项的 MRI 证据：相应的血管病变，小血管疾病，腔隙性脑梗死，脑出血。 B. 对于路易体痴呆(两者必需)，具备以下之一：锥体外系征，早期幻觉，或认知波动；PET 示多巴胺转运蛋白异常		

（二）西医治疗

1. 治疗目标 AD 治疗的共同目标为预防痴呆发生；延缓、稳定或者改善患者的症状；抑制和逆转痴呆早期一部分关键性的病理过程；提高患者日常生活能力和改善生活质量；减少并发症，延长生存期；减轻照料者的负担。

2. 治疗基本原则 AD 的治疗包括药物治疗和非药物治疗。药物治疗的目的是改善 AD 患者的认知、行为和功能症状。非药物治疗包括心理-社会-环境疗法，目的是最大限度地保留患者的功能水平，并确保患者及其家属应对 AD 这一棘手问题时的安全性，减轻家庭的照料负担。但无论选择哪种治疗方案，最终都是为了帮助患者减轻疾病带来的痛苦。

3. 治疗方法

（1）一级预防：干预痴呆的危险因素。

尽管现在还没有哪种方法被证实能够预防 AD 的发生，但在已知的危险因素和保护因素基础上积极探讨 AD 的预防有其现实意义。其中，受教育程度曾被证明与 AD 的发病呈负相关，即受教育程度越低，则 AD 发病率越高。因此，即使步入晚年，保持学习和参与智力活动也能带来积极的预防效果。

越来越多的证据表明，药物可通过许多途径预防 AD，目前较有前景的治疗药物包括抗氧化剂、非甾体抗炎药、他汀类药、某些降压药、鱼油、雌激素。专家共识认为，对于所有 AD 风险人群，控制高血压和糖尿病至关重要。此外，胆碱酯酶抑制剂是轻度认知功能损害（AD 高危人群）患者的首选药，而对于轻、中度痴呆患者，建议的一线治疗方案也包括控制高血压和糖尿病以及使用阿司匹林治疗。

（2）二级预防：改善症状或减缓进展。

在所有 AD 或其他类型的痴呆人群中，处于早期或轻度认知功能损害阶段的 AD 患者占了约一半，而另一半患者处于中度到重度认知功能损害阶段。因此，在 AD 早期或轻度认知功能损害阶段采取包括非药物干预和药物干预的综合处理措施，对于症状的改善和进展的减缓具有非常正面的意义。

非药物干预措施主要针对的是行为障碍(如简化任务、改变环境或者最大限度地减少过度刺激等)和认知功能损害的其他问题(如治疗合并症、减少或撤除对认知功能有害的药物等),以减轻照料者的负担。药物干预策略集中在调节与疾病相关的神经递质的变化,以改善症状或保护神经。虽然对症疗法和神经保护药物治疗可能在临床试验中结果相似,但神经保护药物治疗具有持续的远期效果。目前可用的治疗药物包括胆碱酯酶抑制剂(ChEIs)和 N-甲基-D-天冬氨酸(NMDA)受体拮抗剂,因为它们具有减缓认知、行为和功能区域症状临床进展的作用,所以被视作 AD 的对症治疗药物。然而现在还没有发现能够针对病因、逆转或终止 AD 和其他类型痴呆病理进程的药物疗法。所以,对症疗法仍是目前 AD 和其他类型痴呆的标准治疗方法。

在痴呆疗法的临床研究中,胆碱酯酶抑制剂、谷氨酸受体拮抗剂、钙通道阻滞剂具有循证医学证据,受到指南强烈推荐。还有一些药物可能对提高痴呆患者的认知功能有一定疗效,并已应用于临床,如脑代谢赋活剂、脑血管扩张剂、抗氧化剂、神经肽、其他(如维生素、银杏叶提取物等),但目前暂无充分循证医学证据支持。

(3)三级预防:痴呆的心理、社会及环境管理。

由于每个患者过去的经历不同、神经损害不同、对临床医生反应不同、治疗需求以及生活环境不同,这就需要一个包括心理、社会、环境治疗在内的个体化诊疗计划。因此,心理、社会及环境管理被定义为 AD 的三级预防。

广义的心理、社会、环境管理的具体任务包括:与患者及其家属建立和保持适当的治疗关系;进行诊断性评估,及时制订个体化治疗方案;精神状况评估和监测,根据病情发展及时调整治疗策略;安全评估和干预,包括对患者的自杀行为及暴力倾向的评估和处理;对患者及其家属的疾病知识教育;建议患者及其家属向相关机构寻求帮助,包括可提供日常照料、经济和法律援助的相关机构。

狭义的心理、社会、环境管理是指针对某个或某类具体的行为、情感或认知症状而实施的治疗,从而尽可能地提高患者生活质量和保留功能水平,主要包括环境疗法、行为疗法、认知疗法、刺激疗法、情感疗法等。以上这些非药物干预措施,为患者家属提供了许多可供选择的有效的护理和照料手段。

非药物干预强调患者、照料者和环境在治疗中的相互作用,充分考虑到了患者的需求和感受,为患者提供个体化的护理,减轻痴呆患者的心理症状等。比如:娱乐活动能对抗抑郁、悲伤和孤独感,日间锻炼能提高睡眠质量,噪声、光线以及患者居住环境的舒适程度均可以影响幻觉和妄想的发生,良好的营养、悉心的喂养以及提供能增进食欲的食物均可以提升患者的心理状态,促进患者参与有意义的活动,关爱和充满理解的照料有助于减缓患者自我控制能力的下降。有意义的活动、适当的刺激、充满爱意的照料、充分的理解以及安静的环境均有助于改善患者的行为问题,帮助患者控制神经精神症状。

(三)西医诊疗优势与特色

西医在 AD 的诊断上具有较为完备的体系,主要是基于 ATN 诊断框架。通过脑脊液生物标志物的检测可以明确有无 AD 病理改变。随着研究的深入和检测技术的进步,血液及其他体液中的生物标志物检测也取得了较大进展,未来在 AD 的诊断中有较大的应用潜力;借助先进的检测技术可以做到早期诊断并辅助鉴别诊断,生物标志物检测、结构影像、功能影像等检测技术提高了诊断的准确性;在治疗上,倾向于精准化的靶向治疗,在全球范围内开展大量临床试验,不断探索新的治疗方法和药物,基于分子生物学和遗传学的研究为 AD 的发病机制提供了深刻的理解,有助于开发新的靶向治疗策略。

三、中医诊断与治疗

(一)中医诊断

AD 属于中医学"痴呆"的范畴。痴呆是以获得性智能缺损为特征,以善忘、失语、失认、失用、执行不能或生活能力下降等为主症的疾病,又称呆病。中医诊断标准应具备下述内容:①善忘:包括短期记忆减退与长期记忆减退。②智能缺损:包括失语(如找词困难、语言不连贯、错语)、失用(如动作笨拙、系错纽扣)、失认(如不能辨认熟人或物体)、执行不能(如反应迟钝或完成任务困难等)等 1 项或 1 项以上损害。③生活能力下降:生活或工作能力部分或完全丧失。④排除引起智能缺损的其他原因,如郁证、癫狂、谵妄等。神经心理学检查有助于本病的临床诊断和鉴别,而详细询问病史及头颅 MRI 或 PET 或脑脊液检查等有助于痴呆的病因鉴别。

(二)中医治疗

(1)髓海不足。

证候表现:记忆减退,定向不能,判断力差,或失算,重者失认,失用,懒惰思卧,齿枯发焦,腰酸骨软,步行艰难,舌瘦色淡,苔薄白,脉沉细弱。

治法:滋补肝肾,填髓养脑。

代表方:七福饮加减。

药物组成:熟地、当归、酸枣仁、人参、白术、远志、炙甘草。

(2)脾肾两虚。

证候表现:记忆减退,表情呆板,沉默寡言,行动迟缓,甚而终日寡言不动,失认失算,口齿含糊,词不达意,饮食起居皆需照料,腰膝酸软,肌萎缩,食少纳呆,气短懒言,口涎外溢或四肢不温,腹痛喜按,鸡鸣泄泻,舌质淡白,舌体胖大,苔白,或舌红苔少或无苔,脉沉细弱,两尺尤甚。

治法:补肾健脾,培元生髓。

代表方:还少丹加减。

药物组成:熟地、山茱萸、枸杞子、怀牛膝、杜仲、楮实子、肉苁蓉、巴戟天、茴香、茯苓、山药、续断、菟丝子、石菖蒲、远志、五味子。

(3)痰浊蒙窍。

证候表现:记忆减退,神情淡漠,头晕身重,晨起痰多,少动不语,不饮不食,忽笑忽歌,忽愁忽哭,与之美馔则不受,与之污秽则无辞,与之衣不着,与之草木则反喜;重症者生活不能自理,其面色㿠白或苍白不泽,气短乏力,舌体胖,舌质淡,苔白腻,脉细滑。

治法:化痰开窍,益气健脾。

代表方:洗心汤加减。

药物组成：半夏、陈皮、茯苓、甘草、人参、附子、石菖蒲、酸枣仁、神曲。

（4）气滞血瘀。

证候表现：多有产伤及外伤病史，或心肌梗死史、卒中史，或素有血瘀之疾。善忘，善恐，神情淡漠，反应迟钝，寡言少语，或妄思离奇，或头痛难愈，舌质暗紫，有瘀点、瘀斑，苔薄白，脉细弦、沉迟，或见涩脉。

治法：活血行气，宣窍健脑。

代表方：通窍活血汤加减。

药物组成：桃仁、红花、赤芍、川芎、麝香、葱白、生姜、大枣、黄酒等。

（5）心肝火旺（毒损脑络）。

证候表现：头晕头痛，健忘颠倒，认知功能损害，以自我为中心，心烦易怒，口苦目干，筋惕肉瞤，舌质暗红，苔黄或黄腻，脉弦滑或弦细而数。或可见口眼歪斜，肢体麻木或半身不遂，或尿赤，大便秘结等。

治法：清肝泻火，安神定志。

代表方：黄连解毒汤。

药物组成：黄连、黄芩、黄柏、栀子。

（三）中医诊疗优势与特色

现代医学治疗 AD 主要是基于不同的发病学说，在明确诊断以及控制和改善症状方面具有较大的优势，但面临的问题是费用昂贵、不良反应较大、患者耐受性和依从性不足，且药物的远期治疗效果并不显著。中医在 AD 的诊疗上具有独特的优势，中医强调整体观念，认为人体是一个有机整体，注重身心的整体调节。AD 不仅是脑部疾病，还与全身功能失调密切相关，中医诊疗重视脏腑、气血、阴阳的整体平衡，通过综合调理，改善患者的全身状态和整体健康水平。中医临证更注重中医证候，通过望、闻、问、切四诊合参，进行辨证论治，根据患者的具体症状和体质，制订个体化的治疗方案，这种个体化的治疗方法能够更好地满足不同患者的需求，提高治疗效果。但在疾病机制研究、明确诊断及药物治疗效果验证等方面较为欠缺，这些不足在很大程度上限制了中医的发展。

四、中西医协同治疗

（一）中西医协同治疗思路

目前痴呆的标准化治疗主要针对 AD 患者 Aβ 级联病理反应的下游靶点，如胆碱酯酶和兴奋性氨基酸受体，针对这些靶点的治疗药物对痴呆患者的症状具有较为肯定的疗效，但不能延缓疾病进展或改变疾病机制，长期的临床实践证明，把中医辨证论治的整体治疗与西药的靶向治疗结合起来，不仅能改善痴呆患者的症状，也能实现标本同治，减缓患者病情发展。

（二）全病程协同

对于轻度 AD 患者，临床可以选择 ChEIs、甘露特钠胶囊（GV-971）甚至疾病修饰药物；对于中重度 AD 患者，临床多采用不同作用机制的药物进行联合治疗。中医药治疗可以贯穿病程始终，针对患者不同时期的病机特点进行个体化辨证治疗。

（三）症状协同

1. 痴呆的行为精神症状（BPSD） 可以使用胆碱酯酶抑制剂、NMDA 受体拮抗剂、非典型抗精神病药、典型抗精神病药、抗抑郁药、心境稳定剂等,对于中重度 AD 患者,在 BPSD 严重而又缺乏其他有效治疗手段时,建议选用第二代抗精神病药,如利培酮、奥氮平、喹硫平等。

2. 神情淡漠、悲伤欲哭,倦怠乏力 合甘麦大枣汤或百合地黄汤。

3. 咽部异物感,如有炙脔 半夏厚朴汤加减。

4. 心烦,腹满,卧不安 栀子厚朴汤加减。

5. 虚烦不得眠,肝血不足 酸枣仁汤合百合地黄汤加减。

6. 胸满烦惊、谵语、不可转侧,小便不利,一身尽重 合柴胡加龙骨牡蛎汤。

7. 心下急,呕不止,郁郁微烦 合大柴胡汤。

8. 瘀血结于下焦,少腹硬满,其人如狂或发狂者 合桃核承气汤或抵挡汤。

(四)针对 AD 的非药物治疗协同

认知训练干预有助于改善 AD 患者的认知功能,其中计算机辅助认知训练能够改善 AD 患者的执行能力、注意力、命名能力、语义流畅度。认知训练联合有氧训练、经颅磁刺激、经颅直流电刺激等其他非药物干预手段对认知障碍患者的整体认知功能有显著提升效果。体育锻炼能够改善 AD 患者的认知功能,其中抗阻运动对 AD 患者的注意力和记忆力影响最明显。而练习太极拳、八段锦对记忆力损害有明显改善作用。

五、中西医协同预防和筛查建议

对高血压、糖尿病、血脂异常人群应进行生活方式和药物干预指导,以利于 AD 的早期预防。中医药在针对代谢综合征患者体质调理中具有明显优势,特别是肥胖体质患者多数属于中医痰湿质或痰热内盛体质,可辨证给予健脾祛湿或清热化痰等方剂调理,以利于高血压、糖尿病、血脂异常的控制。在生活方式方面,强调饮食有节。老年人脾胃渐弱,纳运功能减退,易生食滞,食滞易生痰热、气滞、血瘀,故应饮食有节,宜少忌多,宜多素少荤。对老年人的营养建议主要包括食用蔬菜、水果、谷物、豆类、植物油和鱼类的中国健康平衡膳食,同时应适量食用乳制品和红肉类。对于 AD 预防具有一定潜力的药食同源类药物主要有马齿苋、桑葚、山药、枸杞子、木瓜、薏苡仁等,可尝试。保持良好的心理状态对预防痴呆有益。对于部分情志不畅患者,可通过加强中医药的使用来进行调治。此外,通过戒烟、限酒、进行体育锻炼、保持良好睡眠、参加社交活动等生活方式干预等,也能对预防 AD 的病理进展起到一定的积极作用。

AD 是一种多因素复杂性疾病,早期联合持续用药很重要。绝大多数痴呆是由脑器质性疾病所致,尤其是 AD。病理组织学观点认为,AD 早期患者的脑细胞处于细胞内亚结构的改变阶段,其神经元退变是神经元生长因子减少、信号转导通路障碍、神经递质减少、神经毒性物质清除障碍等多种因素交织在一起的病变,所以数种作用于不同靶点的药物可能比作用于单一靶点的药物效果好。而 AD 晚期则已经错过了最好的治疗机会,这是因为病变脑细胞都处于不可逆的死亡状态。

六、总结与展望

AD 是一种进行性神经系统退行性疾病,其起病隐匿、早期诊断困难,导致认知障碍、精神行为问题和社会生活功能丧失。目前,AD尚无根治方法,以缓解症状和延缓病程为主,在这种情况下,中西医协同治疗AD显示出了潜在的优势和前景。中医强调整体观念和辨证论治,与西医的精确诊断和靶向治疗形成互补,可以在改善症状、延缓病程、提高生活质量方面发挥更大作用,未来需要进一步加强中西医协同的基础研究,探索中药成分的作用机制和分子靶点,同时开展大规模、高质量的临床试验,验证中西医协同治疗的安全性和有效性,为中西医协同在AD诊疗中的可行性和有效性提供更多证据。

第二节　血管性痴呆

血管性痴呆(vascular dementia,VD)是指由缺血性、出血性和其他脑血管病变导致脑实质损害,以认知、记忆功能缺损为主要症状的临床综合征。据统计,VD是仅次于阿尔茨海默病(Alzheimer disease,AD)的第二大痴呆疾病。中国是世界上痴呆患者最多的国家,其中VD患病率为1.1%～3.0%。该病不仅对患者的身心健康及生活质量构成严重威胁,对患者的家庭和社会也造成了极大的经济负担。作为目前唯一可以防治的痴呆疾病,为了更好地在临床推广中应用中西医协同在VD诊治中的成果,我们整理本节以供临床参考。

一、病理机制

(一)现代医学观点

VD的病理学及发病机制尚不完全清楚。目前VD的发病机制主要有炎症反应学说、氧化应激学说、兴奋性氨基酸学说、钙超载学说和胆碱能神经损伤学说等。神经影像学和病理学已证实,脑血管病变是VD的重要原因,主要包括缺血性卒中、出血性卒中、缺氧性卒中等。脑缺血、缺氧和低灌注时,脑部相应区域会处于缺氧状态,而近年的研究结果已表明,低氧会导致tau蛋白磷酸化、β-淀粉样蛋白累积、血脑屏障功能失调及神经元变性等,从而导致VD的发生。研究证实了脑血管因素在VD发病中的重要作用,因此可以通过对诱发VD的脑血管病相关危险因素采取适当的预防措施,从而降低VD的发病风险。这些危险因素主要包括高血压、高胆固醇血症、高同型半胱氨酸血症、糖尿病、心脏疾病、肾脏疾病、吸烟、肥胖、年龄高、受教育程度低等。

(二)中医学观点

VD属于中医学"痴呆""呆病""中风"范畴。中医学认为痴呆患者的神志功能障碍主要由机体脑髓不足、神机失用所致。脑为髓海,心主血脉,肝藏血,以濡养脑窍,脾主运化、输布水谷之精,肺主调畅全身气机,肾主骨,生髓,充脑。痴呆病位在脑,与五脏关系密切,任何脏腑功能的失调都会导致精血不达,脑髓失荣,而生VD。

(三)中西医认知互通

VD主要是由于脑血管病变引起脑供血不足,导致脑组织缺血缺氧,最终导致脑细胞损伤和死亡,并引起认知功能损害的一种疾病。常见的病因包括高血压、糖尿病、高脂血症和动脉硬化等。中医认为VD的病因主要是气虚血瘀、痰湿阻络、肾虚精亏等导致脑络阻塞,脑失所养。脑血管与脑络在结构和功能上具有高度一致性,血是维系脑正常功能的有形物质,血络病变偏重脑的物质基础受损,气主要以无形的功能形式存在,对脑神主要起调控作用,气络受损则脑神失用。络损髓伤、神机失用是各种类型呆病的共同病机,与VD因血管病变导致脑灌注不足的病理基础不谋而合。故治疗上以"通"为用,兼以扶正,如现代医学采取抗栓治疗、促智类药物改善认知症状,中医学采用祛风通络、化痰通络、活血通络、补虚通络法,根据正气亏损情况予以益气生津、益精填髓之法等,理论体系不同,最终作用相同。

二、西医的诊断与治疗

(一)西医诊断

美国国立神经疾病卒中研究所和瑞士神经科学研究国际学会(NIND-AIREN)对于VD的诊断:①患者明确患有痴呆;②同时有足够的证据支持脑血管病的诊断,包括病史、临床检查或影像学检查证据;③两者具有时间上的联系,即必须是在脑血管病发生后3个月内突然出现认知功能衰退,或波动样、阶梯样进行性认知功能损害。

(二)西医治疗

药物治疗:吡拉西坦是改善脑代谢的药物,能够促进大脑对磷脂和氨基酸的吸收、增加蛋白质的合成,从而发挥脑抗缺氧的作用以减轻外源性损害对脑的刺激作用。相较于吡拉西坦,奥拉西坦作为吡拉西坦的类似物,不仅能够提高VD患者汉密尔顿抑郁量表评分和简易精神状态检查表评分,且在临床上对于改善患者记忆障碍具有更好的疗效,还具有保护和促进记忆、促进智力恢复的作用。银杏叶提取物是一类天然的抗氧化剂,其作用机制是调节免疫、清除自由基以及抗氧化、抗衰老等,研究显示,银杏叶提取物在治疗VD上有显著作用。盐酸多奈哌齐是一种特异性可逆性胆碱酯酶抑制剂,研究表明,它对于VD患者的认知功能具有较好的改善作用,长期服用盐酸多奈哌齐可以减缓患者痴呆病程的进展。尼莫地平是一种钙通道阻滞剂,能够阻止钙离子内流、抑制平滑肌收缩,达到解除血管痉挛的目的。尼莫地平具有高脂溶性,可以透过血脑屏障,选择性地作用于脑血管,显著改善脑血管痉挛所致的缺血缺氧性脑损伤。

对于VD病因,可以从戒烟、改善不良的生活方式、降压、抗凝、调脂、护脑、营养神经、清除氧自由基等方面进行辅助治疗。

(三)西医诊疗优势与特色

在疾病早期诊断与精准评估方面,西医采用先进的影像技术,可以早期检测脑血管病变和损伤情况。这些技术可以帮助医生准确评估病情的严重程度和发展趋势,从而制订个体化的治疗方案。在药物治疗方面,西医治疗方案基于大量临床研究和数据分析,具有科学性和可靠性。医生可以根据最新的研究成果和治疗指南,为患者提供最优的治疗选择。西医提供多种药物可以有效管理VD的症状和风险因素。例如,抗凝药、抗血小板药和降压药可以减少脑血管的进一步损伤。胆碱酯酶抑制剂和NMDA受体拮抗剂等药物可以改善记忆和认知功能。同时,西医强调多学科协作,结合药物治疗、康复训练、心理支持和健康教育等多种手段的综合治疗方案可以全面改善患者的生活质量,延缓病情进展。西医在预防VD方面也有显著优势。通过控制高血压、糖尿病、高脂血症等心脑血管疾病危险因素,以及提倡健康的生活方式,如均衡饮食、适度运动和戒烟限酒,可以有效降低VD 的发病率。

三、中医诊断与治疗

(一)中医诊断

随着对 VD 的深入研究,中医学者对于这一疾病也有了更全面的认识。多数学者认为 VD 的病位在脑,基础病变脏腑在肾,涉及心、肝、脾等脏腑。由于本病属本虚标实之证,肝肾精血不足、髓海不充、脑虚神衰为本,本虚者不外乎脏气内虚,功能失调,精神、气血、阴阳等正气衰少;而血瘀痰浊、风火阻塞、脑窍失清灵为标,标实者不外乎气、火、痰、瘀等病理产物堆积;且由于脏腑虚衰,阴精亏空,不能上充于脑,复加痰浊瘀血等毒邪内生,使虚、痰、瘀互结于上,损伤脑络而元神失聪。

(二)中医治疗

1. 辨证论治

(1)肾精亏虚。

证候表现:记忆减退,腰膝酸软,齿摇发脱,耳鸣如蝉、眩晕,遗尿,舌质淡、少苔、脉沉细。若偏肾阳虚,则会四肢不温,小便清长,大便溏;若偏肾阴虚,则出现五心烦热,潮热盗汗,舌红少苔,脉细数。

治法:益肾填精。

代表方:六味地黄丸或左归丸加减。

药物组成:熟地、山药、山茱萸、茯苓、泽泻、何首乌、枸杞子、益智仁、菖蒲、郁金、远志。

(2)痰瘀互结。

证候表现:健忘,神情淡漠,少言寡语,头晕头重,乏力不愿活动,食少纳呆,腹胀不舒,大便黏腻不爽,苔白腻,脉滑。

治法:豁痰开窍,活血化瘀。

代表方:涤痰汤加减。

药物组成:半夏、胆南星、枳实、远志、菖蒲、郁金、陈皮、人参、茯苓、瓜蒌、丹参、川芎、薏苡仁。

(3)气虚血瘀。

证候表现:记忆减退,以近期记忆受损为主,声低懒言,短气乏力,活动后加剧,大便溏泄,脏器下垂,面色苍白,爪甲不荣,舌淡暗,苔薄白,脉细弱。

治法:益气活血,开窍醒神。

代表方:补阳还五汤。

药物组成:黄芪、当归、川芎、赤芍、桃仁、红花、地龙。

(4)肝阳上亢。

证候表现:记忆减退,面红,气急,易怒,目眩,舌暗红,苔白或薄黄,脉弦。

治法:平肝潜阳,熄风通络,醒神开窍。

代表方:天麻钩藤饮加减。

药物组成:天麻、菖蒲、郁金、远志、钩藤、石决明、川牛膝、桑寄生、杜仲、丹参、赤芍、黄芩。

2. 针灸治疗 针刺治疗。

肢体取穴:神门(双)、灵道(双)、内关(双)、郄门(双)、膻中、巨阙、心俞(双)、厥阴俞(双)。头部取穴:百会、四神聪、神庭、风池、风府。

(三)中医诊疗优势与特色

VD在中医学中常被认为是由气虚血瘀、痰浊阻滞等原因导致的,通过辨证论治,可以采用不同的中药、针灸方法等进行有针对性的治疗。中药在治疗VD方面别具优势。许多中药具有活血化瘀、补气养血、化痰通络等功效。例如,丹参、黄芪、川芎等中药被广泛用于改善脑部血液循环和提高脑功能。此外,中药副作用相对较小,长期使用比较安全。针灸通过刺激特定的经络和穴位,可以调节神经系统功能,改善脑部血液循环,缓解痴呆症状。针灸的疗效在很多研究中得到了证实,是中医治疗VD的重要方法之一。中医非常重视预防,提倡"治未病"理念。通过中医的调养,可以在早期阶段预防VD的发展。合理的饮食调理、适当的运动、情志调节等可以降低VD的发生风险。

四、中西医协同治疗

(一)中西医协同治疗思路

VD发病主要是因为血管病变导致认知障碍,在治疗血管病的基础上再针对部分认知功能下降的症状进行对症治疗,取得的临床疗效有限,中医药的个体化、多靶点优势可以弥补西药治疗的不足,需要加强中医药对VD的全病程协同治疗作用。

(二)全病程协同

在VD的整体协同治疗方面,西医强调基础疾病的药物规范治疗,对症使用胆碱酯酶抑制剂、NMDA受体拮抗剂、钙通道阻滞剂等缓解症状。在此基础上配合中医的辨证论治。中医认为该病为本虚标实,本虚为脾肾亏虚,气血不足,髓海不充,导致神志失养;标实为痰、瘀、火、毒内阻,上扰清窍。痰瘀日久可损及心、脾、肝、肾、气血、阴精,致脑髓渐空,转化为虚,或见虚实夹杂。分清虚实及病理机制,补虚泻实,贯穿疾病全程。

(三)阶段协同

第一阶段,针对高危人群干预脑血管疾病的危险因素,预防脑血管疾病发生;第二阶段,在脑血管疾病发生后,积极进行规范化治疗,预防脑血管疾病再发,同时预防血管性认知障碍的发生;第三阶段,在发生血管性认知障碍后,积极治疗和延缓病情进展,进行综合管理,在此三个阶段,中医药均有协同的优势,需要加强中医药辨证论治在不同阶段的使用。

(四)症状协同

1. 记忆减退 西药如多奈哌齐、加兰他敏、卡巴拉汀、美金刚;联合补阳还五汤、天麻钩藤饮、苁蓉益智胶囊、银杏叶制剂等,针刺百会、四神聪等醒脑开窍穴位,有助于改善记忆力和认知功能。

2. 情绪波动(如抑郁、焦虑) 抗焦虑、抑郁西药联合加味逍遥散、安神补脑液等,有助于调节情绪,缓解焦虑和抑郁,针刺内关、神门、太冲等穴位,具有镇静、安神的效果,有助于改善情绪。

3. 行为异常(如激动、攻击性)　抗精神病药(如奥氮平、喹硫平、利培酮等)用于控制激动、攻击性等行为症状,心理行为干预(如认知行为疗法)可帮助患者管理行为和情绪。中药如龙胆泻肝汤、黄连解毒汤等,能够调理情绪,改善行为问题,针刺风池、合谷等穴位,有助于稳定情绪,减轻行为异常。

4. 运动功能障碍(如步态不稳、肢体僵硬)　康复训练及抗帕金森病药(如左旋多巴),可用于治疗与运动功能相关的症状。中医辨证论治,联合针刺足三里、膝眼、阳陵泉等穴位,可以改善血液循环,缓解肢体僵硬和步态不稳。

5. 睡眠障碍　药物治疗、认知行为疗法可改善睡眠障碍,联合中药如安神合剂、甜梦口服液、天王补心丹等,配合针刺神门、三阴交、安眠等穴位,有助于促进睡眠,缓解失眠症状。

(五)探索性协同

1. 机制研究　将中医的辨证论治与西医的病理机制研究相结合,形成新的理论框架。例如,探讨中医理论中的"痰浊阻络"如何与现代神经科学中的血管病理机制相互对应;针灸刺激引起脑区电活动、神经功能连接、代谢等方面的变化,探索针灸治疗 VD 的机制及有效性。

2. 药物协同研究　如中药成分的机制研究,深入研究中药成分治疗 VD 的机制(在神经保护、抗炎症、改善脑血流等方面的作用)。西药与中药的相互作用:探讨西药与中药的相互作用,包括药效增强、药物代谢影响等,提升联合用药的安全性和有效性。

五、中西医协同的预防与防复发建议

与 AD 的早期预防相同的是,对高血压、糖尿病、血脂异常人群应进行生活方式和药物干预,以利于 VD 的早期预防。根据患者危险因素开展卒中的一级预防,结合中医体质调理,有效阻止脑血管病变的发生。在生活方式方面,积极戒烟、限酒、进行体育锻炼、保证良好睡眠、参加社交活动、低盐低脂饮食、适当减肥,对预防 VD 有益。对于部分情志不畅患者,可以加强中医药调理。

六、总结与展望

目前中西医协同是治疗疾病的新方法,具有创新意义和显著的治疗优势。中医对 VD进行辨证论治,常用的中药可分为益气补血类、补益肝肾类和醒脑开窍类等,可以有效改善病症并且安全性高,但其成分多,靶点多,作用机制不明确,见效相对较慢。西药靶点明确,见效较快,但不良反应多,容易带来不可逆的损伤。因此,目前临床中将中药与西药结合治疗该疾病,发挥中药与西药各自的优点,达到协同作用,疗效优于单一给药。目前关于中西药结合治疗 VD 的研究只是进行疗效和临床评分的比较,并且样本量相对较少,对作用机制的研究基本没有,疗效和安全性也有待进一步研究,这阻碍了 VD 相关研究的进展。因此,开发中西医协同治疗 VD 的方案需要对作用机制及安全性进行大规模研究。

主要参考文献

[1]　苏芮,韩振蕴,范吉平,等.“毒损脑络”理论在阿尔茨海默病中医研究领域中的意义

[J].中医杂志,2011,52(16):1370-1371.

[2]　周龙岗.通心络对β-淀粉样蛋白脑室注射所致阿尔茨海默病模型大鼠干预作用研究 [D].石家庄:河北医科大学,2010.

[3]　顾耘,林水淼,刘仁人,等.养心健脑方治疗阿尔茨海默病临床研究[J].山东中医药 大学学报,2000,24(4):271-273.

[4]　陈炜,李兴峰,陈业文,等.温脾通络开窍方通过抑制 TNF-α/ROS/JNK 分子改善阿 尔兹海默症大鼠海马区病变[J].辽宁中医杂志,2021,48(11):177-180,226.

[5]　程越.补脾醒神益智法对脾虚认知功能障碍大鼠 TREM2/NF-κb 信号通路作用机制 的研究[D].沈阳:辽宁中医药大学,2021.

[6]　宫晓洋,战丽彬,隋华,等.滋补脾阴方药对脾阴虚痴呆大鼠脑内 NMDA 受体 mRNA 表达的影响[J].世界科学技术-中医药现代化,2015,17(6):1235-1242.

[7]　姜洋,王燕萍,刘雪珍,等.基于高通量测序技术研究归脾汤对心脾两虚型轻度阿尔 茨海默病患者肠道菌群多样性的影响[J].新中医,2021,53(1):17-22.

[8]　IADECOLA C. The pathobiology of vascular dementia[J].Neuron,2013,80(4): 844-866.

[9]　高巧营,赵凯,杨秋汇,等.针灸对糖尿病造影剂肾病大鼠肾脏细胞凋亡基因 Fas/ FasL 的影响[J].针刺研究,2019,44(7):469-475.

[10]　李琨.参麻益智方对血管性痴呆大鼠神经血管单元的影响[D].北京:中国中医科学 院,2017.

[11]　GAO Y Z,ZHANG J J,LIU H,et al. Regional cerebral blood flow and cerebrovascular reactivity in Alzheimer's disease and vascular dementia assessed by arterial spinlabeling magenetic resonance imaging[J].Curr Neurovasc Res,2013,10 (1):49-53.

[12]　ZHANG X,LE W D. Pathological role of hypoxia in Alzheimer's disease[J].Exp Neurol,2010,223(2):299-303.

[13]　ROMAN G C,TATEMICHI T K,ERKINJUNTTI T,et a1. Vascular dementia: diagnostic criteria for research studies. Report of the NINDS-AIREN Intemational Workshop[J].Neurology,1993,43(2):250-260.

[14]　张静,刘洋.浅谈中医对血管性痴呆的认识[J].中医临床研究,2010,2(12):14-15.

[8]　田金州,韩明向,涂晋文,等.血管性痴呆诊断、辨证及疗效评定标准(研究用)[J].中 国老年学杂志,2002,22(5):329-331.

[15]　胡松.丁苯酞联用利舒康胶囊治疗血管性痴呆的临床疗效研究[J].当代医学, 2018,24(3):60-62.

[16]　刘永前.丁基苯酞联合补肾益智汤治疗老年血管性痴呆效果观察[J].临床医学, 2018,38(6):110-113.

[17]　马瑞,王瑞彤,狄子晖.健脑通络口服液联合尼莫地平治疗老年患者轻中度血管性 痴呆的临床疗效[J].辽宁中医杂志,2018,45(3):568-570.

[18]　胡松.尼莫地平片联用舒血宁注射液治疗血管性痴呆患者的临床效果[J].医疗装 备,2018,31(15):124-125.

[19]　尤晓涵,杨淼,刘彦龙,等.清开灵注射液联合奥拉西坦治疗血管性痴呆的临床研究[J].现代药物与临床,2018,33(7):1621-1625.

[20]　李元林.疏血通联合奥拉西坦对脑梗死后血管性痴呆患者认知功能的影响[J].慢性病学杂志,2018,19(6):804-806.

[21]　茆阿文,王松清.通督调神针法结合风府穴注射胞磷胆碱纳治疗血管性痴呆30例临床疗效观察[J].现代医学与健康研究,2018,2(12):117.

[22]　韦坚.头穴丛刺结合康复训练治疗血管性痴呆的临床分析[J].中医中药,2018,18(69):190.

[23]　沈莹,余鸽,张海生.逍遥丸联合盐酸多奈哌齐治疗血管性痴呆伴发抑郁疗效观察[J].中华中医药学刊,2018,36(7):1724-1726.

[24]　罗小兵.养血清脑颗粒联合尼莫地平治疗血管性痴呆患者的临床疗效观察[J].当代医学,2018,24(4):121-123.

第十三章　癫痫及癫痫持续状态

第一节　癫　痫

痫病,现代医学称为癫痫。癫痫(epilepsy)是一组由于脑部神经元异常过度放电而引起的反复、发作性和短暂性的中枢神经系统功能失常的慢性脑部疾病。每次发作称为痫样发作,反复多次发作所引起的慢性神经系统病症则称为癫痫。癫痫是一种常见病,国内流行病学调查显示其患病率为 5‰,可见于各年龄组,青少年和老年是癫痫发病的两个高峰年龄段。

癫痫是全球性重大疾病和公共卫生问题,2001 年统计显示,中国有 900 万癫痫患者,而且每年新增近 40 万人。2011 年统计显示,患者的治疗缺口是 65%,疾病负担沉重。中医和西医治疗癫痫各有优势,为了更好地在临床推广中应用中西医协同在癫痫诊治中的成果,我们整理本节以供临床参考。

一、病理机制

(一)现代医学观点

癫痫的发病机制目前仍不完全清楚,但其中的一些重要发病环节逐渐为人们所知。

癫痫的病变基础是神经元异常放电及其扩布,而神经元异常放电的原因是离子异常跨膜运动,离子异常跨膜运动的发生与离子通道结构和功能异常有关,而离子通道功能异常的主要原因是调控离子通道的神经递质或调质功能障碍,离子通道蛋白和神经递质大多是以 DNA 为模板进行代谢的基因表型产物,故其异常通常与基因的表达异常相关。

(二)中医学观点

病因:痫病的发生,大多是由先天因素,脑部外伤,或七情失调,劳累过度,饮食不节,或患他病后,脏腑失调,痰浊壅滞,气机逆乱,肝阳内动所致。

病机:痫病的病理因素多以痰为主,常由风、火触动,痰瘀内阻,上蒙清窍而发病。发病之本为心脑神机失用,标为风、火、痰、瘀致病。其中痰浊阻滞,脏气不平,肝阳内动,神机受累,元神失控是病机的关键所在。痫病之痰,具有胶固难化和随风气而聚散两大特点,因而痫病常表现为久发难愈,反复不止,正是由胶固于心胸的"顽痰"所致。至于间歇期的长短,发作时间的久暂,则与痰浊内聚和气机顺逆程度有密切关系。痫病与五脏均有关联,与心、肝关系较为密切,顽痰闭阻心窍,肝经风火内动是痫病的主要病机特点。久发耗伤精气,可致心肾亏虚,气血不足,可见心脾两虚。

（三）中西医认知互通

中医癫痫发病机制可以概括为"风动痰闭"，西医癫痫发病机制可以概括为"神经元异常放电"，具有"发作""逆乱"和"意识障碍"的共同特点。痫病往往久发难愈，反复不止，就是由胶固于心胸的"顽痰"所致。可对应脑内"结构性损伤"，心脑神机失用为本，风、火、痰、瘀致病，痰浊内阻，脏气不平，阴阳偏胜，神机受累，元神失控则与"神经元异常放电"有关。

二、西医诊断与治疗

（一）西医诊断

1. 临床表现

（1）局灶性（部分性、局限性）发作：发作期脑电图（EEG）可见某一脑区的局灶性痫性放电。

①单纯局灶性发作：发作中无意识丧失，也无发作后不适现象。持续时间平均为 10～20 s。其中以局灶性运动性发作最常见，表现为面、颈或四肢某部分的强直或阵挛性抽动，特别易见头、眼持续性同向偏斜的旋转性发作（adversive seizure）。

局灶性感觉发作（躯体或特殊感觉异常）、自主神经性发作和局灶性精神症状发作在小儿时期少见，部分与其年幼而无法表达有关。

②复杂局灶性发作：见于颞叶和部分额叶癫痫发作。可从单纯局灶性发作发展而来，或一开始即有意识部分丧失伴精神行为异常。50%～75% 的儿科病例表现为意识混浊情况下的自动症（automatism），如吞咽、咀嚼、解纽扣、摸索行为或自言自语等。少数患者表现为发作性视物过大或过小、听觉异常、冲动行为等。

③局灶性发作演变为全面性发作：由单纯局灶性或复杂局灶性发作扩展为全面性发作。

（2）全面性发作：发作中两侧半球同步放电，均伴有程度不等的意识丧失。

①强直-阵挛发作：又称大发作（grand mal），是临床常见的发作类型之一，包括原发性以及从局灶性扩展而来的继发性全面性强直-阵挛发作。发作主要分为两期：一开始为全身骨骼肌伸肌或屈肌强直性收缩伴意识丧失、呼吸暂停与发绀，即强直期；紧接着全身反复、短促地猛烈屈曲性抽动，即阵挛期。常有头痛、嗜睡、疲乏等发作后现象。发作中 EEG 呈全脑棘波或棘慢复合波，继发性者从局灶放电扩散到全脑。

②失神发作：发作时突然停止正在进行的活动，意识丧失但不摔倒，手中物品不落地，两眼凝视前方，持续数秒钟后意识恢复，对刚才的发作不能回忆，过度换气往往可以诱导其发作。EEG 有典型的全脑同步 3 Hz 棘慢复合波。

③非典型失神发作：与典型失神发作表现类似，但开始及恢复速度均较典型失神发作慢，EEG 为 1.5～2.5 Hz 的全脑慢-棘慢复合波。多见于伴有广泛性脑损伤的患者。

④肌阵挛发作：突发的全身或部分骨骼肌触电样短暂收缩（时间<0.35 s），常表现为突然点头、前倾或后仰，而两臂快速抬起。重者致跌倒，轻者感到"抖"了一下。发作中通常伴有全脑棘慢复合波或多棘慢波爆发。大多见于有广泛性脑损伤的患者。

⑤阵挛性发作：仅有肢体、躯干或面部肌肉节律性抽动而无强直性发作成分。

⑥强直性发作：突发的全身肌强直收缩伴意识丧失，使患者固定于某种姿势，但持续时间较肌阵挛发作长，一般为 5～60 s。常见到角弓反张、伸颈、头仰、头躯体旋转或强制性张嘴、睁眼等姿势，通常有跌倒和发作后症状。发作间期 EEG 背景活动异常，伴多灶性棘慢复合波或多棘慢波爆发。

⑦失张力发作：全身或躯体某部分肌肉的张力突然短暂性丧失伴意识障碍。前者致患者突然跌倒、头着地甚至头部碰伤。部分性失张力发作者表现为点头样或肢体突然下垂动作。EEG 见节律性或不规则、多灶性棘慢复合波。

⑧痉挛：这种发作最常见于婴儿，表现为同时出现点头、伸臂（或屈肘）、弯腰、踢腿（或屈腿）或过伸等动作，其肌肉收缩的整个过程持续 1～3 s，肌收缩速度比肌阵挛发作慢，持续时间较长，但比强直性发作短。

（3）癫痫持续状态：发作自行终止的机制失败或异常持续发作的机制启动（在时间点 t_1 之后）所导致的一种临床状态，可以导致包括神经元死亡、损伤和神经网络改变（在时间点 t_2 之后）等长期不良后果，取决于发作的类型和时长。t_1 是指启动治疗的时间点，t_2 是指长期不良后果可能发生的时间点。强直-阵挛性癫痫持续状态的 t_1 是 5 min，t_2 是 30 min；伴意识障碍的局灶性癫痫持续状态的 t_1 是 10 min，t_2 大于 60 min；失神癫痫持续状态的 t_1 是 10～15 min，t_2 尚不明确。各种癫痫发作均可引发持续状态，但临床上以强直-阵挛持续状态最为常见。全身性发作的癫痫持续状态常常伴有不同程度意识、运动功能障碍，严重时还有颅内压增高和脑水肿的表现。突然停药、高热或药物中毒等是癫痫持续状态的常见诱因。

2. 诊断　确立癫痫诊断，应力求弄清以下三个问题：一是其发作究竟是痫性发作，还是非痫性发作；二是若系痫性发作，进一步弄清是什么发作类型，抑或属于某一特殊的癫痫综合征；三是尽可能明确或推测癫痫发作的病因。一般按以下步骤搜集诊断依据。

（1）相关病史。

①发作史：癫痫患者可无明显异常体征，详细而准确的发作史对诊断特别重要。癫痫发作应具有发作性和重复性这一基本特征。问清楚从先兆、发作起始到发作的全过程，有无意识障碍，是局灶性发作还是全面性发作，发作次数以及持续时间，有无任何诱因以及与睡眠的关系等。

②提示与脑损伤相关的个人与过去史：如围生期异常、运动及智力发育落后、颅脑疾病与外伤史等。

③癫痫、精神病及遗传代谢病家族史。

（2）体格检查：尤其与脑部疾病相关的阳性体征，如头围、智力低下、瘫痪、锥体束征或各种神经皮肤综合征等。

（3）EEG 检查。EEG 是诊断癫痫最重要的实验室检查，不仅对癫痫的确认有重要价值，而且对临床发作分型和转归分析均有重要价值。EEG 中出现尖波、棘波、棘慢复合波等痫样发放波者，有助于癫痫的诊断。大多数痫样发放波的发放是间歇性的，描记时间越长，异常图形发现率越高。若仅进行常规清醒描记，则阳性率不到 40%，若加上睡眠等各种诱发试验，则阳性率可增至 70%，因此一次常规 EEG 报告正常并不能排除癫痫的诊断。必要时可进一步做动态脑电图（AEEG）或视频脑电图（VEEG）检查，连续做 24 h 或更长时程记录,可使阳性率提高至 $80\%\sim85\%$ 。若在长时程记录中出现"临床发作",则不仅能获得发作期痫样放电图形,还能够弄清楚癫痫波发放的皮质起源区,从而区分原发性癫痫与继发性癫痫。实时观察"临床发作"录像,能更好地确认发作类型。若"临床发作"中无癫痫发作 EEG 伴随,癫痫发作的可能性就很小了。

(4)影像学检查:当临床表现或 EEG 提示为局灶性发作或局灶继发全面性发作的患者,则应做颅脑影像学检查(包括 CT、MRI)甚至功能影像学检查。

(二)西医治疗

1. 病因治疗 有明确病因者应首先行病因治疗,如颅内肿瘤所致者,需用手术方法切除新生物;寄生虫感染所致者,则需用抗寄生虫的方法进行治疗。

2. 西医药物治疗 无明确病因者,或虽然有明确病因但是不能根除病因者,应考虑药物治疗。癫痫发作间期的药物治疗应遵循以下基本原则。

(1)用药时机:39%癫痫患者有自发性缓解的倾向,因此不是每个癫痫患者都需要用药。一般来讲,半年内发作 2 次以上者,一旦诊断明确,就应该用药;首次发作或半年以上仅发作 1 次者,可在告知不治疗的可能后果和抗癫痫药可能的副作用情况下,根据患者及其家属的意愿,酌情选择使用或不用抗癫痫药。

(2)选药方法:从小剂量开始,逐渐增加剂量至既能有效控制发作,又不出现明显副作用时为止。如不能达到此目的,宁可满足部分控制,也不要出现副作用。在有条件的单位可选用进行血药浓度监测的方法来指导用药,以减少用药过程中的盲目性。首选单药治疗,如治疗无效,可更换为另一种药物,但换药期间应有 $5\sim7$ 天的过渡期。大多数情况下联合用药并不能提高临床疗效,还有可能增加药物副作用和加重患者的经济负担。一旦出现副作用,会影响医生对副作用来源的判断,不利于进一步的治疗。

(3)服药方法:根据药物的性质可将日剂量分次服用。

(4)药物副作用:因大多数抗癫痫药有不同程度的副作用,在用药前除查肝功能、肾功能、血常规、尿常规外,用药后还需要每个月复查血常规、尿常规,每个季度复查肝功能、肾功能,至少持续半年。

(5)根据发作类型和综合征的选药原则见表 13-1-1。

表 13-1-1 根据发作类型和综合征选择应用抗癫痫药的原则

发作类型	一线药物	二线药物	可以考虑的药物	可能加重发作的药物
强直-阵挛发作	丙戊酸钠	左乙拉西坦、托吡酯	苯妥英钠、苯巴比妥	—
失神发作	丙戊酸钠、拉莫三嗪	托吡酯	—	卡马西平、奥卡西平、苯巴比妥、加巴喷丁
肌阵挛发作	丙戊酸钠、托吡酯	左乙拉西坦、氯硝西泮、拉莫三嗪	—	卡马西平、奥卡西平、苯妥英钠、加巴喷丁

发作类型	一线药物	二线药物	可以考虑的药物	可能加重发作的药物
强直性发作	丙戊酸钠	左乙拉西坦、氯硝西泮、拉莫三嗪、托吡酯	苯巴比妥、苯妥英钠	卡马西平、奥卡西平
失张力发作	丙戊酸钠、拉莫三嗪	左乙拉西坦、托吡酯、氯硝西泮	苯巴比妥	卡马西平、奥卡西平
部分性发作（伴或不伴继发性全面性强直-阵挛发作）	卡马西平、丙戊酸钠、奥卡西平、拉莫三嗪	左乙拉西坦、加巴喷丁、托吡酯、唑尼沙胺	苯妥英钠、苯巴比妥	

①卡马西平、奥卡西平、左乙拉西坦、拉莫三嗪、丙戊酸钠、托吡酯、苯巴比妥、唑尼沙胺、加巴喷丁可用于局灶性发作的单药治疗。苯妥英钠由于具有非线性药物代谢动力学特点，容易引起毒副作用，已经逐渐退出局灶性发作治疗的一线药物。

②丙戊酸钠、拉莫三嗪、托吡酯、左乙拉西坦可用于各种类型的全面性发作的单药治疗。卡马西平、奥卡西平、苯巴比妥可用于全面性强直-阵挛发作的单药治疗。

③丙戊酸钠、拉莫三嗪、左乙拉西坦、托吡酯是广谱抗癫痫药，对局灶性发作和全面性发作均有效，可作为发作分类不确定时的选择。

④所有的新型抗癫痫药都可以作为局灶性癫痫的辅助治疗药物。

（6）终止治疗的时机：通常来说，强直性发作、阵挛性发作、全身强直-阵挛发作完全控制4～5年后，失神发作停止半年后可考虑停药。但是停药之前应该有一个逐渐缓慢减量的过程，这个过程的时间一般不少于1年。有自动症的患者可能需要长期服药。

（三）西医诊疗优势与特色

西医依靠先进的影像学设备、电生理检查可以快速明确病变部位，通过其他检查尽可能明确病变性质，针对病因和病灶情况做出治疗决策，同时根据癫痫分型给予相应的精准治疗药物，能够快速控制症状、减少复发，可为部分难治性患者提供多学科治疗，比如脑科微创切除致痫灶；随着医学科技的进步，西医在癫痫治疗领域不断探索和应用新技术、新疗法，如神经调控技术（如迷走神经刺激、脑深部电刺激）、基因治疗、免疫治疗等，为癫痫患者提供了更多治疗选择和希望。

三、中医诊断与治疗

（一）中医诊断

（1）任何年龄、性别均可发病，但多在儿童期、青春期或青年期发病，有的可有家族史，常因劳累、惊恐、情绪过激等诱发。

（2）典型发作时突然昏倒，不省人事，四肢抽搐，口吐涎沫，两目上视，或口中发出异常叫声等，或仅有突然呆木，呼之不应，或面色苍白，头部下垂，肢软无力等。

（3）局灶性发作可以表现为多种形式,如眼、口、手等局部抽搐而无突然昏倒,或凝视,或无意识动作,或语言障碍等。多数在数秒至数分钟即停止。

（4）发作前可有眩晕、胸闷等先兆症状。

（5）发作突然,醒后如常人,醒后不知发作时情况,反复发作。

（6）EEG 在发作期描记到对称性同步化棘波或棘慢复合波等阳性表现。有条件者可做 CT、磁共振等相应检查。

（7）应注意与厥证、中风、痉病等相鉴别。

（二）中医治疗

1. 辨证论治

（1）风痰闭阻。

证候表现:发病前常有眩晕,乏力,胸闷,痰多,心情不悦,或见突然跌倒,神志不清,抽搐吐涎,或伴尖叫,二便失禁,或短暂神志不清,双目呆滞,谈话中断,持物落地,或精神恍惚而无抽搐,舌质红,苔白腻,脉弦滑有力。

治法:涤痰熄风,开窍定痫。

代表方:定痫丸加减。

药物组成:天麻、全蝎、僵蚕、川贝母、胆南星、姜半夏、竹沥、菖蒲、琥珀、茯神、远志、辰砂、茯苓、陈皮、丹参。

（2）痰火扰神。

证候表现:发作时昏仆抽搐,或有吼叫,口吐痰涎,平时急躁易怒,咳痰不爽,口苦咽干,心烦失眠,溲黄便秘,病发后,目赤,彻夜难眠,舌红,苔黄腻,脉弦滑而数。

治法:清热泻火,化痰开窍。

代表方:龙胆泻肝汤合涤痰汤加减。

药物组成:龙胆草、青黛、芦荟、大黄、黄芩、栀子、姜半夏、胆南星、木香、枳实、茯苓、橘红、人参、菖蒲、麝香。

（3）瘀阻脑络。

证候表现:平素头痛头晕,痛有定处,常伴一侧面部抽动或单侧肢体抽搐,颜面口唇青紫,舌质暗红或有瘀斑,苔薄白,脉涩或弦。多继发于产伤、先天性脑发育不全、颅脑外伤、颅内感染性疾病。

治法:活血化瘀,熄风通络。

代表方:通窍活血汤加减。

药物组成:赤芍、川芎、桃仁、红花、麝香、老葱、地龙、僵蚕、全蝎。

（4）心脾两虚。

证候表现:痫证反复发作,心悸气短,失眠多梦,神疲乏力,面色苍白,体瘦纳呆,大便溏薄,舌质淡,苔白腻,脉沉细而弱。

治法:补益气血,健脾宁心。

代表方:六君子汤合归脾汤加减。

药物组成:人参、茯苓、白术、炙甘草、陈皮、姜半夏、当归、丹参、熟地、酸枣仁、远志、五味子。

（5）心肾亏虚。

证候表现：癫痫频发，神思恍惚，健忘失眠，头晕目眩，心悸，两目干涩，面色晦暗，耳轮焦枯不泽，腰膝酸软，大便干燥，舌质淡红，脉沉细而数。

治法：补益心肾，潜阳安神。

代表方：左归丸合天王补心丹加减。

药物组成：熟地、山药、山茱萸、菟丝子、枸杞子、鹿角胶、龟板胶、川牛膝、生牡蛎、鳖甲。

2. 针灸治疗

（1）发作期。

主穴：水沟、百会、内关、太冲、后溪、涌泉。

配穴：瘀阻脑络者配膈俞；风痰闭阻者配风池、丰隆；痰火扰神者配行间、神门。

方义：脑为元神之府，督脉入络脑，故取督脉之水沟、百会以醒脑开窍、宁神定志；内关为心包经之络穴，可调畅气机，宁心安神；太冲为肝之原穴，可熄风止痉；后溪为八脉交会穴，通督脉，为治疗痫证的要穴；涌泉为肾经井穴，可开窍醒神。

操作：水沟向鼻中隔深刺、强刺激，其他腧穴常规针刺。

（2）间歇期。

主穴：印堂、鸠尾、长强、间使、太冲、丰隆。

配穴：心脾两虚者配心俞、脾俞；心肾亏虚者配心俞、肾俞。

方义：印堂可醒脑宁神；鸠尾属任脉之络穴，是治疗痫证的要穴；长强通督调神；间使是治疗痫证的经验穴；太冲为肝之原穴，可疏理气机，熄风开窍；丰隆和胃降浊，健脾化痰。诸穴合用，共奏化痰熄风、醒脑开窍之功。

操作：针刺鸠尾应掌握正确的行针方向、角度和深度，以防伤及肝脏等腹腔脏器，其他腧穴常规针刺。

3. 其他治疗

（1）三棱针：取大椎、关冲、中冲。点刺出血。

（2）耳针：取神门、心、肝、脾、肾、脑点、枕、皮质下。每次选2～3穴，毫针刺法或压丸法，强刺激。

患者在抽搐时针刺，或针刺中出现抽搐时，应注意防止滞针、弯针、断针等现象的发生。

（三）中医诊疗优势与特色

中医治疗痫病注重个体差异，强调辨证论治。通过对患者症状、体质、脉象、舌苔等的全面分析，中医医家能够制订出有针对性的治疗方案，实现个体化治疗，提高治疗效果。中医辨治不仅仅着眼于控制症状，更注重从根本上调理人体内部环境。通过中药、针灸、推拿等多种手段的综合运用，中医能够调节脏腑功能，平衡阴阳气血，达到标本兼治的目的。相比于部分抗癫痫西药可能带来的副作用，中药的副作用通常较小且可控。中医强调整体调理，有助于改善患者的身体状况和精神状态，提高患者生活质量。中医注重"治未病"，强调在疾病未发之时进行预防和调养。对于癫痫患者，中医通过调整饮食、起居、情志等，减少发病诱因，降低复发风险。同时，中医也重视患者的康复过程，通过适当的锻炼和调养,促进患者身心康复。中医学将人体视为一个有机整体,认为癫痫的发生与全身脏腑功能失调有关。因此,在治疗过程中,中医医家会综合考虑患者的整体状况,制订全面的治疗方案。

四、中西医协同治疗

(一)中西医协同治疗思路

西药在控制癫痫发作方面具有明显的优势,针对发作类型及综合征选择合适的抗癫痫药一般有良好的临床疗效,特别是癫痫持续状态的处理,西药治疗优势十分明显。中医药在控制癫痫发作方面虽然没有明显优势,但能够通过调理患者体质,改善全身症状,减少抗癫痫西药用量,减低癫痫发作频率,减轻癫痫发作严重程度,提高患者的生活质量。中医药在改善癫痫共患病症状(如偏头痛、睡眠障碍、焦虑抑郁等)方面具有较大的优势。此外,抗癫痫西药均具有较大副作用,中医药在改善抗癫痫西药副作用方面也有一定的帮助。笔者在规范的西药治疗基础上,在癫痫患者合并偏头痛、焦虑抑郁、睡眠障碍时,适时加入中医药治疗,在改善抗癫痫西药副作用方面也做了一些探索。

(二)全病程协同

笔者在规范的西药治疗基础上,根据患者体质酌情加用我科常用抗癫痫协定方——平痫安神方。癫痫发病常与肝气郁结、痰热内扰心神有关,因此,我们强调治当从肝入手,调脾柔肝,疏肝解郁,清热化痰,安神定痫。药物组成:柴胡 15 g、龙骨 15 g、牡蛎 30 g、党参 12 g、茯苓 15 g、半夏 12 g、陈皮 12 g、黄芩 10 g、竹茹 10 g、枳实 10 g、大枣 10 g。方中柴胡疏肝解郁,通表里之邪,为君药;龙骨、牡蛎定惊安神,为臣药;黄芩、竹茹清热化痰,半夏、陈皮燥湿化痰,枳实理气消痰,茯苓健脾渗湿化痰,为佐药;党参、大枣补益脾胃,益气生津,为使药。诸药潜阳熄风,协调上下,寒温并用,攻补兼施,因势利导,使壅滞之机得畅,横恣之势得柔,以达定癫平痫之效。适用于癫痫符合肝郁痰热内扰心神证型者。

(三)症状协同

1. 偏头痛　肝阳头痛,天麻钩藤饮加减;肾虚头痛,大补元煎加减;痰浊头痛,半夏白术天麻汤加减;瘀血头痛,通窍活血汤加减;气血不足,八珍汤加减。此外,对于合并偏头痛患者,常根据患者头痛部位、结合六经辨证,酌情使用引经药。

2. 焦虑抑郁障碍　给予我科自拟方安神贴(琥珀、龙齿、多虑平),结合辨证情况选方:①肝气郁结证:柴胡疏肝散、逍遥散。②气郁化火证:丹栀逍遥散。③肝郁痰阻证:半夏厚朴汤、温胆汤。④忧郁伤神证:甘麦大枣汤、酸枣仁汤。⑤心脾两虚证:归脾汤。⑥阴虚火旺证:黄连阿胶汤。⑦肾亏血虚证:六味地黄丸。

3. 睡眠障碍　热扰胸膈,栀子豉汤为主加减;热伤气阴,竹叶石膏汤加减;三焦枢机不利,柴胡加龙骨牡蛎汤加减;肝血不足,血不养心,酸枣仁汤为主加减;肾阴不足,心火扰心,黄连阿胶汤加减。

(四)探索性协同

有报道称,归脾汤能改善抗癫痫西药所引起的倦怠、食欲不振等症状,可以进一步研究。

五、中西医协同的预防与防复发建议

1. 加强孕妇保健，避免胎气受损　癫痫的发生多与母亲在孕期内外邪干忤以及七情、劳倦、饮食失调等有关。因此，要特别注意母亲孕期卫生，加强孕妇自身保健，避免胎气受损。

2. 加强护理，预防意外　癫痫发作的护理有二：①发作时注意观察神志的改变，抽搐的频率，脉搏的快慢与节律，舌之润燥，瞳孔之大小，有无发绀及呕吐，二便是否失禁等情况，并详细记录。对于昏仆抽搐的患者，有义齿者应取下，将裹了纱布的压舌板放入患者口中，防止患者咬伤唇舌，同时加用床栏，避免坠床。②休止期患者不宜进行高空、水上作业，避免脑外伤，不宜驾车、骑车。

3. 加强休止期治疗，预防再发　发作控制后的癫痫患者，应实施休止期治疗，依据发作时的症状及休止期兼症辨证论治。应坚持长期服药，至完全控制痫病发作达 3～5 年或更长时间，以巩固疗效。休止期治疗时可针对患者病后存在的不同程度正虚予以调补，如和气血、调脾胃、健脑髓等。

4. 注意调补　饮食宜清淡，多吃素菜，少食肥甘之品，切忌过冷过热、辛温刺激的食物，以减少痰涎及火热的滋生。可选用山药、薏苡仁、赤豆、绿豆、小米煮粥，收健脾化湿之功。注意排痰及口腔卫生。保持精神愉快，避免精神刺激，怡养性情，起居有常，劳逸适度。

六、总结与展望

中医认为癫痫多由风、痰、火、瘀等因素所致，治疗时强调辨证论治，通过调整人体阴阳平衡、疏通经络、化痰熄风等方法，达到控制癫痫发作、改善体质的目的。常用的治疗方法包括应用中药汤剂、针灸、推拿等，这些疗法在缓解症状、减少药物副作用、提高患者生活质量方面显示出积极作用。西医治疗癫痫主要依赖于抗癫痫药，通过抑制神经元异常放电来减少癫痫发作。近年来，随着神经科学、药理学及基因技术的快速发展，新型抗癫痫药不断涌现，为难治性癫痫患者提供了更多治疗选择。此外，手术治疗如病灶切除术、脑深部电刺激等也在部分患者中取得了显著疗效。

中西医协同治疗具有以下优势：一是优势互补，中医注重整体调理，西医侧重病因治疗，二者结合能够更全面地应对癫痫的复杂病因病机；二是减少副作用，中医药可通过减轻西药的不良反应，帮助患者更好地耐受治疗，提高治疗依从性；三是提高疗效，中西医协同治疗往往能取得比单一疗法更好的控制效果，降低癫痫发作频率，提高患者生活质量；四是提供个体化治疗，结合中医的辨证论治与西医的精准医疗，为患者提供更为个体化的治疗方案。

未来，需进一步加强癫痫发病机制的中西医协同研究，明确中医药在调节神经递质、改善神经元功能等方面的具体作用机制，为优化治疗方案提供科学依据。需加强创新疗法开发，随着现代科技的发展，应积极探索中西医协同的新疗法，如中药复方与新型抗癫痫西药的联合应用、中医外治法与神经调控技术的结合等，以期获得更佳的治疗效果。需加强跨学科合作，加强神经内科、中医科、神经外科、药理学、遗传学等多学科之间的合作，构建癫痫中西医协同治疗的综合体系，促进诊疗水平的整体提升。需加大对癫痫中西医

协同治疗理念的宣传与普及力度,提高公众对此治疗模式的认知度,鼓励更多患者尝试并接受这一综合治疗模式。此外,在癫痫治疗中,应更加关注患者的心理健康问题,中西医协同在缓解躯体症状的同时,也应积极探索心理干预与中医情志调护相结合的方法,帮助患者建立积极的心态,提升整体康复效果。

总之,癫痫中西医协同治疗作为一种综合性的治疗模式,正逐步展现出其独特的优势与潜力。未来,随着研究的深入与技术的革新,我们有理由相信,中西医协同治疗将为更多癫痫患者带来希望与光明,助力他们走向更加健康、美好的生活。

第二节　癫痫持续状态

癫痫持续状态(status epilepticus,SE)是神经内科或者神经外科较为常见的危急重症之一。除意外死亡外,大多数癫痫患者的死亡发生在此期,而合理治疗能改善癫痫患者的预后。尽管癫痫持续状态的治疗涉及多方面,但迅速终止患者的发作仍是治疗中的重点。癫痫持续状态传统的定义为出现两次以上的癫痫发作,发作期间意识未完全恢复;或者1次癫痫发作持续30 min以上。癫痫持续状态是一种重要的神经学急症,若治疗不及时,患者可因循环衰竭、高热或神经元兴奋毒性损伤而发生严重的神经元损害,还可导致继发性难治性癫痫、智力低下等严重后遗症,具有很高的病死率和致残率。目前大部分学者倾向强直-阵挛发作时间超过5 min,即建议开始进行强有力的抗癫痫持续状态治疗。为了更好地在临床推广中应用中西医协同在癫痫持续状态诊治中的成果,我们整理本节以供临床参考。

一、病理机制

(一)现代医学观点

癫痫持续状态时神经元持续放电,不断地激活海马,从而出现 γ-氨基丁酸(GABA)介导抑制性突触传递减少,经 NMDA 受体介导,兴奋性氨基酸——谷氨酸过度释放,导致各种神经毒性代谢中间产物增加和蓄积,对海马杏仁核、小脑、丘脑、大脑等部位的神经元产生兴奋毒性损伤。反复发作会导致神经元的不可逆损伤和死亡。同时大脑的代谢率、耗氧量和葡萄糖摄取率成倍增加,脑内 ATP 储存耗尽,低血糖和缺氧也导致 ATP 的释放减少,从而造成钠泵功能障碍,出现大量钙离子内流形成钙超载,进一步使脑损伤加重。

(二)中医学观点

中医对癫痫的认识历史久远,最早可见于长沙马王堆汉墓出土的帛书《五十二病方》。《黄帝内经》中对其有详细的记载,可见"胎病""巅疾"等叙述。历经秦汉、隋唐、明清等,现代中医对其有统一的命名和认识,即称之为"痫病",又有"痫证""癫痫""羊癫风"之称。

中医在痫病的治疗及用药上,历代医家经过多年积累有丰富的经验。从《五十二病方》中有婴儿病痫,雷丸三颗煎水浴之,至王清任在《医林改错》中主张以活血化瘀为法,应用癫狂梦醒汤等方药;历代医家虽然对于痫病的治法方药的认识角度不同,但大多从郁、风、痰、瘀等论治,特别是十分重视从"痰郁"而治,用药上主要为豁痰、熄风、镇惊、开窍、理气等法。

（三）中西医认知互通

在中医理论中，癫痫多归属于"痫证"范畴，其病机复杂，多认为与风、痰、瘀、火、虚等因素有关，病变脏腑主要为心、肝、脾、肾。癫痫持续状态则被视为痫证之重症，常因情志失调、饮食不节、劳累过度等因素诱发，导致脏腑功能失调，痰浊内生，上蒙清窍，神机受累，发为持续抽搐、神志不清。《临证指南医案》中有云："痫病或由惊恐，或由饮食不节，或由母腹中受惊，以致内脏不平，经久失调，一触积痰，厥气内风，卒焉暴逆。"强调了内因、外因相互作用，导致痰浊与风邪互结，形成癫痫持续状态的病理机制。西医认为，癫痫持续状态是由于大脑神经元异常放电，且放电活动持续不断或反复发作，导致脑功能严重受损的一种状态。其发病机制复杂，涉及离子通道异常、神经递质失衡、遗传因素、颅脑损伤、感染等多种因素。根据癫痫发作的起源和扩散部位，癫痫持续状态可分为全面性癫痫持续状态和局灶性继发全面性癫痫持续状态。中西医均认为癫痫持续状态的发生与多种内外因素有关，如情志、饮食、劳累等外界刺激，以及脏腑功能失调、痰浊内生等内在因素。这体现了中西医在认识疾病发生与发展过程中的一致性。

二、西医诊断与治疗

（一）西医诊断

1. 全面性发作持续状态　全面性强直-阵挛发作持续状态是临床中最常见、最危险的癫痫持续状态，表现为反复发生强直-阵挛发作，意识障碍（昏迷）伴高热、代谢性酸中毒、低血糖、休克、电解质紊乱（低血钾、低血钙等）和肌红蛋白尿等，可发生脑、心、肝、肺等多脏器功能衰竭，自主神经和生命体征改变。脑炎、卒中等引起者是继发性强直-阵挛发作持续状态，先出现部分性发作，然后继发泛化为全面性强直-阵挛发作。

2. 强直性发作持续状态　多见于伦诺克斯-加斯托（Lennox-Gastaut）综合征患儿，表现为不同程度的意识障碍，同时有强直性发作或其他类型发作，如失张力发作、非典型失神发作等，EEG出现持续性较慢的尖慢复合波或棘慢复合波。

3. 失神发作持续状态　主要表现为意识水平降低，甚至只表现出反应性下降、学习成绩下降；EEG可见持续性棘慢复合波，频率较低（频率<3 Hz）。多由治疗不当或停药等诱发，临床要注意识别。

4. 部分性发作持续状态　单纯部分性发作持续状态的病情演变主要取决于病变性质，有的隐源性癫痫患者治愈后可能不会再发；有些非进行性器质性病变后期可伴有同侧肌阵挛，但EEG背景正常。拉斯马森（Rasmussen）综合征早期出现肌阵挛及其他形式发作，同时伴有进行性弥漫性神经系统损害表现。

5. 边缘叶性癫痫持续状态　常表现为意识障碍（模糊）和精神症状，又称精神运动性癫痫持续状态，常见于颞叶癫痫，须注意与其他原因导致的精神异常相鉴别。

（二）西医治疗

癫痫持续状态的治疗原则：明确患者是否存在癫痫发作；尽快终止癫痫持续状态，包括行为发作和电生理上的发作；避免发作引起的神经元损害；防止再发；减少并发症的出现。

1. 一般治疗

（1）去除诱发因素：有明确诱发因素的患者，应立即去除诱发因素，如怀疑低血糖诱发的癫痫持续状态,应首先纠正低血糖;感染诱发癫痫持续状态者,应积极控制感染。

(2)稳定呼吸、循环,维持通气:保持呼吸道通畅,根据呼吸道情况,必要时进行气管插管或气管切开,监测患者血压及脉搏,并建立有效的静脉通路,维持生命体征。

(3)积极预防和控制并发症:治疗脑水肿,预防脑疝形成,及时控制高热、感染、呼吸衰竭,纠正酸中毒和水、电解质紊乱。

2. 控制发作药物选择

(1)安定(地西泮):成人或儿童各型癫痫持续状态的首选药。成人剂量为每次 10～20 mg,单次最大剂量不超过 20 mg;儿童为 0.3～0.5 mg/kg。以每分钟 3～5 mg 的速度静脉推注。如 15 min 后复发,可重复给药,也可以用 100～200 mg 地西泮溶于 5%葡萄糖溶液中,12 h 内缓慢静脉滴注。如出现地西泮所致抑制呼吸,需停药。

(2)10%水合氯醛溶液:成人 25～30 mL,小儿 0.5～0.8 mg/kg,加等量植物油保留灌肠。

(3)氯硝西泮:疗效是安定的 5 倍,半衰期为 22～32 h,成人首次剂量 3 mg 静脉注射,对各型癫痫疗效都很好,随后以 5～10 mg/d 静脉滴注或过渡为口服。须注意,本药对呼吸及心脏抑制作用较强。

(4)丙戊酸钠注射液:本品静脉注射剂溶于生理盐水,以 15 mg/kg 剂量缓慢静脉推注,持续至少 5 min,然后以 1 mg/(kg·h)的速度静脉滴注,通常平均剂量为每日 20～30 mg/kg,使丙戊酸钠血药浓度达到 75 mg/L,并根据临床表现情况调整静脉滴注速度。停止静脉滴注后需要立刻口服给药,以补充有效成分。口服剂量可以用以前的剂量或调整后的剂量。明显出现肝功能损害时禁用。

(5)丙泊酚注射液:起始时 10 s 内缓慢静脉注射 2 mL 或 20 mg,必要时可重复,维持剂量为 4～12 mg/(kg·h),低血压及低血容量者慎用。

3. 控制发作后药物选择　应使用长效抗癫痫药过渡维持,早期常用苯巴比妥钠,成人 0.2 g 肌内注射,3～4 次/天,儿童酌情减量,连续应用 3～4 天。同时应根据癫痫类型选择有效的口服药,过渡到长期维持治疗。

(三)西医诊疗优势与特色

西药能够快速控制癫痫持续状态,在癫痫持续状态的初始治疗中,强调迅速使用抗癫痫药,特别是苯二氮䓬类药物(如地西泮、咪达唑仑等),以快速控制癫痫发作,降低脑损伤的风险;能够针对发作类型采用不同的作用机制(如阻断电压依赖性钠离子通道、增强GABA 能神经递质作用等)来控制癫痫发作;对于难治性癫痫,除药物治疗外还能提供手术治疗、神经调控治疗等辅助治疗手段,这些手段对于部分难治性癫痫患者具有显著疗效。但药物治疗的相关药物副作用问题、手术治疗的高费用和风险问题仍是医患面临的重要课题。

三、中医诊断与治疗

(一)中医诊断

中医认为,癫痫的发生与风、火、痰、瘀等因素密切相关,这些因素导致心、肝、脾、肾等脏腑功能失调,进而引起癫痫发作。癫痫持续状态作为癫痫的一种严重形式,其病机更为复杂,可能涉及多个脏腑和病理因素的相互作用。具体来说,可能包括肝火亢盛、痰浊内阻、血瘀阻络等病机。

(二)中医治疗

1. 辨证论治

(1)阳明热盛。

证候表现:癫痫发作频繁,发作突然、剧烈,伴有大声尖叫、抽搐、怕热口渴、烦躁多汗等症状,舌红苔黄,脉弦数。

治法:清热熄风,定惊安神。

代表方:风引汤。

药物组成:龙骨、牡蛎、寒水石、滑石、石膏、大黄、干姜、桂枝、赤石脂、白石脂、紫石英、甘草。

(2)痰浊内阻。

证候表现:癫痫发作较缓慢、持久,可能伴有意识模糊、口吐白沫等症状,苔白腻或黄腻,脉象滑或沉滑。

治法:理气化痰,开窍醒神。

代表方:顺气导痰汤加减。

药物组成:枳实、木香、香附、胆南星、半夏、陈皮、茯苓、石菖蒲、麝香、甘草、生姜。

(3)血瘀阻窍。

证候表现:癫痫发作时可能伴有疼痛、固定部位抽搐等症状,舌质紫暗或有瘀点、瘀斑,脉象细涩或沉弦。

治法:活血化瘀,祛瘀通窍。

代表方:通窍活血汤。

药物组成:赤芍、川芎、桃仁、红花、麝香、老葱、全蝎、僵蚕。

2. 针灸疗法　针灸治疗癫痫的方法主要有针刺、穴位注射、穴位埋线、穴位埋药等,疗效较好,副作用及不良反应少。其中穴位埋线可起到长时间刺激穴位的作用,使阴阳平衡,中枢神经系统和内分泌系统得到调节,从而达到治疗和预防目的。但针灸治疗癫痫持续状态的临床研究较少。

(三)中医诊疗优势与特色

中医治疗癫痫持续状态的优势不明显,局限性较大,多数患者无法口服中药治疗,中医治疗中的针刺治疗方法有一定优势,需要进一步研究哪些穴位以及何种刺法效果更好。

四、中西医协同治疗

(一)中西医协同治疗思路

中药治疗癫痫持续状态的优势不明显,此期需用西药治疗以尽快控制症状,此期针刺治疗有一定优势,临床使用便利,需进行相关协同,而症状控制后使用中医调理有利于整体观念、辨证论治的应用,从患者整体体质角度和兼夹邪气方面进行动态调整,降低再发风险。

（二）阶段协同

癫痫持续状态重点在于阶段协同治疗,症状控制后按病证再进行辨证治疗。

1. 急性期治疗　癫痫持续状态应作为急症处理。若不及时控制,可造成大脑的不可逆损害,甚至危及生命,应争取在发作后 1～2 h 控制发作。选用见效快、强有力、作用时间长、能保持有效血药浓度、对呼吸循环抑制作用小、对患者觉醒影响小、足量的抗癫痫药及时控制发作。预防和控制并发症,如脑水肿、代谢性或呼吸性酸中毒、呼吸衰竭、高热等。首选西药治疗,在无法获得相关西药和存在严重西药禁忌证时积极进行中药治疗以及针灸治疗。

2. 巩固期和维持期治疗　癫痫持续状态控制后,按病证采用中医辨证协同治疗,有利于提高疗效,减少西药副作用。在中医辨证治疗中仍然需注意加强熄风涤痰、活血养血以及熄风通络之蝉蜕、地龙、全蝎、蜈蚣等虫类药物的使用。

（三）症状协同

1. 恶心、呕吐　小半夏汤、吴茱萸汤、小柴胡汤等加减。

2. 头晕、头痛　辨证加川芎、白芷、柴胡、细辛、吴茱萸等引经药物,结合毫针、艾灸治疗。

五、中西医协同的预防与防复发建议

患者及其家属对疾病相关知识欠缺,未坚持正规服药往往是癫痫治疗失败的最主要原因。患者不按医嘱服药,突然停药、私自减量、换药导致抗癫痫药浓度下降,引发癫痫持续状态,还有可能发展为顽固性癫痫或降低癫痫最终被控制的可能性。加强休止期治疗,预防再发十分重要。休止期治疗可针对患者病后存在的不同程度正虚予以调补,如调脾胃、和气血、健脑髓等。饮食宜清淡,切忌过冷过热、辛温刺激的食物,以减少痰液及火热的滋生。可选用山药、薏苡仁、赤豆、绿豆、小米煮粥,收健脾化湿之功。

六、总结与展望

癫痫持续状态作为神经内科的危急重症之一,其特征是癫痫发作持续时间长或反复发作间期意识未完全恢复,对患者的生活质量、认知功能乃至生命安全构成严重威胁。面对这一挑战,中西医协同治疗策略应运而生,旨在通过融合中医的整体调节与西医的快速干预优势,为患者提供更为全面、有效的治疗方案。中医理论认为癫痫持续状态多由风、火、痰、瘀等病理因素导致,治疗强调辨证论治,通过中药、针灸等手段调节脏腑功能,平衡阴阳,以达到熄风止痉、化痰开窍、活血化瘀等目的。根据患者的具体病情进行个体化配伍,有助于缓解癫痫症状,减少复发。针灸疗法则通过刺激特定穴位,激发经络气血运行,调节神经系统功能,对于快速控制癫痫发作具有独特优势。西医治疗癫痫持续状态以迅速终止发作为首要任务,主要依赖抗癫痫药进行干预。它们能迅速通过血脑屏障,发挥镇静作用。对于难治性癫痫持续状态,医生可能会考虑使用麻醉药物(如咪达唑仑、丙泊酚)进行深度镇静,并密切监测患者的生命体征和神经系统状态。此外,支持性治疗如维持水、电解质平衡,预防并发症等也至关重要。中西医协同治疗癫痫持续状态,旨在通过综合运用中医和西医的治疗方法,实现优势互补。在实践中,医生会根据患者的具体情况制订个体化的治疗方案。例如,在癫痫发作初期,西药迅速控制症状后,应用中药和针灸疗法来巩固疗效,减少复发;在康复期,中医的整体调节优势有助于改善患者体质,提高患者生活质量。同时,中西医协同治疗还注重对患者的心理支持和健康教育,提高患者的自我管理能力。

　　未来需要进一步加强中西医协同治疗癫痫持续状态的基础研究,明确中药成分与西药在体内的相互作用机制,探索更优的联合用药方案。通过分子生物学、药理学等手段揭示中西医治疗癫痫的深层机制,为临床治疗提供科学依据。中医治疗癫痫有很长的历史,积累了丰富的经验,但在急症治疗方面与西医相比尚有一定的差距,应加强中医药抗癫痫持续状态的研究,改进中药剂型,急则能治标,缓则能治本,改变中医治疗急症方面的劣势。通过加强宣传教育和专业培训,提高临床医生对中西医协同治疗癫痫持续状态的认识和应用能力。推动中西医协同的诊疗模式在各级医疗机构中广泛应用,让更多患者受益于这种综合治疗策略。加强与国际同行在癫痫持续状态中西医协同治疗领域的交流与合作,共享研究成果和临床经验。通过参与国际学术会议、合作项目等方式拓宽视野,提升我国在这一领域的研究水平和国际影响力。癫痫持续状态患者的长期管理至关重要。未来应建立多学科协作机制,为患者提供从急救治疗到康复护理、心理疏导等全方位的服务。通过定期随访、健康教育等方式提高患者的自我管理能力和生活质量。

主要参考文献

[1]　周仲瑛. 中医内科学[M]. 2 版. 北京:中国中医药出版社,2007.

[2]　贾建平,陈生弟. 神经病学[M]. 北京:人民卫生出版社,2018.

[3]　高树中,冀来喜. 针灸治疗学[M]. 北京:中国中医药出版社,2021.

[4]　王肯堂. 证治准绳[M]. 北京:中国中医药出版社,1997.

[5]　王霞. 王为民:寻找攻克癫痫的中西医结合的切入点[J]. 中国医药导报,2013,10(25):1-3.

[6]　陆钦池. 癫痫持续状态药物治疗进展[J]. 中国现代神经疾病杂志,2023,23(2):104-109.

[7]　向开华,王天成. 癫痫持续状态发病机制的研究进展[J]. 医学综述,2023,29(13):2601-2605.

[8]　MASTRANGELO M. Epilepsy in inherited neurotransmitter disorders:spotlights on pathophysiology and clinical management[J]. Metab Brain Dis,2021,36(1):29-43.

[9]　陈慧亭. 中西医结合治疗癫痫进展[J]. 中文科技期刊数据库(全文版)医药卫生,2021(11):344-345.

[10]　何丽云,吴东宁. 中西医结合治疗癫痫进展[J]. 癫痫杂志,2017,3(4):333-337.

[11]　黄培新,郑国庆. 癫痫持续状态的病因病机及其证治[J]. 中医药学刊,2003,21(2):176-188,191-195.

[12]　中国抗癫痫协会药物治疗专业委员会. 终止癫痫持续状态发作的专家共识[J]. 解放军医学杂志,2022,47(7):639-646.

[13]　刘学伍,吴伟. 癫痫持续状态脑损伤机制研究[J]. 国外医学:神经病学神经外科学分册,2002,29(2):135-137.

［14］ 于庆彪.癫痫持续状态的中西医研究概况［J］.慢性病学杂志,2014,15(4):274-276.

［15］ 张卫华,曾建斌.癫痫持续状态中西医研究进展［J］.中国中医急症,2007,16(9):1125-1127.

［16］ 周仲瑛.中医内科学［M］.2 版.北京:中国中医药出版社,2007.

［17］ 叶家盛,王寅,刘星辰.镇静针法治疗癫痫持续状态的疗效及对即时脑电图的影响［J］.上海针灸杂志,2023,42(6):593-597.

［18］ 邓会芳,孙婧,王博,等.神经重症患者非惊厥性癫痫持续状态的早期预防及分步治疗研究进展［J］.中国现代医学杂志,2023,33(22):43-47.

［19］ 董良然,赵军.针刺治疗癫痫持续状态［J］.中国中医急症,2018,27(4):748-749,752.

第十四章　神经-肌肉接头及肌肉疾病

第一节　炎症性肌病

炎症性肌病(inflammatory myopathy)是一组以骨骼肌炎症细胞浸润和肌纤维坏死为主要病理特征的异质性疾病,可影响多个器官和系统,包括肌肉、皮肤、肺和关节等,临床表现较为复杂。根据病因不同,炎症性肌病可分为两大类:一类具有明确的感染性病因,如病毒性肌炎、寄生虫性肌炎和热带肌炎等;另一类为病因未明但与自身免疫有关的特发性炎症性肌病(临床较多见),包括多发性肌炎、皮肌炎和散发性包涵体肌炎。另一种分类法根据是否伴特征性皮疹来分类,伴特征性皮疹者被归类为皮肌炎,不伴特征性皮疹者被归类为多发性肌炎。目前,最常见的五种炎症性肌病分别是皮肌炎、免疫介导的坏死性肌病、重叠性肌炎、散发性包涵体肌炎和多发性肌炎。本病为罕见病,各年龄段均可发病,其中以5～14岁、45～65岁为两个发病高峰期,女性患者较男性多见。受限于目前相关研究的深度,本节主要介绍有关特发性炎症性肌病的诊断及治疗。

本病归属于中医学"痿病"的范畴,痿者萎也,肢体痿弱,伴或不伴肌萎缩,凡手足或其他部位的肌肉痿弱无力、弛缓不收者均属于痿病范畴。《素问·生气通天论》云:"大筋软短,小筋弛长,软短为拘,弛长为痿。"《素问·痿论》提出了"五痿"的分类和命名,即"脉痿""筋痿""肉痿""骨痿"和"痿躄"。本病在五痿之中,多属于"肉痿"和"筋痿"。

目前炎症性肌病的治疗仍是一个挑战,激素和免疫抑制剂是目前临床治疗的主要药物。多数皮肌炎和多发性肌炎患者使用免疫抑制剂收效较好,但其他类型尤其是散发性包涵体肌炎尚无有效治疗药物。部分相关文献指出,中医在病程中对改善患者症状和体征、减少病情反复、延缓疾病进展发挥了一定作用。为了更好地在临床推广中应用中西医协同在炎症性肌病诊治中的成果,我们整理本节以供临床参考。

一、病理机制

(一)现代医学观点

现代医学对于炎症性肌病的病理生理机制的研究仍在进行中,其中以特发性炎症性肌病的研究较为深入。多发性肌炎、皮肌炎和散发性包涵体肌炎患者肌肉病理可见肌组织内有活化的淋巴细胞浸润,外周血淋巴细胞对肌肉抗原敏感,并对培养的肌细胞有明显的细胞毒作用,这些均说明炎症性肌病与自身免疫相关,但免疫病理机制不同。

T细胞的毒性作用是多发性肌炎肌纤维损伤的主要原因,多发性肌炎患者肌纤维MHC-I表达明显增加,MHC-I分子可以将自身抗原提呈给致敏的CD8$^+$T细胞表面的

T细胞受体,在肌细胞表面协同刺激因子的共同作用下激活 CD8$^+$T 细胞,活化的 CD8$^+$T 细胞释放穿孔素和颗粒酶导致肌纤维坏死。而细胞间黏附分子、白细胞介素-1α 与炎症细胞的浸润密切相关。

皮肌炎的发病则主要与体液免疫异常相关,其中肌内膜毛细血管作为抗原靶点直接受累,针对自身靶抗原的抗体可以直接作用于毛细血管内皮细胞,导致补体系统激活和肌内膜毛细血管内皮细胞上的膜攻击复合物(MAC)沉积,导致毛细血管内皮细胞肿胀、空泡变性、坏死以及血管周围炎。

在散发性包涵体肌炎患者的肌肉组织中,肌纤维变性和自身免疫异常同时存在,目前认为散发性包涵体肌炎的发病机制除了与多发性肌炎相似的 T 细胞介导的细胞毒性有关外,也与肌纤维本身退行性变有关,二者互相作用。肌肉活检通常显示炎症细胞包围并侵入非坏死肌纤维、边缘空泡、嗜同性包涵体和蛋白质聚集体;抗原驱动、克隆限制、细胞毒性 T 细胞是炎症成分的主要特征,而蛋白质错误堆叠、聚集和功能失调蛋白质的处理等是变性成分的特征。

(二)中医学观点

中医学并没有专门针对炎症性肌病的典籍论述,根据炎症性肌病的临床症状特点可将其归于"痿病"范畴。《素问·生气通天论》云:"因于湿,首如裹,湿热不攘,大筋软短,小筋弛长,软短为拘,弛长为痿。"《类证治裁》则指出:"痿者,肢弱而无力,筋弛而不收,为热伤血脉之症。"故当今医家以湿、热、虚为主线探讨炎症性肌病的病机。

孟毅等认为肌炎病变部位在四肢肌肉,与脾、肝、肾三脏密切相关,且脾阳虚为主要因素,主要症状为四肢肌肉乏力、腰膝酸软疼痛、肌肉僵硬、畏风畏寒及四肢活动受限。郭刚等认为,不论是外感湿邪还是内生湿邪,都可能为多发性肌炎/皮肌炎的致病因素,湿邪贯穿本病的始终,并将本病分为寒湿、湿热、湿兼阴虚、湿兼阳虚等证候。蒋方建认为本病湿浸毒蕴,湿邪为其基本病因,毒邪是其病理演变的必然结果,即湿邪浸淫,蕴而为毒,内感、外伤之湿邪皆能蕴而成毒,即"毒,邪气蕴结不解之谓"。湿毒侵袭肢体肌肉,阻遏气机及经络的正常运行和功能发挥导致此病。肖美珍等认为皮肌炎是因外感邪气化为毒邪,逐渐损伤营血而起病;肢体无力酸痛为外感之邪化毒所引起,肢体困重无力则因于脾虚,皮疹的表现乃热毒耗伤营血、热伤血络所引起,如叶天士所说"斑疹皆是邪气外露之象"。周宝宽等则认为皮肌炎以内虚为根本,在此基础上若感受热邪,则化为热毒起病,若感受寒邪,则化为寒毒起病,并夹杂有饮食劳倦等内伤因素。

综上所述,现今中医医家认为特发性炎症性肌病之中医病机主要体现在两个方面:内已有脾、肝、肾亏虚为基本,外感湿热毒邪在后,浸淫肢体肌肉,内外合邪发为此病。

(三)中西医认知互通

目前现代医学对炎症性肌病的病理生理研究发现,本病主要受累组织为肌肉,这与中医认为本病病位在四肢肌肉相同。现代医学研究显示炎症性肌病与自身免疫功能紊乱密切相关。中医学认为,脾主四肢肌肉,为后天之本,滋养五脏,免疫功能紊乱与脾和他脏虚衰有密切关系,这和现代医学认为本病属于自身免疫性疾病有一定的不谋而合之处,但中医学又指出本病病因在内伤基础之上还有感染外邪的因素,外邪蕴而为毒并侵于肢体肌肉,内伤外感共病才发为本病。

中医学专门针对本病的探讨研究相对较少,尤其在炎症性肌病的治疗方面,不论是对于现代医学还是中医学来说,这依然是一个挑战。由于本病属于罕见病,患病率低,表型多样且病程多变,目前在国际上缺乏广泛认可的标准化治疗方案或指南。

二、西医诊断和治疗

(一)西医诊断

炎症性肌病的诊断依据包括亚急性或慢性起病的以四肢近端为主的肌无力、颈前屈肌无力、吞咽困难和典型的皮肤损害。实验室检查提示血清肌酶明显升高,肌电图提示肌源性损害,最终确诊要依靠肌肉活检发现肌纤维变性、坏死、再生和炎症细胞浸润等典型的病理特征(如单核细胞浸润非坏死肌纤维,变性肌纤维出现镶边空泡,镶边空泡内存在包涵体等),肌炎特异性抗体及肌炎相关性抗体有助于临床分型诊断。

(二)西医治疗

应用免疫抑制剂是西医治疗炎症性肌病的主要手段,因发病率低,分布于皮肤科、风湿免疫科以及神经内科等原因,鲜有随机对照试验研究做支撑,故现有的治疗方案主要基于临床经验、病例报道以及专家意见。对于非散发性包涵体肌炎(皮肌炎、多发性肌炎、重叠性肌炎和免疫介导的坏死性肌病),糖皮质激素是临床一线用药,但其副作用大,所以很少用于单药治疗。目前首选的糖皮质激素是泼尼松,起始用量为每天 0.5~1 mg/kg,最大剂量为每天 80~100 mg。但当患者病情严重时,可先使用激素冲击疗法(甲泼尼龙每天 0.5~1 g,连续使用 3~5 天),具体见表 14-1-1;然后泼尼松维持 4~6 周后逐渐减量。需注意的是,糖皮质激素的初始剂量和减量速度均无充分的研究证据作支撑,因此具体治疗方案根据个体临床情况判断。其他用于治疗炎症性肌病的免疫抑制剂包括甲氨蝶呤、霉酚酸酯、环孢素、他克莫司和静脉注射免疫球蛋白等,这些药物通常用于和糖皮质激素联合治疗以减少糖皮质激素的用量及副作用。

表 14-1-1 炎症性肌病的治疗策略(除散发性包涵体肌炎)

药物名称	剂量和治疗建议		副作用
	用量	治疗	
皮质类固醇	泼尼松每天 0.5~1 mg/kg;病情严重者可考虑静脉注射 0.5~1 g 甲泼尼龙,冲击 3 天	所有患者	高血压、高血糖、高脂血症、骨质疏松、感染和白内障
硫唑嘌呤	每天 2~3 mg/kg	主要用于肌炎患者	胃肠道症状、骨髓抑制、白血病、胰腺炎、感染和肝毒性
甲氨蝶呤	最多每周 25 mg	关节炎;间质性肺病者慎用	口腔炎、胃肠道症状、白细胞增多症、感染、肝毒性和肺毒性
环孢素	最多每天 5 mg/kg	皮肤受累(脂膜炎和皮肌炎皮疹)和间质性肺病	肾功能不全、贫血、感染和高血压

续表

药物名称	剂量和治疗建议		副作用
	用量	治疗	
他克莫司	每天 0.06 mg/kg	间质性肺病	高血压、肾功能不全、胃肠道症状、感染和震颤
霉酚酸酯	每天 2～3 g	间质性肺病	胃肠道症状、骨髓抑制、感染和高血压
环磷酰胺	静脉注射，每个月 0.5～1 g/m² 或 10～15 mg/kg，持续 6～12 个月	间质性肺病	骨髓抑制、骨髓增生性疾病、出血性膀胱炎、膀胱癌、感染和不孕症
静脉注射免疫球蛋白	每 4～6 周 2 g/kg	吞咽困难和其他难治性疾病	低血压、过敏反应、头痛和无菌性脑膜炎、血栓、感染和肾毒性
利妥昔单抗	首次 1000 mg，间隔 2 周再进行第 2 次治疗，之后根据患者的临床情况及 CD19 和 CD20 计数，给予 1 次或 2 次 0.5～1 g 维持治疗（通常每 6～9 个月给药 1 次）	快速进展性间质性肺病和严重的炎症性肌病患者	输注相关反应、感染和进行性多灶性白质脑病
阿巴西普	静脉滴注每 4 周 750 mg（体重＜60 kg 为 500 mg；体重＞100 kg 者为 1000 mg）	难治性疾病	输液反应和感染
托珠单抗	静脉注射每 4 周 8 mg/kg，或皮下注射每周 162 mg	难治性疾病	肝毒性、中性粒细胞减少、血小板减少、感染、高脂血症和肠穿孔

临床上选择药物时需结合个体的实际情况来做取舍，尽量在取得满意疗效的同时注意规避药物带来的副作用。

对于散发性包涵体肌炎，目前尚无临床有效药物的报道，且免疫抑制剂在散发性包涵体肌炎的治疗中也无明显效果。

（三）西医诊疗优势与特色

目前炎症性肌病的诊疗仍以西医诊疗为主，免疫抑制剂、免疫调节剂以及生物制剂是目前治疗的主要手段，并取得了一定的效果。但由于相关制剂使用时副作用较大，故而存在着较高的导致病情加重、恶化甚至引起死亡的风险。对于炎症性肌病的某些分型，西医疗效较为有限，甚至对于散发性包涵体肌炎无临床有效药物。

三、中医诊断和治疗

（一）中医诊断

炎症性肌病的中医诊断并无专门记载，根据本病临床症状以四肢近端肌肉酸痛无力为主，考虑归类于"痿病"范畴。

（二）中医治疗

（1）毒热炽盛。

证候表现：颜赤有红斑，可伴皮肤瘙痒，壮热口渴、烦躁不安，四肢痿软无力，舌质绛，苔黄燥，脉洪数。

治法：清热解毒，凉血活血。

代表方：黄连解毒汤合清营汤加减。

药物组成：黄连、黄芩、黄柏、炒栀子、水牛角粉、牡丹皮、赤芍、生地、金银花、连翘、玄参。

（2）湿热蕴结。

证候表现：皮肤暗红发斑，四肢无力、酸胀疼痛，食欲不振、脘腹胀满、面色萎黄，苔黄腻，脉滑数。

治法：清热利湿。

代表方：宣痹汤加减。

药物组成：防己、薏苡仁、杏仁、滑石、连翘、山栀子、半夏、赤小豆、晚蚕沙。

（3）阴虚内热。

证候表现：皮肤红斑部分消退或颜色变浅，全身乏力，肌肉酸痛、口干、皮肤干，或可见肌肤甲错，舌质红，苔白而干，脉细涩。

治法：益气养阴，清热活血。

代表方：补中益气汤合犀角地黄汤加减。

药物组成：黄芪、白术、当归、川芎、白芍、柴胡、升麻、黄精、水牛角粉、竹叶、牡丹皮、麦冬、玄参、太子参、炙甘草。

（4）气血亏虚。

证候表现：咳嗽、咳声低微，体虚易感，怠惰嗜卧、四肢无力，头昏纳差，失眠多梦，大便不调，面色苍白或萎黄，舌淡苔白，脉细弱。

治法：温补气血。

代表方：十全大补汤。

药物组成：当归、白芍、熟地、川芎、人参、白术、茯苓、炙甘草、黄芪、肉桂。

（5）阴阳两虚。

证候表现：四肢肌肉乏力，活动受限，腰膝酸软，舌淡红，苔白，脉沉细。

治法：滋肾阴，温肾阳。

代表方：地黄饮子加减。

药物组成：熟地、山茱萸、麦冬、五味子、巴戟天、制附子、茯苓、肉桂、肉苁蓉、石菖蒲、远志。

（三）中医诊疗优势与特色

整体观念和个体化的治疗方案是中医治疗炎症性肌病的优势所在，相对于西医一线使用的免疫抑制剂等药物，中药具有副作用小、风险低、药物安全性高的优点，并相对于一些价格高昂的西药（如静脉注射免疫球蛋白），中药的价格相对低廉，患者更易接受。但中医药治疗炎症性肌病的经验报道相对分散、时间较久远，辨证分型及治疗经验也各成一家,且主要集中在几种特发性炎症性肌病,整体证据级别较低,缺乏基础研究和大样本的随机对照临床试验作支撑,故也缺乏较为统一的分类标准及诊疗指南来提高共通性,不利于相关研究的发展深入。

四、中西医协同治疗

(一)中西医协同治疗思路

炎症性肌病临床分类较多,病情较为复杂,有些患者可能出现轻微肌肉酸痛无力,有些患者可能出现严重呼吸肌无力、吞咽困难而危及生命,部分抗黑色素瘤分化相关基因5(MDA5)引起者可快速进展至呼吸衰竭,1年内死亡率达30%~50%,针对此类患者的足量糖皮质激素及免疫抑制剂的使用至关重要,需要积极进行免疫治疗,中医药治疗的重点在于改善患者肌无力症状,同时解决相关药物的副作用,协同的重点不在于肌病本身。对于MDA5导致的间质性肺病的治疗,中医有值得研究的地方,需要进行相关探索。

(二)全病程协同

炎症性肌病属于自身免疫性疾病,大部分患者行糖皮质激素及传统免疫药物治疗后效果较好,而部分坏死性肌炎患者应用传统免疫药物治疗后效果不佳,需要使用生物靶向药物,甚至极少部分患者对生物靶向药物不敏感,针对这部分患者的中西医协同治疗专家推荐意见较少,需要进行相关临床观察研究。无论是在减轻免疫药物毒副作用,还是在减轻患者肌肉疼痛无力等临床症状方面,中医药均有使用价值,需要全病程协同治疗。

(三)阶段协同

1. 急性期协同治疗　炎症性肌病急性期治疗的目的在于快速控制病情、减轻临床症状、预防相关并发症的发生,此阶段免疫药物起效缓慢,而糖皮质激素因起效快、疗效肯定,是公认的一线用药,而此期中医药参与治疗作用有限。

2. 缓解期协同治疗　此期糖皮质激素已开始逐步减量,免疫药物效果逐步显现,患者病情逐步进入稳定期,此期中医药协同治疗在减毒增效、改善患者体质状态、减轻临床残余症状方面具有一定优势,需要辨证协同治疗。

(四)症状协同

此期协同重点在于针对药物的副作用以及伴随的焦虑、抑郁、失眠等症进行治疗。

1. 出汗异常　中医辨证论治同时给予止汗贴自拟方(五倍子、郁金、煅龙骨)对症治疗。具体治疗方案:夜间外敷神阙,每晚1次。

2. 睡眠障碍　热扰胸膈,栀子豉汤加减;热伤气阴,竹叶石膏汤加减;三焦枢机不利,柴胡加龙骨牡蛎汤加减;肝血不足,血不养心,酸枣仁汤为主加减;肾阴不足,心火扰心,黄连阿胶汤加减。

3. 焦虑、抑郁障碍

(1)焦虑:根据辨证酌情选用四逆散、半夏厚朴汤、柴胡加龙骨牡蛎汤、柴胡桂枝干姜汤、栀子厚朴汤、栀子豉汤等。

(2)抑郁:在抑郁治疗过程中,考虑到郁病以情绪低落为主,应该注意加强温阳类方剂的使用,特别是桂枝甘草龙骨牡蛎汤、真武汤、桂枝去芍药加蜀漆龙骨牡蛎汤的使用,兼躁烦时可用四逆散、丹栀逍遥散、栀子厚朴汤、柴胡加龙骨牡蛎汤、柴胡桂枝干姜汤等。

（五）探索性协同

特发性炎症性肌病常累及肺脏，导致间质性肺病的发生，可出现咳嗽、咳痰、喘憋、呼吸困难等症状，是导致本病病死率升高的重要因素，并可明显降低患者的生活质量。糖皮质激素联合免疫抑制剂治疗是诊治的关键，健脾益肾，纳气平喘，结合湿、热、瘀等兼夹之邪辨证治疗，可显著改善间质性肺病患者的咳嗽、呼吸困难等症状及部分患者的肺弥散功能，可进行进一步相关临床研究。

五、中西医协同的预防与防复发建议

炎症性肌病若能尽早诊断并予以及时治疗，患者可获得更好的疗效。部分皮肌炎或多发性肌炎患者同时伴有恶性肿瘤，故早期排查发现至关重要。日常生活中的许多因素也值得注意，如皮肌炎患者应尽量避免日光直射，外出时可戴帽子、手套或穿长袖衣物。不吃或少吃芹菜、黄花菜、香菇等增强光敏感的食物，以及海鱼、虾、蟹等容易引起过敏的食物，戒烟、戒酒。不使用唇膏、化妆品、染发剂等，避免接触农药。根据病情轻重和诊治需要定期随诊复查，动态监测病情变化，并遵医嘱调整药物治疗方案。

对于肌无力导致生活不能自理的患者，应加强生活护理，同时鼓励和协助患者进行适度活动和康复训练，以尽量保持肌肉功能，减少或避免肌肉挛缩。对于吞咽功能障碍的患者，予以鼻饲饮食以保证充分的营养支持，避免呛咳、误吸引起肺部感染。患者进入疾病缓解期和恢复期后，可考虑酌情加用推拿等康复理疗手段促进患者肢体功能恢复。对于并发间质性肺病的患者，注意监测其心肺功能，若出现呼吸困难，应立即送医就诊。

六、总结与展望

炎症性肌病是目前临床中治疗难度较高的少见病，西医的糖皮质激素以及免疫药物或生物靶向药物的使用为炎症性肌病患者提供了较好的治疗选择，大部分患者经积极治疗预后良好，但应用糖皮质激素、免疫药物以及生物靶向药物后患者面临的感染风险、相关药物副作用等恰是中医协同的重点和优势所在，中西医协同疗效值得期待。但目前中西医协同治疗还存在许多问题亟待解决，重点在于以下两个方面：①基础研究进展缓慢：不论是西医还是中医，在相关领域的基础研究仍未能根本解释疾病发生和发展的机制。②临床研究的数据良莠不齐：现有的文献报道多是个案、单中心、小样本的研究报道，尤其是不同的中医治疗效果各自成说，显得散乱无章，证据可信度不高。目前需要大样本、多中心的队列研究，建立可信度高的统一的分类标准和诊疗指南。

第二节　重症肌无力

重症肌无力（myasthenia gravis，MG）是由自身抗体介导的神经-肌肉接头（neuromuscular junction，NMJ）传递障碍的自身免疫性疾病。乙酰胆碱受体（acetylcholine receptor，AChR）抗体是最常见的致病性抗体。相关研究发现，针对突触后膜其他组分的抗体也与 MG 发病相关，其中包括肌肉特异性受体酪氨酸激酶（muscle-specific receptor tyrosine kinase，Musk)、低密度脂蛋白受体相关蛋白 4(LRP4)及兰尼碱受体(RyR)等，这些组分的抗体主要通过干扰 AChR 聚集、影响 AChR 功能和 NMJ 信号传递而致病。

MG 全球患病率为(150～250)/100 万，预估年发病率为(8～10)/100 万。我国 MG 发病率约为 0.68/10 万，女性发病率略高；住院死亡率为 14.69‰，呼吸衰竭和肺部感染是其主要死亡原因。各个年龄阶段均可发病，30 岁和 50 岁左右呈现两个发病高峰，中国儿童及青少年重症肌无力(juvenile myasthenia gravis，JMG)患病率高达 50%，构成第 3 个发病高峰；JMG 以眼肌型为主，很少向全身型转化。最新流行病学调查显示，我国 70～74 岁年龄组为 MG 高发人群。

中医学没有"重症肌无力"的病名，根据其临床表现，其应归为中医学"痿病"范畴。但根据本病的临床表现以及不同阶段的特点，本病属于中医学不同病证。现代医学眼肌型中的单纯上睑下垂，属中医学"睑废"或"上胞下垂"范畴；单纯眼肌型中出现复视者，属中医学"视歧"范畴；全身型中延髓肌受累重者常出现颈软、抬头无力，符合中医学"头倾"范畴；现代医学各型中如果出现呼吸困难、呼吸肌麻痹，则属中医学"大气下陷"范畴。为了更好地在临床推广中应用中西医协同在 MG 诊治中的成果，我们整理本节以供临床参考。

一、病理机制

(一)现代医学观点

1. 自身免疫异常　B 细胞介导的体液免疫以及 T 细胞参与的细胞免疫是 MG 发生的主要机制，同时胸腺和补体系统也在疾病的发生和发展中起到重要作用。其体液免疫的可能机制如下：①AChR 抗体与受体结合加速受体的降解，促进 NMJ 的胞饮作用；②阻断 ACh 与受体间的结合；③通过补体系统破坏 AChR，导致 NMJ 处的兴奋传递出现障碍。在 AChR 抗体阴性的全身型重症肌无力(GMG)患者中大约有 20% 的患者 Musk 抗体阳性。近几年的相关研究还发现，在 AChR 抗体及 Musk 抗体均阴性的 MG 患者中，部分患者血清中可以检测到 LRP4 抗体阳性。

2. 胸腺异常　相关研究提示，90% 的 MG 患者存在胸腺异常，其中 70% 的患者存在胸腺增生，10%～15% 的患者可能伴有胸腺瘤，甚至在胸腺大小正常的患者中亦能发现生发中心增多的情况。在胸腺肌样上皮细胞的表面存在 AChR，在病毒感染以及特定的遗传易感性影响下，人体自身免疫机制遭到破坏，进而产生抗 AChR 的自身抗体，经过分子模拟和交叉免疫，导致 NMJ 传递障碍而出现肌无力。

3. 遗传因素　临床中极少数患者存在家族史，称为家族性 MG。相关研究提示，欧美人群多与 HLA-DR3 和 HLA-B8 有关，我国和日本人群与 HLA-DR9 相关。

(二)中医学观点

中医学认为，MG 的病机主要与肺、脾、肾功能失调有着密切的关系。肺热叶焦，津液失布，宗气失充，五体失去濡养而失用；脾胃为后天之本，是气血生化之源，为精气血提供来源，只有脾胃纳运功能正常，才可以奉养全身；肾为先天之本，内藏人体真阴真阳，肾中精气充足，不仅能滋养脾胃，还能濡养他脏，先后天互为滋养，此即所谓的补后天以实先天，补先天以实后天，共同维持人体各机能正常，脾肾亏虚贯穿于整个病程中，可延及他脏。

临证中有部分体质壮实之人,起病之初多有外感温邪或湿热之邪,温邪袭于肺,湿热之邪阻于中焦,此时尚无津液耗伤,正气不亏,病性为实,随着病程进展,三焦之邪损伤肺津,疏布失常,不仅导致宗气不足,亦会伤及他脏,出现变证;湿热之邪胶着难解,化热伤津,炼液为痰,闭阻经脉,同时伤及脾、肾等脏,形成因实致虚、虚实夹杂之证。

本病以热证、虚证为多,虚实夹杂者亦多,少部分患者出现肺、脾、肾等脏虚败之象,病情凶险甚至出现脱证闭证而危及生命。

(三)中西医认知互通

MG 是神经免疫性疾病中生理病理机制研究得较为清晰的疾病之一,而胸腺在其发病中的重要作用日益被重视。现代医学研究发现,胸腺肌样上皮细胞中含有烟碱型乙酰胆碱受体(nAChR)蛋白,当人体感染病毒或细菌后,人体免疫系统会被激活,胸腺肌样上皮细胞会被抗原提呈细胞吞噬,进而激活一系列免疫反应,使 NMJ 突触后膜功能受到破坏,从而发生 MG。中医学认为,痿证的发生不仅与正气不足有关,而且与外邪侵袭有关,符合上述免疫诱发的过程。同时宗气由聚于胸中的脾胃水谷精气和肺吸入的清气结合而成,为胸腺所处之位,与肺脾在痿证发病中的相关病机一致。中医学认为肾在调节整体功能中属于先天之本,不仅与遗传相关,而且是其他脏器维持正常功能的根本,现代研究发现其与免疫之间的关系密切。国内有学者提出脏器虚损,湿毒壅聚,气血郁阻,痰瘀互结于胸腺是 MG 发病基础的观点,临床中采用补虚益损、化痰活血、解毒散结为法治疗本病,取得了较好临床疗效,是对 MG 中西医协同理论的有益探索。现代医学采用胆碱酯酶抑制剂对症治疗,无糖皮质激素应用禁忌证者同时使用糖皮质激素治疗,并使用激素助减剂(非类固醇类免疫抑制剂),病情急重者同时用大剂量免疫球蛋白或血浆置换治疗,多数患者可以获得理想的临床效果,但相关药物的不良反应、依赖性、撤药后反跳等问题仍是难以回避的问题。临床中如果单纯采用中药复方汤剂治疗 MG 有很大风险,但在常规西医治疗基础上,配合中医辨证治疗不仅可以提高临床疗效,还能减少药物副作用以及降低感染等风险。

二、西医诊断和治疗

(一)西医诊断

1. 临床表现 全身骨骼肌均可受累出现无力,既可以是全身性的,也可以是局部的,最重要的是无力的分布和波动性,MG 首发症状多为眼外肌麻痹,主要为非对称性眼肌麻痹,严重者可以出现眼球活动受限,甚至固定,但瞳孔括约肌很少受累,如果病情进展,则可以出现双眼症状。MG 的典型症状是横纹肌的病态疲劳,活动后加重,休息后减轻,晨轻暮重,但是病程长的患者有可能症状波动不明显。脑神经所支配的肌肉受累者,可以出现面肌无力,眼睑闭合无力、鼓腮漏气、苦笑或做表情动作困难。咀嚼肌无力者可出现咀嚼困难。咽喉肌无力者可出现吞咽困难、饮水呛咳及讲话含糊等。颈肌受损者出现抬头困难或不能。肢体无力一般近端重于远端,上肢重于下肢,主要表现为抬臂、梳头、上楼梯困难,无感觉异常。呼吸肌、膈肌无力者可出现呼吸困难、咳嗽无力。临床上脑神经支配的肌肉较脊神经支配的肌肉更易受累。肌无力常呈斑片状分布。部分患者短期内可出现病情迅速进展,甚至发生肌无力危象。

2. 辅助检查

（1）药理学检查：新斯的明试验是临床最经典的重要辅助诊断手段，其价廉易行且能提供重要诊断信息。肌内注射 1～2 mg 新斯的明，一般 20 min 后肌力改善，可持续约 2 h，依据相对评分结果判断试验结果。相对评分＜25％为阴性，相对评分为 25％～60％为可疑阳性，相对评分＞60％为阳性。

（2）疲劳试验：嘱患者重复活动受累明显肌群，可以看到肌无力症状明显加重，休息后恢复，疲劳试验为阳性。可以选择连续眨眼 50 次，如眼裂逐渐变小；或持续向上注视，出现上睑下垂加重；或于仰卧位连续抬头 30～40 次，出现抬头无力等。

（3）冰敷试验：冰敷试验操作简单、安全，对临床疑为 MG 的垂睑患者，将冰块放在下垂的上睑上 2～3 min，如果垂睑状况明显改善，则高度提示 MG。国外报道此方法对于眼肌型重症肌无力（OMG）的诊断具有较高的敏感性和特异性。

（4）电生理检查：重复神经电刺激（RNS）检查在诊断 MG 中具有重要价值，比疲劳试验及新斯的明试验更为客观和量化。GMG 患者中阳性率可达 90％，OMG 患者中的阳性率为 30％～50％，所以阴性结果并不能排除 MG 诊断。临床检测分别用低频（5 Hz）和高频（10 Hz 以上）RNS，多选择面神经、腋神经和尺神经等，低频衰减 10％以上为阳性。需要注意的是，低频 RNS 结果阳性在临床上还可见于兰伯特-伊顿（Lambert-Eaton）综合征和肌萎缩侧索硬化，因此，需要同时进行高频 RNS 及必要时的针刺肌电图检查。

单纤维肌电图（SFEMG）的敏感性远高于 RNS，显示颤抖增宽和（或）阻滞，国内开展此项检查的医院也并不多。

（5）血清抗体检测。

①AChR 抗体：单纯 OMG 患者中抗体阳性率为 50％～60％，GMG 患者中抗体阳性率为 85％～90％。需注意的是，AChR 抗体检测结果为阴性时不能排除 MG 诊断。临床中常采用放射免疫沉淀法（radioimmunoprecipitation assay，RIPA）进行 AChR 抗体检测，此方法可以进行定量检测。ELISA 较 RIPA 敏感性低。

②Musk 抗体：在 AChR 抗体阴性的 MG 患者中，Musk 抗体阳性率为 10％～20％，标准检测方法为 RIPA 或 ELISA。

③LRP4 抗体：在 AChR、Musk 抗体均阴性的 MG 患者中，LRP4 抗体阳性率为 7％～33％。

④抗横纹肌抗体：包括抗 Titin 抗体和抗 RyR 抗体。抗 Titin 抗体通常采用 ELISA 检测，而抗 RyR 抗体可采用 ELISA 或免疫印迹法检测。

（6）胸腺影像学检查：约 80％的 MG 患者存在胸腺异常，包括胸腺增生和胸腺瘤。胸腺常规检测方法是 CT 平扫，胸腺瘤的检出率高达 94％；而胸腺 MRI 有助于区分一些微小胸腺瘤以及表现为软组织包块的胸腺增生；必要时可行 CT 增强检查；临床上 PET-CT 有助于区别胸腺癌和胸腺瘤。

（7）合并其他自身免疫性疾病检测：MG 患者常合并其他自身免疫性疾病，如自身免疫性甲状腺疾病。临床上 OMG 合并自身免疫性甲状腺疾病的比例更高，所以，MG 患者需常规筛查甲状腺功能以及甲状腺自身抗体，同时需完善甲状腺超声检查，以明确是否存在弥漫性甲状腺肿，同时还要完善其他自身免疫性疾病相关抗体的检测。

3. 诊断标准　MG 主要依据相关临床症状、体征、药理学检查、电生理检查及血清

AChR 抗体检测等综合分析后明确诊断。同时需排除其他疾病。所有确诊的 MG 患者均需进一步完善胸腺影像学检查(纵隔 CT 或 MRI),进一步行亚组分类。

(二)西医治疗

1. 治疗原则 MG 的治疗主要分对症治疗和病因治疗。其中病因治疗主要包括:①应用糖皮质激素及细胞毒性免疫抑制剂;②切除胸腺;③应用静脉注射免疫球蛋白(IVIg);④血浆置换(PE);⑤应用生物靶向药物等。

目前临床中关于 MG 最有效的治疗方法以及药物使用次序、如何联合使用均存在争议,主要根据患者临床亚组分型、病情轻重、是否合并胸腺瘤、既往对药物治疗的反应、基础疾病以及经济状况、接受度等综合考虑后制订治疗方案。临床常见治疗 MG 方案及药物使用方法见表 14-2-1。

表 14-2-1 临床常见治疗 MG 方案及药物使用方法

药物	使用用法	起效时间	副作用及注意事项
糖皮质激素(泼尼松/甲泼尼龙)	递减:按体重 0.5~1 mg/(kg·d)清晨顿服,最大剂量不超过 100 mg/d。递增:以 20 mg 起始,每 5~7 天递增 10 mg,至目标剂量,达到治疗目标后,维持 6~8 周之后逐渐减量,每 2~4 周减 5~10 mg,至 20 mg 后每 4~8 周减 5 mg,酌情隔天口服最低有效剂量	一般 2 周内起效,6~8 周效果最为显著	长期服用糖皮质激素可引起食量增加、体重增加、向心性肥胖、血压升高、血糖升高、白内障、青光眼、内分泌功能紊乱、精神障碍、骨质疏松、股骨头坏死、消化道症状等。为避免口服大剂量糖皮质激素,治疗初期与其他口服非激素类免疫抑制剂联用,可更快达到治疗目标。服药初期注意有一过性病情加重或诱发肌无力危象风险
硫唑嘌呤(AZA)	从小剂量开始,50 mg/d,每隔 2~4 周增加 50mg,至有效治疗剂量为止,成人 2~3 mg/(kg·d),分 2~3 次口服	3~6 个月起效,1~2 年后可达全效	骨髓抑制(白细胞减少、贫血、血小板减少)、肝功能损害、脱发、流感样症状及消化道症状等,多发生在启动治疗的 6 周左右。使用前建议完善硫代嘌呤甲基转移酶(thiopurine methyltransferase,TPMT)表型或基因型检测预测骨髓抑制风险。白细胞计数低于 4.0×10^9/L 者,应将 AZA 减量;若白细胞计数低于 3.0×10^9/L 或肝功能检测指标为正常值上限的 3 倍,则应立即停药
他克莫司(FK506)	3 mg/d,分 2 次空腹口服,或按体重 0.05~0.1 mg/(kg·d)	一般 2 周左右起效,疗效呈剂量依赖性	可于服药或者调整药物剂量 3~4 天后筛查血药浓度,理想谷浓度为 2~9 ng/mL。主要副作用包括血糖升高、血镁降低、震颤、肝肾功能损害以及罕见的骨髓抑制

续表

药物	使用用法	起效时间	副作用及注意事项
霉酚酸酯（MMF）	起始剂量 0.5～1 g/d,分 2 次口服;维持剂量 1～1.5 g/d	3～6 个月起效,1～2 年后可达全效	症状稳定后每年减量不超过 500 mg/d,突然停药或快速减量可导致病情复发及恶化。MMF 不可与 AZA 同时使用。常见不良反应为恶心、呕吐、腹泻、腹痛等胃肠道反应,白细胞减少,尿路感染及病毒感染等。用药后的前 6 个月,每个月监测血常规及肝肾功能,此后每 3 个月监测血常规及肝肾功能。MMF 具有致畸性,备孕或怀孕妇女禁用
环孢素	按体重 2～4 mg/(kg·d)口服,使用过程中应监测血浆环孢素浓度,推荐血药浓度为 100～150 ng/mL,并根据浓度调整环孢素剂量	3～6 个月	主要副作用包括肾功能损害、血压升高、震颤、牙龈增生、肌痛和流感样症状等。服药期间至少每个月监测血常规、肝肾功能 1 次,严密监测血压。因环孢素肾毒性较大以及和其他药物之间存在相互作用,不作为首选药
环磷酰胺（CTX）	成人静脉滴注每周 400～800 mg,或分 2 次口服,100 mg/d,直至总量为 10～20 g,个别患者需要服用到 30 g	6～12 个月	副作用包括白细胞减少、脱发、恶心、呕吐、腹泻、出血性膀胱炎、骨髓抑制、致畸以及远期肿瘤风险等。每次使用前均需要复查血常规和肝肾功能
甲氨蝶呤（MTX）	口服,每周 10 mg 起始,逐步加量至每周 20 mg,如不能耐受口服制剂产生的消化道不良反应,也可选择肌内注射制剂,一般肌内注射可使患者耐受更高的剂量	2～3 个月	副作用包括胃肠道反应及肝功能异常,可伴发口腔炎、皮疹、肺纤维化、白细胞减少。治疗时需同时添加叶酸 1 mg/d 预防口腔炎,并应密切关注骨髓抑制及肝功能损害等副作用。甲氨蝶呤有生殖致畸性,怀孕或备孕妇女禁用

2. 急性加重期治疗原则　此期患者症状重,病情进展快,随时有可能出现肌无力危象,为快速缓解病情,需要使用快速起效的治疗方法,因使用糖皮质激素早期可能出现一过性病情加重,甚至诱发危象,此期主要使用 IVIg 或 PE 来控制病情快速进展或危及生命的情况。待病情稳定后开始加用糖皮质激素以及根据具体情况加用非激素类免疫抑制剂。

（1）IVIg 使用方法:按 0.4 g/(kg·d)静脉注射 5 天。主要副作用为头痛、流感样症状、无菌性脑膜炎以及肾功能损害等,如果患者存在肾功能损害,则应禁用。IVIg 不仅可用于难治性 MG 的治疗,还可用于对免疫抑制剂治疗有禁忌的患者。但对 OMG 及轻型 MG 患者疗效不确定。

(2) PE 使用方法:其剂量为 1~1.5 倍总血浆容量,在 10~14 天内进行 3~6 次置换,可用健康人血浆或白蛋白作为置换液。主要副作用为低血压、血钙降低、出血以及继发性感染等。如患者伴有感染,则应慎用 PE,宜在感染得到控制后再使用;如发生感染,则应当积极使用相关药物控制感染,并评估病情后再决定是否继续行 PE。对于 Musk-MG 患者,应首选 PE,不推荐应用 IVIg。

3. 药物治疗

(1) 胆碱酯酶抑制剂:属于对症治疗类药物,临床最常用的是溴吡斯的明,溴吡斯的明为所有类型 MG 的首选药,能够缓解或改善绝大部分 MG 临床症状,但是 Musk 抗体阳性者对此药不敏感。使用时需要配合糖皮质激素或非激素类免疫抑制剂一同使用。用法:成年人一般首次剂量为 60 mg,口服,3~4 次/天,全天不超过 480 mg。溴吡斯的明的副作用最常见的是胃肠道反应。典型的副作用是腹泻、腹痛或痉挛、肠胃胀气加重、恶心、流涎增多,以及尿急和出汗增多。妊娠期使用溴吡斯的明是安全有效的。

(2) 免疫抑制治疗:免疫抑制药物主要包括糖皮质激素以及其他口服非激素类免疫抑制剂,如硫唑嘌呤(azathioprine,AZA)、他克莫司(tacrolimus,FK506)、霉酚酸酯(mycophenolate mofetil,MMF)、环孢素、甲氨蝶呤(methotrexate,MTX)及环磷酰胺(cyclophosphamide,CTX)。非激素类免疫抑制剂被称为激素助减剂,具体用法及注意事项见表 14-2-1。

(3) 生物靶向药物:目前临床常用于 MG 治疗的生物靶向药物主要有靶向补体的依库珠单抗(eculizumab);靶向 B 细胞的利妥昔单抗(rituximab,RTX)还属于适应证外药物;近来获批的靶向新生儿 Fc 受体(FcRn)的艾加莫德已获批进入临床治疗阶段。

4. 胸腺切除

(1) 伴胸腺瘤 MG:MG 合并胸腺瘤者应尽早进行胸腺切除治疗,经胸骨正中入路扩大胸腺切除已成为治疗胸腺瘤及合并胸腺增生 MG 的标准手术方式。扩大胸腺切除指的是在不损伤喉神经、左侧迷走神经及膈神经的前提下,安全切除肿瘤及异位的胸腺组织。

(2) 非胸腺瘤 OMG:对其他治疗无效的 OMG 患者可行胸腺切除,但需进一步证实。

(3) 非胸腺瘤 GMG:非胸腺瘤 AChR-GMG,临床推荐在疾病早期行胸腺切除。胸腺切除可长期改善 AChR-GMG 患者的临床症状,同时有助于减少糖皮质激素使用剂量和减少合并使用其他免疫抑制剂。Musk-MG 患者不推荐行胸腺切除。

5. 自体造血干细胞移植(autologous hematopoietic stem cell transplantation,AHSCT)
AHSCT 在 MG 中的研究仅为小样本病例报道。

(三)西医诊疗优势与特色

现代医学关于 MG 的临床诊断、临床分型以及依据相关抗体的分类都比较成熟,也被广大医务工作者掌握,与此相关的临床治疗方案也比较成熟,临床治疗效果比较理想。但是 MG 作为自身免疫性疾病,一般需要长期甚至终生用药,而这些免疫相关性药物的不良反应、副作用、药物依赖以及少部分难治性患者都是西医所面临的问题。

三、中医诊断与治疗

（一）中医诊断

痿病是由先天禀赋不足或外邪侵袭,情志刺激,劳倦内伤,导致脏气受损,肢体筋脉失养,以肢体筋脉弛缓、软弱无力、肌萎缩或瘫痪为主要临床表现的病证。

（二）中医治疗

（1）脾胃虚损。

证候表现:眼睑下垂,肢体无力,或吞咽困难,少气懒言,朝轻暮重,纳差便溏,面色萎黄,舌质淡胖,边有齿痕,苔薄白,脉细弱。

治法:益气升阳,调补脾胃。

代表方:补中益气汤加减。

药物组成:黄芪、党参、白术、炙甘草、陈皮、升麻、当归、柴胡、生姜、大枣。

（2）脾肾两虚。

证候表现:四肢倦怠无力,吞咽困难,口齿不清,畏寒肢冷,腰膝酸软,腹部冷痛,小便清长,或便溏,或完谷不化,舌淡胖,苔薄白或白滑,脉沉迟无力或沉细。

治法:温补脾肾。

代表方:补中益气汤合右归丸加减。

药物组成:黄芪、党参、白术、当归、陈皮、炙甘草、升麻、柴胡、生姜、大枣、熟地、炮附片、山茱萸、菟丝子、肉桂、山药、鹿角胶、枸杞子、盐杜仲。

（3）气阴两虚。

证候表现:四肢软弱无力,行动困难,潮热盗汗,午后颧红,五心烦热,口燥咽干,舌质红,少苔,脉细数。

治法:益气养阴。

代表方:生脉散合补中益气汤加减。

药物组成:人参、麦冬、五味子、白术、黄芪、升麻、柴胡、当归、炙甘草、化橘红。

（4）湿邪困脾。

证候表现:上睑下垂,眼袋明显,肢体困重,倦怠无力,胸脘痞闷,脘腹胀满,或纳呆便溏,舌胖大,边有齿痕,苔白腻,脉濡缓或滑。

治法:醒脾化湿。

代表方:藿朴夏苓汤加减。

药物组成:防风、白芷、广藿香、厚朴、半夏、茯苓、白豆蔻、薏苡仁、陈皮、泽泻。

（5）元气虚脱。

证候表现:突然面色苍白,口唇青紫,呼吸微弱,汗出肢冷,四肢松懈瘫软,舌质淡,脉微欲绝。

治法:回阳救逆。

代表方:参附龙牡汤加减。

药物组成:人参、熟附子、龙骨、牡蛎、生山茱萸、干姜、炙甘草。

（6）兼证。

①兼见声音嘶哑，咀嚼、吞咽苦难或呼吸困难，胸闷痰多，胸脘痞闷，头昏重，全身酸困，口腻，大便溏，舌淡胖嫩，苔白或厚腻，脉濡或滑，为痰湿内阻证。

治法：化痰利湿，通利经脉。

代表方：温胆汤加减。

药物组成：半夏、竹茹、枳实、陈皮、甘草、茯苓等。

②兼见四肢痿软无力，吞咽困难，饮水呛咳，目睛转动不灵、复视严重，口唇青紫，局部出现青紫肿块、疼痛拒按，舌质紫暗，或舌下络脉曲张，脉细涩，为血瘀证。

治法：养血活血，行气祛瘀。

代表方：桃红四物汤加减。

药物组成：当归、白芍、熟地、川芎、桃仁、红花等。

③兼见眩晕耳鸣，低热颧红，五心烦热，胁痛，腰膝酸软，舌红少苔，脉细数，为肝肾阴虚证。

治法：滋补肝肾。

代表方：六味地黄丸合二至丸加减。

药物组成：熟地、山茱萸、牡丹皮、山药、茯苓、泽泻、女贞子、墨旱莲，酌加黄芪。

④兼见咳嗽无力，气短而喘，声低，动则尤甚，吐痰清稀，或有自汗，畏风，舌淡，脉弱等，为肺气亏虚证。

治法：益气温阳。

代表方：保元汤加减。

药物组成：人参、黄芪、甘草、肉桂，酌加五味子。

（三）中医诊疗优势与特色

中医辨证论治 MG 历史悠久，有很多临床实践经验。中医药在调节患者免疫功能状态，发挥多靶点、叠加效应方面有着传统西药以及靶向药物无法比拟的优势，同时中医药特别是健脾补肾类药物在降低免疫治疗患者感染风险中亦有明显优势，在减少免疫药物使用过程中出现的其他毒副作用方面也有其优势，MG 患者失眠、焦虑、抑郁等身心疾病发生率非常高，针对此类患者的西药治疗存在一定争议，而中医辨证论治显得尤为重要。随着现代医学的发展进步，特别是靶向药物的使用，患者可以很好地达到微小状态，继之带来的其他问题也是中西医协同治疗的优势。

四、中西医协同治疗

（一）中西医协同治疗思路

随着糖皮质激素、非激素类免疫抑制剂以及生物靶向药物的推广使用，MG 得到规范治疗，临床治愈率以及治疗达标率越来越高，中医药在病因治疗上的作用被弱化，同时我们也要清醒地看到相关免疫治疗带来的副作用问题，特别是真菌感染对患者可能是致命的，糖皮质激素和免疫治疗的其他问题，也是中西医协同治疗增效减毒的另一个方面，是临床协同的重点。

（二）全病程协同

MG 核心病机为脾肾亏虚，我们将健脾益肾贯穿于 MG 诊治过程始终，无论是危象期、波动期还是稳定期,其中医辨证论治始终以健脾益肾为基础,不同时期治疗策略有所不同,危象期及危象前期以汤剂为主,同时黄芪、党参剂量应大;波动期以汤剂为主;稳定期以丸剂或膏剂为主。部分纯实无虚的患者,或外感者则不建议继续使用此方,而应抓住病邪特点进行有针对性的治疗。

(三)阶段协同

1. 急性加重期协同治疗　此期患者病情危重,积极进行治疗有助于缩短患者入住重症监护室时间,降低死亡风险,此期主要根据临床抗体类型,病情程度,如 Musk 抗体阳性患者积极进行 PE,Musk 阴性患者可采用 IVIg 冲击或 PE 治疗,此时大剂量糖皮质激素治疗诱发危象的风险较高,除非已做好气管插管准备,否则不建议大剂量使用糖皮质激素。此期患者如因感染导致病情加重,在充分抗感染基础上,如患者脉象虚弱无力,辨证属于脾肾亏虚者,健脾益肾举陷汤中黄芪 120～240 g,党参 50～100 g 可经胃管鼻饲治疗。

2. 波动期及稳定期协同治疗

(1)波动期:以健脾益肾举陷汤(党参 15 g、炒白术 10 g、黄芪 60 g、升麻 6 g、柴胡 6 g、甘草 6 g、陈皮 10 g、菟丝子 15 g、枸杞子 15 g、山茱萸 15 g、山药 15 g、生地 15 g、淫羊藿 15 g)为底方治疗。阳虚明显者加仙茅、巴戟天、熟附子、鹿角胶、肉桂等;阴虚明显者加黄精、石斛、麦冬等;湿热盛者合连朴饮加减;久病入络者合桂枝茯苓丸、桃核承气汤等;合并胸腺瘤者加莪术、三棱、山慈姑、漏芦等。

(2)稳定期:此期逐渐将糖皮质激素减至最小维持剂量(剂量≤5 mg/d),并停用溴吡斯的明,非激素类免疫抑制剂或生物靶向药物长期维持。此期因患者病情稳定,症状控制良好,为减少患者治疗费用,可以将健脾益肾举陷汤制成丸剂或膏剂口服维持治疗。

(四)症状协同

1. 出汗异常　中医辨证论治,止汗贴自拟方(五倍子、郁金、煅龙骨)对症治疗。具体治疗方案:夜间外敷神阙,每晚 1 次。

2. 睡眠障碍　热扰胸膈,栀子豉汤为主加减;热伤气阴,竹叶石膏汤加减;三焦枢机不利,柴胡加龙骨牡蛎汤加减;肝血不足,血不养心,酸枣仁汤为主加减;肾阴不足,心火扰心,黄连阿胶汤加减。

3. 焦虑抑郁障碍

(1)肝气郁结证:柴胡疏肝散、逍遥散。

(2)气郁化火证:丹栀逍遥散。

(3)肝郁痰阻证:半夏厚朴汤、温胆汤。

(4)忧郁伤神证:甘麦大枣汤、酸枣仁汤。

(5)心脾两虚证:归脾汤。

(6)阴虚火旺证:黄连阿胶汤。

(五)特殊个体协同

胸腺瘤术后肿瘤切除不全:对于胸腺瘤在主动脉附近、心包膜周围或胸腺瘤转移的患者,西医治疗时争取与肿瘤科、胸外科联合制订可行方案,同时中医辨证论治可以提供有益补充。

他克莫司快代谢:他克莫司快代谢患者因药物代谢快,血药浓度低,有些患者他克莫司使用剂量大,加重患者经济负担及药物副作用风险,针对此类患者,可试用五酯胶囊拮抗其代谢来增加其血药浓度,减少他克莫司使用剂量。

五、中西医协同的预防与防复发建议

MG 中西医协同治疗有利于发挥各自的优势,取长补短,减少西药副作用,减少撤药后病情反弹,提高患者自身正气,降低外感邪气诱发病情加重等风险,做到正气存内,邪不可干,促进疾病康复。

（1）平时注意适当锻炼,提高机体免疫功能。

（2）预防感冒,季节变化时注意增减衣物。

（3）避免过度劳累。

（4）保持充足睡眠。

（5）保持心情愉悦。

（6）避免使用可能导致疾病加重的相关药物。

六、总结与展望

随着现代医学精细化治疗方案的逐步推广,分子医学的不断发展,靶点治疗日益进步,大部分 MG 患者可得到科学合理的治疗,但疾病的发生和发展都有其复杂性,一条通路或几条通路的阻断并不意味着问题的解决,而中医药的多靶点效应有其明显特色和优势,与现代医学有明显互补优势,临床协同有利于治疗,需要进一步研究。

主要参考文献

[1] DALAKAS M C,HOHLFELD R. Polymyositis and dermatomyositis[J]. Lancet, 2003,362(9388):971-982.

[2] FINDLAY A R,GOYAL N A,MOZAFFAR T. An overview of polymyositis and dermatomyositis[J]. Muscle Nerve,2015,51(5):638-656.

[3] NADDAF E,BAROHN R J,DIMACHKIE M M. Inclusion body myositis:update on pathogenesis and treatment[J]. Neurotherapeutics,2018,15(4):995-1005.

[4] 孟毅. 皮肌炎和多发性肌炎的中医治验浅析[J]. 中华中医药杂志,2010,25(6):956-957.

[5] 郭刚. 从湿论治多发性肌炎（皮肌炎）[C]//中华中医药学会风湿病分会. 第十二届全国中医风湿病学术研讨会论文集,2008.

[6] 蒋方建,李庚和. 多发性肌炎皮肌炎的中医湿毒辨治[J]. 中医药学刊,2006,24(8):1531-1532.

[7] 肖美珍,姜泉. 皮肌炎中医治疗经验[J]. 陕西中医学院学报,2015,38(6):61-63.

[8] 周宝宽,周探. 皮肌炎证治[J]. 辽宁中医药大学学报,2012,14(8):33-34.

[9] 中华中医药学会. 多发性肌炎诊疗指南[J]. 中国中医药现代远程教育,2011,9(11):152-153.

[10] 赵艳霞,陈学荣. 陈学荣教授治疗皮肌炎、多发性肌炎中医辨证思想[J]. 中国中西医结合皮肤性病学杂志,2010,9(5):274-275.

［11］ 王承德,沈丕安,胡荫奇.实用中医风湿病学［M］.2 版.北京:人民卫生出版社,2009.

［12］ COTTIN V,THIVOLET-BÉJUI F T,REYNAUD-GAUBET M,et al. Interstitial lung disease in amyopathic dermatomyositis and polymyositis［J］. Eur Respir J,2003,22(2):245-250.

［13］ FUJISAWA T,HOZUMI H,KONO M,et al. Predictive factors for long-term outcome in polymyositis/dermatomyositis-associated interstitial lung diseases［J］. Respir Investig,2017,55(2):130-137.

［14］ BOHAN A,PETER J B. Polymyositis and dermatomyositis(second of two parts)［J］. N Engl J Med,1975,292(8):403-407.

［15］ 张宗学,王玉光,焦以庆,等. 从湿、热、虚论治特发性炎症性肌病所致肺间质疾病［J］.中华中医药杂志,2019,34(8):3565-3568.

［16］ 中国免疫学会神经免疫分会.中国重症肌无力诊断和治疗指南(2020 版)［J］.中国神经免疫学和神经病学杂志,2021,28(1):1-12.

［17］ 张永德,刘晓艳.近十年重症肌无力的中医病因病机研究概况［J］.长春中医药大学学报,2019,35(5):995-997.

［18］ 刘建飞,况时祥.况时祥教授中西医结合诊治重症肌无力的思路、策略和方法［J］.世界最新医学信息文摘,2020,20(23):294-295.

［19］ 蒋旭宏,张丽萍,裘涛,等.裘昌林教授中药分阶段协同激素治疗重症肌无力［J］.浙江中医药大学学报,2015,39(2):109-112.

［20］ 杨燕,辛华雯,刘飞,等.五酯胶囊对他克莫司增效作用与 CYP3A5*3 基因多态性的相关性研究［J］.中国药房,2017,28(5):581-585.

［21］ 况时祥,张树森,李王杏安.中西医结合治疗重症肌无力 50 年的回顾与思考［J］.中国中西医结合杂志,2021,41(11):1395-1400.

［22］ 况时祥,况耀鋆,李艳.中医药治疗重症肌无力的特色、优势和潜力［J］.贵阳中医学院学报,2019,41(1):32-35.

［23］ 秦卫帅.中医药治疗重症肌无力危象研究进展［J］.医学综述,2016,22(8):1558-1560.

［24］ 李广文.重症肌无力诊治思路的探讨［J］.中医药学刊,2006,24(6):1083-1084.

［25］ 苏卫东,杨晓黎.重症肌无力中医临床思考［J］.时珍国医国药,2006,17(1):120-121.

［26］ 王勤鹰,余敏,姜嘟嘟,等.重症肌无力中医证治与进展［J］.中国医药导报,2017,19(12):1328-1332.

［27］ 卢家红.重症肌无力的诊断和鉴别诊断——临床体会［J］.中国神经免疫学和神经病学杂志,2012,19(6):417-419.

［28］ CARR A S,CARDWELL C R,MCCARRON P O,et al. A systematic review of population based epidemiological studies in myasthenia gravis［J］. BMC Neurol,2010,10:46.

［29］ GILHUS N E. Myasthenia Gravis［J］. N Engl J Med,2016,375(26):2570-2581.

第十五章 头痛

第一节 偏头痛

偏头痛是临床最常见的原发性头痛,主要症状是反复发作的中重度、搏动性头痛,多为偏侧头痛,一般持续4～72 h,可伴有恶心、呕吐、畏光、畏声,刺激或日常活动均可加重头痛,安静环境、休息可缓解头痛。女性较男性多见,患者中男女比例为1∶(2～3),全部人群中患病率为5%～10%,常有家族遗传病史。早在3000年前就有人对此病进行过叙述,2500年前由古希腊名医希波克拉底将此病命名为偏头痛,沿用至今。

在全球范围内超过10亿人受偏头痛影响,偏头痛的危害是多方面的,对社会经济及个人造成重大负担。它不仅可以导致患者学习、工作能力下降,生活质量降低,而且对患者家庭、工作和社会都会带来一系列实质性的负面影响。研究证实,偏头痛与卒中、情感障碍等多种疾病相关,带来了严重的疾病负担。世界卫生组织将严重偏头痛定为最致残的慢性疾病,其致残性不亚于痴呆、四肢瘫痪和严重精神疾病。流行病学研究表明,偏头痛发病最常始于25～34岁。从患病率而言,全球15%的人在1年中有过偏头痛发作,东南亚国家最高(25%～35%),中国约为9%,但受就诊率、正确诊断率等因素影响,该数据可能被低估。偏头痛在全球导致了4510万残疾损失健康生命年,占全球疾病负担的5.6%,并且超过所有其他神经系统疾病的总和。这种负担在35～39岁期间达到峰值。我国的一次全国性流行病学调查显示,本病的标化患病率为7608/10万,居各种神经疾病首位。为了更好地在临床推广中应用中西医协同在偏头痛诊治中的成果,我们整理本节以供临床参考。

一、病理机制

(一)现代医学观点

偏头痛的病因及发病机制复杂,目前尚未完全阐明,关于偏头痛的发病机制目前主要有血管源学说、神经源学说、三叉神经血管障碍学说。此外,许多血管活性物质(血栓烷A(TXA)和前列环素(PGI_2)、降钙素基因相关肽(CGRP)、垂体腺苷酸环化酶激活肽(PACAP)、一氧化氮(NO)、P物质(SP))、神经递质(如5-HT)、离子通道功能障碍、自主神经功能障碍在偏头痛发作过程中发挥着重要作用。

(二)中医学观点

偏头痛属于中医学"头风"的范畴,是指由于外感与内伤,致使络脉拘急或失养,清窍不利所引起的以头部疼痛为主要临床特征的疾病。其病因归纳起来不外乎外感和内伤。

故遇外感诸邪,上犯颠顶,经络之气失于舒展,则为头痛;又或内伤诸不足,精血无以上荣于脑,或瘀血、痰浊,壅阻不通,或情志不遂、肝阳上扰,均可引起头痛。

(三)中西医认知互通

偏头痛的发病机制仍不明确,目前比较认可的是三叉神经血管障碍学说,皮质扩散抑制与先兆偏头痛有关。中医学认为头痛与脑络中气血运行不畅有关,现代医学认为脑络与脑血管系统、神经-免疫-内分泌系统存在结构和功能上的重叠,这些为中西医协同在偏头痛发病机制上的认知互通提供了理论基础。现代医学认为饮食、压力、天气变化等是偏头痛的诱发因素,中医学则认为风邪、湿邪等外邪侵袭可以引起偏头痛,两者都重视外界因素对偏头痛的影响,并可针对不同诱发因素的患者进行差异化管理;遗传易感性是偏头痛的一个重要特征,而中医学认为体质与偏头痛的易感性有关,中医学和现代医学都认为个体差异对偏头痛的发生具有重要影响。

二、西医诊断与治疗

(一)西医诊断

目前偏头痛诊断主要遵循 2018 年国际头痛疾病分类第三版(ICHD-3)。偏头痛有两个主要类型:无先兆偏头痛(有特征性头痛和相关症状的一种临床综合征)和有先兆偏头痛(以头痛前或头痛发生时,有短暂的局灶先兆症状(视觉、感觉、语言、运动、脑干、视网膜)为主要表现)。部分患者可有前驱症状(头痛发作前数小时或数天),伴或不伴头痛缓解后的后期症状。这些症状包括多动、少动、抑郁、嗜特异性食物、反复打哈欠、疲劳、颈部僵硬感和(或)疼痛。

偏头痛的国际分类(ICHD-3)如下:

1.1 无先兆偏头痛

1.2 有先兆偏头痛

  1.2.1 有典型先兆偏头痛

    1.2.1.1 典型先兆伴头痛

    1.2.1.2 典型先兆不伴头痛

  1.2.2 有脑干先兆偏头痛

  1.2.3 偏瘫型偏头痛

    1.2.3.1 家族性偏瘫型偏头痛

      1.2.3.1.1 家族性偏瘫型偏头痛 1 型

      1.2.3.1.2 家族性偏瘫型偏头痛 2 型

      1.2.3.1.3 家族性偏瘫型偏头痛 3 型

      1.2.3.1.4 家族性偏瘫型偏头痛,其他基因位点

    1.2.3.2 散发性偏瘫型偏头痛

  1.2.4 视网膜型偏头痛

1.3 慢性偏头痛

1.4 偏头痛并发症

1.4.1 偏头痛持续状态

1.4.2 不伴脑梗死的持续先兆

1.4.3 偏头痛性脑梗死

1.4.4 偏头痛先兆诱发的痫样发作

1.5 很可能的偏头痛

1.5.1 很可能的无先兆偏头痛

1.5.2 很可能的有先兆偏头痛

1.6 可能与偏头痛相关的周期综合征

1.6.1 反复胃肠功能障碍

1.6.1.1 周期性呕吐综合征

1.6.1.2 腹型偏头痛

1.6.2 良性阵发性眩晕

1.6.3 良性阵发性斜颈

(二) 西医治疗

偏头痛的治疗主要有一般治疗、急性期药物治疗和间歇期药物预防,此外非药物治疗方法(包括物理治疗、生物反馈治疗、认知行为疗法和针灸疗法等)对偏头痛同样有效。偏头痛急性期治疗的目的是快速、持续镇痛,减少头痛再发生,恢复患者的正常生活。间歇期预防性治疗的目的是降低偏头痛发作频率、减轻发作程度、减少失能、增强急性期治疗的疗效。

1. 偏头痛的治疗原则

(1)急性期治疗原则:终止偏头痛发作、缓解伴随症状、兼顾精神症状和躯体症状。首先要消除诱发因素,使患者放松和休息,然后针对偏头痛和伴随症状进行紧急镇痛和对症治疗,可采用针灸疗法、神经调节技术和行为疗法。

(2)间歇期治疗原则:管理疾病、调理体质、预防偏头痛复发、兼顾精神症状。应鼓励患者记录偏头痛日记,找寻并规避偏头痛诱发因素,调整生活方式,给予认识行为疗法,降低偏头痛发作频率。基于中医"治未病"原则,针对患者体质,间歇期给予针灸疗法也有助于控制偏头痛发作。

2. 一般治疗 识别并避免偏头痛的诱发因素非常重要,急性期应消除诱发因素,使患者放松和休息。间歇期应管理诱发因素,调整生活方式,避免偏头痛复发。

(1)偏头痛的诱发因素:睡眠不规律或睡眠不足、饥饿或饱食、压力过大、过度摄入咖啡因、缺乏锻炼、天气变化等。饮食中常见的诱发因素有酒、含咖啡因的食品(咖啡、茶、巧克力等)、含酪胺的食物(成熟奶酪、腌制品、熏制品、发酵食品等)、味精(谷氨酸单钠)、糖精(天门冬酰苯丙氨酸甲酯)、含亚硝酸盐和硝酸盐的食物(腌制品、熏制品、发色剂、防腐剂等)、柑橘类水果等。理化因素包括噪声、强光刺激、较大温差,以及特殊气味(尤其是汽油、酒精、油漆等的刺激性气味)等。女性患者在月经期容易发生偏头痛,应避免月经期劳累和压力。

(2)具体方法:大多数患者难以自我有效地调整生活方式,需要医生的指导。系统的生活方式指导包括以下四个步骤:第一步,让患者了解和避免影响偏头痛发生和转归的不良生活方式。第二步,让患者充分了解自己的生活方式,分析其生活方式在哪些地方需要改变。第三步,记录偏头痛日记能有效帮助患者评估自己的生活方式对偏头痛发作频率的影响,筛查导致自身偏头痛发作的特定诱发因素。详细的偏头痛日记需要记录数月。第四步,指导患者改变既往生活方式,并记录偏头痛日记,观察调整生活方式对偏头痛发作频率的影响。需要记录数月的详细的偏头痛日记来确定哪些诱发因素对患者很重要,患者要充分了解自己的特定诱发因素,尽量消除和避免诱发因素。

3. 药物治疗

(1) 非特异性药物:非特异性药物主要为非甾体抗炎药(NSAIDs)及其复合制剂、止吐药等。患者有严重的恶心和呕吐时,应选择胃肠外给药。止吐药和促胃动力药(甲氧氯普胺、多潘立酮等)不仅能治疗伴随症状,还有利于其他药物的吸收和偏头痛的治疗。成人偏头痛发作急性期非特异性药物治疗推荐见表 15-1-1。

表 15-1-1　成人偏头痛发作急性期非特异性药物治疗推荐

药物及治疗方式	每次推荐剂量/mg	每日最大剂量/mg	证据级别	推荐等级	注意事项
非甾体抗炎药(口服)					
布洛芬	200~400	800	高	强	不良反应:胃肠道反应、消化道出血、消化性溃疡、皮疹、肝功能损害、粒细胞减少等
萘普生	500	1000	高	强	
双氯芬酸	50~100	150	高	强	禁忌证:对此类药物过敏的哮喘、消化道出血穿孔、严重肝肾功能不全
阿司匹林	300~1000	4000	高	强	
乙酰苯胺类解热镇痛药(口服)					
对乙酰氨基酚	1000	4000	高	强	不良反应:皮疹、荨麻疹、药物热、粒细胞减少等,长期大量使用易导致肝肾功能损害 禁忌证:严重肝肾功能不全
含咖啡因的复合制剂(口服)					
对乙酰氨基酚/阿司匹林/咖啡因	1片	2片	高	强	不良反应:同对乙酰氨基酚

(2) 特异性药物:特异性药物主要为曲普坦类、麦角胺类及降钙素基因相关肽(CGRP)受体拮抗剂。不同患者对不同曲普坦类药物的疗效及耐受性略有差异。同一个患者在用某一种曲普坦类药物无效时,可能对另一种曲普坦类药物敏感,也可能这一次对曲普坦无效,但下一次发作时使用曲普坦会有效果。由于曲普坦类药物的疗效和安全性优于麦角胺类药物,故麦角胺类药物仅作为二线选择。但因其作用时间长,偏头痛复发率低,故针对发作时间长或经常复发的患者来说,可将麦角胺类药物作为首选药。药物应在偏头痛发作早期足量使用,延迟使用可导致疗效下降、偏头痛复发及不良反应的发生率增高等。成人偏头痛发作急性期特异性药物治疗推荐见表 15-1-2。

表 15-1-2　成人偏头痛发作急性期特异性药物治疗推荐

药物及治疗方式	每次推荐剂量/mg	每日最大剂量/mg	证据级别	推荐等级	注意事项
曲普坦类					不良反应:疲劳、虚弱、感觉迟钝、心悸、面红、呼吸困难、高血压、胸痛、腹泻、呕吐
舒马普坦(口服)	25～100	200	高	强	
利扎曲普坦(口服)	5～10	30	高	强	严重不良事件:心肌梗死、心律失常、卒中
佐米曲普坦(口服)	2.5～5	10	高	强	禁忌证:冠心病、缺血性卒中、缺血性外周血管疾病、控制不佳的高血压、与单胺氧化酶抑制剂合用、严重肝功能损害
佐米曲普坦(鼻喷)	2.5～5	15	高	强	
麦角胺及其衍生物(口服)					
双氢麦角胺	5	—	中	弱	不良反应:恶心、呕吐、血管痉挛、感觉异常、麻木和眩晕
麦角胺	0.5～2	6	中	弱	
地坦类(口服)					
拉米地坦	50、100或200	24 h 内最多服用 200 mg;每 30 日使用超过 4 次的安全性尚未明确	高	弱	不良反应:驾驶能力损伤、中枢神经系统抑制、嗜睡
吉泮类(口服)					
瑞美吉泮	75,按需服用	24 h 内不超过 75 mg;每 30 日使用超过 18 次的安全性尚未明确	高	强	不良反应:恶心、鼻咽炎、尿路感染和上呼吸道感染
乌布吉泮	50 或 100,首剂后至少间隔 2 h 可加服 1 剂	24 h 不超过 200 mg;每 30 日使用超过 8 次的安全性尚未明确	高	强	不良反应:恶心、嗜睡、口干和头晕

（3）预防性药物:预防性药物治疗的指征:①偏头痛发作可严重影响患者生活质量、工作和学业;②每月发作频率 2 次以上;③急性期药物治疗无效或患者无法耐受;④存在频繁、长时间或令患者极度不适的先兆症状,或为偏头痛性脑梗死、偏瘫型偏头痛、伴有脑干先兆偏头痛亚型等;⑤连续 2 个月,每月需使用急性期治疗 6～8 次或更多;⑥偏头痛发作持续 72 h 以上。

预防性药物通常首先考虑证据确切的一线药物,若一线药物治疗失败、存在禁忌证或患者存在二线或三线药物(抗癫痫药、钙通道阻滞剂和三环类抗抑郁药)可同时治疗的合并症,可考虑使用二线或三线药物。建议由小剂量开始,并缓慢增至有效剂量,减少不必要的不良反应。同时对于有其他疾病的患者,避免使用其他疾病的禁忌药及可能加重偏头痛发作的其他疾病的治疗药物。预防性药物治疗 3～4 周才能判断疗效,从小剂量单药开始,缓慢加量至合适剂量,同时注意不良反应。一般观察期为 4～8 周,有效性指标包括偏头痛发作频率、程度、持续时间、功能损害程度及急性期对治疗药物的反应。偏头痛预防性药物治疗推荐见表 15-1-3。

表 15-1-3　偏头痛预防性药物治疗推荐

药物及治疗方式	每日推荐剂量/mg	每日最大剂量/mg	证据级别	推荐等级	注意事项
钙通道阻滞剂					
氟桂利嗪	5～10	10	高	强	不良反应:常见嗜睡、体重增加,少见抑郁、锥体外系症状 禁忌证:抑郁、锥体外系症状 总疗程不超过 6 个月
抗癫痫药					
丙戊酸钠	500～1000	1800	高	弱	不良反应:恶心、体重增加、嗜睡、多囊卵巢、震颤、脱发、肝功能异常 禁忌证:肝病
托吡酯	25～100	200	高	强	不良反应:嗜睡、认知和语言障碍、感觉异常、体重减轻、尿路结石 禁忌证:尿路结石、对托吡酯过敏
β受体阻滞剂					
美托洛尔	50～100	200	高	强	不良反应:常见心动过缓、低血压、嗜睡、无力、运动耐量降低,少见失眠、阳痿、抑郁、低血糖
普萘洛尔	40～240	240	高	强	禁忌证:哮喘、心力衰竭、房室传导阻滞、心动过缓;慎用于使用胰岛素或降糖药者
钙通道调节剂					
加巴喷丁	900～1800	2700	高	弱	不良反应:恶心、呕吐、抽搐、嗜睡、共济失调、眩晕 禁忌证:对活性成分及辅料过敏
普瑞巴林	150～300	600	中	弱	不良反应:头晕、嗜睡、共济失调、意识模糊、乏力、思维异常 禁忌证:对活性成分及辅料过敏
抗抑郁药					
阿米替林	25～75	300	高	强	不良反应:口干、嗜睡、体重增加、排尿异常、便秘等 禁忌证:青光眼、严重心脏病、近期有心肌梗死发作史、癫痫、肝功能损害、前列腺增生等
文拉法辛	75～225	225	中	弱	不良反应:恶心、口干、出汗(包括盗汗)等 禁忌证:对本药过敏、与单胺氧化酶抑制剂(MAOs)合用

药物及治疗方式	每日推荐剂量/mg	每日最大剂量/mg	证据级别	推荐等级	注意事项
吉泮类					
瑞美吉泮	75,隔日	—	高	强	不良反应:恶心、鼻咽炎、尿路感染、上呼吸道感染
阿托吉泮	10、30或60	—	高	强	不良反应:便秘、恶心
CGRP或其受体单克隆抗体					
依瑞奈尤单抗(皮下注射)	每月70或140	—	高	强	不良反应:注射部位反应(如疼痛或红斑)、上呼吸道感染、鼻咽炎、便秘
瑞玛奈珠单抗(皮下注射)	每月225或每季度675	—	高	强	不良反应:注射部位反应(如疼痛或红斑和出血)、上呼吸道感染、鼻咽炎、尿路感染、恶心
加卡奈珠单抗(皮下注射)	首月240,之后每月120	—	高	强	不良反应:注射部位反应(如疼痛或红斑)、呼吸道感染
艾普奈珠单抗(静脉滴注)	每季度100或300	—	高	强	不良反应:注射部位反应(如疼痛或红斑)、呼吸道感染、疲劳
其他药物					
坎地沙坦	16		高	强	不良反应:血管性水肿、晕厥和意识丧失、急性肾衰竭、血钾升高、肝功能恶化或黄疸、粒细胞减少、横纹肌溶解 禁忌证:对本药或同类药过敏、严重肝肾功能不全或胆汁淤积
赖诺普利	20		中	弱	不良反应:咳嗽、头昏、头痛、心悸、乏力 禁忌证:对本药或同类药过敏、高钾血症、双侧肾动脉狭窄、孤立肾有肾动脉狭窄
A型肉毒毒素(肌内注射)[*]	155~195 IU[#]	195 IU[#]	高	强	不良反应:上睑下垂、肌无力、注射部位疼痛和颈部疼痛 禁忌证:对本药过敏、重症肌无力或Lambert-Eaton综合征、注射部位感染

注:[*]表示针对慢性偏头痛;[#]表示单次剂量,非每日剂量。

4. 非药物治疗 已有证据表明,非药物治疗方法如针灸疗法、放松训练、热生物反馈结合放松训练、肌电反馈和认知行为疗法等在偏头痛预防中有一定的作用。

(1)心理治疗。

心理治疗的指征:①患者希望使用非药物治疗;②患者有药物禁忌证或对药物不能耐受;③药物治疗效果较差甚至无效;④准备妊娠、妊娠期或哺乳期;⑤频繁或较大剂量使用镇痛药或其他急性期治疗药物;⑥患者有明显的生活应激事件或缺乏一定的应激处理能力。

①放松训练:放松训练最早由Jacobson提出,通过整体放松肌肉,减少交感神经的紧张度(如减慢心率、降低血压、调节呼吸等),以达到生理上的放松和精神平静状态。放松

训练可减少皮质对压力反应的影响,教导个人维持或调节自身对生理功能的控制,提高自我控制或自我效能感。

选择安静的场所,排空大小便,舒适地躺着或坐着,将注意力集中于自己身体的感受,摒弃杂念,进行自然有节律的缓慢的腹式深呼吸。可以采用渐进性肌肉放松训练(progressive muscle relaxation training,PMRT):让参与者依次收紧和放松各种肌肉,通过体验紧张的感觉来学会找到放松的感觉。临床实践中,在训练期间穿插自生训练(autogenic training)和引导性想象(guided imagery)可增强效果。

②认知行为疗法(CBT):CBT 旨在通过纠正与偏头痛相关的认知偏差,改变不良应对行为,消除负面情绪,提高患者对偏头痛的自我管理能力,从而降低偏头痛的发作频率,减轻疼痛程度,提高生活质量。CBT 治疗师向患者介绍偏头痛相关的心身医学知识、应激源和诱发因素在偏头痛发作中的作用;了解患者的心理状态和不良应对行为方式;介绍认知理论中的概念;通过 CBT 帮助患者识别并矫正负面核心信念,学会监控错误的自动思维,重建新的合理的思维方式;鼓励患者主动寻求社会支持,增强患者应对压力的能力。CBT治疗师应教患者学会放松技巧,建立规律的作息,平衡工作与生活。让患者学会应对偏头痛发作带来的恐惧等负面情绪,正确使用急性期镇痛药,避免药物滥用。

③生物反馈治疗:生物反馈治疗是基于行为学的一种自我调节疗法,患者通过对生理过程的学习和生理信息反馈,获得对各种身体反应的有意识控制,从而改善身体健康状况,减少疼痛和压力。这是偏头痛最常见的一种行为管理方法,可用于偏头痛的预防和治疗。常见的针对偏头痛的生物反馈治疗方法是监测患者应对压力时周围皮肤温度的反馈、血容量-脉搏反馈和肌电反馈等,以获得的信息帮助抑制交感神经的兴奋性,使机体得到完全的放松。特殊情况下其他更具体的生理信息也可被监测,包括颞浅动脉的血容量脉冲、彩色多普勒血流和脑电图波动等。偏头痛患者在进行生物反馈治疗时可通过学习控制血管的收缩性、大脑皮质的兴奋性及调整血流动力学指标来改善或应对偏头痛的发作。在生物反馈治疗中,表面传感器检测到生理信息(心电图、皮肤温度、肌电图、颞浅动脉的血容量脉冲、脑电图、心率变异性等),然后这些生理信息被转换为模拟信号,以易于理解的形式(听觉为音调,视觉为线条或柱状图、字符等)实时反馈给患者。治疗过程中,需由接受过生物反馈专业培训的保健人员与患者密切配合,帮助患者理解和学习。关于生物反馈治疗偏头痛的荟萃分析显示,生物反馈治疗能显著降低偏头痛的发作频率和强度,缩短持续时间。

(2)物理治疗。

①无创迷走神经刺激(noninvasive vagus nerve stimulation,nVNS):nVNS 已被用于偏头痛的急性和预防性治疗。美国食品药品监督管理局(FDA)于 2018 年批准将 Gamma Core® 用于治疗急性偏头痛。此外,经皮刺激迷走神经耳支(t-VNS)也已被应用于慢性偏头痛的治疗。nVNS 治疗的副作用包括颈部抽搐、声音变化和刺激部位发红,但患者普遍耐受性良好。

②经皮眶上神经刺激:经皮眶上神经刺激通过 Cefaly 设备进行治疗。其对于偏头痛急性期的疗效,目前只有开放性试验的研究结果。FDA 已经批准使用 Cefaly 设备预防 18 岁以上患者的发作性偏头痛,这是第一个在美国被批准用于预防偏头痛的设备。Cefaly 设备显著减少了急性镇痛药的使用,但并没有明显降低偏头痛发作的严重程度。在患者

满意度调查中，Cefaly设备最常见的不良反应是电刺激引起的局部不适。部分患者报告有前额皮肤刺激、嗜睡、疲劳、失眠、刺激后头痛等不良反应。

③经皮枕神经刺激（transcutaneous occipital nerve stimulation，tONS）：中国的随机对照研究发现，2 Hz、100 Hz和2/100 Hz三种频率的tONS对无先兆偏头痛患者均有显著预防效果。

④单脉冲经颅磁刺激（single pulse transcranial magnetic stimulation，sTMS）：对于偏头痛的急性期治疗，Lipton教授的临床研究显示，接受经颅磁刺激的有先兆偏头痛患者在2 h内无疼痛的比例（39%）明显高于假手术组（22%）。ESPOUSE研究证实，sTMS可以预防偏头痛，且患者耐受性较好。

⑤重复经颅磁刺激（repetitive transcranial magnetic stimulation，rTMS）：高频rTMS（10 Hz）刺激初级运动皮质可有效预防偏头痛。

⑥枕大神经阻滞：枕大神经阻滞可以快速缓解偏头痛，是非药物治疗的选择之一，而且其价格相对低廉，容易操作。尽管许多专家已经提供了枕大神经阻滞治疗慢性偏头痛的实质性临床疗效的证据，但由于缺乏足够的随机安慰剂对照研究以及研究之间的不一致性，目前临床医生不愿更多地对这些患者使用枕大神经阻滞。因此，慢性偏头痛和频发偏头痛（每月多于4次）患者，至少经过1次预防性或过渡治疗，对药物耐受性不佳时，才可选择枕大神经阻滞。

（三）西医诊疗优势与特色

西医通过采用颅脑CT、MRI、血生化检验、脑脊液检查、脑血管造影、经颅多普勒超声（TCD）、脑电图等检测手段，可以对偏头痛做出明确的诊断与鉴别诊断，有中医无法取代的诊断优势；此外，针对急性期偏头痛，西医治疗主要采用药物干预，可以迅速缓解疼痛症状，治疗效果立竿见影，这也是毋庸置疑的。但是，西药治疗对于很多慢性偏头痛疗效欠佳而且复发率高，长期使用药物甚至可能出现药物过度使用性头痛（MOH），加重头痛的控制难度，可能造成肝肾功能损伤，甚至其他不良反应。

三、中医诊断与治疗

（一）中医诊断

根据1994年国家中医药管理局制定的《中医病证诊断疗效标准》中的"头风诊断依据"，偏头痛的中医诊断依据如下：①头痛部位多在头部一侧额颞、前额、颠顶，或左或右辗转发作，或呈全头痛；头痛虽性质多样，但以搏动性最具特点；头痛每次发作可持续数分钟、数小时、数天，也有长达数周者；②多为隐匿起病，逐渐加重，反复发作，突然停止；③应查血常规，测血压，必要时做腰椎穿刺、骨髓穿刺、脑电图；有条件时做TCD、CT、MRI等检查，以明确头痛的病因，排除器质性疾病（如高血压、脑出血、颅内占位性病变）。

（二）中医治疗

1. 辨证论治

（1）风寒头痛。

证候表现：头痛连及项背，常有拘急收紧感，或伴恶风畏寒，遇风尤剧，口不渴，苔薄白,脉浮紧。

治法:疏风散寒止痛。

代表方:川芎茶调散。

药物组成:川芎、白芷、羌活、细辛、防风、荆芥、薄荷、甘草。

（2）风热头痛。

证候表现:头痛而胀,甚则头胀如裂,发热或恶风,面红目赤,口渴喜饮,大便不畅,或便秘,溲赤,舌尖红,苔薄黄,脉浮数。

治法:疏风清热活络。

代表方:芎芷石膏汤。

药物组成:川芎、白芷、石膏、藁本、羌活、菊花。

（3）风湿头痛。

证候表现:头痛如裹,肢体困重,胸闷纳呆,大便溏,苔白腻,脉濡。

治法:祛风胜湿通窍。

代表方:羌活胜湿汤。

药物组成:羌活、独活、藁本、防风、甘草、蔓荆子、川芎。

（4）痰浊头痛。

证候表现:头痛昏蒙,胸脘满闷,纳呆呕恶,苔白腻,脉滑或弦滑。

治法:健脾燥湿,化痰降逆。

代表方:半夏白术天麻汤。

药物组成:半夏、天麻、茯苓、橘红、白术、甘草。

（5）瘀血头痛。

证候表现:头痛经久不愈,痛处固定不移,痛如锥刺,或有头部外伤史,舌紫暗,或有瘀斑、瘀点,苔薄白,脉细或细涩。

治法:活血化瘀,通窍止痛。

代表方:通窍活血汤。

药物组成:赤芍、川芎、桃仁、红枣、红花、老葱、鲜姜、麝香。

（6）血虚头痛。

证候表现:头痛隐隐,时时昏晕,心悸失眠,面色少华,神疲乏力,遇劳加重,舌淡,苔薄白,脉细弱。

治法:养血滋阴,和络止痛。

代表方:加味四物汤。

药物组成:当归、川芎、白芍、熟地、何首乌、远志、酸枣仁。

（7）肝阳头痛。

证候表现:头昏胀痛,两侧为重,心烦易怒,夜寐不宁,口苦面红,或兼胁痛,舌红苔黄,脉弦数。

治法:平肝潜阳熄风。

代表方:天麻钩藤饮。

药物组成:天麻、钩藤、石决明、栀子、黄芩、川牛膝、杜仲、益母草、桑寄生、夜交藤、茯神。

（8）肾虚头痛。

证候表现：头痛且空，眩晕耳鸣，腰膝酸软，神疲乏力，滑精带下，舌红少苔，脉细无力。

治法：补肾养阴，填精生髓。

代表方：大补元煎。

药物组成：人参、山药、熟地、杜仲、当归、山茱萸、枸杞子、升麻、鹿角胶。

中医治疗偏头痛代表方剂总结见表 15-1-4。

表 15-1-4 中医治疗偏头痛代表方剂总结

证型	治法	代表方	药物组成
风寒头痛	疏风散寒止痛	川芎茶调散	川芎、白芷、羌活、细辛、防风、荆芥、薄荷、甘草
风热头痛	疏风清热活络	芎芷石膏汤	川芎、白芷、石膏、藁本、羌活、菊花
风湿头痛	祛风胜湿通窍	羌活胜湿汤	羌活、独活、藁本、防风、甘草、蔓荆子、川芎
痰浊头痛	健脾燥湿，化痰降逆	半夏白术天麻汤	半夏、天麻、茯苓、橘红、白术、甘草
瘀血头痛	活血化瘀，通窍止痛	通窍活血汤	赤芍、川芎、桃仁、红枣、红花、老葱、鲜姜、麝香
血虚头痛	养血滋阴，和络止痛	加味四物汤	当归、川芎、白芍、熟地、何首乌、远志、酸枣仁
肝阳头痛	平肝潜阳熄风	天麻钩藤饮	天麻、钩藤、石决明、栀子、黄芩、川牛膝、杜仲、益母草、桑寄生、夜交藤、茯神
肾虚头痛	补肾养阴，填精生髓	大补元煎	人参、山药、熟地、杜仲、当归、山茱萸、枸杞子、升麻、鹿角胶

头痛的六经辨证以及引经药的使用见表 15-1-5。

表 15-1-5 头痛的六经辨证以及引经药的使用

六经	头痛部位	引经药
太阳头痛	多在后脑，下连于项	羌活
阳明头痛	多在前额或眉棱	白芷、葛根
少阳头痛	多在头之两侧，可连及耳、目外眦	柴胡
太阴头痛	头痛部位不定，或全头痛，或局部疼痛	苍术
少阴头痛	头痛部位不定，以全头痛多见	细辛
厥阴头痛	多在颠顶，或连于目	吴茱萸、藁本

2. 针灸疗法和其他疗法 在偏头痛急性期，以辨经论治为主，兼顾辨证论治，采用强刺激穴位诱导得气效应，以达到通经活络、行气止痛的目的，迅速获得镇痛效果。急性期针灸疗法采用毫针刺法、电针、火针等具有较强刺激的操作方式。间歇期，以辨证论治为主，兼顾辨经论治，以达到"缓则治其本"的目的，多采用毫针刺法、温针灸、耳穴压丸等操作方式。头痛的取穴主要是局部选穴和辨经辨证选穴，就是在局部疼痛的位置取穴，再加上远端本经的穴位，予以补虚泻实。

（1）偏头痛急性期。

毫针刺法：毫针刺法是偏头痛急性期应用最为广泛的针灸方法，穴位选择基于辨经论治,兼顾辨证论治。主穴:阿是、百会、丝竹空、率谷、太阳、风池。根据经络辨证,随证配穴(表 15-1-6)。此外,根据辨证配穴,肝阳上亢型加太冲、侠溪;痰浊上扰型加丰隆、阴陵泉;肝气郁结型加太冲、血海;气血亏虚型加足三里、三阴交。偏头痛发作频繁者可 1 日治疗 2 次。若患者头痛剧烈,可配合电针疗法,以增强镇痛效果,在针刺得气后,选择主穴中的 1～2 组穴位连接电针,选择 2/100 Hz 疏密波,刺激强度以患者可耐受为度。

表 15-1-6　毫针刺法治疗偏头痛的辨经取穴

证型	症状	主穴	配穴
少阳头痛	一侧或两侧头痛,可伴口苦,叹气,汗出,面色少华,耳部、咽喉、面颊不适,胸胁部疼痛,侧面躯体不适等	阿是、百会、丝竹空、率谷、太阳、风池	阳陵泉、外关
阳明头痛	一侧或者两侧头痛,以前额为主,可伴恶心、呕吐、胃肠道不适等	阿是、百会、丝竹空、率谷、太阳、风池	头维、内庭、合谷
太阳头痛	一侧或者两侧头痛,以枕部、项部为主,可伴目痛、见风流泪、鼻塞多涕、项背部本经循行部位疼痛等	阿是、百会、丝竹空、率谷、太阳、风池	天柱、昆仑、后溪
厥阴头痛	一侧或者两侧头痛,以颠顶为主,可伴心慌胸闷、情志异常、手心热等	阿是、百会、丝竹空、率谷、太阳、风池	太冲、内关

推荐其他疗法:①艾灸疗法:主要适用于寒湿型偏头痛。穴位:阿是、太阳、率谷、风池、外关、百会、大椎,双侧足三里、三阴交。对上述穴位施以雀啄灸或回旋灸,每穴灸 3～5 min,灸至皮肤红晕潮热,或有温热传导感为度。②头针疗法:部位为顶中线、颞前线、颞后线。采用 1.5 寸毫针平刺,尖部达帽状腱膜下,得气后行平补平泻法,每次留针 30 min。③刺血疗法:主要适用于痰浊型或痰瘀型偏头痛。穴位:阿是、百会、太阳、风池、耳尖。穴位消毒后用三棱针点刺,每穴放血 8～10 滴(0.5～1 mL),然后用消毒干棉球加压止血。或用刺血拔罐法,即选取患侧太阳及周边血管充盈的静脉,常规消毒后用三棱针快速点刺,出血后用火罐进行吸拔,出血量以 2～3 mL 为宜。④火针疗法:主要适用于瘀血型、肝阳上亢型偏头痛。穴位:阿是、率谷、风池。常规消毒后,选用 0.5 mm×35 mm 的细火针烧红后迅速点刺穴位,从头部阿是、率谷平刺进针 0.3～0.5 cm,从风池直刺进针 0.1～0.2 cm,随即迅速出针,用碘伏棉球按压片刻,嘱患者 24 h 内火针针孔不沾水。⑤耳针疗法:推荐耳穴部位为神门、皮质下、交感、脑点、敏感点。局部常规消毒后进针 1～3 mm,深度以穿入软骨但不透过对侧皮肤为度,中等量刺激,留针 30 min。

(2)偏头痛间歇期。

毫针刺法:①主穴:百会、风池、率谷、太阳、外关、阳陵泉。辨经论治同急性期。根据辨证,肝阳上亢型加列缺、太溪、行间;痰浊型加列缺、丰隆、内关;瘀血型加膈俞、血海、三阴交;气血不足型加足三里、气海、三阴交。操作方法同急性期毫针刺法,隔日治疗 1 次,每周 3 次,10 次为 1 个疗程,每隔 1 个疗程休息 5～10 日,共治疗 4 个疗程。②若患者头痛剧烈,可配合电针刺激,以增强镇痛效果。针刺得气后,于风池、率谷、太阳处各接 1 组电针,频率为 2/100 Hz,以患者可耐受为度,留针 30 min。

推荐其他疗法:①温针灸:主要适用于寒凝血瘀型偏头痛。穴位:丘墟、三阴交、关元、气海、足三里、合谷。推荐隔日治疗 1 次,10 次为 1 个疗程,每隔 1 个疗程休息 2 日,共治疗 4 个疗程。②耳穴压丸:耳穴部位为脑、颞、神门、交感、皮质下。局部消毒后,将王不留行籽贴压在穴区,以食指、拇指进行按压,手法由轻到重,直至局部出现发热、酸、胀、痛等感觉,每日自行按压 3~5 次,每穴按压 3~5 min,两耳交替进行。疗程:每周 1 次,4 周为 1 个疗程,共治疗 1~2 个疗程。

(三)中医诊疗优势与特色

目前,偏头痛的中医治疗主要是中药治疗和针灸治疗。中医把人体看作一个整体,从整体观念出发,考虑到外感六淫、内伤七情,同时考虑到个体体质差异进行辨证论治,从调理阴阳、气血、津液平衡的角度出发,利用"引经药""六经辨证"的中医特色,使治疗更有针对性。中医治疗对于慢性偏头痛的治疗和偏头痛的预防性治疗有着明显的优势。但是中医治疗对于偏头痛急性期的头痛症状还是很难进行及时、有效的控制的。

四、中西医协同治疗

(一)中西医协同治疗思路

对于偏头痛急性期特别是症状较重的患者,西药镇痛治疗很关键,需要在头痛开始时即给予相关治疗,部分特殊情况可采用针灸疗法缓解疼痛。而对于间歇期的治疗以及预防复发,应该坚持中医辨证思维,根据病机特点给予相应治疗,同时亦可以根据患者相关诱发因素给予对症治疗。

(二)全病程协同

偏头痛作为内外因共同作用引起的发作性疾病,在中医"急则治其标,缓则治其本"的思维指导下,急性期可以使用西药进行镇痛治疗,部分患者可以协同使用针灸对症治疗;间歇期的治本是中西医协同治疗重点,根据辨证病机特点制定中医治疗法则,有利于控制疾病发作。

(三)阶段协同

1. 急性期协同 非特异性镇痛药、特异性镇痛药对及时缓解疼痛有明显优势,在偏头痛急性期根据头痛程度选择合适的协同方案。轻度头痛可选择非特异性镇痛药,也可以选择中药或针灸治疗;中度头痛选择非特异性镇痛药联合中药、针灸治疗;重度头痛因病情重,严重影响日常生活,且头痛控制困难,建议选择特异性镇痛药联合中药、针灸治疗。

2. 间歇期协同 对于西医,当患者存在以下 6 个方面的症状时,间歇期可使用预防性药物治疗:①偏头痛发作时严重影响生活、工作和学业;②每月发作频率 2 次以上;③急性期药物治疗无效或患者无法耐受;④存在频繁、长时间或令患者极度不适的先兆,或为偏头痛性脑梗死、偏瘫型偏头痛、伴有脑干先兆偏头痛亚型等;⑤连续 2 个月,每月需使用急性期治疗 6~8 次或更多;⑥偏头痛发作持续 72 h 以上。预防性药物通常首先考虑证据确切的一线药物,若一线药物治疗失败、存在禁忌证或患者存在二线或三线药物(如抗癫痫药、钙通道阻滞剂和三环类抗抑郁药)可同时治疗的合并症时,可考虑使用二线或三线药物。建议由小剂量开始,缓慢增至有效剂量,减少不必要的不良反应。同时对于有其他疾病的患者,避免使用其他疾病的禁忌药及可能加重偏头痛发作的其他疾病的治疗药物。

此期中药及针灸治疗在改善患者体质以及纠正诱发因素特别是睡眠障碍、情绪障碍、月经问题等方面具有明显优势,可根据患者具体临床辨证情况进行调治。

3. 协定方协同　辛络定痛汤(当归、川芎、白芍、柴胡、白芷、香附、郁李仁、白芥子、僵蚕、玄胡)养血调气、通络止痛。此方主要适用于痰瘀互结,血虚夹瘀,或久病入络偏于实证的头痛患者,可以贯穿中医辨治过程始终:风寒重者合川芎茶调散;风热重者合芎芷石膏汤;瘀血重者合通窍活血汤;肝阳上亢明显者去白芷、白芥子合天麻钩藤饮;气血亏虚者去白芷、白芥子合八珍汤;肝肾亏虚者合左归丸或右归丸;肝郁气滞者合四逆散;痰气郁结者合半夏厚朴汤;痰热重者去白芷、白芥子合黄连温胆汤;慢性偏头痛或偏头痛久治不愈者,应加强全蝎、蜈蚣等虫类通络止痛药的使用。

4. 非药物治疗协同　非药物治疗方法如针灸疗法、放松训练、热生物反馈结合放松训练、肌电反馈和认知行为疗法等均有很好的证据支持它们在偏头痛预防中的应用。对于卵圆孔未闭导致偏头痛的年轻患者,卵圆孔封堵术效果肯定。对于慢性偏头痛患者,考虑采用肉毒毒素注射等方法进行神经阻滞,也可达到镇痛效果。

(四) 特殊病种协同方案

1. 月经期偏头痛协同　在月经期和非月经期偏头痛都较频繁者,其协同方案与常规类型偏头痛相同,注意生活规律,避免过度疲劳、压力过大、亚健康状态等。找出偏头痛诱发及缓解因素,并尽可能避免和保持。如避免某些可能诱发偏头痛的食物,保持规律的作息时间和饮食。对于月经规律,且偏头痛主要集中在围月经期发作者,可采用围月经期短程预防治疗(在预计偏头痛的发生日服用非甾体抗炎药或者曲普坦类药物);行激素替代治疗,通过尽量降低性激素尤其是雌激素的周期性波动,防患于未然,有望从根源上避免偏头痛发作。然而雌激素的副作用如有乳腺癌发生风险,也限制了它的使用。中医基于调经的辨治是注重调气和血的运用,多以补血活血为主,补肾为辅。

2. 前庭性偏头痛协同　前庭性偏头痛是一种以眩晕为主要症状的偏头痛类型,其治疗主要依靠药物控制。常用药物包括 β 受体阻滞剂(如普萘洛尔)、钙通道阻滞剂(如氟桂利嗪)以及抗抑郁药(如阿米替林)。急性发作时,使用 5-羟色胺(5-HT)受体激动剂(如舒马曲坦)以及止吐药(如甲氧氯普胺)可以有效缓解症状。此外,适当的康复训练如前庭康复训练也有助于减轻眩晕症状,改善生活质量。但当患者急性发作时,剧烈的前庭症状和头痛症状可能导致患者对药物的反应不佳,或患者无法耐受药物带来的副作用,使治疗受限,会严重影响患者的生活质量,常造成患者失能。中医学认为前庭性偏头痛主要由肝阳上亢、痰浊中阻和气血不足引起。中医治疗以疏肝解郁、化痰祛湿、益气活血为主。常用的中药方剂包括天麻钩藤饮、半夏白术天麻汤等,可根据患者体质进行加减。此外,针灸疗法通过调节经络气血、疏通头部经络,能够有效缓解眩晕及头痛症状。通过药物控制症状、中药调理体质,结合使用针灸疗法及前庭康复训练,可实现整体治疗效果的最大化,降低复发率,提高患者的生活质量。

五、中西医协同的预防与防复发建议

随着对健康要求的不断提高,人们不仅关注疾病的治疗,更加注重疾病的早期预防和防复发。预防医学、临床医学和康复医学三者逐渐形成一个完整的医疗服务体系。偏头痛的预防、康复治疗需要医学、教育、社会和心理等各学科共同完成,应广泛宣传偏头痛卫生知识,提高医务人员及广大群众对偏头痛的认识,做到早诊断、早治疗和预防复发,关键是病因预防。偏头痛的康复治疗要注重患者整体的康复,即躯体上、社会上、心理上的康复。

常言道,"三分治,七分养"。对于偏头痛来说,调养和预防相比治疗显得更为重要。平时饮食起居应多加注意并采用一些正确的自我调养方法,可以收到出乎意料的效果。

1. 纠正不良习惯 许多不良生活习惯和生活方式可能是偏头痛的潜在诱发因素,常见的有睡眠不足及睡眠不规律(也包括睡得太多)、压力过大、紧张、疲劳、用脑过度、饮食不当等。

此外,应根据气候、温度的变化及时增减衣服,避免受凉或受寒而使偏头痛加重或复发。读书、看报、看电视时间不宜太长,保持正确的阅读姿势和明亮的阅读环境;长期伏案工作的人,要注意调整姿势,避免颈部在强迫姿势下工作过久;适当休息,可以做工间操、眼保健操及进行打球等一些有益的体育活动,以达到活动机体、消除疲劳、增进健康的目的。

2. 保持心情愉悦 预防偏头痛,需要保持良好的情绪,避免精神刺激及过度紧张、焦虑,情绪不宜大幅波动。大多数患者由于长期精神紧张、抑郁而产生了偏头痛,偏头痛的缠绵难愈又加重了患者的心理负担,使其对疾病的治疗失望甚至产生绝望的悲观情绪,于是形成了一个恶性的心理循环,使治疗效果不满意。所以在预防偏头痛时最重要的是采用正确的心理诱导,帮助患者在正确认识偏头痛的同时,树立起战胜疾病的信心,逐渐摆脱各种不良的情绪。治疗上镇痛和心理调节并重。自我心理调节中第一条就是要热爱生活。尽管疾病是痛苦的,但它只是美好生活中的小插曲,要充满信心去克服它和战胜它。第二条是正确看待偏头痛。放下包袱,避免焦虑、恐惧等,力求使自己保持豁达的心胸,避免因情绪不良引起心理障碍。

3. 饮食宜忌 在医学高度发展的今天,疾病的药物治疗很重要,注意食疗和饮食禁忌对预防疾病的发生和加重也很重要,应合理调整饮食结构,以达到预防偏头痛的目的。

(1)饮食禁忌:被列入"高度危险"名单的食物如下:酒类饮料(包括白酒、红酒、啤酒等,其中红葡萄酒和香槟酒易诱发偏头痛,而啤酒易诱发另一种功能性头痛——丛集性头痛);含咖啡因的饮料(如茶、咖啡、可可饮料等)以及冷饮;乳酪或其他乳制品;熏制的肉类(如香肠、火腿等);巧克力和含味精或其他添加剂(如硝酸盐、甜味剂等)较多的食品。被列入"中度危险"名单的食物如下:干果(如核桃、榛子等)以及柑橘、柠檬、李子、过熟的香蕉等个别种类的水果;咸鱼和腌制的海产品;发酵的食物(如面包等);皇帝豆、黄豆、龙牙豆、毛豆、洋葱、西红柿等蔬菜。

(2)饮食治疗:饮食治疗是一种积极的防治方法,对偏头痛患者不仅能起到治疗作用,而且简便实惠,可谓一举两得。

(3)功能锻炼:生命在于运动,运动不仅是健康的生活方式,也是预防偏头痛不可少的手段。运动可以改善机体代谢,提高心理应激能力,增强和提高神经系统功能。偏头痛患者应根据个体情况选择某种运动形式,如太极拳、五禽戏、慢跑等;运动要遵循循序渐进的原则,注意保持适度的运动量,防止出现运动损伤;运动应坚持不懈,持之以恒,这样才能达到预期效果。

六、总结与展望

偏头痛的诊断主要基于国际头痛疾病分类第三版(ICHD-3),其诊断标准简洁明了,且分类明确,诊断的准确性较高,在诊断与鉴别诊断上有着中医无法比拟的优势;中医虽不像西医分类明确,但讲究因人、因证施治,具有个体化优势。西医针对偏头痛急性期的药物治疗具有可迅速缓解疼痛症状的优势,但在慢性偏头痛的治疗及减少复发方面尚存在不足,治疗效果不尽如人意。长期使用这些药物可出现药物过度使用性头痛,反而加重偏头痛的发作,同时药物的不良反应如肝肾功能损害、心脑血管疾病等限制了其临床应用。在偏头痛的预防方面,西医针对其诱发因素并无针对性治疗。中医治疗从整体观念出发,考虑外感六淫、内伤七情,注重个体差异性,辨证论治,从调理阴阳、气血、津液平衡的角度出发,在体质辨证、诱因预防及减少复发方面有一定优势。其利用"六经辨证"的中医特色,巧用"引经药",使得治疗更有靶向性,对于慢性偏头痛的治疗及偏头痛的预防性治疗有着明显的优势。当然,对于偏头痛急性期的头痛症状,中医还是很难进行及时有效的控制。因此,采取中西医协同治疗策略,优势互补、协同并进,将有利于临床疗效的提高。

第二节　紧张型头痛

紧张型头痛又称肌肉收缩性头痛、精神源性头痛、压力性头痛和心因性头痛等,是最常见的慢性原发性头痛。其常见的临床表现为双侧颞部、枕部、颈项部、额部或全头部轻至中度的紧束样或压迫性疼痛,伴有压迫感、紧缩感及沉重感,有时伴有颈、肩部或头面部肌肉紧张、僵硬,活动头颈部时感到不适或肩部疼痛。其临床特征之一是颅周肌筋膜组织触诊时有压痛。紧张型头痛与心理应激存在一定的关联,大多数患者伴有焦虑、抑郁、失眠等症状,多因精神紧张、工作疲劳等诱发。随着社会经济的发展、生活节奏的加快,以及社会压力的增大,紧张型头痛的患病率逐渐升高,约占头痛患者的40%。其长期困扰患者的生活、工作和学习,严重影响患者生活质量。

紧张型头痛属于中医学"头风""头痛"范畴,最早见于《黄帝内经》,在《伤寒论》《东垣十书》及《证治准绳》中均有关于它的记载。古代医家认为其病因主要为情志失调、先天不足、房事不节、饮食劳倦及久病体虚等,发病主要与肝、脾、肾诸脏相关,基本病机为"不通则痛"及"不荣则痛"。为了更好地在临床推广中应用中西医协同在紧张型头痛诊治中的成果,我们整理本节以供临床参考。

一、病理机制

(一)现代医学观点

紧张型头痛的病理机制目前尚不完全清楚,可能与以下因素有关:①颅周肌肉疾病或肌筋膜炎;②细胞内外钾离子转运障碍导致中枢痛觉超敏;③中枢神经系统内单胺能神经递质慢性或间断性功能障碍;④心理因素如应激、心理紧张、抑郁、焦虑等。

近年来随着人们生活节奏的加快,压力愈发增加、竞争日益激烈,各种应激源随之而来,紧张型头痛的发病率有上升趋势,尤以脑力劳动者为易发人群,且被认为多与焦虑、抑郁、心理紧张等心理因素以及自主神经功能紊乱有关。自主神经功能紊乱可导致交感神经兴奋性增强,使机体产生过多的 5-羟色胺、儿茶酚胺类物质,导致血管收缩、肌肉痉挛,从而发生持久的头颈肌肉痛。

(二)中医学观点

历代医家对头风、头痛做了大量论述。紧张型头痛病程迁延日久,临床上以内伤所致尤多。古代论述内伤头痛,最早见于《素问·通评虚实论》:"头痛耳鸣,九窍不利,肠胃之所生也。"其后各代医家均有所发挥,明代医家秦景明对内伤头痛病因做了一个总结,其在《症因脉治》中云:"或元气虚寒,遇劳即发;或血分不足,阴分攻冲;或积热不得外泄;或积痰留饮;或食滞中焦;或七情恼怒,肝胆火郁。皆能上冲头角,而成内伤头痛之症也。"在病因病机认识上,中医主张风、火、痰、瘀为病之标,肝、脾、肾功能失调为病之本,络脉阻闭,神机受累,清窍不利为其基本病机。

当前引发紧张型头痛的主要原因为情志因素,其中肝气郁结的比例日渐增高,这与肝脏体阴而用阳、属木、主动、主升、易郁、易亢、易瘀等生理病理特性有关。患者多伴有肝失疏泄症状,表现为焦虑、抑郁、失眠等;由于肝主筋,经气不利,筋脉失养可导致头颈背肌肉有触痛、压痛或僵硬感等。此外,患者还有头部压迫和紧绷感(络脉痹阻细急),呈发作性或持续性(风性善行数变)的症状。

(三)中西医认知互通

紧张型头痛的发病机制目前尚不清楚,现代医学认为外周肌筋膜机制是其主要发病机制,颅周的骨骼肌持久收缩是其基本原因;中医学认为其是经气不利、筋脉失养的表现,是肝主筋功能失调的结果。有研究报道,紧张型头痛是机体对情感冲突、压力、抑郁、疲劳以及焦虑等的一种生理表达,劳累、睡眠剥夺、情绪因素等多为紧张型头痛的诱发因素,且睡眠障碍、焦虑、抑郁常常与紧张型头痛共病,而情志不遂、饮食劳倦也是中医学认为的重要病因,可考虑结合中医辨证行个体化治疗。

二、西医诊断与治疗

(一)西医诊断

目前紧张型头痛的诊断主要遵循国际头痛疾病分类第三版(ICHD-3);按照头痛的发作频率将紧张型头痛分为 4 个类型:①偶发性紧张型头痛;②频发性紧张型头痛;③慢性紧张型头痛;④很可能的紧张型头痛。每个类型再根据触诊时有无颅周压痛增强分为 2 个亚型:伴有颅周压痛的紧张型头痛和不伴颅周压痛的紧张型头痛。

(二)西医治疗

1. 一般治疗 预防头痛的第一步应该是识别头痛诱发因素以及纠正不良行为,这项任务可通过记录头痛日记完成。寻找常见的诱发因素,包括但不限于压力、睡眠质量差、睡眠不足/过度、睡眠模式变化、饮食模式中断、咖啡因摄入过多、体力消耗、眼疲劳、噪声、灯光、气味等。日常生活中应注意训练坐位、站立、睡眠及工作时颈部和头部的正确姿势。

2. 药物治疗　由于紧张型头痛的发病机制尚不清楚,所以在药物选择上多采用非甾体抗炎药(NSAIDs)以减轻症状。此外,也常根据病情应用适量的肌肉松弛剂和轻型的镇痛药、抗抑郁药。一般多以口服方式给药,并且短期应用,以免引起药物的毒副作用。

(1)镇痛药:经典的治疗药物为阿司匹林和(或)对乙酰氨基酚,以及含咖啡因或非甾体抗炎药的复方药物制剂。非甾体抗炎药应用需足量,有效的剂量为布洛芬 600~800 mg、萘普生钠 500~750 mg、酮洛芬 75 mg。因极有可能导致出现镇痛药摄入过量性头痛,故尽量避免使用含有布他比妥的复方类镇痛药。

紧张型头痛使用镇痛药需要遵循以下原则:①对于紧张型头痛急性期的首选治疗,可足量使用对乙酰氨基酚、布洛芬和阿司匹林等非甾体抗炎药,同时应注意反跳性头痛。②对每月发作少于 15 天的偶发性紧张型头痛和频发性紧张型头痛,可在头痛发作时酌情使用镇痛药。③对每月发作多于 15 天的慢性紧张型头痛,不建议使用镇痛药,而应采用预防性治疗,可选用三环类抗抑郁药(如阿米替林、多塞平),或选择性 5-羟色胺再摄取抑制剂(如舍曲林或氟西汀等),或肌肉松弛剂(如盐酸乙哌立松、巴氯芬等)。伴失眠者可给予苯二氮䓬类药(如地西泮)口服。

(2)抗抑郁药:已有研究表明,抑郁是紧张型头痛常并发的情绪问题,且会提高频发性紧张型头痛患者的中枢敏感性,促进中枢敏化的发生,因此国外有研究证实抗抑郁药如阿米替林是紧张型头痛的首选药。阿米替林是三环类抗抑郁药,其用于紧张型头痛预防性治疗的证据最多。阿米替林应从 10 mg 开始,每晚 1 次,每周增加 10 mg,直至达到治疗效果。建议患者在睡前 1~2 h 或在所需清醒时间前 8~9 h 服用,以避免不良的镇静作用。通常其有效维持剂量为 30~70 mg/d;对治疗 3~4 周无效的患者应改用其他药物。需要密切关注阿米替林常见的不良反应如口干、嗜睡、头晕、便秘和体重增加。

对于合并抑郁症患者,使用米氮平 30 mg/d 或文拉法辛 150 mg/d 来治疗潜在的情绪障碍也可能对紧张型头痛很有帮助。一项开放标签研究显示,每天服用 100 mg 托吡酯预防紧张型头痛有效。

(3)肉毒毒素:对于存在颅骨肌肉压痛的患者,进行肌筋膜触发点的肉毒毒素注射有助于缓解紧张型头痛。注射通常在触诊产生压痛的肌肉中进行,常见注射点为额部、颞肌、咬肌、胸锁乳突肌、半腱肌、半膜肌、斜方肌和腓骨肌。

3. 非药物治疗　常见的偶发性和慢性紧张型头痛的非药物治疗包括物理治疗、肌电生物反馈疗法、放松训练、认知行为疗法和正念减压。

物理治疗主要集中在训练姿势、热/冷应用、使用超声波和电刺激上。肌筋膜触发点集中按摩在降低头痛频率方面不具有优势。用肌电生物反馈疗法训练的患者通过提供关于肌肉活动的连续反馈来放松肌肉。放松训练侧重于患者对紧张情绪的识别和控制。认知行为疗法旨在培养患者识别产生压力的信念和思想,并提供应对机制。非药物治疗不仅可以提高药物治疗的有效性,而且有助于改善患者的功能和提高患者的生活质量。

(三)西医诊疗优势与特色

西医在紧张型头痛的诊疗上有基于国际头痛疾病分类的诊断标准及标准化的诊疗程序,这使得诊疗更为系统和精准。急性期可以通过药物快速缓解症状,而多样化的非药物治疗手段如认知行为疗法、肌电生物反馈疗法、脑电治疗等为改善患者的伴随症状提供了新的选择。但标准化诊疗流程有时难以充分考虑个体差异,部分患者可能对常规诊疗反应不佳;缺乏对病因的根本调理,可能导致头痛的反复发作。

三、中医诊断与治疗

(一)中医诊断

紧张型头痛一般参照中医内科学中关于内伤头痛的部分进行诊断,同时需结合神经病学中关于紧张型头痛的诊断标准进行鉴别诊断。

(二)中医治疗

1. 辨证论治

(1)气郁化火。

证候表现:头痛,目赤,耳鸣,性情急躁,易怒,胸闷胁胀,嘈杂吞酸,口干而苦,大便秘结,舌红,苔黄,脉弦数。

治法:疏肝解郁,清肝泻火。

代表方:丹栀逍遥散加减。

药物组成:柴胡、白芍、当归、牡丹皮、白术、炒栀子、薄荷、茯苓、甘草。

(2)肝肾亏虚。

证候表现:头痛且空,腰痛酸软,神疲乏力,遗精带下,耳鸣少寐,舌红少苔,脉细无力。

治法:滋补肝肾。

代表方:大补元煎加减。

药物组成:人参、山药、当归、熟地、杜仲、山茱萸、甘草。

(3)气血不足。

证候表现:头痛而晕,心悸不宁,神疲乏力,面色㿠白,舌淡,苔薄白,脉细弱。

治法:补养气血,健运脾胃。

代表方:归脾汤加减。

药物组成:党参、白术、黄芪、当归、白芍、酸枣仁、远志、茯苓、龙眼肉、木香。

2. 针灸和中医其他疗法

(1)肌筋膜触发点集中按摩配合穴位推拿:受累部位皮下明显感觉到结节,可以通过持续稳定的力量推移或揉动肌肉结节,软化肌肉结节并缓解症状。

取穴:主穴为风池、风府、印堂、太阳、丝竹空、率谷、头维、曲池、小海、合谷,以及相应的阿是。手法采用运法、按法、抹法、摩法、一指禅推法等。

(2)针灸治疗:针灸治疗紧张型头痛具有较好的优势,目前针灸治疗紧张型头痛往往采用辨经取穴和辨证取穴。

①辨经取穴:要辨别哪条经络来取穴,常取的穴位有风池、颔厌、悬颅、百会、太溪、合谷、血海、太阳、头维等。

②辨证取穴:根据患者不同的辨证类型,分为虚证和实证取穴。实证头痛多为肝气郁结,针灸治疗宜疏肝解郁,通络止痛;虚证头痛多为气血虚弱,治疗宜益气养血,通络止痛。

针灸治疗实证头痛,一般穴位多取百会、太阳、风池、合谷以及阿是等。颠顶痛者常配四神聪,前额痛者常配印堂,后头痛者常配后顶、天柱等。针刺手法多使用泻法。实证头痛属风寒者,可加用艾灸方法治疗,增强发散风寒及通络止痛作用。

针灸治疗虚证头痛,一般穴位多取百会、上星、心俞、脾俞、足三里、血海等。虚证头痛伴失眠者常配神门,头晕者常配气海,心悸者常配内关等。针刺手法多使用补法。虚证头痛属气血两虚者,也可加用艾灸方法治疗,增强益气助阳及健脾补血作用。

(三)中医诊疗优势与特色

中医注重整体观念和个体化治疗,强调从整体调理身体状态,关注患者的全身状况和生活方式,综合考虑病因和症状。中医可提供多样化的选择,包括针灸、推拿、拔罐、刮痧、药物汤剂、穴位按摩等,这些方法在缓解疼痛、调理身体状态方面有显著效果。在解决不良情绪方面,中医通过情志疗法、气功、冥想等方法,可以有效缓解因情绪波动引起的紧张型头痛,可在一定程度上减少抗焦虑抑郁药的使用。中医在紧张型头痛的诊疗中具有独特的优势,如整体调理、副作用少、多样化的治疗手段、注重心理调节和预防保健等。然而,中医也存在一些不足,如缺乏科学证据、诊疗标准不统一等。为了更好地发挥中医的优势,弥补其不足,需要加强中医的科学研究,进行大规模临床试验验证其疗效,制定统一的诊疗标准,并加强中西医协同,取长补短,提供更加全面和有效的治疗方案。

四、中西医协同治疗

(一)中西医协同治疗思路

紧张型头痛一般疼痛程度较轻,症状多与情绪、睡眠障碍等有关,中医辨证及针灸治疗效果较好,对症状不严重患者建议选择中药或针灸治疗;症状严重者需使用非甾体抗炎药或缓解肌肉痉挛的药物治疗。

(二)全病程协同

1. 初诊阶段 西医主要进行详细的病史询问和体格检查,排除其他可能的头痛病因,必要时进行影像学检查。中医进行四诊合参(望、闻、问、切),辨证论治,初步了解患者的整体健康状态,可以根据患者体质特征开展辨证治疗。

2. 急性期 西医使用非甾体抗炎药(如布洛芬、对乙酰氨基酚等)快速缓解头痛症状,配合使用肌肉松弛剂(如乙哌立松)、治疗纤维肌痛的药物(如普瑞巴林、度洛西汀等)。中医可同时进行针灸、推拿等治疗,快速缓解肌肉紧张和疼痛,增强镇痛效果。

3. 缓解期和预防阶段 西医根据患者情况,考虑使用预防性药物,同时开展认知行为疗法等进行心理干预。中医通过中药调理(如疏肝解郁、补气血等),增强体质,减少头痛的复发;同时进行情志调节,使患者保持心情平和。

(三)症状协同

1. 头痛的协同 西医使用镇痛药和抗炎药快速缓解头痛症状。中医使用针灸、推拿、拔罐等疗法快速缓解疼痛,同时通过中药调理和改善体质。

2. 肌肉紧张的协同 西医可以使用肌肉松弛剂和物理治疗(如热敷、电刺激等)缓解肌肉紧张。中医可以使用推拿、拔罐、针灸等疗法放松肌肉,促进血液循环,减轻疼痛。

3. 心理压力、焦虑抑郁的协同 西医开展认知行为疗法、放松训练等心理干预,帮助患者管理压力和情绪。中医通过情志调节,如冥想等方法,帮助患者放松心情,保持心理平衡。

五、中西医协同的预防与防复发建议

(1)要注意保暖,注意早、中、晚衣服的增减。

(2)饮食上重视酸甘养阴之品的使用,如西红柿、百合、青菜、草莓、柑橘等;忌食辛辣、油腻的食物。

(3)要调节情绪,不给自己过多的压力,多到户外进行锻炼,缓解、放松情绪。

(4)少吹冷风,多喝水。

(5)学会做深呼吸,调节紧张、抑郁情绪。

(6)延长休息、睡眠的时间,充足的休息可以缓解精神上的紧张和抑郁。

六、总结与展望

中西医协同治疗紧张型头痛具有广阔的前景,可以有效整合两种医学体系的优势,提供更加全面和个体化的治疗方案。中医因缺乏紧张型头痛的诊疗共识和指南推荐,将其笼统归于"头痛"诊断中,不利于精准医学背景下中医学的发展。未来,应制定紧张型头痛的中医及中西医协同诊疗指南与共识,进一步研究中西医协同治疗紧张型头痛的最优模式,验证中西医协同治疗的有效性。

主要参考文献

[1] 中华医学会神经病学分会,中华医学会神经病学分会头痛协作组.中国偏头痛诊断与治疗指南(中华医学会神经病学分会第一版)[J].中华神经科杂志,2023,56(6):591-613.

[2] 林燕,张文武,陈涛,等.偏头痛患者脑血管病一级预防证据评价[J].中国现代神经疾病杂志,2015,15(1):33-38.

[3] 罗国刚,马玉青,苟静,等.偏头痛患者伴发焦虑抑郁及功能残疾的临床研究[J].中国神经精神疾病杂志,2012,38(8):477-480.

[4] 樊尚华,陈康,卢祖能,等.偏头痛与抑郁症共病的研究[J].卒中与神经疾病,2016,23(2):77-79.

[5] GBD 2016 HEADACHE COLLABORATORS. Global, regional, and national burden of migraine and tension-type headache,1990—2016:a systematic analysis for the Global Burden of Disease Study 2016[J]. Lancet Neurol,2018,17(11):954-976.

[6] DEUSCHL G,BEGHI E,FAZEKAS F,et al. The burden of neurological diseases in Europe:an analysis for the Global Burden of Disease Study 2017[J]. Lancet Public Health,2020,5(10):e551-e567.

[7] GBD 2017 US NEUROLOGICAL DISORDERS COLLABORATORS. Burden of neurological disorders across the US from 1990—2017:a global burden of disease study[J]. JAMA Neurol,2021,78(2):165-176.

[8] 于生元.从宏观到微观认识头痛[J].中国疼痛医学杂志,2014,20(1):2-4.

第十六章　睡眠障碍

第一节　失　　眠

失眠,是以频繁而持续的入睡困难和(或)睡眠维持困难并导致睡眠感不满意为特征的睡眠障碍。失眠分为慢性失眠、短期失眠及其他类型的失眠。各项数据显示,失眠是常见的睡眠问题,严重损害患者的身心健康,影响生活质量,对个体和社会都造成严重的负担。

对于失眠,中医名为"不寐"。在对该疾病的认识上,中西医各自具有自己的特色,同时在某些方面也有异曲同工之妙。为了更好地在临床推广中应用中西医协同在失眠诊治中的成果,我们整理本节以供临床参考。

一、病理机制

(一)现代医学观点

失眠的影响因素包含年龄、性别、既往史、遗传因素、应激及生活事件、个性特征、对环境的失眠反应性、精神障碍及躯体疾病等方面。关于失眠发生和维持的假说主要有过度觉醒假说,该假说认为失眠是一种过度觉醒;另一个较为普遍的关于失眠的假说是 3P 假说(3P 指的是易感因素、促发因素、维持因素),该假说认为是 3P 因素累积超过了发病阈值,从而导致失眠的出现和维持。

(二)中医学观点

《黄帝内经》中称失眠为"目不瞑""不得眠""不得卧",《难经》中出现"不寐"病名。其病因被认为是外感、内伤、饮食、久病及体质等致使邪气客于脏腑,卫气行于阳,不能入阴。至东汉时期,张仲景扩展了《黄帝内经》对失眠的临床证候和治法的论述,补充了阴虚火旺及虚劳病虚热烦躁的不寐证。延至明代,张介宾《景岳全书·不寐》将不寐的病机概括为有邪、无邪两种类型,并归纳总结了不寐的病因病机及辨证论治方法。李中梓《医宗必读》指出不寐的病因有气虚、阴虚、水停、胃不和、痰滞五种,并根据病因的不同采用不同的治法。

不寐的病理变化,总属阳盛阴衰、阴阳失交,分为阴虚不能纳阳、阳盛不得入于阴。不寐多因饮食不节,情志失常,劳倦、思虑过度及病后、年迈体虚等诱发,致使出现心神不安,神不守舍。病位主要在心,与肝、脾、肾关系密切。

(三)中西医认知互通

《黄帝内经》认为失眠的根本病机是卫气不能入营,即阴阳不能相并。失眠的主要病位在心、脑与脏腑，主要是心神被扰，脑神失养，神不守舍。失眠的病性有虚实之分：虚证多属阴血不足，心失所养。实证多为热盛扰心，扰乱心神。现代医学认为失眠与兴奋和焦虑引起的自主神经功能紊乱、交感神经兴奋相关，导致夜间辗转反侧、入睡困难，此与中医学理论中的"心神被扰"不谋而合，可考虑结合中医辨证进行个体化治疗。

二、西医诊断与治疗

（一）西医诊断

根据《睡眠障碍国际分类》(第 3 版)(ICSD-3)，慢性失眠的诊断标准如下。

（1）存在以下 1 条或多条睡眠异常症状（患者主诉，或患者的父母或照护者观察到）：①入睡困难；②睡眠维持困难；③比期望的时间过早醒来；④在合适的作息时间点不愿上床睡觉；⑤没有父母或照护者干预时，入睡困难。

（2）存在以下 1 条或多条与失眠相关的症状（患者主诉，或患者的父母或照护者观察到）：①疲劳或全身不适感；②注意力不集中或记忆障碍；③社交、家务、职业或学业能力受损；④情绪紊乱、烦躁；⑤日间打瞌睡；⑥出现行为问题，如活动过度、冲动、攻击行为；⑦精力和体力下降；⑧易发生错误与事故；⑨因过度关注睡眠而焦虑不安。

（3）失眠不能单纯用没有合适的睡眠时间或不恰当的睡眠环境来解释。

（4）每周至少出现 3 次睡眠紊乱和相关日间症状。

（5）睡眠紊乱和相关日间症状持续至少 3 个月。

（6）睡眠紊乱和相关日间症状不能由其他类型睡眠障碍解释。

（二）西医治疗

治疗的总体目标：①延长有效睡眠时间和（或）改善睡眠质量；②改善失眠相关性日间损害；③减少或防止短期失眠向慢性失眠转化；④降低与失眠相关的躯体疾病或精神障碍共病的风险。

1. 非药物治疗

（1）睡眠卫生：建立良好的睡眠习惯，营造舒适的睡眠环境。需要与其他心理行为疗法联合运用，不适合单独使用。

（2）认知疗法：帮助患者纠正对睡眠的不正确认识，以及对失眠的非理性信念及态度，从而使患者树立正确、积极、合理的睡眠观念，以改善睡眠。

（3）睡眠限制：①通过缩短夜间睡眠的卧床时间，增加睡眠的连续性，使睡眠效率得到提升；②通过禁止日间小睡，增加夜晚睡眠的驱动力。

（4）刺激控制：通过缩短卧床时的觉醒时间来消除患者存在的床与觉醒、沮丧、担忧等不良后果之间的消极联系，重建床与睡眠之间积极明确的联系。

（5）松弛疗法：主要指放松治疗，可以降低失眠患者睡眠时的紧张感与过度警觉性，从而有利于患者入睡，减少夜间觉醒，提高睡眠质量。

（6）矛盾意向：假设患者在有意进行某种活动时改变了自己对该行为的态度，态度的变化使得原来伴随该行为出现的不适应的情绪状态与该行为脱离开，让患者直面觉醒及失眠所引起的恐惧和焦虑。

（7）多模式疗法：使用不同组成形式的多模式疗法。

（8）物理治疗：①光照疗法。②重复经颅磁刺激治疗。③生物反馈疗法。④电疗法及其他，如超声波疗法、音乐疗法、电磁疗法、紫外线光量子透氧疗法、低能量氦氖激光疗法等。

（9）催眠疗法：此法可加深患者放松的深度，并通过放松和想象的方法，减少患者与焦虑的先占观念有关的过度担忧、交感神经兴奋。

2. 药物治疗　药物治疗原则如下：①基本原则：优先选择病因治疗、失眠认知行为治疗（CBT-I）和睡眠健康教育，在此基础上，酌情加用催眠药。②个体化原则：用药剂量应遵循个体化原则，从小剂量开始给药，达到有效剂量后不轻易调整用药剂量。③给药原则：按需、间断、足量。④疗程：根据患者睡眠情况调整用药剂量和维持时间。⑤特殊人群：如儿童、孕妇、哺乳期妇女，或者肝肾功能损害、重度睡眠呼吸暂停综合征、重症肌无力等人群，不宜服用催眠药。

FDA 批准的用于治疗失眠的药物包括部分苯二氮䓬受体激动剂（BzRAs）、褪黑素受体激动剂、食欲素受体拮抗剂、具有镇静作用的抗抑郁药等。其中 BzRAs 主要是指苯二氮䓬类药物（BZDs）和非苯二氮䓬类药物（NBZDs）。BZDs 主要包括艾司唑仑、三唑仑、地西泮、阿普唑仑、劳拉西泮、氯硝西泮。NBZDs 包括右佐匹克隆、佐匹克隆、唑吡坦、扎来普隆。褪黑素受体激动剂目前主要指 FDA 批准用于失眠治疗的雷美替胺。具有镇静作用的抗抑郁药，常见的有曲唑酮、米氮平、氟伏沙明、多塞平等。

对于药物使用顺序的选择，推荐用药顺序如下：①短、中效的 BzRAs 或褪黑素受体激动剂。②其他 BzRAs 或褪黑素受体激动剂。③具有镇静作用的抗抑郁药，尤其适用于伴有抑郁和（或）焦虑的失眠患者。④联合使用 BzRAs 和具有镇静作用的抗抑郁药。⑤处方药如抗癫痫药、抗精神病药不作为首选药使用，仅适用于某些特殊情况和人群。

（三）西医诊疗优势与特色

西医治疗的优势在于药物起效较快，同时治疗方法及手段多样化，患者可以在短期内看到疗效，所以患者对西医治疗的接受度较高。但是西医治疗过程中，存在治疗药物种类选择性少，不能根据每个患者的不同情况随意进行加减配伍制订个体化治疗方案的短板。同时，目前用于治疗失眠的西药还存在药物依赖性、成瘾性、戒断症状、抑制呼吸、影响日间觉醒质量与行为和容易出现操作性事故等副作用，这是绝大部分患者在接受西药治疗时的顾虑所在，也是目前西医治疗失眠的不足之处。

三、中医诊断与治疗

（一）中医诊断

参考《中医内科学》中关于不寐的诊断标准，主要包括以下内容：①入寐困难或寐而易醒，醒后不寐，持续 3 周以上，严重时彻夜难眠。②头痛、头昏、心悸、健忘、神疲乏力、心神不宁、多梦等为常见的伴随症状。③饮食不节，情志失常，劳倦、思虑过度，病后体虚等多为该病的诱发因素。在辨证论治方面，不寐分为心脾两虚、肝血亏虚、心肾不交、肝郁化火、痰热内扰等证型。辨证以辨受病脏腑、辨病情轻重缓急、辨证结合临床辅助检查来进行。

（二）中医治疗

（1）心脾两虚。

证候表现：头昏而欲睡，睡而不实，多眠易醒，醒后难以复眠，伴心悸、乏力、健忘，神疲食少，面色萎黄，四肢倦怠，口淡无味，腹胀便溏，舌淡，苔白，脉细无力。

治法：益气养血安神。

代表方：归脾汤加减。

药物组成：党参、黄芪、白术、木香、当归、远志、茯神、酸枣仁、龙眼肉、生姜、大枣、炙甘草等。

（2）肝血亏虚。

证候表现：入睡难，虚烦不眠，躁动不安，心悸，头晕目眩，咽干口燥，舌红，苔少或干，脉弦细。

治法：养血安神，清热除烦。

代表方：酸枣仁汤。

药物组成：酸枣仁、川芎、知母、炙甘草、茯苓。

（3）心肾不交。

证候表现：心烦而不寐，或时寐时醒，伴见手足心热，心悸，头晕，耳鸣，健忘，腰膝酸软，颧红潮热，口干而津少，舌红，苔少，脉细数。

治法：滋阴清热，交通心肾。

代表方：交泰丸合黄连阿胶汤。

药物组成：黄连、肉桂、阿胶、鸡子黄、黄芩、白芍。

（4）肝郁化火。

证候表现：夜寐不安，面红目赤，烦躁易怒，胸闷胁痛，口苦，大便干，小便黄，舌红，苔黄，脉弦数。

治法：理气解郁，清肝泻火。

代表方：柴胡加龙骨牡蛎汤加减。

药物组成：柴胡、龙骨、桂枝、茯苓、黄芩、人参、半夏、大黄、牡蛎、生姜、大枣。

（5）痰热内扰。

证候表现：不寐，头昏闷重，胸中痞满，口咽干苦，便坚溲赤，舌赤，苔黄腻，脉弦滑数。

治法：涤痰清热，和中安神。

代表方：温胆汤加减。

药物组成：半夏、枳实、竹茹、陈皮、茯苓、生姜、大枣、炙甘草。

（三）中医诊疗优势与特色

中医治疗失眠的优势在于副作用小，无依赖性，突然停药不会产生戒断症状。同时，其还可以根据四诊合参，针对不同患者，选择适合的方剂，并个体化予以药物组成及剂量的加减，做到真正的个体化治疗。但中药使用的剂量相对较大，味苦，且起效慢，部分患者难以接受或依从性差，这是中药治疗存在的不足之处，需要临床医生做出更大的努力，对患者进行科普及引导，以提升患者的依从性及接受度，从而达到更好的治疗效果。

四、中西医协同治疗

（一）中西医协同治疗思路

失眠是中西医协同治疗的优势病种，临床中很多失眠患者经过积极中医辨证治疗可以不使用西药，部分焦虑、抑郁所致的失眠需要使用部分抗焦虑抑郁药，但协同使用中药可以减少西药的使用剂量及缩短疗程。针对部分长期严重失眠患者，在中医辨治早期给予部分西药治疗可以更快速地解决患者失眠问题，取得更好的患者依从性。同时部分严重肥胖存在睡眠呼吸暂停综合征、青光眼控制不佳、重症肌无力的患者使用西药存在禁忌证，更适合选用中医治疗，可进一步发挥中医药的作用。

（二）全病程协同

在失眠中西医全病程协同治疗过程中，可将失眠分为急性期、巩固期、维持期三个阶段，针对不同阶段，具体方案如下。

1. 急性期　以短时间内积极改善患者症状，让患者建立对治疗的信心为目标。

（1）详细全面的病史询问及收集：临床接诊时应从主诉、睡前状况、睡眠-觉醒节律、夜间症状、日间活动和功能、其他病史、体格检查、实验室检查、精神检查以及家族史等方面进行信息采集，还可借助主观测评工具，包括睡眠日记。

（2）全面客观的中医四诊信息：临床医生应注重采集患者年龄、性别、身高、体重、身体质量指数（BMI）、职业、性格特点、受教育程度、发病诱因、发病时间、月经情况（女性）、二便情况、舌象、脉象、面色、唇色、体态、步态等基本信息，并着重询问失眠的兼症症状，包括情绪状态、汗出情况、寒热偏好、饮食及口味偏好及其他身体不适等，依据上述信息进行四诊合参、辨证分型，参照经方原文、诊治经验，开具中药汤剂，首次 3～5 剂，根据病情变化，随证加减。

（3）协同治疗方案：根据患者失眠程度、第二天精神和工作状态以及对治疗的期望制订协同治疗方案，如睡眠时间明显缩短、第二天精力差，严重影响日常生活，多先给予非苯二氮䓬类药物，合病抑郁、焦虑者选用劳拉西泮或其他有催眠作用的抗抑郁药协同中医辨证疗法。根据西医用药原则选用合适的催眠药，并结合物理治疗方案（光照疗法、生物反馈疗法、重复经颅磁刺激治疗），整体改善患者的身心症状。

2. 巩固期　依据"宜中则中、宜西则西"的原则，不同病情阶段、不同严重程度、不同人群、不同合并症的失眠患者应选择不同的个体化治疗方案。

（1）失眠轻症：患者失眠症状不重，对日常生活影响不大时，前期使用西药者尽快减停安定类药物，中医辨证治疗继续维持。前期未加用安定类药物者继续中医辨证治疗，此阶段重视 CBT-I 的运用，帮助患者树立正确睡眠观念及养成良好睡眠习惯。

（2）合并焦虑、抑郁：失眠特别是长期顽固性失眠患者，会出现不同程度焦虑、抑郁情绪，而负性情绪的出现又会对患者的睡眠质量带来影响，形成恶性循环。合并焦虑的协同方案：根据辨证特点酌情选用四逆散、半夏厚朴汤、柴胡加龙骨牡蛎汤、柴胡桂枝干姜汤、栀子厚朴汤、栀子豉汤等。合并抑郁的协同方案：根据辨证特点选择四逆散、逍遥散、半夏厚朴汤、柴胡加龙骨牡蛎汤、柴胡桂枝干姜汤等。同时，郁病治疗过程中应该注意温阳诸方的使用，如桂枝甘草龙骨牡蛎汤、真武汤、四逆汤等对阳虚所致郁病有较好疗效。

（3）合并其他睡眠障碍或其他系统疾病：如患者有睡眠呼吸障碍、不宁腿综合征、快速眼动睡眠行为障碍或呼吸系统疾病、心血管系统疾病等，或者患者失眠是由上述疾病所导致的，需积极治疗原发病，治疗方案以各疾病诊治指南为主。

（4）协同物理治疗：该阶段除了药物治疗外，协同运动疗法、重复经颅磁刺激治疗、针灸治疗、足浴熏蒸等外治法，也有利于病情缓解，尤其适用于孕产期无法采取药物治疗的患者。

3. 维持期 对于失眠好转、临近出院的患者，制订院外长期治疗方案，以简便、有效、可操作性强的方案为主。安定类药物使用剂量小或未使用安定类药物，经过一定时间的中医辨证治疗后失眠控制良好者，可遵医嘱减少安定类药物的使用，继续维持中药辨证论治，随证加减。为进一步巩固治疗，可选择中药足浴、使用舒眠枕、佩戴安神香囊等，也可将院内制剂、科室协定方（如疏肝调心方、安神合剂、安神茶饮方）、疗效明确的中成药（如甜梦口服液、舒眠胶囊、乌灵胶囊等）作为第二选择，它们具有便于携带、方便服用的优点。

五、中西医协同的预防与防复发建议

慢性失眠患者应该养成良好的睡眠卫生习惯，并采用中医睡眠养生方法。

（1）按时起床和休息，形成规律的生物钟。

（2）建立床和睡眠之间的条件反射，每天卧床时间不宜过长，只有睡觉时才能上床。

（3）若半夜醒来，不要看时间，避免焦虑导致无法入睡。

（4）白天不要午睡或打盹。

（5）不要在下午或晚上喝茶、咖啡等刺激性饮品。

（6）睡前避免接受强的刺激，避免进行兴奋性的运动。

（7）日间规律运动。

（8）偶尔失眠时，不要过分担心，对睡眠保持正确、理性的认识。

（9）尝试写睡眠日记，记录睡眠相关情况。

（10）睡前可以听一些柔和的音乐。

（11）坚持睡前用温水泡脚对睡眠有一定的帮助，还可同时配合足底按摩。

（12）不要养成熬夜的习惯，要使睡眠时间变得规律。

（13）缓解精神紧张，避免不愉快的事件影响睡眠。

（14）请专科医生诊治，这是提高失眠临床疗效的关键。需要遵医嘱，坚持服用药物。

（15）对存在药物依赖的患者，在更换其他西药后，可同时采用中药或者针灸治疗，帮助其更换或减停药物。

六、总结与展望

中西医协同治疗失眠是以现代化的西医技术来诊断疾病，在西药治疗的基础上，结合中医药治疗，借助西药迅速改善失眠症状、中医药进行慢性调理，从而形成更加系统、完善的治疗方案，使疗效更加显著。二者可取长补短，在临床上，可根据患者不同的失眠情况，选择合适的治疗方案，精准治疗，以提高患者的生活质量。

第二节　不宁腿综合征

不宁腿综合征(restless legs syndrome，RLS)，又称不安腿综合征、Willis-Ekbom病(Willis-Ekbom disease，WED)，是临床常见的神经系统感觉运动障碍性疾病。其主要表现为强烈的、几乎不可抗拒的活动腿的欲望，大多发生在傍晚或夜间，安静或休息时加重，活动后好转。

由于缺乏特异性的临床症状，无明确的基因、生物学标志物及多导睡眠监测诊断金标准，目前该病的诊断率较低，治疗方法尚不规范。为了更好地在临床推广中应用中西医协同在不宁腿综合征诊治中的成果，我们整理本节以供临床参考。

一、病理机制

(一)现代医学观点

目前不宁腿综合征的发病机制尚未完全明确。已有观点包括中枢神经系统铁缺乏或代谢障碍、中枢神经系统多巴胺能功能紊乱和遗传因素等。

1. 中枢神经系统铁缺乏或代谢障碍　铁参与脑内多巴胺合成、髓磷脂合成与能量生成，增加突触密度，因为铁是多巴胺合成限速酶酪氨酸羟化酶的辅基和多巴胺D2受体的辅助因子，铁缺乏或代谢障碍可使脑黑质神经元受损，也可影响多巴胺系统功能。

2. 中枢神经系统多巴胺能功能紊乱　多巴胺能功能紊乱在不宁腿综合征的发病机制中发挥重要作用，如纹状体以外区域多巴胺D2和(或)D3神经元逐渐缺失。多巴胺受体拮抗剂如甲氧氯普胺可加重症状，而多巴胺D2和(或)D3受体激动剂可改善不宁腿综合征临床症状。

3. 遗传因素　全基因组关联分析(genome-wide association study，GWAS)表明易感性单核苷酸多态性与不宁腿综合征相关，如MEIS1与不宁腿综合征强烈相关；MEIS1、PTPRD、BTBD9与周期性肢体运动强烈相关，且影响铁的动态平衡。

4. 神经环路异常　中枢阿片系统异常、中枢神经系统下行抑制通路功能失调致脊髓神经元过度兴奋、皮质—纹状体—丘脑—皮质环路网络功能失调、腺苷通路异常等也可能在不宁腿综合征的病理生理机制中起重要作用。

(二)中医学观点

中医学中关于不宁腿综合征并没有确切的病名，对其病因病机、辨证分型也没有统一的标准。根据该病的发病特点，现代不少中医学者将不宁腿综合征归属于中医学中的"痹症""血痹""足悗""胫酸"等疾病范畴。其病因病机包括两方面，一方面由于外邪入侵人体肌表，经络不通，不通则痛；另一方面由于脏腑亏虚，气血阴阳俱虚，筋脉失于濡养，不荣则痛。本病总体属于本虚标实，肝肾阴虚为本，风、寒、湿等外来邪气入侵为标。肝肾阴虚，外加风、寒、湿邪气入侵肌肤卫表，致使络脉血行不畅，营卫不和，故阳气痹阻于经络肌肉，下肢气血痹阻而活动不灵，发为本病。

(三)中西医认知互通

中医学认为不宁腿综合征属"痹症"，其病位在筋脉、肌肉，与肝、脾、肾、脑关系密切。

由于风、寒、湿等外邪入侵筋脉、肌肉、肢节,气血筋脉痹阻瘀滞,气机不畅,或由于肝、脾、肾气血阴阳不足,或由于劳逸不当耗伤正气,气血津液运行无力,导致痰、瘀的产生,痰瘀互结则聚而为痹。而现代医学认为不宁腿综合征与脑内铁缺乏、中枢神经系统的多巴胺能功能紊乱相关,与中医学认为的脑、筋脉的病位描述有异曲同工之处。

二、西医诊断和治疗

(一)西医诊断

1. 诊断标准 根据《中国不宁腿综合征的诊断与治疗指南(2021版)》,不宁腿综合征的诊断需同时满足以下条件。

(1)有迫切需要活动腿部的欲望,通常伴随有腿部不适感,或认为活动腿部的欲望是由腿部不适感所致,同时符合以下症状:①上述症状在休息或不活动状态下出现或加重,如躺着或坐着;②运动可使上述症状部分或完全缓解,如行走或伸展腿部,至少活动时症状缓解;③上述症状全部或主要发生在傍晚或夜间。

(2)上述症状不能通过其他疾病或行为问题来解释(如腿抽筋、静脉曲张、下肢水肿、姿势不适、肌痛、关节炎或习惯性踮脚)。

(3)上述症状导致患者忧虑、苦恼、睡眠紊乱,或心理、躯体、社会、职业、教育、行为及其他重要功能障碍。

2. 辅助检查 通过辅助检查可协助不宁腿综合征的诊断及治疗,其包括如下检查。

(1)实验室检查:主要用于排除继发性因素。血常规、血清铁蛋白、总铁结合力、转铁蛋白饱和度等贫血相关检查,有助于了解铁利用情况,排除缺铁性贫血继发的不宁腿综合征。血尿素氮、肌酐等肾功能检查有助于排除慢性肾衰竭或尿毒症继发的不宁腿综合征。血糖、糖化血红蛋白检查,有助于排除糖尿病继发的不宁腿综合征。对于阳性家族史患者可以进行相关基因学筛查。

(2)多导睡眠监测(polysomnography,PSG):PSG能客观显示不宁腿综合征患者的睡眠紊乱(如睡眠潜伏期延长、觉醒指数升高等睡眠结构改变)和辨别是否伴有睡眠中周期性肢体运动。

(3)制动试验(suggested immobilization test,SIT):SIT可用于评估清醒期周期性肢体运动(periodic limb movements of wake,PLMW)和相关感觉症状。即在就寝前1 h,受试者在清醒状态下舒适地坐在床上,双下肢伸展,与身体成135°角,使用无呼吸导联的PSG,如监测期间清醒期周期性肢体运动指数(periodic limb movements of wake index,PLMWI)≥40次/时,则支持不宁腿综合征的诊断。

(4)下肢神经电生理及血管超声检查:有助于排除脊髓病变、周围神经病变、下肢血管病变继发的不宁腿综合征。

(5)黑质超声及相关影像学检查(如基于体素的形态学分析(VBM)、弥散张量成像(DTI)、研究脑功能改变的功能磁共振成像(fMRI)、铁敏感MRI、脑代谢改变的单光子发射计算机断层显像(SPECT)、正电子发射体层成像(PET)等)也具有一定的诊断参考价值。

(二)西医治疗

1. 一般治疗 在进行不宁腿综合征的治疗前需首先评估可能加重不宁腿综合征症状

的潜在因素,尽可能消除或减少这些因素的影响。

(1)建议避免使用可能诱发不宁腿综合征的药物。

①多巴胺受体拮抗剂,如酚妥拉明、硝酸甘油、硝普钠、甲氧氯普胺及抗精神病药。

②抗抑郁药:常见药物包括三环类抗抑郁药、5-羟色胺再摄取抑制剂等。

③抗组胺药:如苯海拉明等。

④钙通道阻滞剂:如硝苯地平、氨氯地平等。

(2)推荐保持良好的睡眠卫生习惯:培养健康的睡眠习惯,如腿部不适减轻一段时间后尝试每天在同一时间入睡,睡前洗澡或进行简单的活动可能有效,尽可能避免睡眠剥夺,避免或减少咖啡因、茶、能量饮料、尼古丁、酒精等的摄入。

2.药物治疗

(1)铁剂:外周铁缺乏会进一步加重部分个体脑内某些区域缺铁。铁剂可能可以改善不宁腿综合征患者脑内缺铁的病理生理状态。常用的口服补铁剂有琥珀酸亚铁、硫酸亚铁、富马酸亚铁和多糖铁复合物等。静脉注射铁剂包括葡萄糖酸钠铁、蔗糖铁、羧基麦芽糖铁、低分子右旋糖酐铁、异麦芽糖酐铁 1000 和超顺磁纳米氧化铁等。常见的不良反应是恶心和便秘。当患者血清铁蛋白水平 $<75\ \mu g/L$ 和(或)转铁蛋白饱和度 $<45\%$ 时,建议补充铁剂。推荐首选口服补铁剂治疗 3 个月,并评估铁蛋白水平;如推荐硫酸亚铁每次使用 325 mg(每天 2 次,含有 65 mg 元素铁),每次联合使用 100 mg 维生素 C。若口服补铁剂无效,可考虑将静脉注射铁剂作为替代治疗方案,在血清铁蛋白水平 $<300\ \mu g/L$ 且转铁蛋白饱和度 $<45\%$ 的患者中,1000 mg 羧基麦芽糖铁用于治疗中重度不宁腿综合征有效。

(2)多巴胺受体激动剂。

①普拉克索:普拉克索是一种 D1、D2、D3 受体激动剂,对 D3 受体的亲和力较高。普拉克索是迄今唯一在中国获批的符合不宁腿综合征适应证的药物,其可降低周期性肢体运动指数(PLMI),改善主观睡眠质量、生活质量及情绪障碍。推荐以小剂量(0.125 mg/d)起始。常见的不良反应主要是症状恶化、嗜睡、疲劳、头昏和失眠。除症状恶化外,其余不良反应多发生在用药后 1 个月内。研究表明,普拉克索对于减轻不宁腿综合征症状的严重程度,在起始 6 个月内较有效,1 年内可能有效。

②罗匹尼罗:罗匹尼罗是一种 D2、D3 受体激动剂,对 D3 受体的亲和力较高。其可减轻中重度不宁腿综合征患者的临床症状和改善患者的睡眠质量。推荐起始剂量为 0.25 mg/d,最大剂量为 4 mg/d。常见的不良反应包括头昏、头痛、疲劳、眩晕和呕吐,多在用药后 1 个月内出现。

③罗替高汀:罗替高汀是一种 D1～D5 受体激动剂,也可激活 5-HT_{1A} 和 α-肾上腺素能受体。其可改善不宁腿综合征症状严重程度、周期性肢体运动、主观睡眠质量及生活质量。推荐起始剂量为 1 mg/d,最大剂量为 3 mg/d。使用罗替高汀 6 个月可有效减轻不宁腿综合征症状严重程度。常见的不良反应为头昏、头痛和疲劳,使用贴剂时可能造成局部皮肤反应。

④吡贝地尔:目前尚无足够的证据表明吡贝地尔对不宁腿综合征有效。

(3)多巴胺能制剂:如复方左旋多巴制剂(左旋多巴-卡比多巴、多巴丝肼)。左旋多巴是较早用于治疗不宁腿综合征的多巴胺能药物,其应用剂量 100～200 mg 可有效减轻不宁腿综合征的症状,降低 PLMI,但对健康相关生活质量的改善并不显著。症状恶化是使用左旋多巴长期治疗的主要不良反应,持续用药 6 个月症状恶化的发生率高达 40%～60%。

（4）α2δ 钙通道配体:如加巴喷丁-恩那卡比、加巴喷丁、普瑞巴林均为多巴胺能疗法的替代治疗药物。其优势在于不存在与多巴胺受体激动剂类似的不良反应,且症状恶化发生风险相对低,但目前这些药物尚未在中国获批用于不宁腿综合征的治疗。

①加巴喷丁-恩那卡比:加巴喷丁的缓释型前体药物,其在肠道内主动吸收转运并转化为加巴喷丁,1200 mg/d 加巴喷丁-恩那卡比可在一定程度上改善健康相关生活质量及情绪障碍。其主要的不良反应为头痛、头晕和嗜睡。

②加巴喷丁:γ-氨基丁酸(GABA)的衍生物,常见的不良反应为嗜睡。65 岁以上人群的推荐起始剂量为 100 mg/d,65 岁及以下人群的推荐起始剂量为 300 mg/d,有效剂量为 300～2400 mg/d。

③普瑞巴林:GABA 类似物,与加巴喷丁存在相似的结构和功效。65 岁以上人群的推荐起始剂量为 75 mg/d,65 岁及以下人群的推荐起始剂量为 150 mg/d,有效剂量为 150～450 mg/d。其主要的不良反应为头晕、步态不稳、嗜睡、疲劳和头痛。

（5）阿片类受体激动剂:目前有长效羟考酮-纳洛酮缓释剂、羟考酮可有效改善不宁腿综合征症状的相关研究,但尚无足够的证据支持美沙酮、曲马多、鞘内注射吗啡等可用于不宁腿综合征的治疗。总体来讲,阿片类药物的耐受性好,出现症状恶化的可能性小。主要的不良反应是潜在的滥用风险,会诱发或加重睡眠呼吸暂停、抑制心血管系统。

3. 非药物治疗

（1）适当体育锻炼:可改善原发性不宁腿综合征腿部不适症状,尤其是渐进式有氧运动训练效果更好。

（2）物理治疗:建议在每晚腿部不适症状发生前穿戴使用气动压缩装置,该方法可改善不宁腿综合征患者的临床症状、睡眠质量及健康相关生活质量。近红外光照疗法也可有效减轻不宁腿综合征严重程度。此外,临床可使用重复经颅磁刺激、重复经颅电刺激、振动垫等,可不同程度地降低周期性肢体运动、改善夜间睡眠质量和缓解情绪障碍等。

三、中医诊断与治疗

（一）中医诊断

目前多数学者将本病归属中医学"痹症"范畴,本病为气血不足,风、寒、湿邪气入侵肌肤致血行不畅,阳气痹阻而发,属本虚标实。

（二）中医治疗

不宁腿综合征的中医治疗是辨病与辨证相结合,"筋脉失养或筋脉痹阻"是不宁腿综合征的基本病机;从脏腑辨证角度来看,本病虽与五脏气血、阴阳有关,然与肝、肾关系最为密切。而"筋脉失养或筋脉痹阻"的核心是肝肾虚损、肝血不足,致使下肢经脉气血亏虚或气滞血瘀。现代中医学者根据临床经验,将不宁腿综合征的证型分为湿热下注、瘀血阻络、气血两虚、肝肾阴虚。主要治法概括为清热利湿、活血化瘀、补气养血、滋补肝肾等。

（1）湿热下注。

证候表现:自觉腿胫烦热困胀,或小腿困胀而躁动不止,肢体沉重困顿,或有足胫微肿,伴口苦黏滞,心烦失眠,胸闷不爽,小便短赤,舌红,苔黄腻,脉濡数。

治法:清热利湿,舒筋活络。

代表方:四妙丸合三仁汤加减。

药物组成:苍术、黄柏、黄芪、炙甘草、杏仁、白豆蔻、薏苡仁、厚朴、半夏、通草、滑石、淡竹叶。

（2）瘀血阻络。

证候表现:小腿青筋暴露,傍晚手足心热,噩梦纷纭,月经不调,冬季诸症加重,舌暗红,苔少,脉涩。

治法:活血化瘀,疏通经络。

代表方:桃仁四物汤加味。

药物组成:桃仁、红花、川芎、生地、当归、赤芍。

（3）气血两虚。

证候表现:双腿软弱乏力,困倦嗜睡,双腿屈则欲伸、伸则欲屈,喜抬高下肢而卧,手足心热,劳累后症状加重,舌淡红,苔薄白,脉细弱。

治法:补气养血,濡养筋脉。

代表方:八珍汤合生脉饮。

药物组成:党参、茯苓、白术、炙甘草、川芎、生地、白芍、麦冬、五味子。

（4）肝肾阴虚。

证候表现:双腿困重发软,或双下肢躁动不安,虚烦不眠,五心烦热,伴腰膝酸软,咽干口渴,舌红少津,脉弦细数。

治法:滋补肝肾,舒筋缓急。

代表方:六味地黄汤合一贯煎加减。

药物组成:生地、山茱萸、山药、茯苓、泽泻、牡丹皮、北沙参、麦冬、当归、枸杞子、川楝子。

（三）中医诊疗优势与特色

传统的中医药疗法在不宁腿综合征的治疗过程中具有独特优势,因为其不仅能够改善不宁腿综合征的临床症状,而且由于中医学的整体观念和独特的辨证论治特色,还可以个体化调整治疗方案以增加安全性和有效性。

四、中西医协同治疗

（一）中西医协同治疗思路

不宁腿综合征临床治疗中给予补充铁剂、多巴胺,以及多巴胺受体激动剂等药物治疗后多数患者临床症状明显改善,但对于减药后易复发、出现药物不良反应以及并发其他疾病时的治疗,西医主要是选择不同靶点药物对症处理,而中医辨证治疗在协同治疗这类疾病的过程中作用明显,而且贯穿治疗全过程,也为一些难治性患者提供了新的治疗选择。

（二）全病程协同

中西医协同治疗的思路应贯穿不宁腿综合征治疗的始终,对不同程度患者、患者的不同阶段根据辨证结果动态调整治疗策略。

（三）阶段协同

不宁腿综合征分为急性期、巩固期、维持期三个阶段，针对不同阶段，具体方案如下。

1. 急性期　急性期，患者夜间睡眠质量受到严重影响，导致日间困乏、精力差，严重影响日常生活，应及时根据西医用药原则选用特定药物，并结合苯二氮䓬类药物，稳定患者情绪及睡眠，整体改善症状；同时应用中医辨证治疗，需要加用龙骨、牡蛎、珍珠母等镇静安神类药物。

2. 巩固期　经过前期药物治疗效果稳定，继续中西医协同治疗，方证对应，同时注重外治法如针刺、艾灸、运动疗法的运用，有利于缓解病情，尤其适用于孕产期无法采取药物治疗的患者。

3. 维持期　继续维持中医辨证论治，随证加减，遵循指南调整西药用量，且做好后续患者复诊计划及方案，便于患者操作。根据辨证治疗结果可以将中药制成丸剂口服，具有便于携带、方便服药的优点。

（四）症状协同

1. 失眠　根据中医辨证结果选择合适的方剂进行合方治疗。

2. 睡眠呼吸暂停　表虚湿盛时，防己黄芪汤加减治疗；少阳合并阳明腑实时，大柴胡汤加减治疗；中焦寒热错杂者，半夏泻心汤加减治疗以减轻体重。

3. 震颤　阴阳两虚时，地黄饮子加减；阳虚水泛时，真武汤加减；肝风内动者加用镇肝熄风汤。

（五）合并慢性肾脏疾病协同

慢性肾脏疾病患者的不宁腿综合征患病率为 $15\%\sim68\%$，根据症状严重程度和发生频率，终末期肾病合并不宁腿综合征患者的治疗包括非药物治疗、药物治疗和肾移植等。主要根据肾脏疾病辨证情况，以治疗基础病为主，同时合用镇静安神类药物，如龙骨、牡蛎等。

五、中西医协同的预防与防复发建议

不宁腿综合征根据病因有原发性和继发性两大类，原发性不宁腿综合征一般有家族聚集性，可根据患者症状及家族史，以及采集的四诊信息，方证对应，提早预防。临床上，不宁腿综合征治疗失效是药物治疗不宁腿综合征过程中的常见现象，此时若能配合中药治疗，可增强疗效，减少失效或剂量增加的现象出现，降低药物增量所带来的不良反应发生率。

六、总结与展望

不宁腿综合征作为睡眠障碍中较有代表性的一种疾病，它在临床上并无明显的器质性改变，所以有较高的漏诊率和误诊率。但随着研究的深入，以及睡眠障碍相关科普的宣传，目前关于不宁腿综合征的探讨及研究趋于健全，同时为该病的治疗提供了更多、更优化的选择。中西医协同治疗不宁腿综合征的临床效果明显优于单纯的中药治疗或西药治疗，患者的健康状态以及生活质量得到改善。中药治疗在一定程度上减少了纯西药治疗的不良反应，故中西医协同治疗的临床模式值得推广到临床工作中。

主要参考文献

［1］　中国睡眠研究会.中国失眠症诊断和治疗指南［J］.中华医学杂志,2017,97(24)：1844-1856.

［2］　中国中医科学院失眠症中医临床实践指南课题组.失眠症中医临床实践指南(WHO/WPO)［J］.世界睡眠医学杂志,2016,3(1)：8-25.

［3］　凌燕,冼绍祥,刘树林.古代医家对失眠病因病机的认识［J］.长春中医药大学学报,2014,30(1)：169-172.

［4］　刘艳骄.建立适合中医睡眠医学发展的知识谱系［J］.中国中医基础医学杂志,2017,23(2)：206-207.

［5］　刘梦姣,付伟,胡永恒,等.中西医治疗失眠的研究进展［J］.医药导报,2022,41(5)：684-686.

［6］　中国医师协会神经内科医师分会睡眠学组,中华医学会神经病学分会睡眠障碍学组,中国睡眠研究会睡眠障碍专业委员会.中国不宁腿综合征的诊断与治疗指南(2021 版)［J］.中华医学杂志,2021,101(13)：908-925.

［7］　杨宝旺,肖震心.中医治疗不宁腿综合征研究进展［J］.现代诊断与治疗,2019,30(17)：2948-2950.

［8］　苑惠清.不宁腿综合征的病机探讨和中医治疗［C］//中华中医药学会内科分会.中华中医药学会内科第十二次肺系病学术交流大会论文集.［出版地不详］：［出版者不详］,2006：44-46.

［9］　师建茹.基于网络药理学探讨芍药甘草汤治疗不宁腿综合征作用机制［D］.太原：山西医科大学,2021.

［10］　韩宁.加味黄芪桂枝五物汤治疗不宁腿综合征的临床观察［D］.长春：长春中医药大学,2021.

［11］　王东岩.中西医结合睡眠医学概要［M］.北京：人民卫生出版社,2020.

第十七章 精神障碍

第一节 抑 郁 障 碍

抑郁障碍(depressive disorder)是指各种原因引起的以显著而持久的心境低落为主要临床特征的一类心境障碍。抑郁障碍患病率高、疾病负担重,但其治疗率低,在许多国家仅有不到10％的患者接受了有效治疗。传统中医药理论对抑郁障碍的诊治具有独特的认识及经验,治疗体系趋于完备,其与现代医学的诊疗手段相协同,在抑郁障碍的治疗领域中可发挥一定的优势。为了更好地在临床推广中应用中西医协同在抑郁障碍诊治中的成果,我们整理本节以供临床参考。

一、病理机制

(一)现代医学观点

抑郁障碍的病因和病理机制未完全阐明,其发病的危险因素涉及生物、心理和社会多方面。其中,生物因素包括遗传因素(家系、双生子、寄养子研究及分子遗传学研究)、神经生化机制(单胺类神经递质系统功能障碍)、神经内分泌机制(下丘脑-垂体-肾上腺轴、下丘脑-垂体-甲状腺轴、下丘脑-垂体-性腺轴等)、神经电生理机制(脑电图、多导睡眠脑电图、诱发电位等)、神经影像学改变(前额叶皮质、前扣带回、杏仁核、海马、丘脑等脑区结构、功能异常)。除了上述生物学机制,心理及社会环境因素等在抑郁障碍的发生、发展中也发挥了重要的作用。

(二)中医学观点

抑郁障碍归属中医学"郁病"范畴,由突然、强烈、持久的负性情志刺激或多思多虑、多愁善感的性格禀赋致情志不舒,气机郁滞。春秋战国时期,即有"郁"之概念。《素问·本病论》曰:"人或恚怒,气逆上而不下,即伤肝也。"东汉张仲景在《金匮要略·妇人杂病脉证并治》中将此种症状称为"脏躁"与"梅核气",并且为其专设甘麦大枣汤和半夏厚朴汤治疗这两种病证。元代医家朱震亨在《丹溪心法·六郁》中提出了著名的"六郁"论(气、血、火、食、湿、痰),设立六郁汤、越鞠丸等对应方剂。明代虞抟《医学正传·郁证》首次采用"郁证"这一病名。郁病初期多以气滞为主,气机不畅则肝气郁结而成气郁,气郁则血瘀痰凝,又可进而化火,但以肝气郁结为病变基础;经久不愈,由实转虚,可见心、脾、肝、肾各脏腑气血阴阳亏虚。早期多为肝郁气滞、肝郁脾虚或肝胆湿热,日久则致心脾两虚、肾虚肝郁或心胆气虚等证。

（三）中西医认知互通

现代医学对抑郁障碍的病理生理机制未完全明确，目前研究表明其与多种神经递质相关，并且与心理及社会环境因素息息相关。中医学认为郁病有广义和狭义之分。广义的郁，包括外邪、情志等因素所致之郁。而狭义的郁，单指情志不舒之郁。现代医学中的抑郁障碍、焦虑障碍、癔症等均属于狭义郁的范畴，其致病因素包含社会心理因素，郁怒、忧思、恐惧等七情内伤，使气机不畅，出现湿、痰、热、瘀等病理产物，进而损伤心、脾、肾，致使脏腑功能失调，加之机体脏气易郁，最终发为本病。

二、西医诊断与治疗

（一）西医诊断

目前抑郁障碍的诊断主要遵循国际疾病分类第 11 版（the 11th revision of international classification of disease，ICD-11）中的抑郁障碍、美国《精神障碍诊断与统计手册》第 5 版（diagnostic and statistical manual of mental disorders，fifth edition，DSM-Ⅴ）的重性抑郁障碍。国际疾病分类第 11 版（ICD-11）对抑郁障碍的诊断标准主要包括以下几个方面：下述症状在 2 周内几乎每天大部分时间同时出现至少 5 种，其中（1）和（2）至少出现 1 种。

A.情感症状：

（1）抑郁情绪（情绪低落、悲伤、沮丧、泪流满面等）。

（2）对活动的兴趣或愉悦感明显降低，尤其是那些通常令人愉快的活动（可能包括性欲的降低）。

B.认知行为症状：

（3）注意力不集中或明显的优柔寡断。

（4）低自我价值感或过度和不合适的罪恶感（可能是妄想）。

（5）对未来绝望。

（6）反复出现死亡念头（不仅仅是害怕死亡），反复出现自杀念头（有或没有具体计划），或有自杀未遂迹象。

C.自主神经症状：

（7）睡眠明显中断（睡眠延迟、夜间醒来频率增加，或清晨醒来）或睡眠过多。

（8）食欲显著变化（减少或增加）或体重显著变化（增加或减少）。

（9）精神运动性激越或迟滞（可被他人观察到，而不仅仅是主观的不安或迟钝的感觉）。

（10）精力减少，易疲劳或有明显的疲倦感。

（二）西医治疗

遵循指南推荐，抑郁障碍的治疗基本原则如下：全病程治疗及以抗抑郁药治疗为主，具体治疗方式包括物理治疗、心理治疗等的综合治疗手段。全病程治疗分为三个阶段：急性期治疗（8～12 周）、巩固期治疗（4～9 个月）和维持期治疗（一般至少 2 年，3 次或以上复发者以及有明显残留症状者建议长期维持治疗）。选择抗抑郁药时，需全面衡量患者症状特点、年龄、躯体状况、对药物的耐受性以及有无相关合并症等，应遵循因人而异的个体化合理用药原则,尽量单一用药、足量用药、足疗程治疗;根据不良反应和耐受情况,尽可能快地达到治疗剂量;如果治疗 4～6 周仍无效,应考虑换药,改用同类其他药物或作用机制不同的其他药物。药物治疗的同时,也应根据病情等具体情况酌情选用心理治疗、物理治疗。

1. 药物治疗 抗抑郁药是抑郁障碍的主要治疗药物,有效率为 60%～80%。对难治性病例考虑联合抗抑郁药、增效剂或抗精神病药,不主张 2 种以上抗抑郁药联用。治疗抑郁障碍的常见药物见表 17-1-1。

表 17-1-1 治疗抑郁障碍的常见药物

药物类别	药物名称	推荐日剂量范围/mg	特殊人群应用
选择性 5-羟色胺再摄取抑制剂(SSRI)	艾司西酞普兰	10～20	可用于儿童青少年抑郁障碍;其中舍曲林、西酞普兰为儿童青少年抑郁障碍的一线用药,舍曲林可用于治疗 6 岁以上儿童抑郁障碍。老年患者建议首选 SSRI 类药物
	氟西汀	20～60	
	舍曲林	50～200	
	帕罗西汀	20～50	
	氟伏沙明	100～300	
	西酞普兰	20～60	
5-羟色胺去甲肾上腺素再摄取抑制剂(SNRI)	文拉法辛	75～225	缺乏安全性的充分证据,慎用于儿童青少年抑郁障碍。可用于老年抑郁障碍
	度洛西汀	60～120	可用于老年抑郁障碍
	米那普仑	100～200	可用于抑郁障碍、卒中后抑郁、脑外伤后抑郁
去甲肾上腺素和多巴胺再摄取抑制剂(NDRI)	安非他酮	150～450	FDA 妊娠期抗抑郁药使用分类等级 B 级
去甲肾上腺素和特异性 5-羟色胺能抗抑郁药(NaSSA)	米氮平	15～45	可作为伴失眠、焦虑症状的老年抑郁障碍首选药;缺乏安全性的充分证据,慎用于儿童青少年抑郁障碍
褪黑素受体激动剂	阿戈美拉汀	25～50	可用于老年抑郁障碍
5-羟色胺阻滞和再摄取抑制剂(SARI)	曲唑酮	50～400	可用于抑郁障碍,伴睡眠障碍、抑郁症状的焦虑障碍,以及药物依赖者或戒断后的情绪障碍
三环类抗抑郁药(TCA)	氯米帕明	50～250	缺乏安全性的充分证据,慎用于儿童青少年抑郁障碍;老年人慎用
	阿米替林	50～250	
	丙米嗪	50～250	
	多塞平	50～250	
多模式抗抑郁药	氢溴酸伏硫西汀	5～10	可用于成人抑郁障碍,对抑郁障碍患者的认知功能有保护作用

2. 心理治疗 心理治疗的目标是减轻患者的核心症状。治疗师和患者都应保持积极主动的状态,并聚焦患者当前的问题,选择合适的心理治疗方式。一般需进行心理教育,治疗常有时间限制,通常需与药物治疗同时进行。值得注意的是,选择心理治疗前应综合考虑患者、治疗师及医疗资源的可获得性及可执行性。治疗师在选择心理治疗前,必须充分评估患者病情的严重程度、治疗的安全性和相对禁忌证,因为中重度抑郁障碍患者不宜单独应用心理治疗。抑郁障碍的常见心理治疗方法见表 17-1-2。

3. 物理治疗 抑郁障碍的物理治疗包括改良电休克治疗(modified electro-convulsive therapy,MECT)、重复经颅磁刺激(repetitive transcranial magnetic stimulation,rTMS),以及一些较少开展的方法,包括光疗、经颅直流电刺激、迷走神经刺激、深部脑刺激等。MECT 需在精神专科医院的专科医生指导下进行。

表 17-1-2　抑郁障碍的常见心理治疗方法

心理治疗方法	基本理念	适用人群	频率及疗程
认知行为疗法(CBT)	针对患者的适应不良认知行为模式,改善患者焦虑、抑郁情绪及人际关系	轻中度抑郁障碍急性期、巩固期、维持期患者,单独使用或与药物合用	每周 1~2 次,每 2~4 个月阶段性评估 1 次
人际心理治疗	关注患者角色转换及人际关系模式	轻中度抑郁障碍急性期、巩固期、维持期患者,单独使用或与药物合用	每周 1~2 次,每 2~3 个月阶段性评估 1 次
家庭治疗	调整家庭沟通模式	儿童青少年、围生期女性、围绝经期女性、老年人	每周 1~2 次,每 2~3 个月阶段性评估 1 次

(三)西医诊疗优势与特色

西医治疗抑郁障碍主要是通过药物调节神经递质,并有物理治疗、心理治疗等多种联合治疗手段,起效迅速,但存在药物相关不良反应,如代谢综合征、性功能下降、心血管不良反应、消化道不良反应等,同时起效后因减药困难等,服药周期长,导致患者服药依从性不佳。

三、中医诊断与治疗

(一)中医诊断

参考《中医内科学》,抑郁障碍属"郁病"范畴,以心情抑郁、情绪不宁、善太息、胁肋胀满疼痛为主要临床表现,或有易怒易哭,或有咽中异物感、吞之不下、咳之不出的特殊症状。其有愤怒、忧愁、焦虑、恐惧、悲哀等情志内伤的病史,多发于中青年女性,无其他病证的症状及体征。

(二)中医治疗

(1)肝气郁结。

证候表现:情绪抑郁,躁扰不宁,善太息,胸胀满闷,胁肋胀痛,或痛无定处,脘痞嗳气,不思饮食,大便不调,小便频数,舌淡红,苔薄腻,脉弦。

治法:疏肝解郁,理气和中。

代表方:柴胡疏肝散加减。

药物组成:柴胡、陈皮、川芎、香附、枳壳、芍药、炙甘草。

（2）气郁化火。

证候表现:急躁易怒,或头痛、目赤、耳鸣,胸闷胁胀,口干口苦,或嘈杂吞酸,大便秘结,舌红,苔黄,脉弦数。

治法:疏肝解郁,清肝泻火。

代表方:丹栀逍遥散加减。

药物组成:柴胡、当归、白芍、白术、茯苓、甘草、牡丹皮、栀子。

（3）痰气郁结。

证候表现:精神抑郁,胸部满闷,胁肋胀满,咽中如有异物梗塞,吞之不下,咳之不出,舌淡红,苔白腻,脉弦滑。

治法:行气开郁,化痰散结。

代表方:半夏厚朴汤加味。

药物组成:半夏、厚朴、茯苓、紫苏梗、生姜。

（4）心脾两虚。

证候表现:多思善虑,心悸胆怯,失眠健忘,头晕神疲,面色无华,纳差,舌淡红,苔薄白,脉细弱。

治法:健脾养心,益气补血。

代表方:归脾汤加减。

药物组成:黄芪、白术、茯苓、龙眼肉、木香、酸枣仁、党参、甘草、当归、远志等。

（5）心肾阴虚。

证候表现:虚烦少寐,惊悸,健忘,多梦,头晕耳鸣,五心烦热,腰膝酸软,盗汗,口干咽燥,男子遗精,女子月经不调,舌红,苔少,脉细数。

治法:滋养心肾。

代表方:天王补心丹合六味地黄丸加减。

药物组成:人参、茯苓、玄参、丹参、桔梗、远志、当归、五味子、麦冬、天冬、柏子仁、酸枣仁、生地、山茱萸、山药、泽泻、牡丹皮。

（三）中医诊疗优势与特色

郁病主要由情志内伤引起,中医学治疗郁病重在疏肝解郁,同时还重视精神、心理治疗,对于郁病的预后转归具有重要作用。清代著名医家叶天士早在《临证指南医案·郁》就提及:"郁证全在病者能移情易性。"在郁病的治疗过程中,不仅需要注重肝气的调理,还要重视阳气在郁病治疗中的作用,虽然中医治疗抑郁障碍起效较西医慢,但临床效果明显,配合西药一起使用有利于更好地控制病情。对于重度抑郁障碍,有自伤、自杀行为或倾向的患者,应由精神卫生中心予以急性期专科治疗,而非综合医院予以中药缓治,以保证患者安全。

四、中西医协同治疗

（一）中西医协同治疗思路

抑郁障碍属于临床常见病、多发病,西药治疗的难点在于患者的依从性较差,药物副作用多,特别是基础病较多的老年患者用药困难,而采用中西医协同治疗不仅可以提高患者的依从性,部分症状较轻患者单用中药即可改善临床症状,从而避免药物可能造成的再次损伤。针对症状较轻患者,主张单用中医辨证治疗,对症状严重患者则采用中西医协同方案治疗。

(二)全病程协同

1. 急性期治疗   急性期治疗中,对轻度抑郁障碍患者可单用中医辨证治疗,而对中重度抑郁障碍患者则需要使用抗抑郁药协同中药治疗。使用中药时,需要全面采集四诊信息,做到方证对应,才能有较好的疗效。

(1)缩短起效时间:采用中西医协同治疗可明显缩短抗抑郁药疗程,同时可提高疗效。使用中药治疗时应当根据证候进行辨证治疗,注重经方在抑郁障碍患者中的运用。

(2)增效减毒:中西医协同治疗可起到增效减毒作用,临床许多抗抑郁药存在头晕、恶心、便秘等不良反应,在此情况下,加用中医辨证论治,可使不良反应发生率明显降低。

2. 巩固期和维持期治疗   急性期治疗后,继续维持中西医协同方案,依据病情变化进行动态调整。此阶段不少患者遗留有注意力/决策力下降、精力不足、兴趣减退、睡眠不深、疲倦、焦虑等症状,采用中西医协同治疗可明显减少上述残留症状,同时降低复发率。

(三)症状协同

抑郁障碍往往同时伴随心理症状和躯体症状,包括焦虑、认知功能减退、睡眠障碍及各种自主神经功能紊乱等。中医治疗能缓解抑郁障碍患者的躯体症状,同时改善患者的认知功能、睡眠障碍。需要注意的是,应针对合并症状的具体情况而行辨证加减治疗。

五、中西医协同的预防与防复发建议

早发现、早诊断、早治疗是预防抑郁障碍的关键。中医情绪诱导、中医团体心理治疗等为中医心理治疗的干预手段。中医针灸治疗联合心理治疗具有更好的临床疗效。

体育锻炼能有效缓解患者的抑郁情绪,提高患者对负性情绪的应对能力。《黄帝内经》中提到"阴平阳秘,精神乃治",要预防抑郁障碍,饮食运动疗法是关键,通过体育锻炼,可促进机体气血的运行,使阴阳达到平衡。

"恬淡虚无,真气从之,精神内守,病安从来"是中医未病先防的准则,做到内心平静就可以预防抑郁障碍的发生。国内外许多研究发现音乐疗法、正念、冥想等能够改善抑郁、焦虑症状,提高睡眠质量。

六、总结与展望

目前抑郁障碍患病率日渐增长,中西医协同治疗抑郁障碍临床疗效显著,优势互补,值得在临床上进行更大范围的推广,以更好地造福于病患。但目前中医治疗抑郁障碍的优势尚未完全体现,需要更多的研究数据做理论基础,而并非仅仅基于单纯的案例研究。

第二节   焦 虑 障 碍

焦虑障碍(anxiety disorder)又称焦虑症,该类障碍的共同特征是过度恐惧和焦虑的心境,常伴有明显的躯体焦虑症状。按照临床表现和发病特点,常见的焦虑障碍包括广泛性焦虑障碍(generalized anxiety disorder,GAD)、恐怖性焦虑障碍(社交恐怖症、广场恐怖症和特定恐怖症等)、惊恐障碍(又称急性焦虑障碍)等。

一、病理机制

(一)现代医学观点

目前,焦虑障碍的病因尚不清楚,可能与多种因素有关。

1. 神经生物学病因研究　①焦虑主要伴随脑血流的增加及代谢水平的增高;②相关神经解剖区及其功能高警觉性在焦虑中扮演重要角色,即由杏仁核、海马、伏隔核和下丘脑组成的边缘系统可能是主司情绪的脑区;③关于神经递质的研究发现,γ-氨基丁酸(GABA)能、去甲肾上腺素(NE)和5-羟色胺(5-HT)等神经递质和促肾上腺皮质激素释放激素通路与焦虑直接相关。

2. 心理学病因学说　弗洛伊德的精神分析理论认为焦虑是一种生理的紧张状态,起源于未获得解决的无意识冲突,自我不能运用有效的防御机制,便会产生病理性焦虑。

3. 遗传学病因研究　学术界尚无一致结论,有报道焦虑患者的亲属患焦虑的风险率为19.5%,而正常对照组的亲属患焦虑风险率为3.5%。另外,有研究表明在双生子中未发现同卵双胞胎与异卵双胞胎的广泛性焦虑障碍患病率有显著差异。

(二)中医学观点

焦虑障碍在中医学中属于"烦躁""不寐""心悸""奔豚""脏躁""百合病"等范畴,可表现为"郁病""惊悸"等的证候,病位在脑,并涉及肝、心、肾、胆、脾,多由肝郁化火或气血不足、阴虚火旺导致余邪内伏,心神被扰而出现烦躁不宁。轻度焦虑障碍常表现为心神不定、坐卧不安、搓手顿足、注意力无法集中、惊慌失措、不寐、震颤、月经不调、食欲减退、头昏眼花、恐惧焦虑等。重度焦虑障碍的表现有精神崩溃感、濒死感、失控感、胸闷、胸痛等。

(三)中西医认知互通

焦虑障碍作为临床常见病,病情容易反复,患者及其家庭深受其扰。早期发现疾病,有助于及时恰当地治疗,同时可减少不必要的医疗资源浪费,减轻疾病带来的心理负担和缓和家庭矛盾。中医治疗焦虑障碍由来已久,张仲景虽未提出"焦虑障碍"之名,但脏躁、百合病、梅核气、奔豚等在病机和症状上与现代的焦虑障碍十分契合,如心悸、烦、懊恼、气上冲胸、喜忘、虚劳、不得眠等。张仲景创制的桂枝汤类方、栀子豉汤类方、抵当汤类方、小柴胡汤类方等经方,只要做到方证对应,则疗效明确。故可根据疾病的不同阶段选择合适的中西医协同方案,最终使患者获益。

二、西医诊断与治疗

(一)西医诊断

焦虑障碍的临床表现为焦虑症状群,包括精神症状和躯体症状。精神症状表现为焦虑、担忧、害怕、恐惧、紧张不安;躯体症状表现为心慌、胸闷、气短、口干、出汗、肌紧张性震颤、颜面潮红、苍白等自主神经功能紊乱症状。

在 DSM-5 中,焦虑障碍的核心诊断标准如下:①至少持续 6 个月;②情绪上对一些事件或活动(如工作或学校表现)呈现过度的焦虑和担心(预期焦虑);③认知上发现很难控制自己的担忧;④生理上同时存在 3 个或 3 个以上下述症状,即难以集中注意力、容易疲劳、坐立不安、肌肉紧张、易怒和睡眠障碍等。

临床上,焦虑障碍常见分类如下。

(1)广泛性焦虑障碍:对多种主题、事件或任务感到严重的焦虑与担心。

(2)惊恐障碍:在没有预警的情况下反复出现惊恐发作并担心再次发作。

(3)广场恐怖症:对某些场合强烈恐惧、焦虑与回避,常担心无法逃离、得不到帮助或健康受到威胁。

(4)社交恐怖症:回避社交环境,过分担心他人的负性评价。

(5)特定恐怖症:对某种事物或情景感到恐惧,从而不去面对。

(6)分离焦虑障碍:个体与其依恋对象分离时,产生与预期发育阶段不相称的、过度的害怕或焦虑。

(7)选择性缄默症:在特定的社交场合下,儿童无法说话或选择性地不说话,但在其他环境中具有正常的语言和交流能力。

(8)其他:如药物或躯体疾病所致焦虑障碍。

(二)西医治疗

1.药物治疗

(1)一般用药原则:药物治疗除应遵循综合治疗、全病程治疗、个体化治疗原则外,还应注意"剂量滴定给药"和"维持给药"。"剂量滴定给药"指在患者耐受的情况下,宜从小剂量开始逐步递增至治疗剂量,尽可能采用最小有效量,以减少不良反应。足量(药物有效剂量上限)和足疗程(4～12 周)治疗后效果仍不明显时,可换用同类另一种药物,或作用机制不同的另一类药物。"维持给药"指患者病情好转后,不调低用药剂量,继续使用原有效剂量维持治疗 12 个月以上。

(2)药物选择:治疗焦虑障碍的主要药物有苯二氮䓬类抗焦虑药、5-HT$_{1A}$受体部分激动剂、具有抗焦虑作用的抗抑郁药(包括 SSRI、SNRI)及其他药物。国家药品监督管理局批准治疗焦虑障碍的药物有文拉法辛、度洛西汀、丁螺环酮、坦度螺酮、曲唑酮、多塞平(三环类抗抑郁药)。FDA 批准的治疗焦虑障碍的药物有文拉法辛、度洛西汀、帕罗西汀、艾司西酞普兰、丁螺环酮。临床上,SSRI 和 SNRI 类药物无成瘾性,整体不良反应较轻,常被推荐为一线药物。为快速控制焦虑症状,早期可合并使用苯二氮䓬类抗焦虑药。5-HT$_{1A}$受体部分激动剂常为合并用药,对轻症患者,其也可单独使用。

2.心理治疗
根据临床经验,心理治疗的适用人群如下:①坚决排斥药物治疗者,以及自愿选择心理治疗为首要治疗手段者;②孕产妇;③有明显药物使用禁忌者;④有明显心理社会应激源导致焦虑证据的人群。心理治疗应注重当前问题,以消除当前症状为主,不以改变和重塑人格为首选目标。心理治疗应限制疗程,防止过度占用医疗资源以及加重患者对自我的关注;如治疗 6 周焦虑症状无改善或治疗 12 周症状缓解不彻底,需重新评估和换用或联用药物治疗。

(1)一般心理支持治疗:心理治疗的基本和常用方法,应是基层医生可操作的、临床可使用的。

（2）认知行为疗法（CBT）：可显著改善焦虑症状，在多个国际指南中被推荐为一线治疗方法。

（3）家庭治疗：一种邀请父母等家庭成员参与治疗过程的心理治疗方法。

（4）其他：根据患者的不同需要，可选择心理动力学疗法（解决潜在冲突）、放松疗法（教导达到放松状态）等不同治疗方法。

（三）西医诊疗优势与特色

西医在治疗焦虑障碍方面具有疗效快、方法成熟和针对性强等优势，但也存在药物副作用大和容易产生依赖性等不足。在选择治疗方法时，应根据不同患者的具体病情、身体状况和心理承受能力，综合考虑选择合适的治疗方案。

三、中医诊断与治疗

（一）中医诊断

中医学认为焦虑障碍属"郁证"等疾病范畴，相当于中医学中的脏躁、郁病，其喜悲欲哭、倦怠、食欲不振等症状与焦虑障碍表现相似。具体诊断标准及要点参考焦虑障碍相关指南。

（二）中医治疗

1．辨证论治

（1）心肾不交。

证候表现：善恐易惊，无故担忧，心神不宁，坐立不安，躁扰不宁，五心烦热，潮热盗汗，心悸失眠，头晕耳鸣，善忘，咽干，腰膝酸软，舌红，苔少，脉细数。

治法：滋阴降火，养心安神。

代表方：黄连阿胶汤合百合地黄汤加减。

药物组成：黄连、阿胶、鸡子黄、当归、白芍、百合、生地。

（2）肝郁化火。

证候表现：烦躁易怒，善太息，咽中不适，如物梗阻，敏感多疑，头痛，面红目赤，口苦咽干，两肋胀满，脘腹不适，痞满纳差，失眠多梦，女子月经不调，舌红或淡红，苔黄或苔白，脉弦数。

治法：疏肝解郁，泻火安神。

代表方：柴胡疏肝散合小陷胸汤加减。

药物组成：柴胡、炙甘草、陈皮、白芍、枳壳、川芎、香附、黄连、半夏、瓜蒌。

（3）痰火上扰。

证候表现：烦躁易怒，性急多言，易激动，胸中烦热，坐立不安，心神不宁，心悸，痰多呕恶，少寐多梦，口苦口黏，口臭，头晕头胀，夜寐易惊，舌红，苔黄腻，脉滑数。

治法：清热化痰，和中安神。

代表方：黄连温胆汤加减。

药物组成：黄连、半夏、陈皮、枳实、竹茹、茯苓、炙甘草、生姜、大枣。

（4）心脾两虚。

证候表现：善思多虑，善恐易惊，精神不振，犹豫不决，善忘，做事反复，头晕，神疲乏力,面色萎黄,心悸,胸闷,失眠,纳差,便溏,自汗,舌淡,苔白,脉细。

治法:补益气血,养心安神。

代表方:归脾汤。

药物组成:黄芪、白术、党参、当归、酸枣仁、木香、茯神、远志、龙眼肉、生姜、大枣、炙甘草等。

（5）心胆气虚。

证候表现:善恐易惊,胆小怕事,紧张不安,多独处,善思多虑,心悸,气短,易自汗,倦怠乏力,失眠多梦,易醒,舌淡或淡红,苔薄白,脉细。

治法:益气镇惊,定志安神。

代表方:安神定志丸加减。

药物组成:茯苓、茯神、人参、远志、石菖蒲、酸枣仁、麦冬、生牡蛎等。

（6）阴虚内热。

证候表现:烦躁易怒,心烦意乱,多疑惊悸,坐立不安,心神不宁,头晕耳鸣,胸胁胀痛,吞酸嘈杂,口干,入睡困难,腰膝酸软,女子月经紊乱、量少或停经,男子遗精阳痿,舌红,苔薄少,脉弦细。

治法:养血滋阴,凉血清热。

代表方:百合地黄汤合知柏地黄汤加减。

药物组成:百合、生地、黄柏、知母、茯苓、山茱萸、山药、泽泻、牡丹皮。

2. 针灸治疗　根据证候进行辨证取穴,穴位配伍需合理,同时要配合适宜的手法,每次留针 20~30 min,一般 10 次为 1 个疗程。主穴:百会、四神聪、神门,随证配穴,如肝郁化火证配以印堂、内关、太冲、行间,痰火上扰证配以印堂、列缺、天突、丰隆、合谷、足三里,心肾不交证配以心俞、肾俞、照海、神庭、本神、三阴交,心胆气虚证配以心俞、胆俞、膈俞、气海、神庭、本神、三阴交,心脾两虚证配以印堂、脾俞、胃俞、足三里、心俞。

3. 中医心理治疗　中医治疗本病历史悠久,其中包括心理疗法,如《素问·宝命全形论》就有"一曰治神,二曰知养身,三曰知毒药为真……"的论述,把"治神"摆到了防治疾病的首位。我国古代许多著名的医家都善于运用意疗方法治病,并取得显著疗效。吴师机《理瀹骈文》中云:"情欲之感,非药能愈;七情之病,当以情治。"这充分说明古代医家对心理疗法在治疗疾病中的重要地位有深刻的认识。

（三）中医诊疗优势与特色

情绪激动时焦虑障碍容易复发,中医在调理体质、安神定志方面有不可替代的优势,根据疾病发作期和缓解期的不同特点,采用不同治法,发作期多以气郁、痰火等实邪为主,缓解期则以虚证常见,实证以疏肝、解郁、清热、化痰等为主;虚证以养心、健脾、滋肝、补肾、益气等为主,但总以宁心安神为首。

四、中西医协同治疗

（一）中西医协同治疗思路

焦虑障碍是神经科常见病、多发病,西医治疗主要是药物治疗和心理治疗,药物治疗患者依从性较差。针对症状不严重的患者,我们提倡单用中药辨证治疗;对症状严重的患者采用中药联合西药协同治疗;在病情稳定后缓慢减用西药,同时进行中医巩固治疗。

(二)全病程协同

焦虑障碍的发生原因较多,在临床治疗的同时应该给予相应的心理治疗,让患者避免或减少环境对其造成的影响。中西医全病程协同治疗不仅体现在病情不同变化阶段上,还体现在治疗手段和策略上,需要依据患者个体情况决定。

(三)阶段协同

1. 急性期 西医治疗焦虑障碍,机制清晰、疗效明确。疾病初期,若患者紧急情况已处理完毕,应遵循指南及专家共识原则,尽早确定并实施治疗方案,并给予中医辨证治疗和针灸等其他治疗。

2. 巩固期 急性期治疗后患者病情逐步平稳,继续维持中医辨证治疗,根据主证、次证、随证加减用药。比如不少急性期治疗后的患者存在注意力/决策力下降、精力不足、兴趣减退、睡眠不深、疲倦、焦虑等并发症,应继续维持中西医协同治疗,通过西药方案保证患者情绪平稳(维稳),该阶段物理治疗及中医外治法依旧有效,应有序进行。

3. 维持期 西药逐步减量,中药随证(体质、症状变化)加减。为进一步巩固治疗,可继续上述物理治疗、心理治疗、中医外治法等。此外,维持期还可辨证选用中成药如逍遥丸、疏肝解郁胶囊、神安胶囊、乌灵胶囊、天王补心丹、舒眠胶囊、养血清脑颗粒、甜梦胶囊等。

武汉市中西医结合医院神经内科(脑病科)研制的院内制剂——疏肝调心合剂,具有疏肝解郁、养血安神之效,适用于肝郁血虚型患者,证候表现为不寐、多梦、寐而易醒、情绪抑郁、烦躁易怒、神疲乏力、面色少华、头晕耳鸣、胸胁胀痛、心悸健忘、善太息、食少纳呆、口干而苦、潮热多汗、大便秘结、舌红、苔白或微黄、脉弦细或弦细数。该药具有便于携带、方便服用的优点,是肝郁血虚型患者维持期治疗的不二选择。

五、中西医协同的预防与防复发建议

焦虑障碍同抑郁障碍,都属于情志类疾病,其预防及防复发也要做到早发现、早诊断、早治疗。中医一直重视疾病预防,要做到"未病先防、既病防变"。情志类疾病的治疗不仅需要医院专业人员的帮助,同时也需要家庭、社会的支持,尤其是正处于青春期的患者,还需要学校的理解和宽容。另外,中医学及现代医学的心理治疗、物理治疗等方法,对于疾病的预防和复发都有一定作用。

六、总结与展望

中西医协同在焦虑障碍的防治中已经显示出优势,西药及心理治疗可快速起效,而中西医协同治疗,患者接受度高,且中医涵盖了中药、针灸、推拿、功法导引等多种手段,选择性强,中医辨证论治的方法更具有个体化精准治疗的特点,可使患者依从性得到提高,疗效更显著。中西医协同个体化治疗将会是未来焦虑障碍治疗的方向。

<h2 style="text-align:center">主要参考文献</h2>

[1] 抑郁障碍中西医整合诊治专家共识组,中国民族医药学会神志病分会.抑郁障碍中

西医整合专家共识[J].中国医药导报,2021,18(6):4-12.

[2] FRIEDRICH M J. Depression is the leading cause of disability around the world[J]. JAMA,2017,317(15):1517.

[3] AMERICAN PSYCHIATRIC ASSOCIATION. Diagnostic and statistical manual of mental disorders(DSM-5)[M]. Washington:American Psychiatric Publishing,2013.

[4] 杨敏,杨东东,肖文.中西医结合治疗抑郁症的 Meta 评价[J].中国全科医学,2013,16(17):2006-2009.

[5] 陈鸿雁,王健.从脾胃论治儿童及青少年抑郁症[J].中华中医药杂志,2017,32(7):3051-3053.

[6] 王丹,赵瑞珍,李小黎,等.补益心脾法对产后抑郁症患者中医证候积分以及雌、孕激素的影响[J].北京中医药大学学报,2015,38(11):772-776.

[7] 中华医学会精神医学分会老年精神医学组.老年期抑郁障碍诊疗专家共识[J].中华精神科杂志,2017,50(5):329-334.

[8] 王美双,宋平.老年抑郁症中西医临床研究进展[J].中医药临床杂志,2018,30(10):1948-1950.

[9] 谭曦,刘燨,杜渐,等.阈下抑郁人群团体中医心理干预研究[J].中医学报,2014,29(9):1364-1366.

[10] 中华医学会,中华医学会杂志社,中华医学会全科医学分会,等.广泛性焦虑障碍基层诊疗指南(2021 年)[J].中华全科医师杂志,2021,20(12):1232-1241.

[11] 中华医学会神经病学分会神经心理学与行为神经病学组.综合医院焦虑、抑郁与躯体化症状诊断治疗的专家共识[J].中华神经科杂志,2016,49(12):908-917.

[12] 吴文源,魏镜,陶明,等.综合医院焦虑抑郁诊断和治疗的专家共识[J].中华医学杂志,2012,92(31):2174-2181.

[13] 世界卫生组织.ICD-10 精神与行为障碍分类:研究用诊断标准[M].北京:人民卫生出版社,1995.

[14] 吴文源.焦虑障碍防治指南[M].北京:人民卫生出版社,2010.

[15] 施慎逊.抗焦虑药在焦虑障碍治疗中的作用和不足[J].中华精神科杂志,2015,48(4):193-195.

[16] 中国中西医结合学会精神疾病专家委员会.广泛性焦虑障碍中医证候辨证分型及量化分级标准专家共识[J].中医杂志,2022,63(11):1096-1100.

[17] 杜芸,曲淼.焦虑障碍的中西医结合临床诊疗要点与思考[J].中国临床医生杂志,2020,48(3):370-372.

[18] 张家宁,李文涛.广泛性焦虑症的中医认识及研究现状[J].中西医结合心脑血管病杂志,2016,14(12):1360-1363.

[19] 孙文军,曲淼,徐向青,等.焦虑障碍中医临床诊疗指南释义[J].北京中医药,2018,37(2):105-110.

第十八章　神经系统重症相关疾病

第一节　脑　水　肿

　　脑水肿(cerebral edema,CE)是由物理、化学、生物等多种因素作用于脑组织,引起脑组织内水分异常增多,脑组织体积异常增加的一种病理状态。常见的病因包括感染性疾病、中毒性疾病、急性颅脑损伤、脑血管疾病、颅内占位性病变、脑缺氧、全身系统性疾病等。脑水肿是引起颅内压(intracranial pressure,ICP)增高的重要原因之一,也是ICP增高发展到一定程度时,影响脑代谢和脑血流量、破坏血脑屏障的结果之一。

　　颅内压增高(increased intracranial pressure,IIP)是多种原发性与继发性疾病,导致ICP持续超过1.96 kPa(200 mmH$_2$O),引起头痛、呕吐、视力障碍及视盘水肿等临床症状的综合征,严重者可出现脑疝危象而危及生命。IIP是临床需紧急处理的急危重症之一,及时诊断、合理治疗以减轻脑水肿、降低ICP,对降低伤残率、死亡率至关重要。现代医学控制脑水肿的常用方法为渗透疗法(如运用甘露醇、呋塞米、高渗盐水等),虽能暂时缓解颅内压增高,为下一步治疗争取更多时间,但有导致水和电解质平衡紊乱、反跳现象,加重心、肾负担等不良反应。脑水肿为临床急危重症,如何有效控制脑水肿进展是现代医学及中医学共同面临的挑战。为了更好地在临床推广中应用中西医协同在脑水肿诊治中的成果,我们整理本节以供临床参考。

一、病理机制

(一)现代医学观点

　　1. ICP形成　ICP是指颅腔内容物对颅腔壁所产生的压力,又称为脑压。正常成人颅腔内由约1400 g脑组织、75～150 mL脑脊液和100～150 mL血液构成颅腔内容物。脑脊液介于颅腔壁与脑组织之间,并与脑室和脊髓蛛网膜下腔相通,因此脑脊液静水压可代表ICP。正常成人ICP为80～180 mmH$_2$O(5.9～13.2 mmHg),儿童为40～100 mmH$_2$O(3～7.4 mmHg),婴幼儿为20～80 mmH$_2$O(1.5～5.9 mmHg)。

　　由于脑组织体积比较恒定,在急性IIP时不能被压缩,ICP主要通过脑血容量与脑脊液量间保持平衡来进行调节。当发生IIP时,首先通过减少脑脊液分泌、增加其吸收和将其部分压缩至脊髓蛛网膜下腔,以缓解ICP升高,继之再压缩脑血容量。颅腔内容物增加体积超过代偿容积后,则可导致ICP持续升高,引起脑血流量降低,脑缺血缺氧,严重时导致去皮质状态甚至脑死亡。IIP同时加重了脑水肿,使脑组织体积增加,进而导致ICP上升更多,可使脑组织移位形成脑疝,致脑干受压造成呼吸、循环中枢衰竭而死亡。IIP还可以引发神经源性肺水肿、胃肠功能紊乱及消化道应激性溃疡并出血。

2. ICP 增高的原因　引起 ICP 增高的原因包括 5 个方面。

（1）脑水肿（脑组织本身的体积增加）：根据脑水肿发生机制及分布特点，国际上将其分为血管源性脑水肿、渗透压性脑水肿、细胞毒性脑水肿和间质性脑水肿 4 种类型（表18-1-1），若 2 种及以上脑水肿同时存在，则称之为混合性脑水肿。

表 18-1-1　脑水肿临床分型

脑水肿类型	血管源性	渗透压性	细胞毒性	间质性
病因	脑血管通透性增加，渗出增多	血浆渗透压降低	胶质细胞、神经元代谢障碍	吸收受阻
水肿液成分	血浆成分多	细胞内水分增多	细胞内水钠增加	脑脊液
血脑屏障通透性	增加	正常	正常	正常
细胞外液量	增加	正常	正常	增加
细胞内水肿	无	有	有	无
常见疾病	肿瘤、脑损伤、脑的炎症性反应、脑血管意外	脑外伤或鞍区肿瘤	脑缺血缺氧、毒血症、物理因素	脑积水、良性颅内压增高
水肿部位	白质	灰质、白质	白质和灰质	脑室周围白质

（2）脑血流量增加：引起脑血流量增加的主要原因如下。①颅内血管性疾病如动静脉畸形、毛细血管扩张症、颅内血管瘤等；②各种原因引起的高血压；③各种原因引起的碳酸血症；④胸、腹、四肢等处的严重挤压伤后引起的脑血管扩张；⑤各种原因引起的静脉压增高。

（3）脑脊液过多（脑积水）：引起脑脊液过多的主要原因如下。①婴儿先天性脑积水；②先天性畸形引起的脑积水；③后天性脑积水，分为交通性及阻塞性；④假脑瘤（良性颅内压增高）综合征。

（4）颅内占位性病变：①各种自发性颅内出血：如脑出血、蛛网膜下腔出血等。②损伤引起的各类颅内血肿：包括硬膜外、硬膜下、蛛网膜下、脑内出血及血肿。③颅内新生物：如原发性肿瘤，包括各种胶质瘤、脑膜瘤、神经瘤、颅咽管瘤、巨大的垂体瘤、松果体瘤等；以及继发性肿瘤，包括各种转移瘤、肉瘤、中耳及鼻咽部侵入的肿瘤。④颅内寄生虫病：包括脑血吸虫病、脑包虫病、脑肺吸虫病等。⑤颅内肉芽肿：包括结核瘤、树胶瘤、真菌性肉芽肿、嗜酸性肉芽肿、结节病、黄色瘤病等。⑥颅内脓肿：包括耳源性、血源性、鼻源性及损伤性脓肿等。

（5）颅腔狭小：包括颅骨损伤、颅骨异常增厚、先天性颅骨病变等。

（二）中医学观点

中医历代古籍中没有对脑水肿病名的系统记载，根据脑水肿所引起的相关症状，其当属于中医学"真头痛""中风""痫病""脑瘤"等范畴。与脑水肿相关的病机论述，早在《素问·调经论》中就有记载，如"孙络水溢，则经有留血"。张仲景指出，"经为血，血不利则为水"。明代王肯堂《证治准绳》指出，"瘀则液外渗，则成水也""瘀则生水"。清代唐宗海《血证论》中记载，"瘀血既久，化为痰水""血病不离水，水病不离血"。可见，古人对脑水肿有一定的认识。病机上先是"瘀于脑府"，然后迅速由瘀生水、由瘀热灼津成痰，水、瘀、痰积于脑府而形成脑水肿。

（三）中西医认知互通

现代中医学者对于脑水肿的中医病机有不同的见解。周仲瑛的"瘀热论"认为中风后脑水肿的核心病机为"瘀热阻窍"，其实质仍是由痰、瘀所化生，因"痰即水也""血积既久，亦能化为火""血积既久，亦能化为痰水"。刘泰等则认为脑水肿的病理产物为"水"，由于血瘀、痰浊、热毒阻塞脑络，脑中津液输布失常，停而为水，即导致西医所称的脑水肿。李晓东等认为"肝风内动，水饮停滞"是脑肿瘤瘤周水肿的病机。王永炎院士从"玄府"的角度，阐明五脏通过其内玄府的气行津运，构建和维持其功能，发挥输布津液的作用。在"血脉、营卫的升降出入"中，玄府起到一种贯通营卫、渗灌津血的作用，所谓"玄府者所以出津液也"，一旦由于种种原因（如脑血管阻塞、脑血管破裂、炎症、外伤、感染等）导致水液流动、输布发生障碍，或由他物化水（脑脓肿、脑肿瘤等），积聚不行，则可导致多种病症。郑国庆等从玄府与微循环和离子通道的关系角度，阐明了开通玄府法治疗脑水肿的分子机制。国医大师张学文认为颅脑水瘀是中风后脑水肿的核心病机，是气血运行失调，导致瘀血停滞于脑脉或血溢于脑，最终瘀血内留，水津外渗，水瘀互结于脑内，出现神明失主、肢体失用、七窍失司等临床表现的一类脑病。

现代医学认为，脑水肿的病理改变是由于过多的水分积聚在脑细胞内或细胞外间隙，它是由脑微循环障碍引起的，以血脑屏障结构、功能损害和脑细胞能量代谢障碍为基础。微循环障碍为瘀，细胞内或细胞外过多的水分积聚为痰浊、水饮。综上，无论何种原因导致的脑水肿，病机离不开瘀、痰浊、水饮交结于脑府。现代医家认为本病病位在脑络，病因主要为风、火、痰、瘀、气、虚，病机分为虚、实两类，主要病机有水浊壅滞、痰热腑实、痰瘀水互结、上盛下虚。

二、西医诊断与治疗

（一）西医诊断

1. 临床分类

（1）急性型：病情急、发展快，常于 24～36 h 症状达到高峰，伴有明显的生命体征改变如血压升高、脉搏变慢、呼吸不规则等，但视盘水肿常未形成。常见病因包括脑血管意外、颅脑损伤、急性颅内炎症、脑缺血缺氧、中毒性脑病等。

（2）亚急性型：发病后迅速加重，常于数天内症状达到高峰，视盘水肿常较明显，并可伴视网膜出血。常见病因包括颅内转移癌、化脓性脑炎、病毒性或真菌性颅内感染、部分颅脑损伤等。

（3）慢性型：发病缓慢，症状及体征常相对稳定，有或无视盘水肿，没有生命体征的改变。常见病因包括除急性颅内血肿以外的各种颅内占位性病变、慢性蛛网膜炎、各种先天性颅脑畸形、假脑瘤综合征等。

（4）慢性型急性加重：初起时病情进展缓慢，突然于短期内迅速加重，很快出现脑疝前驱征象。常见病因包括颅内肿瘤发生坏死、出血、囊变；各种颅内占位性病变的晚期，颅内空间代偿功能濒于衰竭时；颅内慢性病变合并其他系统并发症，引起脑的供血、供氧不足或其他毒性症状。

2. 临床分期 ICP 增高的发展过程,根据临床表现和病理生理特点,可分为代偿期、早期、高峰期和衰竭期四个阶段。

(1)代偿期:引起 ICP 增高的病变虽已开始形成,但尚处于初期发展阶段,临床上不出现 ICP 增高的症状和体征。

(2)早期:颅腔内容物体积增加的总和超过了颅腔代偿容积,患者开始出现如头痛、恶心、呕吐、视盘水肿等 ICP 增高的症状和体征,可因激惹引起 ICP 增高的动作而加重。在急性 ICP 增高时,可出现库欣反应的症状,如血压升高、心率减慢、脉压增大、呼吸节律变慢及幅度加深。此期如能及时解除病因,脑功能尚可恢复,预后较好。

(3)高峰期:可出现脑微循环弥散性梗死。患者存在全身性血管加压反应,临床表现有剧烈头痛、反复呕吐、视盘高度水肿或出血、意识逐渐陷入昏迷、眼球固定、瞳孔散大、强迫性头位等脑疝先兆征象。此期如不能及时采取有效措施,则会迅速出现脑干功能衰竭。

(4)衰竭期:ICP 增高到相当于平均体动脉压,脑灌注压(cerebral perfusion pressure,CPP)已小于 2.7 kPa(20 mmHg),脑组织几乎处于无血液灌流状态。患者多处于深昏迷状态,各种反射均可消失,出现双侧瞳孔散大、固定等现象,血压下降,心率增快,呼吸浅而快或不规律,甚至呼吸停止。脑细胞活动已停止。脑电图检查显示神经元生物电停放,临床上可达脑死亡阶段,预后极差。

3. 临床症状

(1)头痛:主要部位在额部、眶部及两颞侧。头痛剧烈,早晚明显。咳嗽、打喷嚏、头部位置改变均可使头痛加重。

(2)呕吐:由脑室及延髓呕吐中枢受刺激所致,多为喷射状,与进食无关。

(3)眼的改变:①视盘水肿;②复视。

(4)意识障碍:由于大脑广泛受损和中脑受压,脑干上行网状结构受累,可致意识障碍,并有迅速加深倾向,表现为嗜睡、昏睡和昏迷。

(5)肌张力增高及惊厥:由于大脑皮质运动中枢受刺激而出现抽搐;由于脑干网状结构受刺激,肌张力明显增高。

(6)生命体征的变化:可出现呼吸节律不齐,呼吸暂停,也可出现不同类型的呼吸,如过度换气、呼吸深快,最后出现叹息样、抽泣样呼吸,以致呼吸停止。ICP 增高早期,皮肤苍白发凉,血压稍升高,脉搏增快。当脑缺氧加重时,血压升高,脉搏慢而有力。最后血压下降,脉搏弱,甚至停跳。由于下丘脑受累,肌张力增高,造成产热增加,以及交感神经麻痹、泌汗功能减弱等,引起高热或过高热。

(7)脑疝(cerebral hernia,CH):ICP 增高的最终后果,临床常见的有小脑幕切迹疝及枕骨大孔疝。

4. 诊断标准

1)临床诊断

(1)确定有无 ICP 增高:一般病程缓慢的疾病多有头痛、呕吐、视盘水肿等症状。而急性、亚急性脑疾病由于病程短、病情发展较快,多伴有不同程度的意识障碍。若想确定有无 ICP 增高,可进行下列检查。

①眼底检查:在典型的视盘水肿出现之前,常有眼底静脉充盈扩张、搏动消失,视盘上下缘可见灰白色放射状线条,眼底微血管出血等改变。

②脱水治疗试验：使用 20％甘露醇 250 mL 快速静脉滴注或呋塞米 40 mg 静脉推注后，如患者头痛、呕吐等症状减轻，则 ICP 增高的可能性大。

③腰椎穿刺检查：腰椎穿刺测量 ICP 也可用于确诊和治疗蛛网膜下腔出血与颅内感染。对疑有严重 ICP 增高，特别是急性、亚急性起病有局限性脑损害症状的患者，切忌盲目行腰椎穿刺，以免诱发脑疝。

（2）明确病因：根据病史和起病的缓急，内科系统和神经系统检查及必要的辅助检查结果，初步确定 ICP 增高的病因。

2）实验室和其他辅助检查

（1）ICP 监测：ICP 监测是测量 ICP 最准确的方法。监测方法有硬脑膜外监测、脑室内压监测、硬脑膜下监测，其中以硬脑膜外监测最为常用。

（2）头颅 CT、CTA、MRI 和 MRA：头颅 CT 是评估脑水肿的常用检查方法，其也能够预测恶性水肿和不良预后，包括发病 6 h 内头颅 CT 低密度改变，以及病变范围≥1/3 大脑中动脉供血区域分布。CTA 可用于确诊脑血管的损伤。MRI 的阳性率更高，常用于确定脑转移性肿瘤是否存在，并对肿瘤、出血、脑积水、脑水肿的鉴别有一定的帮助。发病 6 h 内磁共振弥散加权成像（MRI-DWI）测定梗死体积是有效工具，体积≥80 mL 能够预测暴发性病程。但 MRI 检查收费贵，且重病患者常常需要监护、吸氧设备，甚至呼吸机，许多时候难以满足完成 MRI 检查的条件。

（3）数字减影血管造影（digital subtraction angiography，DSA）：DSA 是评估颅内外动脉血管病变最准确的诊断手段。但 DSA 价格较昂贵，且有一定的风险，其严重并发症的发生率为 0.5％～1.0％。

（4）经颅多普勒超声（transcranial Doppler，TCD）：TCD 能监测脑血流动力学变化，从而判断 ICP 的变化。如果患者病情不允许搬动其进行神经影像检查，TCD 是这些患者的主要检查手段。

（5）脑电图（electroencephalogram，EEG）：EEG 不受患者昏迷、镇静药和肌肉松弛剂使用的影响，对于判定患者预后具有重要作用。发病 24 h 内 EEG 弥漫性慢波和 δ 波活性增强意味着早期全面功能障碍。

（6）其他检查：监测三大常规、血气、电解质、肾功能、肝功能、血糖，肿瘤标志物检查，以及凝血功能、脑脊液生化检查等，对伤后脑功能和全身情况评估具有一定作用。

（二）西医治疗

迅速采取措施消除 IIP 所引起的危急状态，恢复正常生理状态至关重要。治疗目标为将 ICP 控制在 20 mmHg 或 25 mmHg 以下；通过维持适宜的平均动脉压，使 CPP 控制在70～120 mmHg；预防脑疝。对于 IIP，需要根据病情严重程度采用综合治疗方法。

1. 一般处理

（1）嘱患者卧床休息，密切观察患者的意识、瞳孔、脉搏、血压、呼吸及体温的变化。突然烦躁不安常提示颅内压增高情况加重，而意识障碍加重或突然昏迷多为脑疝所致，应紧急处理。

（2）头部抬高 20°～45°，以降低脑静脉压和减少脑血容量，避免头颈部过度扭曲而影响静脉回流。CPP＜70 mmHg 时应将头置于水平位置以免灌流不足。

（3）保持患者气道通畅，意识水平下降会引起氧合不良或分泌物无法清除，可考虑行气管插管保护气道。长期或预期需要长期气管插管者，可做气管切开。频繁呕吐的患者暂禁食，将患者的头保持侧位，以防误吸。必要时采用机械通气给氧，以增加 PaO_2，通过减少脑血流量和增加脑氧合作用来降低 ICP。

（4）液体管理：应该使用等张液体进行充分的液体管理，避免出现低血容量，对于不能进食的患者予以补液治疗。监测水、电解质和酸碱平衡，防止补液过量导致 ICP 增高恶化。及时纠正血清的低渗状态（渗透压小于 280 mOsm/kg），轻微的高渗状态（渗透压 300～315 mOsm/kg）有利于减轻脑水肿。

（5）血压管理：镇静后如果平均动脉压和 ICP 仍然较高，适当降低血压可以降低 ICP。如果 CPP>120 mmHg、ICP>20 mmHg，可使用短效的降压药，使 CPP 接近 100 mmHg。应避免使 CPP<70 mmHg，因为 CPP<70 mmHg 可引起脑缺氧，导致反射性脑血管扩张，进一步导致 ICP 升高。硝酸甘油可以诱导脑血管扩张，应避免使用。当 CPP<70 mmHg、ICP>20 mmHg 时，合理的策略是利用升压药提高平均动脉压。通过提高平均动脉压，由缺氧引起的脑血管扩张可以得到控制，脑血管收缩可引起脑组织容量和 ICP 降低。

（6）血糖管理：应该避免高血糖，推荐血糖控制目标为 140～180 mg/dL。不推荐进行强化血糖管理（使血糖<110 mg/dL），输注胰岛素能够防止发生严重高血糖。任何时候都应该避免发生低血糖。对于急性期出现的 ICP 增高，不适合用高渗性葡萄糖。

（7）对症处理：咳嗽、疼痛、烦躁、焦虑、便秘等因素都可使颅内压增高情况加重，应积极处理。如积极抗感染、纠正休克和缺氧、纠正水及电解质紊乱、控制抽搐等，根据具体情况使用镇静镇痛药。通便泻下，保持大便通畅，有利于降低 ICP。

2. 脱水降压　用脱水药使脑组织脱水，以降低 ICP，常作为抢救的应急措施。如应用渗透性利尿剂以减少脑细胞外液量和全身水分，ICP 随脑细胞间隙水分减少而降低，从而改善脑血流。渗透治疗需在血脑屏障无损伤的情况下使用，血脑屏障损伤时其可加重脑水肿。

（1）20%甘露醇：最常用的脱水药。其通过高渗作用、利尿作用降低 ICP。每次用量 0.25～2 g/kg，每 4～8 h 给药 1 次，快速静脉滴注，0.5 h 内滴完。甘露醇起效后应逐渐减量，长期使用或突然停用有可能引起反跳现象。其副作用包括肾功能损害；导致血容量增加，加重心脏负荷，严重时可引起心功能不全；长期应用可破坏血脑屏障，产生甘露醇抵抗，反而加重脑水肿；剂量过大时可导致惊厥发生。

（2）甘油果糖：甘油果糖降低 ICP 的特点是其降压高峰时间及发挥作用时间的出现比甘露醇慢，持续时间比甘露醇长约 2 h，无明显利尿作用，无反跳现象，对肾脏影响较小，适用于需较长期降低 ICP 及肾功能损害患者。其对突然升高的 ICP 效果好，具有抗酮作用，适合糖尿病患者。

（3）利尿剂：使用利尿剂降低 ICP 的先决条件是患者肾功能良好和血压不低，对全身性水肿伴 IIP 者较适宜。其中呋塞米每次用量 20～40 mg，每天 2～6 次，其利尿作用可持续 24 h，降低 ICP 作用显著。对有心力衰竭、肺水肿、尿少的患者，应首先考虑使用利尿剂。利尿酸钠主要抑制肾小管对钠离子的重吸收，从而产生利尿作用。也有报道称使用托拉塞米联合甘露醇治疗 IIP 有效。

（4）高渗盐水：高渗盐水（hypertonic saline，HS）是 AHA/ASA 等《2007 年成人自发

性脑内出血治疗指南》中推荐治疗颅内压增高和脑水肿的一线药物,其通过渗透作用降低ICP、改善心血管功能以减少继发性脑损伤。临床上使用较多的是 7.5%、10%、23.4%高渗盐水。推荐根据血浆渗透压和血钠水平指导高渗盐水的剂量。对于 ICP 增高且伴有低血容量、低钠血症或肾功能不全者,建议首选高渗盐水;但如果患者本身已存在高钠血症,则应当慎重使用。

(5)白蛋白:有利于增加胶体渗透压和吸收组织间液,可用于低蛋白血症伴脑水肿患者。

(6)七叶皂苷钠:非渗透性脱水药,对正常脑组织无脱水作用。七叶皂苷钠克服了甘露醇的缺陷,还可以抗氧自由基,修复受损的神经元,减轻脑水肿,恢复脑功能。

3. 使用脑保护剂 如 ATP、辅酶 A、细胞色素 c 等脑细胞活化剂,依达拉奉、超氧化物歧化酶(SOD)、维生素 C、维生素 E 等自由基清除剂,尼莫地平等钙通道阻滞剂有一定疗效。

4. 使用糖皮质激素 糖皮质激素具有稳定细胞膜及溶酶体膜,减低毛细血管通透性,减少组织水肿,减少脑脊液生成,抗氧化、清除自由基等作用。对于颅内肿瘤如脑膜瘤、胶质瘤及转移瘤等所致瘤周水肿,可使用糖皮质激素。可选用的糖皮质激素包括地塞米松等。有消化性溃疡、糖尿病、出血性疾病者应慎用。可加用 H_2 受体拮抗剂如西咪替丁(甲氰咪胍)、雷尼替丁或质子泵抑制剂如泮托拉唑钠,以预防应激性溃疡。由于副作用大,不主张常规使用糖皮质激素。糖皮质激素对肿瘤和细胞毒性脑水肿有效,但对脑梗死引起的占位、脑出血和脑外伤无效。

5. 亚低温治疗 进行亚低温治疗有如下作用:①亚低温可降低脑组织耗氧量,降低脑代谢率;②保护血脑屏障;③抑制促炎症因子生成;④减少钙离子内流,阻断细胞内钙超载对神经元的毒性作用;⑤减少脑细胞结构蛋白的破坏,促进脑细胞结构和功能恢复;⑥减轻弥漫性轴索损伤。体温每降低 1 ℃,脑代谢率可下降 6.7%,ICP 可下降 5.5%。对高热患者,更应积极给予冬眠合剂(哌替啶 100 mg、氯丙嗪 50 mg、异丙嗪 50 mg)进行人工冬眠和(或)使用低温毯、冰水洗胃等多种方法,以中断病变的恶性循环。亚低温治疗对整个躯体的降温效果优于单纯的头部降温,但儿童和老年患者应慎用。亚低温治疗的目标体温为 33~36 ℃,持续 24~72 h。休克、全身衰竭或房室传导阻滞者忌用。亚低温治疗的不良反应主要包括心律不齐、凝血功能障碍。

6. 脑脊液引流 最有效且最迅速降低 ICP 的方法。脑室内导管可以在测量 ICP 的同时实现脑脊液引流。本法适应证如下:①脑室系统或颅后窝占位性病变;②脑出血破入脑室和脑室出血;③自发性蛛网膜下腔出血伴严重 IIP;④化脓性、结核性或隐球菌性脑膜炎所致的严重 IIP。

7. 手术治疗 适用于颅内占位性病变和急性弥散性脑水肿内科治疗不佳者:ICP 持续大于 25 mmHg,CPP<50 mmHg,不能得到控制,有脑疝表现或格拉斯哥昏迷评分进行性下降。年龄<60 岁、发病 48 h 的单侧大脑中动脉梗死的患者,尽管进行了内科治疗但是神经功能恶化时,应该进行减压颅骨切除术和硬脑膜扩张术。

（三）西医诊疗优势与特色

脑水肿是神经重症监护病房急危重症,死亡率高,因致病原因不同,治疗方案不同。

西医内科的药物治疗在快速控制病情方面具有明显优势,同时丰富的治疗手段如手术治疗(脑室分流术等)为患者生存提供了希望;循证医学的研究也为保证治疗效果和安全性提供了支撑。尽管医疗手段已经取得了一定的进步,但也应看到临床中还是存在一些有手术禁忌证患者或因术后严重并发症而死亡的患者,现代医学还有很多不完善的地方。

西医在脑水肿的诊疗过程中,遵循标准化的诊疗流程,包括病情评估、紧急处理、药物治疗、手术治疗和康复治疗等步骤,确保患者得到及时、有效的治疗。在治疗过程中会根据患者的具体情况(如年龄、病情严重程度、合并症等)进行个体化调整,以提高治疗效果和患者的生活质量。在手术治疗方面,西医广泛采用微创外科技术(如脑室-腹腔分流术等),这些技术具有创伤小、恢复快、并发症少等优点,有助于减少患者的痛苦和缩短患者的住院时间。脑水肿的治疗涉及神经内科、神经外科、重症医学科等多个学科,西医诊疗过程中注重多学科团队的协作,共同制订最佳的治疗方案,确保患者得到全面的治疗。

三、中医诊断与治疗

(一)中医诊断

中医学认为脑水肿病机是气血运行不畅,瘀血和水津瘀结于脑内,使脑府失养、神机失运,主要有神志不清、头晕头痛、烦躁等表现。

(二)中医治疗

1. 辨证论治

(1)水浊壅滞,通调失职。

证候表现:头重痛,胸脘痞闷,纳呆呕恶,舌淡或舌体偏胖,苔腻,脉弦滑。

治法:泻浊通络。

代表方:疏凿饮子加减。

药物组成:泽泻、赤小豆(炒)、茯苓皮、商陆、大腹皮、椒目、羌活(去芦)、木通、秦艽(去芦)、槟榔。

(2)热蓄肠腑,蒙蔽清窍。

证候表现:头痛如裂,烦躁易怒,颜面泛红,口苦口臭,牙痛,便秘,舌黯红,苔黄,脉弦滑。

治法:平肝潜阳,通腑泻热。

代表方:天麻钩藤饮合大承气汤加减。

药物组成:天麻、钩藤、石决明、川牛膝、杜仲、益母草、桑寄生、夜交藤、朱茯神、栀子、黄芩、大黄、枳实、芒硝、厚朴。

(3)痰蒙清窍,痰瘀阻络。

证候表现:头晕目眩,头重如蒙,肢体麻木,胸脘痞闷,舌黯,苔白腻或黄厚腻,脉滑数或涩。

治法:化痰熄风,化瘀通络。

代表方:桃红四物汤合半夏白术天麻汤加减。

药物组成:半夏、天麻、茯苓、橘红、白术、甘草、当归、川芎、白芍、熟地、桃仁、红花。

（4）上盛下虚，痰浊阻滞。

证候表现：头晕目眩，动则加剧，语言謇涩，或一侧肢体软弱无力，渐觉不遂，口角流涎，舌黯淡，舌体胖大、边有齿痕，或舌有瘀点，苔白，脉沉细无力或涩。

治法：补气养血，活血通络。

代表方：苏子降气汤合补阳还五汤加减。

药物组成：紫苏子、半夏、当归、甘草、前胡、厚朴、肉桂、黄芪、当归尾、赤芍、地龙、川芎、红花、桃仁。

（5）闭证。

①热闭。

证候表现：高热、惊厥、昏迷、呕吐、头痛等，舌紫绛，苔黄厚而干，脉滑数。常因各种颅内、颅外感染引起。

治法：清热解毒，镇痉熄风。

代表方：清瘟败毒饮加减。

药物组成：水牛角、连翘、生地、石膏、栀子、黄连、黄芩、牡丹皮、淡竹叶、玄参、桔梗、赤芍、知母、甘草。

②寒闭。

证候表现：昏迷，喉内痰鸣，面色晦暗，四肢发凉，或有抽搐，舌胖有齿痕，苔白润或灰腻，脉滑或沉弱无力。多因溺水、窒息等引起。

治法：化痰开窍，健脾利湿。

代表方：涤痰汤合六君子汤加减。

药物组成：半夏、胆南星、橘红、枳实、茯苓、人参、石菖蒲、竹茹、甘草、生姜、党参、白术、陈皮。

③瘀血内闭。

证候表现：昏迷，面色晦暗，眼下眶发黑，唇、指、趾发绀，脉细弱或涩。多因颅脑外伤，或颅内出血、血肿等引起。

治法：活血化瘀，疏风通络。

代表方：桃红四物汤加减。

药物组成：桃仁、红花、赤芍、川芎、当归、生地。

④肝风内动。

证候：惊厥反复不止，四肢强直，面红目赤，脉弦数，常伴昏迷发热。

治法：平肝熄风，解毒镇痉。

代表方：羚角钩藤汤加减。

药物：羚角片、鲜生地、菊花、钩藤、竹茹、霜桑叶、川贝母、茯神、白芍。

（6）脱证。

①亡阳。

证候表现：神昏，双侧瞳孔不等大，气息低微，鼻鼾，面色苍白，肢冷，大汗淋漓，舌痿，脉微等。

治法：益气回阳固脱。

代表方：参附汤加减。

药物组成：人参、附子。

②亡阴。

证候表现：神昏，双侧瞳孔不等大，面红身热，喘咳烦躁，手足温，汗出，舌干红，脉虚数。

治法：救阴敛阳。

代表方：生脉散加减。

药物组成：人参、麦冬、五味子。

2. 针灸治疗　醒脑开窍针刺法。

主穴：内关、人中、三阴交。辅穴：极泉、委中、尺泽。

操作：强刺激、强捻转、泻法手法，如脱证亡阳可用灸法、补法。

（三）中医诊疗优势与特色

中医治疗脑水肿，通过应用具有清热解毒、祛风散寒、活血化瘀等作用的中药，能够有效地改善脑部血液循环，缓解脑水肿引起的头痛、恶心、呕吐等症状。这种治疗方法在许多患者中取得了显著的疗效。相比于西医的某些治疗方法，中医治疗的副作用通常较小。中医讲究辨证论治，根据患者的具体病情和体质制订个体化的治疗方案，降低了药物滥用和不良反应发生的风险。中医更注重从整体上调理患者的生理状态，通过调整脏腑功能、提高免疫力等方式，帮助患者恢复健康的生理状态。中医治疗脑水肿不仅适用于早期或病情较轻的患者，也适用于一些对西医治疗不敏感或存在禁忌证的患者。此外，中医治疗还可以与西医治疗相协同，以提高治疗效果。

四、中西医协同治疗

（一）中西医协同治疗思路

脑水肿的中西医协同治疗必须根据脑水肿产生原因、程度，患者意识水平以及基础状态综合判断其风险及预后。有手术治疗指征且无禁忌证时积极行手术治疗，有手术指征但风险较大时，需与患者家属商量后共同制订下一步治疗方案；无手术指征或患者家属拒绝手术时需在西医积极治疗的前提下行中医协同治疗。

（二）全病程协同

在脑水肿的预防和诊治过程中，中西医协同治疗应贯穿全病程，不能仅局限于水肿期的治疗，也不能局限于西药脱水治疗，病前、病后均可以给予中药治疗，从体质角度进行调治以降低其发生风险。

（三）阶段协同

1. 急性期　此期病情急、发展快，常于 24～36 h 症状达到高峰，伴有明显的生命体征改变，容易出现脑疝，危及患者生命。此期病情处于不稳定阶段，对于重症和危重症患者应以西医治疗为主，中医治疗为辅。急性期主要针对不同发病机制进行不同的治疗。对于血管病中经络患者可以根据不同的病情应用丹参类、血栓通等活血化瘀类中药注射剂静脉滴注，对于血管病中脏腑患者，可以根据不同的证候选用清开灵注射液、醒脑静注射液，甚至参附注射液静脉滴注等。相关研究提示五苓散有降低 ICP 的作用，辨证准确时可以加减使用,有利于阻止病情的进展,中西药联合应用能够协同增效。

2. 巩固期和维持期　巩固期和维持期中西医协同治疗,可明显降低复发率及减少残留症状。巩固期和维持期更适合中医治疗,主要包括中药治疗和针灸治疗。此期多见气虚血瘀证及肝肾亏虚证等,可以辨证应用中药汤剂、中成药等。一般早期多选用中药汤剂,后期多选择性应用中成药。

五、中西医协同的预防与防复发建议

IIP 是临床急危重症,脑出血、颅内肿瘤、脑积水、创伤、感染等情况均是直接原因。中西医协同预防和防复发的重点在于未病先防,积极治疗基础病,控制血压,预防脑梗死等;既病防变,在相关疾病发生之初积极治疗相关疾病,防止其发展或加重,积极采用相关治疗手段防止脑疝的形成;预后防复,主要针对既往有脑水肿的患者,注意基础病治疗,同时适当锻炼,降低复发风险,血瘀体质的患者在精神调养的基础上,要培养乐观的态度。精神愉快则气血通畅,有利于血瘀体质的改善。相反,忧郁、苦闷则可加重血瘀倾向。

六、总结与展望

西医治疗脑水肿主要依赖药物和手术等手段。药物方面,甘露醇是最常用的渗透性脱水药,通过提高血浆渗透压,促进脑组织脱水,降低 ICP。此外,利尿剂如呋塞米、高渗盐水、白蛋白等也被广泛应用于脑水肿的治疗中。手术治疗则主要针对严重的脑水肿患者,通过去骨瓣减压术、脑室穿刺引流术等手术方式,减轻脑水肿对脑组织的压迫。中医治疗脑水肿强调整体观念和辨证论治。中药方面,常用活血化瘀、利水消肿的药物,这些药物通过多途径、多环节、多靶点的作用机制,改善脑部血液循环,促进水肿消退。针灸治疗也是中医治疗脑水肿的重要手段,通过刺激特定穴位,调节气血运行,达到治疗目的。此外,中医还注重饮食和生活习惯的调整,为患者提供全面的治疗支持。中西医协同治疗脑水肿能够充分发挥各自的优势,提高治疗效果。在临床实践中,医生会根据患者的具体情况制订个体化治疗方案。例如,在急性期,可以采用西药治疗,迅速降低 ICP,控制病情发展;在巩固期和维持期,则以中医治疗为主,通过中药、针灸、康复治疗等方法,促进神经功能恢复,减少后遗症。这种综合治疗策略不仅能够提高患者的生活质量,还能够降低死亡率和并发症发生率。

未来应进一步加强中西医协同治疗脑水肿的基础研究,深入探索中药和针灸治疗脑水肿的作用机制。通过现代科学技术手段,如分子生物学、神经生物学等,揭示中药和针灸治疗在改善脑部微循环、促进水肿消退等方面的具体作用途径和靶点。这将为临床应用提供更加科学的依据和指导。随着医学的发展,个体化治疗已经成为一种趋势,未来应继续推广中西医协同治疗脑水肿的个体化治疗方案,根据患者的具体情况制订针对性的治疗计划。通过综合考虑患者的年龄、性别、病情严重程度、体质等因素,制订更加精准和有效的治疗方案,提高治疗效果和患者满意度。中西医协同治疗脑水肿需要多学科团队的紧密合作,未来应加强神经科医生、中医师、康复师等多个专业人员的协作,共同为患者提供全面和个体化的治疗服务。多学科团队共同努力,可以充分发挥各个专业的优势,为患者提供更加优质和高效的医疗服务。中医药在脑水肿治疗中具有独特的优势和潜力,未来应积极推动中医药的现代化和国际化进程,加强与国际医学界的交流与合作,通过引进国外先进的科学技术和管理经验,提高中医药的研发水平和治疗效果;同时,将中医药的优势和特色推向国际市场,为全球患者提供更加多元化的治疗选择。

第二节　多重耐药菌肺部感染

多重耐药菌(MDRB)作为一类具有显著临床挑战性的微生物,展现了对至少三种不同类别的常用抗菌药物的同时耐药性。这一概念不仅涵盖了泛耐药和全耐药的情况,即细菌对广泛或近乎所有现有抗菌药物均显示不敏感,还强调了其治疗选择的极度有限性。在临床医学领域,多重耐药菌的流行已构成严峻威胁,常见的代表包括耐甲氧西林金黄色葡萄球菌(MRSA)、耐碳青霉烯类铜绿假单胞菌(CR-PAE)、耐碳青霉烯类鲍曼不动杆菌(CR-ABA)以及耐碳青霉烯类肠杆菌科细菌(CRE),其中CRE涵盖了如大肠埃希菌和肺炎克雷伯菌等重要病原菌。当此类多重耐药菌侵袭肺部组织,导致肺部感染时,即定义为多重耐药菌肺部感染(MDRB-PI)。

自抗菌药物诞生以来,它们在人类对抗感染性疾病的斗争中发挥了不可估量的关键作用。然而,随着这些药物在临床领域的广泛应用,尤其是伴随不合理使用现象的加剧、免疫抑制剂的普及以及各类侵入性医疗操作的频繁实施,多重耐药菌感染已悄然成为抗感染治疗领域的一项重大挑战,对人类健康构成了严峻威胁。多重耐药菌感染之所以棘手,关键在于其缺乏有效的针对性抗菌药物,这直接导致治疗难度的增加、患者生存率的下降以及治疗周期的延长。这一系列连锁反应不仅给患者及其家庭带来了沉重的身心负担,也极大地加重了医院和社会的经济压力。面对这一挑战,中西医协同治疗策略展现出独特的优势与潜力。中医的整体观念与西医的精准治疗理念相辅相成,共同为MDRB-PI患者提供了更为全面、有效的治疗选择。

为了进一步推动中西医协同治疗在MDRB-PI及其他相关疾病中的临床应用与普及,我们特整理本节内容,旨在为临床工作者提供有价值的参考与指导。我们期望能够激发更多关于中西医协同治疗模式的探索与创新,共同为提升人类健康水平贡献力量。

一、病理机制

(一)现代医学观点

MDRB-PI的危险因素错综复杂,主要包括以下几个方面:①高龄因素:老年患者由于生理机能衰退,免疫系统功能减弱,成为MDRB-PI的易感人群。②免疫功能受损状态:涵盖多种慢性疾病及治疗手段导致的免疫低下,如糖尿病、慢性阻塞性肺疾病(COPD)、肝硬化、尿毒症等基础疾病患者;长期依赖免疫抑制剂治疗的个体;接受放疗、化疗等抗肿瘤治疗的肿瘤患者,其免疫系统功能受到严重抑制,易遭受多重耐药菌的侵袭。③侵入性医疗操作:特别是机械通气等侵入性治疗手段,为多重耐药菌提供了进入肺部并引起感染的机会,增加了MDRB-PI的风险。④近期抗菌药物暴露:在过去90天内接受过三种或更多类抗菌药物治疗的患者,由于药物选择压力的增加,体内多重耐药菌的检出率和感染风险显著上升。⑤医疗历史因素:多次或长期住院的患者,由于医院环境中多重耐药菌的高流行率及交叉感染的风险,其MDRB-PI的发生率也相应增高。⑥既往多重耐药菌定植或感染史：具有此类病史的患者，其体内已存在多重耐药菌的定植或感染记忆，再次发生MDRB-PI的风险显著增高。综上所述，这些危险因素相互交织，共同构成了 MDRB-PI 发生的高危环境，需引起临床的高度重视与有效防控。

关于多重耐药菌耐药的复杂机制，可归纳如下：①MRSA 耐药机制：MRSA 可表达一种特殊的青霉素结合蛋白 2a(PBP2a)，该蛋白与抗菌药物的结合活性显著降低，从而不受药物抑制。PBP2a 还能够替代其他青霉素结合蛋白(PBPs)的功能，促进细菌细胞壁的合成，使得抗菌药物无法有效阻断细胞壁肽聚糖层的形成，进而导致耐药。此外，MRSA 还能产生 β-内酰胺酶，进一步降解抗菌药物，增强其耐药性。②CR-PAE 耐药机制：CR-PAE 的耐药机制多样，包括但不限于产生多种 β-内酰胺酶以降解抗菌药物；外排泵系统高表达，主动将药物泵出细胞外；靶位点的结构或功能发生改变，使得抗菌药物无法有效结合；外膜蛋白发生变异以减少药物渗透；形成生物膜，作为物理屏障阻碍抗菌药物接触细菌。③CR-ABA 耐药机制：CR-ABA 主要通过产生碳青霉烯酶来降解碳青霉烯类抗生素，同时其产生的青霉素结合蛋白的亲和力降低，减少了抗菌药物与靶点的结合。此外，CR-ABA 膜通道蛋白的改变也影响了抗菌药物的渗透性，导致透入细菌体内的药量减少，而外排机制的增强则进一步加速了抗菌药物的排出，共同促进了耐药性的形成。④CRE 耐药机制：CRE 主要通过产生 β-内酰胺酶引起耐药，特别是碳青霉烯酶和 Amp C β-内酰胺酶(Amp C 酶)的过度表达。这些酶能够高效水解包括碳青霉烯类抗生素在内的多种 β-内酰胺类抗生素，从而赋予 CRE 强大的耐药性。

(二)中医学观点

中医学虽无直接对应"多重耐药菌感染"的术语，但刘清泉教授独到地将其纳入"伏邪"理论框架内，认为多重耐药菌感染与伏邪的发病特征相契合。这一观点可追溯至《伤寒论》中的经典论述："中而即病者，名曰伤寒；不即病者，寒毒藏于肌肤，至春变为温病，至夏变为暑病。"即邪气侵袭人体后，若即时发病则为伤寒，若潜伏体内，则可能随季节变化而引发温病或暑病，体现了伏邪潜伏性、伺机而发的特性。

在中医视角下，邪气侵入机体后，其临床表现因侵袭部位及脏腑功能差异而异，因此，在辨识多重耐药菌感染时，常需追溯原始感染源，进行个体化辨证论治。这意味着，从中医学角度审视，多重耐药菌感染可归属于多种不同病证的范畴，如"发热""伤寒""热病"等，体现了中医辨病论治的灵活性与深度。

进一步的研究揭示了多重耐药菌感染与"伏邪"理论的内在联系，认为其根本原因在于邪毒内伏，当人体正气虚弱或内部微生态失衡时，这些潜伏的邪毒便乘虚而入，引发疾病。这一理论不仅深化了对多重耐药菌感染发病机制的认识，也为中医药在防治多重耐药菌感染方面提供了新的思路与策略。

1. 正气亏虚 正气亏虚构成了邪气得以潜伏的根本前提，正如《灵枢·百病始生》所阐述的"风雨寒热，不得虚，邪不能独伤人"。这一经典论述深刻揭示了正气与邪气之间的相互关系。具体而言，正气亏虚导致机体在两个方面表现出对邪气的易感性。

第一，正气作为机体抵御外邪的第一道防线，其亏虚将直接削弱机体对邪气的识别与防御能力，使得邪气更易乘虚而入，侵入人体内部。这种防御机制的减弱，为病原体的入侵提供了可乘之机。

第二,正气还承担着驱邪外出的重要使命。当正气亏虚时,其驱邪外出的能力也随之减弱,导致已入侵的邪气得以在体内潜伏,并逐渐累积,最终形成"正虚邪伏"的病理状态。在这种状态下,机体处于一种待病或易感状态,一旦遭遇外邪侵袭或内部环境失衡,即可引发疾病。

探讨正气亏虚的成因,可归结为多方面因素的综合作用,包括但不限于以下因素:饮食不节,导致营养失衡,脾胃受损,进而影响正气生成;劳逸失度,过度劳累或过度安逸均会耗伤正气,使机体免疫力下降;情志失调,长期的精神压力或情绪波动可扰乱脏腑功能,影响气血运行,进而损伤正气;先天禀赋不足,即个体在出生时就存在的体质差异,部分人群可能天生正气较弱;治不得法,指在治疗过程中方法不当或用药失宜,未能有效恢复或增强正气,反而可能进一步损伤机体正气。

2. 伏邪内潜 邪气侵袭是伏邪形成的直接驱动力,其表现形式主要分为外感伏邪与内伤伏邪两大类别。

（1）外感伏邪:当六淫(风、寒、暑、湿、燥、火)或瘟邪等外邪侵入人体时,若正气强盛,则能暂时抵御而不立即发病。然而,一旦机体正气减弱,这些潜伏的邪气便会伺机而动,引发疾病。

（2）内伤伏邪:此类型多因个人摄生不慎,导致脏腑功能失调,进而在体内形成痰饮、瘀血、蓄水等病理产物所致。此外,若对初感外邪处理不当,也可能使邪气深入体内或残留潜伏,待外感或内伤因素再次触发时,便会导致疾病的发生。正如《伏邪新书》所阐述的:"感六淫而不即病,过后方发者,总谓之曰伏邪……有已发治愈,而未能尽除病根,遗邪内伏,后又复发,亦谓之伏邪。"这一论述与多重耐药菌在人体内的行为模式高度契合:当机体免疫功能正常时,多重耐药菌可能表现为条件致病菌,而一旦定植部位改变、机体免疫功能下降或菌群失衡,它们便会转变为致病菌,引发疾病。这同样可以理解为机体因感染条件致病菌或抗生素使用不当导致致病菌耐药后,在特定条件下可引起的疾病发作。

（三）中西医认知互通

多重耐药菌已成为医院感染的重大威胁,其存在对患者生命安全构成了严重威胁。面对这一难题,传统抗菌药物治疗的局限性逐渐显现,细菌耐药性的加剧更是让治疗效果大打折扣。因此,探索创新疗法以应对多重耐药菌感染,已成为当前医疗领域的迫切需求。

中医在多重耐药菌感染的诊疗中独辟蹊径,从正气亏虚与伏邪内潜两个维度进行深入剖析。其治疗理念并非直接针对细菌本身,而是通过药物调理,旨在扶正祛邪,调整人体内部环境的阴阳平衡,进而增强机体免疫力,使机体能够自主抵御细菌侵袭。这种治疗方式不仅有助于缓解病情,更能在一定程度上预防疾病的复发。

相比之下,西医则侧重于细菌的精准检测与抗菌药物的针对性应用,能够迅速控制感染症状,为患者争取宝贵的治疗时间。然而,面对多重耐药菌感染的挑战,单纯依赖西医治疗往往难以取得理想效果。

因此,将中医与西医的治疗理念与手段相结合,形成中西医协同治疗模式,有望在MDRB-PI的治疗中展现出独特的优势。这种模式能够充分发挥中医在调理机体、增强免疫力方面的长处,同时利用西医在细菌检测与药物治疗上的精准性,实现优势互补,提高整体治疗效果。通过中西医协同治疗,有望为 MDRB-PI 患者提供更加全面、有效的治疗方案,为患者的生命安全保驾护航。

二、西医诊断与治疗

(一)西医诊断

当从患者的肺部临床标本中成功分离出多重耐药菌时,首要任务是明确该菌是否处于定植状态,是否已引发感染。这一判断通常需综合考虑多方面因素,包括但不限于患者是否出现感染相关的症状与体征、感染指标(如白细胞计数、C 反应蛋白等)的波动情况,以及标本采集的方法与过程是否规范。此外,药敏试验结果也是关键依据之一,若结果显示该菌对临床上常用的三类或更多类别的抗菌药物同时表现出耐药性,则进一步支持了多重耐药菌感染的诊断。综合这些信息,可以更为准确地判断多重耐药菌的存在状态及其临床意义。

(二)西医治疗

1. 预防与控制

(1)手卫生管理:手卫生作为预防医院感染的重要措施,能够有效地切断经手传播这一关键接触传播途径,显著降低患者因接触病原体而发生的医院感染风险。

(2)接触隔离预防措施的实施:实施严格的接触隔离预防措施,是有效遏制多重耐药菌传播的关键策略。医疗机构应严格遵循《医院隔离技术标准》的各项要求,确保接触隔离预防措施得到全面、有效的执行,从而切断多重耐药菌的传播途径,保障患者安全。

2. 西药治疗原则

(1)依据体外抗菌药物敏感性试验(AST)结果,精准选用病原体敏感的抗菌药物,确保治疗的有效性和针对性。

(2)在缺乏敏感抗菌药物的情况下,应优先考虑使用最低抑菌浓度(MIC)较低的抗菌药物,以尽可能抑制病原体的生长,降低感染风险。

(3)必要时,可采用联合用药策略,通过不同抗菌药物的协同作用,增强治疗效果,同时减少耐药性的产生。

(4)依据药代动力学和药物效应动力学(PK/PD)原理,科学制订治疗方案,确保抗菌药物在体内的有效浓度维持时间,优化治疗效果,减少药物副作用。

3. 常用抗菌药物分类

(1)糖肽类抗生素:针对 MRSA 感染,首选这类抗生素,如万古霉素、去甲万古霉素及替考拉宁。万古霉素作为代表,其作用机制为与细菌细胞壁前体肽聚糖末端的丙氨酰丙氨酸结合,阻断甘氨酸五肽的连接,从而抑制细菌细胞壁的合成。然而,万古霉素使用时需警惕肾功能不全这一常见不良反应,并需要监测药物浓度,据此调整给药方案以确保安全有效。

(2)噁唑烷酮类抗生素:如利奈唑胺,为 MRSA 感染治疗的备选方案。它通过抑制 mRNA 与核糖体的结合,阻止 70S 起始复合物的形成,进而抑制细菌蛋白质合成。对于合并肾功能不全的患者,利奈唑胺常作为首选。在皮肤软组织感染及院内获得性肺炎的治疗中,利奈唑胺相较于万古霉素可能更为适宜;而在血行感染及社区获得性肺炎的治疗中,则更倾向于使用万古霉素。

（3）环脂肽类抗生素：代表药物达托霉素，在对耐万古霉素肠球菌（VRE）的治疗无明确有效方案时可考虑选用。达托霉素通过干扰细胞膜对氨基酸的转运，影响细菌细胞壁肽聚糖的生物合成，从而达到抗菌效果。高剂量使用达托霉素不仅能增强抗菌作用，还有助于预防耐药菌的产生，尤其适用于感染较重的患者。

（4）甘氨酰环素类抗生素：如替加环素，是多重耐药不动杆菌的首选药。替加环素作为抑菌剂，通过与核糖体30S亚基结合，阻止氨酰化RNA分子进入核糖体A位，从而抑制细菌蛋白质的合成。它主要用于治疗由CR-ABA和CRE引起的呼吸道、皮肤软组织及腹腔等感染。然而，使用替加环素时需注意监测肝功能指标，因其可能导致总胆红素水平、凝血酶原时间及肝酶活性升高，甚至有个案报道出现严重肝功能障碍和肝衰竭，故对重度肝功能损害患者应谨慎用药并密切监测治疗反应。

（5）多黏菌素类抗生素：治疗各类多重耐药革兰阴性杆菌感染的强效药物，特别是多重耐药铜绿假单胞菌和多重耐药不动杆菌感染的首选。其代表药物多黏菌素B和多黏菌素E，通过独特的机制与外膜脂多糖结合，引发外膜膨胀，进而破坏细胞膜磷脂双分子层的结构完整性，导致细菌因渗透失衡而死亡。然而，多黏菌素类抗生素在组织中的扩散能力有限，且主要通过肾脏缓慢排泄，无法穿透血脑屏障。因此，临床上其常与其他抗菌药物如碳青霉烯类、替加环素、磷霉素、舒巴坦等联合使用，以增强疗效。

值得注意的是，多黏菌素类抗生素的使用可能伴随肾毒性和神经毒性等较为常见的不良反应，需在使用过程中密切监测这些不良反应。此外，还可能观察到过敏反应、皮肤色素沉着、皮疹、全身性瘙痒、发热以及轻度的胃肠道不适等不良反应，医生在用药时要综合考虑患者情况，确保用药安全。

（6）舒巴坦类药物：如头孢哌酮/舒巴坦，是多重耐药不动杆菌感染治疗的备选方案。该类药物通过抑制细菌繁殖期细胞壁黏肽的生物合成，发挥强大的杀菌作用。在治疗多重耐药鲍曼不动杆菌感染时，常与替加环素、碳青霉烯类或氨基糖苷类药物联合使用，以增强疗效。然而，该类药物也可能引发一系列不良反应，包括腹泻、皮疹、发热、肝功能异常等，极少数情况下甚至可能出现过敏性休克、急性肾衰竭、假膜性肠炎、间质性肺炎及Lyell综合征等严重并发症，因此用药时需谨慎评估患者状况。

（7）碳青霉烯类抗生素：作为当前抗生素领域中的广谱抗菌先锋，其是产超广谱β-内酰胺酶（ESBLs）肠杆菌感染的首选药。代表药物亚胺培南和美罗培南等，通过抑制细胞壁黏肽合成酶，破坏细菌细胞壁的完整性，从而达到杀菌目的。在多重耐药菌感染的治疗中，碳青霉烯类常与多黏菌素类、替加环素、磷霉素或利福平等药物联合使用，但不适用于耐甲氧西林葡萄球菌和粪肠球菌感染。其用于CRE感染的治疗时，需满足特定条件，如MIC不超过8 mg/L、采用大剂量给药并延长每剂静脉滴注时间。同时，碳青霉烯类抗生素也可能引起过敏反应、血细胞异常、肝肾功能损害、腹泻及二重感染等不良反应，需密切监测。

（8）氨基糖苷类抗生素：在治疗多重耐药铜绿假单胞菌感染中占据重要地位，同时也是多重耐药肠杆菌、多重耐药不动杆菌及VRE感染的备选药物。阿米卡星、妥布霉素及依替米星等代表药物，通过作用于细菌核糖体的30S亚基，抑制蛋白质合成，从而发挥抗菌作用。然而，该类药物具有肾毒性和耳毒性等不良反应，用药期间需严格监测肾功能及尿常规等。此外,氨基糖苷类抗生素不适用于产 ESBLs 菌株的经验性治疗,但可作为重症感染的联合治疗方案之一。在治疗多重耐药铜绿假单胞菌引起的肺炎时,推荐采用联合用药策略,如抗假单胞菌 β-内酰胺类联合氨基糖苷类,或抗假单胞菌喹诺酮类联合氨基糖苷类,并特别推荐在此基础上联用多黏菌素类以增强疗效。另有专家共识和指南指出,吸入妥布霉素有助于降低肺纤维化患者气道铜绿假单胞菌感染的风险。氨基糖苷类抗生素可用于多重耐药肠杆菌、铜绿假单胞菌和不动杆菌感染,但推荐联用多黏菌素类、β-内酰胺类或喹诺酮类抗生素;氨基糖苷类抗生素单药治疗时,其应用范围相对有限,主要被推荐用于尿路感染的治疗,因其在该领域表现出良好的抗菌活性和治疗效果。

4. 抗菌或联合抗菌方案推荐

(1)MRSA 肺部感染抗菌方案推荐:糖肽类抗生素(万古霉素、去甲万古霉素或替考拉宁)、利奈唑胺、替加环素。

(2)CRE 肺部感染联合抗菌方案推荐。

①两药联合:包括以多黏菌素类为基础的联合,如多黏菌素类联合碳青霉烯类(MIC≤8 mg/L)、多黏菌素类联合替加环素或米诺环素、多黏菌素类联合磷霉素;以替加环素为基础的联合,如替加环素联合碳青霉烯类(MIC≤8 mg/L)、替加环素联合氨基糖苷类、替加环素联合磷霉素、替加环素联合多黏菌素类;以碳青霉烯类为基础的联合(MIC≤8 mg/L),如碳青霉烯类联合多黏菌素类、碳青霉烯类联合替加环素、碳青霉烯类联合氨基糖苷类、碳青霉烯类联合喹诺酮类;以及其他联合,如氨曲南联合替加环素、双碳青霉烯类(厄他培南联合美罗培南、多利培南等)、氨曲南联合头孢他啶/阿维巴坦、磷霉素联合氨基糖苷类。②三药联合:如替加环素、多黏菌素类联合碳青霉烯类(MIC≤8 mg/L)。

(3)VRE 肺部感染抗菌方案推荐。

①对万古霉素及替考拉宁双重耐药(VanA 基因型):利耐唑胺、替加环素。

②对万古霉素耐药,但对替考拉宁保持敏感或部分敏感状态(VanB 基因型):替考拉宁、利耐唑胺、替加环素。

③联合用药:替考拉宁联合庆大霉素、替考拉宁联合环丙沙星(或其他喹诺酮类药物)。

(4)CR-PAE 肺部感染联合抗菌方案推荐:多黏菌素类联合 β-内酰胺酶抑制剂复合制剂,如哌拉西林/他唑巴坦、头孢哌酮/舒巴坦等;多黏菌素类联合碳青霉烯类,如美罗培南、比阿培南等;头孢洛扎/他唑巴坦±氟喹诺酮类/氨基糖苷类;头孢他啶/阿维巴坦±氟喹诺酮类/氨基糖苷类;亚胺培南/西司他丁/雷利巴坦±氟喹诺酮类/氨基糖苷类;美罗培南/法硼巴坦±氟喹诺酮类/氨基糖苷类。

(5)CR-ABA 肺部感染抗菌方案推荐:头孢他啶/阿维巴坦、美罗培南/法硼巴坦、亚胺培南/瑞来巴坦、头孢地尔。

多黏菌素类、替加环素和头孢他啶/阿维巴坦作为核心药物组合,可灵活联合氨基糖苷类、磷霉素、碳青霉烯类(针对非耐药菌株)、氟喹诺酮类以及针对产金属酶菌株特别有效的氨曲南等药物。通过全面的药敏试验,我们可系统地筛选并确定出最有效的多药联合治疗方案。

(三)西医诊疗优势与特色

西医在应对 MDRB-PI 时,展现出了一系列显著的优势与特点。

1. 坚实的药理学基础　西医依托深厚的药理学研究,能够精准识别并针对病原体实施治疗,确保治疗方案的科学性和有效性。

2. 强化抗感染治疗　作为治疗的核心环节,西医通过经验性治疗与病原体导向治疗相结合的方式,迅速选用适宜的抗菌药物,可有效遏制病情发展,降低并发症发生风险及死亡率。

3. 病原体导向的精准治疗　针对不同病原体引起的感染,西医提供个体化的治疗方案,确保治疗的针对性和有效性。

4. 先进的诊断技术支持　借助现代医学技术,如胸部 X 线检查、血常规检查等,西医能够准确诊断病因,实时监测病情变化,为治疗决策提供坚实依据。

5. 个体化治疗方案的制订　西医治疗强调以患者为中心,充分考虑患者的具体情况,量身定制治疗方案,确保治疗的安全性和有效性。

6. 病情控制的迅速性　西医治疗能够迅速控制病情恶化,有效杀灭病原体,处理急性病变,为患者争取宝贵的治疗时机,提高整体治疗效果。

综上所述,西医在 MDRB-PI 的诊疗中,凭借其丰富的药理学基础、强化的抗感染治疗、精准的病原体导向治疗、先进的诊断技术、个体化的治疗方案以及快速的病情控制能力,展现出了独特的优势与特点,为患者提供了更为高效、安全的治疗选择。

三、中医诊断与治疗

(一)中医诊断

中医学虽无"多重耐药菌感染"这一直接概念,但刘清泉教授独到地将其纳入"伏邪"理论框架内,此与多重耐药菌感染的特性存在诸多契合之处。邪气侵袭人体后,其临床表现因侵袭部位等各异而异,故中医在辨识多重耐药菌感染时,常追溯至原始感染源进行辨证论治。

因此,多重耐药菌感染在中医领域可依据其不同表现归属于多种疾病范畴。例如,感染伴随的发热症状,在中医古籍中常被称为"热病""发热"或"伤寒";针对呼吸系统感染,中医多以"风温肺热"为论,强调风邪与温热之邪侵袭肺脏所致的病理变化。这种基于中医理论的分类与治疗方法,为多重耐药菌感染的综合治疗提供了独特的视角与策略。

(二)中医治疗

在中医学理论体系中,MDRB-PI 可归属于"风温肺热"的范畴。此类病证的核心病理机制包括正气受损、热邪壅滞、痰浊内蕴以及血瘀阻络,这四大要素相互交织,构成了基本病理基础。

(1)风热犯肺。

证候表现:身感发热,伴无汗或少汗,轻微恶寒惧风,咳嗽频发而痰量稀少,头部疼痛不适,口中微觉干渴,舌边尖红,苔薄白,脉浮数。

治法:疏风清热,宣肺止咳。

代表方:银翘散或桑菊饮加减。

药物组成:银翘散,金银花、连翘、桔梗、薄荷、淡豆豉、淡竹叶、牛蒡子、荆芥、芦根、甘草;桑菊饮,薄荷、桑叶、桔梗、菊花、连翘、甘草、芦根、杏仁。

（2）痰湿蕴肺。

证候表现：咳嗽，痰液量多且质地黏腻或稠厚、色偏白，胸闷，呼吸不畅，体倦、脘腹胀满不适，大便时或呈溏软之状，苔白腻，脉濡滑。

治法：燥湿化痰，理气止咳。

代表方：二陈汤合三子养亲汤加减。

药物组成：法半夏、化橘红、茯苓、紫苏子、芥子、莱菔子、炙甘草。

（3）痰热壅肺。

证候表现：身热炽盛，伴有烦躁与口渴之感，汗出量多，咳嗽气急，声音粗重，或见痰黄而带血，胸闷胸痛明显，口渴欲饮，舌红苔黄，脉洪数或滑数。

治法：清热化痰。

代表方：清金化痰丸或瓜蒌清肺饮加减。

药物组成：清金化痰丸，紫菀、茯苓、杏仁、陈皮、紫苏子、黄芩、天花粉、桑皮、黄连、瓜蒌仁、半夏、桔梗、甘草；瓜蒌清肺饮，黄芩、瓜蒌仁、鱼腥草、桑白皮、金银花、连翘、生石膏、野菊花、杏仁、陈皮、麦冬、柴胡、桔梗、甘草。

（4）肺胃热盛。

证候表现：身热，午后为甚，心烦懊恼，口渴喜冷饮，咳嗽频作，痰黄，腹满便秘，舌红，苔黄或灰黑而燥，脉滑数。

治法：清肺解毒，清胃泻火。

代表方：玉女煎合泻白散加减。

药物组成：石膏、熟地、麦冬、知母、牛膝、地骨皮、桑白皮、炙甘草、粳米。

（5）热闭心包。

证候表现：身发壮热，烦躁难安，口渴而不欲饮，甚则神昏谵语，痉厥或四肢厥冷，舌绛少津，苔黄，脉弦数或沉数。

治法：清心凉营，豁痰开窍。

代表方：清瘟败毒饮或清营汤加减，配合安宫牛黄丸。

药物组成：清瘟败毒饮，生地、黄连、黄芩、牡丹皮、石膏、栀子、甘草、淡竹叶、玄参、水牛角、连翘、芍药、知母、桔梗；清营汤，水牛角、生地、玄参、竹叶心、麦冬、金银花、连翘、黄连、丹参。

（6）气阴两虚。

证候表现：身热渐退，干咳无痰或痰少而黏，伴有自汗淋漓，精神疲倦，食欲不振，口干咽燥，舌红少苔，脉细或细数。

治法：益气养阴。

代表方：玉屏风散合生脉饮加减。

药物组成：防风、黄芪、白术、人参、麦冬、五味子。

（7）邪陷正脱。

证候表现：呼吸急促，鼻翼扇动，面色苍白，大汗淋漓，甚则汗出如油，四肢厥冷，发绀，烦躁不安，身热骤降，或见起病无身热，面色淡白无华，神志渐趋模糊，舌淡紫，脉细数无力，或脉微欲绝。

治法：滋阴回阳，益气固脱。

代表方:阴虚可选生脉饮,阳虚用参附汤。

药物组成:生脉饮,人参、麦冬、五味子;参附汤,人参、附子(炮,去皮、脐)。

(三)中医诊疗优势与特色

中医治疗 MDRB-PI 有多种方法,可根据患者病情的严重程度以及耐受情况等,综合选择不同作用的治疗手段,主要包括传统的方剂治疗、注射剂治疗、内服外治联合等方式,可对患者的病情起到不同程度的缓解作用,进而达到较为显著的治疗效果,促进患者恢复进程。

1. 整体调节,增强体质　中医强调整体观念和辨证论治,通过调节机体阴阳平衡、调和气血,增强机体自身免疫力,从而提高机体对多重耐药菌的抵抗力。

2. 减轻西药毒副作用　中医药能够减少抗生素等西药的用量和缩短这些西药的疗程,从而减轻西药毒副作用,提高患者的生活质量。

3. 提高治疗效果　中医药在提升治疗效果方面展现出卓越成效,特别是在改善临床症状、加速病情恢复,以及显著降低死亡率等关键指标上,均表现出显著的优势与独特的疗效。

4. 减少医疗费用　中医药可以减少西药的用量和缩短西药的疗程,从而节省医疗费用,中药参与治疗往往比单纯使用西药更经济。

四、中西医协同治疗

(一)中西医协同治疗思路

针对 MDRB-PI 的治疗是神经内科重症监护病房(NCU)常见疑难问题,此类患者抗生素选择性少、价格高、不良反应多,同时此类患者基础状态复杂,合并症也多,脏器功能衰竭明显。针对此类患者协同使用中医药治疗是一大亮点,可以为此类患者提供更好的治疗策略,减轻相关药物不良反应,改善治疗结局。临床应用时,需要根据具体患者进行中医辨证治疗,同时应避免落入炎症治疗非清热解毒泻火不可的俗套。

(二)全病程协同

鉴于 MDRB-PI 患者基础健康状况差,且常伴随多种合并症,中医药协同治疗过程中应秉持全病程协同的理念,即"未病先防、既病防变、瘥后防复"的综合性策略。这要求我们在治疗过程中,不仅要关注当前的症状治疗,更要注重预防疾病的发生、发展及复发。具体而言,需根据患者的具体病情及病机变化,动态调整中医治疗方案,确保治疗的时效性与精准性。通过中医药的全病程介入与协同作用,提升患者的整体健康水平,减少并发症的发生,促进疾病的康复,并有效预防病情的反复。

(三)阶段协同

1. 未病先防　对入住 NCU 的患者,在发生院内感染前,应该从医护人员、探视家属以及生活用品等各方面加以注意,避免交叉感染的发生。提高护理质量,加强患者营养支持和康复指导,探索使用清热解毒类中药,做到未病先防。

2. 既病防变　针对 MDRB-PI 的高危患者,一旦感染发生,应立即采取积极有效的治疗措施,其中合理使用抗生素至关重要。应强调抗生素使用的及时性和合理性,避免长期、无指征的滥用,以缓解耐药性的进一步加剧。

同时,结合中医的"病机特点"进行辨证论治,是提升治疗效果、实现"既病防变"的关键。中医通过望、闻、问、切四诊合参,全面分析患者的体质、病情及证候特点,从而制订个体化的治疗方案。在治疗过程中,注重扶正祛邪、清热解毒、化痰排浊、活血化瘀等治法的综合运用,以调节机体内部环境,增强抗病能力,促进炎症的吸收与消散,最终达到控制感染、改善预后的目的。

3. 瘥后防复 感染得到有效控制后,进入疾病恢复初期,及时使用中医药调理,对于提升机体正气、加速康复进程尤为重要。针对脾气虚弱者,治疗当以醒脾健运、芳香化浊为要,可选用六君子汤为基础方,并酌情加入藿香、佩兰、砂仁等药材,以增强健脾化湿之力。若以肺气虚为主要表现,则应注重调和营卫、益气固表,黄芪桂枝五物汤与玉屏风散均为适宜的方剂选择,旨在增强肺部功能,抵御外邪。对于身热不扬、虚热内扰的患者,治疗需以滋阴清热为法,青蒿鳖甲汤加减是常用方剂,其中青蒿、白薇、地骨皮、银柴胡等药物共奏清热养阴之效。值得注意的是,多重耐药菌感染后初愈阶段,患者体质多表现为"虚",因此,健脾益气、扶正温阳成为治疗的"主旋律",旨在巩固根本、增强体质,防止病情复发。

在此基础上,根据患者的具体病情,实施分证论治,采用中医内服与外治相结合的综合疗法,如针灸、推拿、拔罐等,进一步巩固疗效,促进患者全面康复。这种个体化、综合化的治疗方案,充分体现了中医的整体观念和辨证论治思想。

(四)症状协同

1. 高热伴咳喘 可选用银翘白虎汤、麻杏石甘汤或千金苇茎汤等中药方剂,同时,考虑采用清开灵或痰热清注射液进行静脉滴注。

2. 神昏谵语 首选安宫牛黄丸鼻饲,阴虚者使用中药针剂生脉注射液,阳虚者使用参附注射液静脉滴注。

3. 低热、消瘦、乏力 可选用竹叶石膏汤。

(五)探索性协同

除常见的汤剂外,能否开发雾化吸入的中药制剂,或采用中药制剂外洗以预防和控制多重耐药菌感染,需要临床进一步研究。

五、中西医协同的预防与防复发建议

针对 MDRB-PI 的预防与防复发,中西医协同有助于提供更全面、有效的解决方案。以下是从预防到防复发的建议。

(一)预防措施

1. 合理应用抗生素 在抗生素的临床应用中,必须坚守基本原则,坚决杜绝滥用与过度使用抗生素的行为,以此遏制细菌耐药性的蔓延。为实现这一目标,需推行个体化的抗生素给药方案,即依据患者的具体病情及药敏试验结果,精准选择适宜的抗生素种类与剂量,确保治疗的有效性与安全性,同时降低不必要的耐药风险。

2. 加强医院感染控制 医务人员在执行医疗操作时,必须严格遵循无菌技术操作规范,尤其是在进行中心静脉置管、气管切开、气管插管等高风险侵入性操作时,需保持高度谨慎的态度,确保操作环境及过程的无菌状态,以杜绝感染的发生。此外,诊疗环境的卫生管理亦不容忽视,特别是针对收治多重耐药菌感染患者的病房,应配备专用物品,并落实定期、彻底的清洁与消毒措施,以营造安全、卫生的治疗环境,降低交叉感染的风险。

3. 调节体质,增强免疫力　中医药强调整体调节和增强体质,通过辨证论治,使用益气养阴、健脾补肾等方剂,提高患者的免疫力,从而降低感染的风险。推广中医养生知识,如合理膳食、适量运动、情志调护等,帮助患者养成健康的生活方式。

(二)防复发建议

1. 持续监测与评估　为确保患者治愈后的持续健康,需实施严密的监测与评估策略,涵盖定期复查关键健康指标、病原学检测等措施,以便及时发现任何复发迹象并迅速应对。同时,强化对患者及其家属的健康教育工作,重点指导其合理使用抗生素、养成并维持良好的生活习惯,以此构建一道坚实的防线,预防病情再次发生。

2. 巩固治疗与调理　在患者康复阶段,持续施以中医巩固疗法,旨在全面调理机体状态、增强体质,从而有效预防病情复燃。此过程中,需紧密关注患者的体质状况及病情动态变化,灵活调整中药方剂及其剂量,以确保治疗方案的精准性与高效性,最终达到最优化的康复效果。

3. 中医养生指导　向患者提供中医养生指导,包括饮食调养、情志调护、运动锻炼等方面的建议,帮助患者养成健康的生活方式,降低复发风险。

综上所述,中西医协同的预防与防复发建议在MDRB-PI的治疗中具有重要作用。合理应用抗生素、加强医院感染控制、调节体质以增强免疫力、中药预防等综合治疗措施的实施,能够显著降低感染风险,提升治疗效果,同时有效预防疾病的再次发作。

六、总结与展望

中西医协同在MDRB-PI防治中取得了显著的进步,现有的研究已经显示中西医协同的优势,可达到降低不良反应发生率、提高MDRB-PI治愈率的目的。中医在应对MDRB-PI时,秉持着独特的整体观念与严谨的辨证论治原则,致力于实施个体化、精准化的治疗方案。这一过程中,"因人制宜"强调根据患者的体质、年龄、性别等制订专属的治疗策略,确保治疗方案的针对性和有效性;"因病制宜"则侧重于深入分析疾病的病理机制、发展阶段及伴随症状,以制订更为贴切的治疗措施。通过综合运用这两个原则,中医不仅能够提升治疗MDRB-PI的效果,还能显著改善患者的预后,促进其全面康复。当然,目前有关中医药干预MDRB-PI的研究基础尚薄弱,主要集中在单药治疗、专病专方治疗、以某一方加减治疗等方面,当前临床研究在方法学应用上存在显著不足,具体表现为对样本量的选择缺乏充分考量,导致统计效力受限;随机对照试验稀缺,削弱了研究设计的严谨性与科学性;研究可重复性差,难以验证结果的普遍适用性;疗效指标选取不合理,未能全面、准确地反映治疗效果。这些问题共同削弱了研究结论的真实性和可靠性,进而阻碍了中医药独特优势与特点的充分展现和认可。因此,加强临床研究的方法学应用,提升研究设计与实施的规范性与严谨性,对于确保中医药疗效评价的客观性与准确性具有重要意义。如何进行科学、合理、客观的疗效评价,已成为中西医协同治疗MDRB-PI发展的关键问题。

主要参考文献

[1] 张敏州.中西医结合重症医学临床研究[M].北京:人民卫生出版社,2019.

[2] 《脑出血后脑水肿管理专家共识》专家组.脑出血后脑水肿管理专家共识[J].实用心脑肺血管病杂志,2017,25(8):1-6.

[3] 周子懿,王立新,黄培新.脑水肿的中医证治探讨[J].中华中医药杂志,2020,35(2):760-763.

[4] 李晓东,张晓勇.中医治疗难治性恶性肿瘤周边脑水肿的经验总结[J].中国医药科学,2018,8(22):251-253.

[5] 郑国庆,黄培新.玄府与微循环和离子通道[J].中国中医基础医学杂志,2003,9(4):13-14,31.

[6] 闫咏梅,周海哲.张学文教授辨治中风颅脑水瘀证经验探析[J].北京中医药大学学报(中医临床版),2012,19(4):9-10.

[7] 曾逸笛,曹泽标,杜佳,等.中西医结合诊疗方案的探讨[J].中国中西医结合杂志,2016,36(5):517-521.

[8] 陈佰义,何礼贤,胡必杰,等.中国鲍曼不动杆菌感染诊治与防控专家共识[J].中华医药杂志,2012,92(2):76-85.

[9] 中国碳青霉烯耐药肠杆菌科细菌感染诊治与防控专家共识编写组,中国医药教育协会感染疾病专业委员会,中华医学会细菌感染与耐药防控专业委员会.中国碳青霉烯耐药肠杆菌科细菌感染诊治与防控专家共识[J].中华医学杂志,2021,101(36):2850-2860.

[10] 中华医学会呼吸病学分会感染学组.中国铜绿假单胞菌下呼吸道感染诊治专家共识(2022年版)[J].中华结核和呼吸杂志,2022,45(8):739-752.

[11] 耐万古霉素肠球菌感染防治专家委员会.耐万古霉素肠球菌感染防治专家共识[J].中华实验和临床感染病杂志(电子版),2010,4(2):224-231.

[12] 黄勋,邓子德,倪语星,等.多重耐药菌医院感染预防与控制中国专家共识[J].中国感染控制杂志,2015,14(1):1-9.

[13] 世界中医药学会联合会急诊专业委员会,中华中医药学会急诊专业委员会,中国急诊专科医联体.重症多重耐药菌感染中西医诊疗专家共识[J].中国中医急症,2023,32(4):565-570.

[14] 葛瑛.《耐甲氧西林金黄色葡萄球菌感染防治专家共识》解读[J].中国临床医生,2014,42(3):11-12.

[15] 刘昌孝.发展中药质量标志物(Q-marker)理论方法和策略,研究提升中药科学技术水平[J].药学学报,2019,54(2):185-186.

[16] 李建生.中医临床肺脏病学[M].北京:人民卫生出版社,2015.

[17] STRICH J R,PALMORE T N. Preventing transmission of multidrug-resistant pathogens in the intensive care unit[J]. Infect Dis Clin North Am,2017,31(3):535-550.

[18] 中华预防医学会,中华预防医学会疫苗与免疫分会.肺炎球菌性疾病免疫预防专家

共识(2020 版)[J].中国疫苗和免疫,2021,27(1):1-47.

[19] 李洪涛,吴春民,覃慧敏,等.穿心莲内酯对铜绿假单胞菌 PAO1 株 MexAB-OprM 外排泵 mRNA 表达的影响[J].中华传染病杂志,2007,25(6):338-341.

[20] 张仲景.伤寒论[M].北京:中国中医药出版社,2023.

[21] ZHEN X M,STALSBY L UNDBORG C,Sun X S,et al. Economic burden of antibiotic resistance in China:a national level estimate for inpatients [J]. Antimicrob Resist Infect Control,2021,10(1):5.

[22] 孙思邈.备急千金要方[M].北京:人民卫生出版社,1955.

[23] 张仲景.金匮要略[M].广州:广东科技出版社,2022.

[24] 卢鸿,张亚培,毕文姿,等.广泛耐药肺炎克雷伯菌生物膜形成能力及毒力基因相关分析[J].临床检验杂志,2016,34(6):436-439.

[25] 黄帝,岐伯.黄帝内经[M].西安:三秦出版社,2018.

[26] 刘吉人,叶子雨.伏邪新书[M].上海:大东书局,1937.

[27] 李银平.从"三证三法"看中西医结合治疗危重病的研究思路——王今达教授学术思想探讨[J].中国中西医结合急救杂志,2004,11(1):7-9.

[28] 方邦江,孙丽华,卜建宏,等.论"急性虚证"理论及其在急救临床的应用(上)[J].中国中医急症,2017,26(10):1724-1726.

[29] 林玉洁,李建军,黄启辉.中医对老年耐药细菌性肺炎的认识[J].广州医药,2010,41(6):44-47.

[30] 高洁,刘清泉,马群,等.从伏邪理论看耐药菌感染[J].中医杂志,2011,52(6):536-538.

[31] BASSETTI M,RIGHI E,CARNELUTTI A,et al. Multidrug-resistant *Klebsiella pneumoniae*:challenges for treatment,prevention and infection control[J]. Expert Rev Anti Infect Ther,2018,16(10):749-761.

[32] 黄之镨,刘仲梅,杨梦兰,等.24 种《滇南本草》收录中药的体外抗 MRSA 活性研究[J].时珍国医国药,2018,29(11):2561-2563.

[33] SY C L,CHEN P Y,CHENG C W,et al. Recommendations and guidelines for the treatment of infections due to multidrug resistant organisms [J]. J Microbiol Immunol Infect,2022,55(3):359-386.

[34] 陈佳,江雅琴,李伟,等.3 种中药活性成分对耐多药鲍曼不动杆菌的体外抑菌作用[J].中国药业,2018,27(8):12-14.

[35] 覃小静,张广清,魏琳,等.四子散穴位贴敷对卒中相关性肺炎痰液稀释度的影响[J].中医药导报,2018,24(3):81-82.

[36] 杨启文,吴安华,胡必杰,等.临床重要耐药菌感染传播防控策略专家共识[J].中国感染控制杂志,2021,20(1):1-14.

[37] RUSSO A,PEGHIN M,GIVONE F,et al. Daptomycin-containing regimens for treatment of Gram-positive endocarditis[J]. Int J Antimicrob Agents,2019,54(4):423-434.